临床医疗护理常规（2019年版）

急诊科诊疗常规

李春盛　谢苗荣　主　编

北京医师协会　组织编写

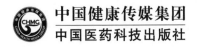

中国健康传媒集团

中国医药科技出版社

内 容 提 要

　　本书是急诊科医师临床工作规范指南，系根据原卫生部《医师定期考核管理办法》的要求，由北京医师协会组织全市急诊科专家、学科带头人及中青年业务骨干共同编写而成，介绍了急诊科医师日常工作的基本理论、基本知识和基本技能。体例清晰、明确，内容具有基础性、专业性、指导性及可操作等特点，既是急诊科医师应知应会的基本知识和技能的指导用书，也是北京市急诊科领域执业医师"定期考核"业务水平的唯一指定用书。本书适合广大执业医师、在校师生参考学习。

图书在版编目（CIP）数据

　　急诊科诊疗常规 / 李春盛，谢苗荣主编. —北京：中国医药科技出版社，2021.1
　　（临床医疗护理常规：2019 年版）
　　ISBN 978-7-5214-2230-6

　　Ⅰ . ①急… 　Ⅱ . ①李…②谢… 　Ⅲ . ①急诊–诊疗 　Ⅳ . ①R459.7

　　中国版本图书馆 CIP 数据核字（2020）第 258524 号

美术编辑 　陈君杞
版式设计 　易维鑫

出版　**中国健康传媒集团** | 中国医药科技出版社
地址　北京市海淀区文慧园北路甲 22 号
邮编　100082
电话　发行：010-62227427 　邮购：010-62236938
网址　www.cmstp.com
规格　787×1092mm 　$\frac{1}{16}$
印张　24
字数　578 千字
版次　2021 年 1 月第 1 版
印次　2021 年 1 月第 1 次印刷
印刷　三河市万龙印装有限公司
经销　全国各地新华书店
书号　ISBN 978-7-5214-2230-6
定价　**98.00 元**

获取新书信息、投稿、为图书纠错，请扫码联系我们。

《临床医疗护理常规（2019年版）》
编委会

《急诊科诊疗常规（2019 年版）》
编委会

主　　编　李春盛（首都医科大学附属北京友谊医院）

　　　　　谢苗荣（首都医科大学附属北京友谊医院）

副 主 编　秦　俭（首都医科大学宣武医院）

　　　　　张国强（中日友好医院）

　　　　　朱继红（北京大学人民医院）

　　　　　张新超（北京医院）

编　　者　（以姓氏笔画为序）

秘　　书　王国兴　武军元

Foreword

序 言

　　为适应现代医疗卫生事业的发展需要，及时更新医学知识，北京医师协会 2018 年 10 月决定对北京市《临床医疗护理常规（2012 年版）》的内容进行补充修订。北京医师协会与北京地区 52 个专科医师分会组织医学专家和业务骨干，以现代医学理论为指导，致力于促进北京地区医疗质量与患者安全的持续改进和提高。经过有关专科医师分会和专家的共同努力，修编后的《临床医疗护理常规（2019 年版）》内容更加丰富，相关知识、技能更加先进，更能满足北京地区临床一线医师的需求。作为北京市各级各类医疗机构医务人员日常医疗护理工作规范，各类专科医师应知应会的基本知识与技能，北京市执业医师定期考核唯一指定用书，《临床医疗护理常规（2019 年版）》必将有效地帮助医疗机构提高工作质量，规范医疗行为，维护医务人员合法权益，推动北京地区临床医疗护理工作的持续改进和提高，为实现健康中国的宏伟目标做出积极的贡献。

　　在此，也向积极参与《临床医疗护理常规（2019 年版）》修编工作的各位专家和业务骨干表示衷心的感谢。

郭积勇

2019 年 12 月

《临床医疗护理常规（2019年版）》
修 编 说 明

2012年3月北京医师协会受北京市原卫生局委托，组织北京地区35个专科医师分会的医学专家和业务骨干，以现代医学理论为指导，结合北京地区临床实践经验，对《临床医疗护理常规（2002年版）》进行了认真修编，推出了《临床医疗护理常规（2012年版）》。

《临床医疗护理常规（2012年版）》是按照北京医师协会已经成立的各专科医师分会所涉及的医疗专业类别进行编写的。推出7年来，对提高各级各类医疗机构医疗质量，规范医护人员医疗行为，保障医务人员及患者安全方面发挥了重要作用。

随着我国医疗卫生事业的快速发展，涌现出许多新的医疗技术手段，北京医师协会的专科医师分会也由2012年的35个发展到目前的59个。为了更好地规范医疗服务行为，适应现代医疗卫生工作的需要，借鉴、吸收国内外先进经验，紧跟医学发展步伐，自2018年10月开始，北京医师协会组织专科医师分会对《临床医疗护理常规（2012年版）》有关内容进行补充修编，现共计推出33个专科的《临床医疗护理常规（2019年版）》。《临床医疗护理常规（2019年版）》凝聚着有关专家和业务骨干的心血，是北京地区临床医疗护理工作的一份宝贵财富。

尚需说明：

1. 关于《临床医疗护理常规（2019年版）》的修编，内科医师分会、康复医学科医师分会、泌尿外科医师分会、烧伤科医师分会、耳鼻咽喉科医师分会认为本专科技术变化不大，未进行修编。原《儿科诊疗常规》分为《儿内科诊疗常规》和《儿外科诊疗常规》两册。由于北京医师协会近期成立了重症专科医师分会和疼痛专科医师分会，故本次修订增加了《重症医学科诊疗常规》和《疼痛科诊疗常规》。全科医学医师分会提前对《全科医学科诊疗常规》进行了修订，已于2018年7月出版。老年专科医师分会于2017年成立后即出版了本专科的《老年医学诊疗常规》。

2. 为进一步完善北京市医师定期考核工作，保证医师定期考核工作取得实效，修编后的《临床医疗护理常规（2019年版）》旨在积极配合专科医师制度的建设，各专科分册独立程度高、专业性强，为各专科医师提供了应知应会的基本知识和技能。《临床医疗护理常规（2019年版）》将成为各专科执业临床医师定期考核业务水平测试的重要内容。

3. 《临床医疗护理常规（2019年版）》的修编仍然是一项基础性工作，目的在于为各级医护人员在临床医疗护理工作中提供应参照的基本程序和方法，以利于临床路径工作的开展，促进医学进展的学术探讨和技术改进。

4. 本次修编仍不含中医专业。

北京医师协会
2019年10月

Preface
前 言

　　由北京医师协会急诊医学分会组织编写的《急诊科诊疗常规》2012年版问世以来，受到广大急诊医学从业人员的欢迎，但伴随着我国社会的不断发展、经济的不断改善以及科技的不断进步，急诊医学许多新理论、新技术、新方法、新疗法有了长足的进展，原来的2012年版已远远不能适应时代进步的需要，因此迫切需要在2012年版的基础上将过时陈旧的治疗方法去掉，将近年来不断更新的指南以及新的诊疗方法吸收增补进来，以利于急诊工作者的临床实践。毋容置疑，急诊科诊疗疾病包罗万象，涉及临床所有专业的急危重症，由于篇幅和编写时间有限，我们不能把所有的疾病包含进来，仅以在急诊常见的危及生命的急危重症作为本书编写的主要内容。希望阅读此书的急诊同道如遇不解或想深入了解某种疾病的特殊诊疗问题，详细参阅专科书籍。

　　众所周知，急诊科是医院所有科室中最繁忙，也是风险极高的科室，参与编写此书的各位专家均担任科室负责工作，在繁忙的行政临床业务工作之余，抽出宝贵的时间查阅文献编写此书，在此对于他们忠于职业操守、敬业以及甘于奉献的精神致以由衷的谢意；同时也感谢北京医师协会对我们专科分会再次编写此书的大力支持；最后对王国兴、武军元两位秘书所做的大量组稿工作表示谢意！

编　者

2020年12月

Contents

目　录

第一章　急诊科建设 …………………………………………………………（001）

　第一节　急诊科的设置 ……………………………………………………（001）

　第二节　急诊科的管理 ……………………………………………………（005）

　第三节　急诊工作的质量控制及督查 ……………………………………（009）

　第四节　急诊医学临床思维与决策 ………………………………………（010）

　第五节　急诊医学中的伦理问题 …………………………………………（014）

第二章　急诊常见症状 ………………………………………………………（016）

　第一节　昏迷 ………………………………………………………………（016）

　第二节　急性胸痛 …………………………………………………………（020）

　第三节　急性腹痛 …………………………………………………………（024）

　第四节　急性腹泻 …………………………………………………………（027）

　第五节　急性呼吸困难 ……………………………………………………（030）

　第六节　咯血 ………………………………………………………………（032）

　第七节　呕血、黑便 ………………………………………………………（037）

　第八节　急性头痛 …………………………………………………………（039）

　第九节　眩晕 ………………………………………………………………（041）

　第十节　晕厥 ………………………………………………………………（043）

　第十一节　发热 ……………………………………………………………（045）

　第十二节　窒息 ……………………………………………………………（049）

第三章　常见急症 ……………………………………………………………（053）

　第一节　心血管急症 ………………………………………………………（053）

　第二节　呼吸系统急症 ……………………………………………………（090）

　第三节　消化系统急症 ……………………………………………………（109）

　第四节　神经系统急症 ……………………………………………………（125）

　第五节　内分泌系统急症 …………………………………………………（150）

　第六节　血液系统急症 ……………………………………………………（166）

第七节　泌尿系统急症…………………………………………………（182）

第八节　妇产科急症……………………………………………………（191）

第九节　皮肤科急症……………………………………………………（200）

第十节　儿科急症………………………………………………………（203）

第十一节　传染病急症…………………………………………………（208）

第四章　创伤急诊…………………………………………………………（220）

第一节　创伤现场急诊救治……………………………………………（220）

第二节　创伤性休克……………………………………………………（224）

第三节　创伤高级生命支持……………………………………………（227）

第四节　口腔颌面部外伤的处理………………………………………（235）

第五章　急性中毒…………………………………………………………（238）

第一节　急性中毒总论…………………………………………………（238）

第二节　有机磷农药中毒………………………………………………（240）

第三节　急性酒精中毒…………………………………………………（244）

第四节　一氧化碳中毒…………………………………………………（246）

第五节　百草枯中毒……………………………………………………（247）

第六节　抗凝血灭鼠剂中毒……………………………………………（251）

第六章　理化因素急症……………………………………………………（254）

第一节　烧伤……………………………………………………………（254）

第二节　中暑……………………………………………………………（259）

第三节　电击伤…………………………………………………………（262）

第四节　溺水……………………………………………………………（263）

第五节　动物咬伤与蜇伤………………………………………………（266）

第七章　综合性急症………………………………………………………（273）

第一节　休克……………………………………………………………（273）

第二节　严重脓毒症与抗感染治疗……………………………………（278）

第三节　多器官功能障碍综合征………………………………………（281）

第四节　急性感染性疾病………………………………………………（284）

第五节　水、电解质失衡………………………………………………（291）

第八章　急诊特殊技术及操作常规………………………………………（301）

第一节　目标温度管理…………………………………………………（301）

第二节　急诊机械通气技术……………………………………………（307）

第三节　急诊血液净化…………………………………………………（311）

第四节　血流动力学监测………………………………………………（318）

第五节　心脏电复律与电除颤…………………………………………（321）

第六节　临时人工心脏起搏……………………………………………（324）

　　第七节　血管穿刺置管技术 ……………………………………（327）

　　第八节　紧急人工气道建立技术 …………………………………（330）

　　第九节　各种体腔穿刺技术 ………………………………………（332）

　　第十节　急诊床旁超声 ……………………………………………（336）

附录 …………………………………………………………………（350）

　　附录一　临床常用评分 ……………………………………………（350）

　　附录二　临床常用公式 ……………………………………………（364）

第一章　急诊科建设

第一节　急诊科的设置

一、急诊科在医院功能定位

1. 窗口单位　集中体现医院行政管理、医疗技术水平、服务理念、精神面貌及应对处理突发事件的能力和连续 24 小时服务。

2. 平时主要对各种急危重患者进行及时、有效的救治，接诊 120 急救车送来的多发伤、急性患者的处置。

3. 在急诊科的患者一经诊断明确或生命体征稳定要及时转到相应专科治疗。

4. 应对突发公共卫生事件：是成批伤者、中毒患者的救治场所。

5. 培养训练一支训练有素的急诊(急救)医疗救治队伍，以应对各种突发事件，如地震、水灾、火灾等灾害的紧急医疗救援。

二、急诊科的服务范畴

1. 各种急性病症的诊断，鉴别诊断，危险评估、判定及处置和进一步治疗。

2. 急性心脑血管疾病的判定，评估急诊处置。

3. 各种创伤、多发伤患者的救治。

4. 急性中毒诊断的评估救治。

5. 内、外、妇产、儿、眼、耳、鼻、口腔和皮肤等专科的急性病。

6. 接诊 120 急救车送来的患者。

7. 环境理化因素造成的疾病，如中暑等。

8. 社会行为性急诊，如性侵害。

9. 对盲流，无钱无主无家可归的患者，罪犯自残的救治。

10. 突发公共卫生事件紧急医疗救护服务(EMSS)和重大事件的医疗卫生保障。

三、急诊科设置的准入及分类

为了合理利用有限宝贵的医疗资源，对急危重症患者负责，有必要对医院急诊科进行分类或对医院设置急诊科进行准入制度。

1. 医院急诊科设置的准入

(1) 如一级医院是社区不具备救治急危重患者能力的医院，其负责社区内部居民如有急危重病患者就近送到二级、三级医院急诊科。

(2) 专科性质的医院，也不应设置急诊科，因为危重患者较为复杂，很难判定其性质。如患者到达专科医院急诊科，其不具备综合救治患者能力，很可能会耽误患者病情。但专科医院可以接收转诊的本专业的急危重患者。

(3) 根据当地医院的密度和救治半径设置急诊科。如医院密度较大，可择优仅规定 1～2 家医院设置急诊科。

(4) 建议三级、二级综合医院、教学医院有资质设置急诊科，因为这类医院临床专业科室门类齐全，综合能力强，急诊科以此为依托能更好地提高急危重病的救治品质。

2. 急诊科的分类

根据医院的规模、承担的任务将急诊科分为两类。

(1) 三级医院急诊科定为 1 级　其功能和任务除完成规定的急诊服务范畴之外，同时应有处理多发伤的救治团队；能立即手术和监护；能有对急性冠脉综合征患者做 PCI 治疗的准入证，对急性缺血性脑卒中患者能溶栓治疗。

(2) 二级医院急诊科定为 2 级　能完成常规的急诊患者的救治，对急性心肌梗死、多发伤患者应转到专科医院或有资质的医院。

四、急诊科的建筑和布局

1. 急诊科建筑结构

(1) 急诊科应为相对独立的建筑结构单位，与门诊住院处相连，但相对独立。建筑面积在 1 级急诊科(三甲医院)应为 3000～5000m²，2 级急诊科(二级医院)应为 1000～2000m²。门口必须方便救护车出入，车与普通急诊患者通道最好分开。

(2) 设置无障碍通道　轮椅、推车进出无阻，救护车通道最好有屋顶。除患者通道和工作人员及供应物资的通道外，还应有一通道通往住院部。

(3) 急诊科内要设置鲜明的标志　路标识可采用不同颜色，不同醒目区有不同的标识，便于引导患者就诊。

(4) 急诊科应在一个独立的平面上　在此平面上有急诊挂号、分诊、收费、药房、化验、X 线、超声、CT、诊室、抢救室、观察室、急诊 ICU 和急诊病房、传染病隔离室。

(5) 患者就诊区与候诊区要有建筑结构分开　以便值班医生专心诊治患者，避免外面嘈杂声干扰。诊疗区内每一诊室应是单独的房间挂有隔帘便于保护患者的隐私，墙上有固定的设施，如氧气、吸引器、灯、电插座、复苏器材，急救设备如监护仪和除颤器应在附近。

(6) 抢救室　面积应宽大，每张抢救床占地 30m²，配有三气的治疗带、监护仪、呼吸机、除颤仪、X 线读片灯和床旁 X 线、心电图机和抢救车及其他抢救设备和器材。

(7) 急诊诊室和专科诊室　五官科、眼科、妇产科和精神科诊室。

(8) 在急诊科入口处应有洗消设备　便于化学品中毒患者的清洗。

(9) 急诊 ICU　应按照标准的 ICU 规定设计并配置相应的仪器和设备.

(10) 急诊手术室应按标准手术室设计和配置仪器设备。

(11) 急诊观察室。

(12) 急诊病房。

(13) 急诊输液室。

(14) 急诊石膏室、清创缝合室、注射室、心电图室。

(15) 在急诊大厅中间设一个分诊台和检伤分类站　以便将患者分派到适当区域去就诊。在检伤分类站旁边有一个保安站以维持秩序。

(16) 在急诊抢救室内应有一个独立的遗体告别室　可以提供家属与死者独处的地方。

（17）急诊科通信系统　设有电话、对讲机、传呼、群呼装置，与整个城市院前急救（EMS）通信网络联通。通过专线、无线电与网络 WIFI 系统与 120 指挥中心联系，也可以有远程心电传输系统。

五、急诊科的硬件配置

1. 构建
急诊诊室：3～4 间。

2. 专科诊室
五官科、妇科、眼科、口腔科诊室等。

3. 抢救室
150～200m²，每张抢救床面积应≥30m²，设 5～8 张床。

4. 急诊 ICU
>8 张床位，每床面积在 20m²。

5. 病房
20 张床，每床 8m²。

6. 输液椅
30 张。

7. 观察室
30 张床。

8. 手术室
40m²、石膏室、清创缝合室、注射室、心电图室、传染病隔离室和精神病患者观察室。

9. 辅助结构
CT、X 线、化验、B 超、收费、药房、挂号、分诊站和保安室等，充分体现一站式服务特点。

六、急诊科的仪器配置

除颤仪、监护仪、简易呼吸器、呼吸机、喉镜、气管套管、吸痰器、洗胃机、血气分析仪、心电图机、复苏机、床旁血液净化机、血压计、手术室设备、麻醉机、洗消设备、冲洗器、急救车和抢救室。EICU 应配有十二导联心电图机、床边多功能监护仪、除颤仪、体外或临时起搏器、呼吸机（包括用于运送患者便携式呼吸机）、纤维支气管镜、中央供氧、供气、负压吸引系统、洗胃机、降温毯、快速床旁肌钙蛋白测定仪、快速血糖自动测定仪、床旁 X 光机和床旁 B 超设备等。紧急手术室的麻醉机及手术器械按手术室的标准配置。所有设备有专人保养及维护。

七、急诊科人员配备

1. 急诊科主任
急诊科主任是从事急诊多年、富有经验的急诊医学学科带头人，负责把握急诊学科的发展方向、学术学科建设、经营管理。最好是急诊医学专业的主任医师、副主任医师。

2. 急诊科副主任

一般设两位。一位是急诊医学专门人才，主要辅助科主任负责急诊医疗、教学、科研等实际业务工作，应为急诊专业的副主任医师；另一位可以是懂医疗的行政人员，主要辅助科主任负责科内行政事务性工作。

3. 科护士长

主要负责全科护士的管理工作及护理工作，应该是从事 10 年以上急诊护理工作的主管护师。

4. 医师和护士的配备

急诊科的急诊医师和护士均应由持有急诊专科医师和护士执照，或其他专业的医师、固定在急诊科工作的人员组成，人员要 100% 地固定，在编制上要比普通科室匹配宽松，其原因如下所述。

(1) 急诊患者急危重患者多，需要抢救的患者多，需要较多的医护人员进行救治。

(2) 急诊工作人员外出抢救，应对突发事件，往往外派多。

(3) 急诊工作人员值夜班多，工作繁重，工作日应该相对较一般临床科室工作人员要短。

(4) 急诊工作人员接触传染病等且易受到各种伤害的机会大。

(5) 除应对突发公共事件外，还有对社区、120 急救中心人员的培训工作。

① 急诊科教学人员 2 位。

② 熟悉网络通信的人员 1 位。

此外，有的医院有院前急救，还需要急救车、院前急救人员、司机等。

八、急诊科需要掌握的急救技术

心肺复苏术(BLS、ALS)，气管插管术，环甲膜穿刺术，吸痰术，心电复律术，临时心脏起搏术，清创缝合术，加压止血术，搬运术，无菌操作术，深静脉置管术，床旁血液净化术，高级创伤生命支持术(ATLS)，检伤分类，洗胃术，灌肠术，导尿术，三腔管压迫止血术，腰、腹、胸穿刺术，胸腔闭式引流术，石膏固定术，关节脱臼复位术。

九、急诊科急诊医师要求与任务

1. 急诊医师准入

从事急诊诊疗工作的医师应是持有急诊医师执照的医师，只有这样才能在制度上保证急诊工作的品质，才能使急诊学科发展壮大。

2. 急诊医师的任务

急诊医师是指一个医师接受完成训练之后有能力从事以下工作。

(1) 对于急性病症或创伤能够立即辨识、评估、治疗和处置。

(2) 从事急诊医学的行政管理研究和教学。

(3) 知道让患者何时住院或转院。

(4) 在紧急医疗救护系统中，扮演以下角色。

①指导者　在院前的医疗服务上是团队的领导人，督导医疗救治工作。

②老师　负责训练急救员、急救医士。

③评估者　负责质量管理及控制。

④研究者　负责提升急救质量，深化丰富急救理论，寻找一切有效的急救新技术、新方法。

(5) 负责大量灾害的现场急救及医院的应急救治。

(6) 对急危重症患者进行监测、评估、处理和对急性中毒的咨询及急救。

3. 急诊医师的培训考核(培训 2 年，轮转其他专科 1 年)

(1) 急诊医师一般应为 5 年医学院校本科毕业后，在国家卫生健康委员会认可的急诊医师专科培训基地通过 3 年的系统培训，完成各种必须轮转的科室工作，掌握要求培训的知识和基本技术操作。其内容为：院前急救(EMS)、急诊管理与医学政策法规、内科学(心血管、呼吸等)、神经病学、感染、外科学(骨科、胸科、脑外科、创伤)、妇产科、中毒、危重病及灾难医学。在急诊科培训 2 年，轮转其他专科 1 年。三年期满经过统一理论考试及临床技术操作考核，二考合格，由当地省(自治区、直辖市)卫生行政部门(例如北京市卫生健康委员会)颁发合格证书，才能成为真正意义上的急诊专科医师。

(2) 在三年专科医师的基础上，再在急诊科工作 2 年，其中有 1 年当住院总医师，通过理论考试和临床技术操作考核合格，即为急诊专业 5 年住院医师，可取得晋升主治医师的资格。

第二节　急诊科的管理

一、急诊科管理体制

1. 急诊科是医院唯一 24 小时向社会公众开放的窗口单位，除日常工作与医院各专业、各部门之间密切联系外，在应对突发事件成批伤病员的重大抢救时，需要调动全院各部门的力量参与和配合。因此，急诊科的管理应隶属于医院医疗管理的职能部门——医务处直接领导。

2. 急诊科与临床和医技各科室一样，按《全国医院工作条例》规定，实行科主任负责制。

3. 急诊医师应具有急诊专科医师执照，必须具有 2 年以上急诊工作经验。急诊进修医师和实习医生不得单独在急诊值班。

4. 急诊医师要相对固定。急诊科的急诊定编人员应 100%，真正建立起急诊专业队伍。非急诊专业的未晋升专科医生必须轮转急诊者，时间不得少于半年，派出人员由急诊科统一安排、在急诊主治医师指导下工作，以提高救治危重患者的能力和综合素质。

5. 急诊各级医生必须掌握急诊基本技能。心肺复苏、气管插管、深静脉穿刺、动脉穿刺、电击除颤、呼吸机操作、血液净化技术等。

6. 急诊护士有别于其他临床科室的护士。除护理常规外，还应掌握主要急危重症和生命支持治疗的基本功，包括心肺复苏、洗胃、微泵输液和除颤等急救技术操作。

二、急诊工作制度

1. 医院每年要召开一次急诊工作会议主要讨论解决涉及急诊工作的相关问题，要加强急诊科的建设，建立、健全急诊医疗工作的行政管理制度，规范急危重症患者救治的各项诊疗措施、急诊工作流程和急救设备，以利改善急诊工作，提高急诊救治品质，以便更好地为急危重症患者服务，适应急诊医疗科研教学和突发事件的各类需求。

2. 急诊科(室)无论平日还是节假日均实行24小时接诊。从事分诊的护士应由有经验和服务态度好的高年资护士承担，并负责患者的基本信息登记和生命体征的采集。

3. 急诊病历应统一制订，书写清晰规范，就诊后病历由患者保管。

4. 急诊科各类药品及专用器材要准备充足完善，保证随时可用。专人负责管理，放置于固定位置。经常检查，及时补充、更新、修理和消毒。

5. 制订各级人员的岗位责任制、操作程序及考核标准。健全各项规章制度，如首诊医师负责制、三级查房制度、请示报告制度、会诊制度、交接班制度、危重病抢救制度、检查陪送及转运制度、知情同意谈话制度、重大抢救报告制度、无主患者处理等一系列工作制度。

6. 医疗护理管理部门应加强急诊工作的监管，定期召开联席会议，检查各种制度执行和落实情况，协调各个环节存在的问题和意见，确保医疗质量和安全。

7. 针对特殊急诊患者要认真对待，加强管理。根据要求设立传染病隔离室。分诊及检诊严格执行消毒隔离措施，防止交叉感染及疫情扩散。按规定时间及时上报疫情。非传染病医院要将疑似或确诊的传染病患者及时转到传染病医院。

8. 与下级医院、社区医院建立纵向的工作关系，对急诊工作进行规范指导，并协助转运和诊治疑难、危重的急诊患者。与本区域的急救中心(站)、公安、消防及社会服务人员建立有效的横向联系，协调急诊患者的救治，并培训这类人员的基本抢救知识。

三、抢救室工作制度

1. 急诊抢救室主要为危及生命和重要脏器功能障碍患者和伤者提供紧急救治和高级生命支持。一旦生命体征稳定，脱离危险，要及时转到相应专科和ICU治疗，不得滞留在抢救室。抢救室始终保持有空抢救床，以备危急病患者使用。

2. 各种急救药品、敷料、抢救包(如气管切开包、静脉穿刺包、胸腹腔穿刺包、腰椎穿刺包、脑室减压包等)和紧急救命手术包均应放在指定位置并有明显标记。消耗部分应及时补充、清理和消毒。班班交接，每日核对。无菌物品需注明灭菌日期，超过保存时间应重新灭菌。

3. 对常见的急危重病应制订抢救预案或流程图。参与抢救的医护人员应熟练掌握、操作规范、密切配合，切实提高抢救成功率，并及时总结和讲评。

4. 应固定有经验的医护人员在抢救室工作，科主任和护士长要对日常工作进行具体指导。对于复杂的急危重患者要立即请有关专科的高年资医师会诊协助抢救。医护人员要及时、认真填写各种危重患者抢救记录。抢救过程中注意与患者家属或联系人取得沟通，详细交代病情，避免各类纠纷。

四、急诊ICU工作制度

急诊ICU的运作应参照住院部综合ICU的有关规定执行，人员应相对固定。

五、要注重建设危重患者急救的"绿色通道"

将院前急救、急诊科的初级救治和 ICU 的进一步救治紧密联系起来，组成急救医疗服务体系(EMSS)，提高急危重患者抢救的整体性和时效性。

六、要建立突发公共卫生事件应急预案

遇重大抢救，需立即报请上级领导，服从政府和指挥机关的指示，动员和协调各应急小组参与抢救。

七、急诊观察室制度

1. 急诊观察室设观察床，有条件者男女分设，或设单人房，无条件应用挂帘隔开，以保护患者的隐私。患者留观原则上不超过 72 小时。病情尚需观察但又不符合住院条件的患者可入内留观。

2. 值班人员要密切观察留观患者的病情变化，贯彻执行三级查房制及会诊制度，随时记录病情变化及处理经过。护士应按正规要求执行医嘱及进行基础护理。

3. 急诊观察病历应统一制作，确立急诊观察病案的书写与保存制度。凡需观察 24 小时以上的患者，24 小时内必须完成观察病案记录，每班至少必须做一次病情记录。护理病历及各项记录单也应由相应班次的护士完成。

八、急诊病房制度

收治范围应由医院和各临床科室协商后制订。主要为两个脏器损伤各专科不愿收，而确需要住院者。房内设施按住院部病房要求设置，病区管理按住院部病房运作。急诊病房病历按《××病历书写规范》的要求书写住院病历。

九、急诊科的秩序及保卫

1. 急诊科是一个开放性结构，且 24 小时服务，接诊的患者形形色色，既有罪犯又有酗酒者。为了保护急诊医护人员和急救设备，以及更多急诊危重症患者的利益，需保安或警察进驻急诊室。

2. 警察和保安人员有权立即将这些寻衅闹事的人进行拘留或关押，以维护急诊科的就诊秩序。

3. 对肇事的人不管原因如何只要扰乱急诊就诊秩序，警察和保安就要做到以下几点。①立即劝阻，如不听立即对其拘留；②损害公共设施和急诊急救仪器设备的要加倍赔偿；③对医务人员造成人身伤害的，要追究刑事责任；④对攻击政府者要按诋毁国家罪论处。

十、急诊科与院前急救关系

1. 120 院前急救从事故现场将伤病员转运至医院急诊科，在急诊科通过进一步诊治，根据其伤病情况进行分流收住相关专科治疗。

2. 院前急救应遵循的原则是接到指挥中心电话到事故现场对伤病员进行初步急救，在保证生命体征稳定的前提下，转运到最近的医院急诊科接受治疗。

3. 医院急诊科的医师和护士要定期对院前急救人员进行培训，特别是对 4 项基本急救技术、氧疗、人工气道、基础生命支持(BLS)、进一步生命支持(ALS)、创伤高级生命支持(ATLS)、急性心肌梗死、急性心衰、肺炎等疾病处理原则进行培训，医院急诊工作人员和院前人员可定期交换工作岗位，以利提高急救水平。

十一、急诊科与其他临床科室相互关系

1. 各个临床专科有支援、帮助急诊科对疑难、危重病患者会诊并收入本专科的义务。

2. 急诊重症监护室(EICU)的功能主要是：收入抢救室的危重症患者、各专业临床科室由于各种原因不收者、病情太重不能搬运者，在急诊科与其他科室收住患者之间起到缓冲作用。

3. EICU 是急诊科的大本营，不但有利于救治危重症患者，也对急诊专科医师技能的培养和提高有重要意义。

十二、急诊科科学研究

为了提高急诊救治水平，促进学科发展，急诊从业人员要结合临床出现的问题进行科学研究，特别是在三甲医院急诊科。科学研究涉及急诊科研的课题很多，如下所述。

1. 急诊患者的分诊分层救治、检伤分类，急诊患者的流程与疏导的研究。

2. 急诊疾病谱、心肺复苏、休克早期干预的研究。

3. 急性胸痛、晕厥、头痛等症状的急诊诊疗临床路径研究。

4. 急性中毒救治方法，毒物分析、鉴定，中毒流行病学调查及急救方法的循证研究。

5. 创伤早期救治，应对灾难和突发公共卫生事件的紧急救援和预案制订，组织管理和演练，做到院前急救与医院急诊科的无缝对接。

6. 高危患者在急诊科的生命绿色通道。

7. 急诊急救技术方法、措施的创新。

8. 就某一课题多个急诊科大规模多中心的研究，如猝死发病率、病因学研究等。

十三、急诊的教学和人才培养

1. 三甲医院特别是医学院校的教学医院急诊科是急诊医学的博士点、硕士点，应招收博士生和硕士生以培养急诊医学的高级人才，是急诊专科医师培训基地，承担当地省市急诊专业医师的培训任务。

2. 每年应有进修学习班，为下级医院培养急诊专门人才。

3. 定期举办各种学习班和提高班，做好毕业继续教育，重点是急诊医学方面的新发展、急救技术操作。

4. 组织有教学经验的医生、护士向公众普及 CPR、AED 及急救知识。院前急救人员每年不少于 2～3 个月在三级甲等医院急诊科轮转以系统地加深急救理论知识技术的学习和训练。

医院急诊科不但是救治急危重患者的医疗救治中心，也是急诊医学人才培训中心，急诊医学研究的研究中心，向公众宣教急诊急救医学知识的科普中心，也是应对突发公共卫生事件的即时反应中心。

第三节 急诊工作的质量控制及督查

1. 急诊工作环境

构建模式是否有利于急危重病的救治，主要体现在以下几个方面。

(1) 急诊诊治区：诊室面积、设施、有无障碍、有无保护隐私。

(2) 抢救室面积、设施、仪器设备。

(3) 抢救室、EICU、观察室三者互动及距离。

(4) 急诊挂号、收费、化验、B超、X线、CT等支撑设施或辅助设施是否在一功能区，其距离半径是多少，是否是一站式服务以及急诊患者等候时间。

(5) 有无传染病隔离区。

(6) 在应对突发公共事件中成批伤者或成批中毒者有无足够的缓冲空间。

2. 急诊工作流程

(1) 急诊患者按照A、危重病B、重C、普通分诊和分层救治及危重患者执行优先处理原则。

(2) 成批伤病员检伤分类：红——危重——第一优先、黄——重、绿——轻、黑——死。

(3) 急诊抢救、EICU、观察室、诊室四者互动。

(4) 危重病者：应床旁检查、化验、床旁X线、B超。

(5) 抢救原则：极危重病者如重度创伤、休克等应有抢救小组，由2位医师、3位护士组成，各司其职，分工合作。如主治医师指挥，一位医师管理气道、护士连接监护、开通静脉液路和记录。

3. 急诊从业人员资质

(1) 人员组成 主任、护士长、医师、护士。

(2) 专业执照及审查。

(3) 执业年限是否符合要求。

(4) 排班表是否是专科医师。

(5) 每班主治、专业医师匹配情况。

4. 掌握急救技术熟练程度

(1) 心肺复苏(CPR)：BLS、ALS。

(2) 高级创伤生命支持(ATLS)。

(3) 气管插管、简易呼吸器应用。

(4) 深静脉穿刺与置管。

(5) 呼吸机应用。

(6) 心电图判读。

(7) 洗胃机的应用。

5. 急救仪器设备及急救药品

(1) 仪器定期保养，是否处于备用状态。

(2) 抢救器材、耗材的储备数量、位置。

(3) 药品是否过期包装，有无破损。

6. 进入抢救室患者评估

早期预警指标（T、R、P、BP、SaO$_2$%、意识）：哥拉斯哥评分，化验指标危急值的判读识别，胸痛、昏迷、腹痛等未明确诊断的急诊症状。

7. 急诊病历的抽查审核

就诊时间、主诉、现病史、既往史、生命体征、重要阳性体征、重要辅助检查、初步诊断、处理、专科会诊、告知义务——家属知晓、转归。

8. 其他

(1) 急诊疑难病例讨论。

(2) 死亡病历讨论。

(3) 留观时间患者评估。

(4) 重大事件（成批伤、病）报告、汇报制度。

(5) 患者意见原因及反馈。

(6) 医疗纠纷登记及处理记录和整改措施。

(7) 专科二线会诊时间及危重病会诊比例。

(8) 急救绿色通道反应时间。

(9) 创伤患者进入手术室时间。

(10) 应住院未住院患者比例。

(11) 应住 ICU 未住患者的比例。

(12) 化验单、X 线、CT 报告单时间及诊断符合率。

(13) 平均等待会诊时间。

(14) 对重大事件全院急救应急反应时间。

(15) 环境的定期保养及器材的清点。

(16) 急诊医护人员的专业执照及审查。

(17) 就诊区、等候区以及隔离检查达标。

(18) 定期的 ALS、BLS、ATLS，急诊护理训练。

(19) 监督方法。

（李春盛）

第四节　急诊医学临床思维与决策

众所周知，全世界医院的急诊科均有一个共同的特点，即患者轻重混杂、人多拥挤、环境混乱。在这样的环境中面对这样混杂的众多急性患者，急诊医师要在有限的时间内依靠有限的信息诊断出潜在的危重患者的疾病，不仅需要冷静的思维和逻辑分析判断，也需要丰富的人文素养、处理应对复杂情况的能力和良好的心理素质。这是因为这些急性患者不像专科患者那样是"老熟人"，而是从来没有见过且因为疾病和心理问题合作性差。加之就诊环境混乱，同时面对许多危重患者，医务人员注意力难以集中，由此造成缺乏认真思考的条件。由于诊断常常缺乏确定性，而治疗的根据往往是"最可能是……"，而决定符合这种最可能性的因素取决于临床判断和诊断检查的结合。

一、急诊诊断思维与决策

从选择的观点看，医学是模式结构不固定的学科，不同于有固定模式结构的学科，如数学，可通过规则来定义，从一种理论推出另一种理论，但在医学方面定论问题已是一种混合。具体到急诊医学，不固定的原因如下所述。

(1) 在做出抉择过程中不能得到或永远得不到完整信息，没有完整信息就会导致盲人摸象，在做出决定时常常会有偏差或片面性，导致临床的误诊误治。

(2) 急性疾病的表现常常是动态性，有时在某一时段做出诊断结论时就发生了变化，时时要根据动态观察再重新做出相关的诊断。

(3) 治疗方法往往不能普遍应用于有同样疾病的人，这就要求具体情况具体分析，而不能千篇一律，犯教条主义。

(4) 急诊医师在诊断治疗中常常缺乏患者的反馈信息，不能判断诊断正确与否，最后的诊断往往是离开急诊科后而做出的。由于这一特点，急诊医师往往有始无终，对疾病变化规律缺乏全面的了解，因而影响急诊医师临床水平的提高。

急诊医学所具有的特点如下。①疾病的突发性：疾病还没有按照发展规律充分展现其全貌，患者就来急诊科就诊；②就诊的时限性：在有限的时间和空间内要求医师对疾病做出客观、符合其实际规律的诊断甚为困难；③不可预测性：没有足够的时间对其发展变化规律进行深入探讨，常常对其发展趋势难以把握，对急诊医学形成挑战。爱因斯坦说过"我们面临的最大问题是总想在发生问题的层面上寻找解决问题的方法"，这也就是毛泽东说过的"正确的决策来源于正确的判断，正确的判断来源于对周围事物细致入微的观察"，通过对观察的事物进行认真、细致的分析，去粗取精，去伪存真，直到透过现象看本质，由感性认识上升为理性认识，进而形成我们的决策。由此类推，医师诊断疾病要通过患者的主诉、查体、辅助检查，查找疾病的证据，将这些证据通过自己的思考有效加以整合，寻找疾病的本质，才能形成诊断，而上述过程，就是形成临床诊疗思维的过程。要形成这一思维，需要通过如下程序。

1. 在寻找证据时要专注

如在听患者主诉现病史时一定要专注，且一定要围绕患者最痛苦的症状和时间进行询问，不能漫无边际，淡化主题。因为时间有限，在有限的时间要获得大量、可靠的信息，这就需要临床基本功。

2. 重视生命体征

密切观察体温、呼吸、血压、脉搏、意识这些最能反映疾病发展动态的根本特征，准确获取这些信息，并对其变化进行分析，结合病理生理知识就能知道疾病的发展趋势和需要干预的着力点。

3. 危急值判读

血常规、尿常规、血生化及血气等反映机体内环境变化，其升高或降低到某一界限时就能反映机体代偿失代偿及生理储备的能力，超越其上下限表示危险，要进行积极干预。

4. 正确利用辅助检查

正确判读临床辅助检查对疾病诊断的帮助非常大，如 SARS 病毒检查是诊断 SARS 的金标准，肺动脉造影是诊断肺动脉栓塞的金标准。

诊断疾病主要有三个原则，即遵循最佳证据、精湛技艺和以人为本三结合的准则。病史询问、检查、辅助检查的取舍就要依靠精湛技艺的运用，如果基本功不扎实，调查、获取的疾病资料就不够翔实、准确、可靠；只有本着对患者充满同情、善意、帮助的心理才能获得患者的配合，并能获取真实的疾病资料，这是以人为本原则的最佳体现，在两者的基础上，才能找到最佳诊疗证据。

二、急诊思维的几种特殊情况

1. 对于急性中毒患者，因为很多是自杀所致，有故意隐瞒病史的倾向，有时较为隐匿，再加上亲属同事不在现场，证据不足或欠缺，处理此类患者要"宁可信其有不可信其无"；否则有时会延误时机，造成抢救不及时的后果。

2. 对于多发伤患者，首要是评估生命体征，遵照 ATLS 原则反复评估，动态观察，从头到脚，随时发现蛛丝马迹，避免漏诊和误诊。

3. 对多种症状、看似很多疾病、表现相当复杂的情况下，要认真梳理，依据症状、体征产生的病理生理特征归类，划出条块，找出共同的病理生理基础，尽量用一元化的方法解释，即简约化原则。另一方面当患者的病史和体检结果对任何单一疾病都不典型时，要考虑该患者是否有同时患多种独立疾病的可能性。南非外科医师塞恩特发现食管裂孔疝、胆囊疾病和憩室联合存在，并以他的名字将这种疾病命名为"塞恩特三联征"，这三种疾病没有共同的病理生理学基础，因而需要多个疾病的诊断。随着人类寿命延长和患病率增加，患者同时存在多种诊断的可能性增大，但同时我们也不要放弃诊断简约化原则，如果放弃会出现将系统性红斑狼疮患者分别诊断为关节炎、皮炎和肾病的错误。

4. 做出诊断时要重视发生概率较高的疾病，即常见病。在对待疾病临床表现方面，应当想到普遍性，再想到特殊性，宁可认为是一般疾病的特殊表现，也不要认为是特殊疾病下的一般表现。

5. 对于高龄患者，有多种慢性疾病存在，即使此次就诊暂时无危及生命的情况存在，但也许仅仅一次上呼吸道感染就可以像导火索一样引起旧病急性发作或导致危及生命的危重情况，因此，对这种疾患一定要特别小心，应认真对待，向家属交代清楚。

三、治疗的思维与决策

急诊在救治措施上一定要遵循救命第一、保护器官第二、恢复功能第三的原则，要先救命后治病，急则治其标，缓则治其本。

在做出治疗决定前要认真评估此种治疗给患者带来的好处和潜在的风险，两者孰轻孰重要认真权衡。急诊医师不但要评估此种治疗给患者带来的即刻效果，而且要考虑由此带来的远期潜在的风险。最主要的目的是使效益最大化，将风险降至最低，"不战而屈人之兵"是救治方法的最佳选择，即在处理患者时，如能不用药绝对不用药，能口服的绝对不肌内注射，能肌内注射的不用静脉滴注，能用物理的方法不用化学的方法，能用简单的则不用繁琐的，能用廉价则不用昂贵的。

在应对急危重病或危及生命的情况时，要采用急则治其标，缓则治其本的原则。此时应该应用扼制理论，即采取一切措施，尽量在短时间内将危及生命的情况同时扼制住，而由此产生的一切后果则以后再处理。如癫痫持续状态，此时全身麻醉也许是控制癫痫的第一选择，而由麻醉导致的肺部感染等不良反应则是次要的。因此有一条原则，即在危及生命时，选择药物治疗要考虑其有效性；在不危及生命时，选择药物要考虑其安全性。

与疾病危重用猛药不同，对于老年患者有多个脏器不全时，要抓主要矛盾，一切次要矛盾会迎刃而解。在调整脏器功能方面，要以"稳态"和"中庸"的方法使各个脏器构建争取在病理状态下达到某种暂时的平衡状态，使疾病达到缓解的目的。此时如果错误地用"猛药"会打破这种暂时的平衡，引发新的症状或疾病，在此种情况下最好使用"和风细雨"的治疗方法，即慢慢调理，直到达到预期的目的。

在处理危急重病时宁可举轻若重，而不能举重若轻。即使病很小，也要认真对待。特别是老年、高龄、有多重慢性疾病同时存在的情况下，诱发病很小如感冒、发热也要认真对待，千万不能掉以轻心，否则要犯大错。如老年人严重肺部感染可以没有发热、咳嗽、白细胞升高，喘憋也不明显，此时如误认为病情不重，不认真对待，病情会急转直下，很快会发生休克或死亡。

在诊断不明确时或没有把握时，治疗决策应是中性的，不能太偏激。如对脑出血或脑梗死一时难以明确判断时最好用一些脱水药，维持水、电解质平衡，控制血压，防治并发症；而不是用抗凝药，以免发生出血，等待进一步明确诊断再进行确定性治疗。

重视治疗反馈作用，在给予治疗之后要注意观察反应。如果症状好转、体征稳定、各种生理参数改善，说明用药对症，诊断和治疗方法均正确；如果无效，应考虑诊断是否正确或是否药不对症；如果恶化，说明药物毒性作用，通过反馈可以反思诊断治疗决策的正确性，以利于总结经验。

四、指南理解与指导作用

诊疗指南的问世为临床诊疗决策起到指导作用，其目的是诊断治疗规范化。在临床上对指南的应用，应遵循如下原则：指南是概括某种疾病的诊断治疗和一般规律、方法，而不能涵盖特殊，因此对指南应具体情况具体分析。显然诊疗不遵循指南就不是一个训练有素的而是一个不懂某种疾病诊疗普遍规律的医师。但在任何情况下不分对象一味强调指南就易犯教条主义。因此要正确处理好普遍与特殊、群体与个体，既有原则性又有灵活性。

五、预后评估——预见性及时沟通与交流

根据自己的专业知识，做出诊断，提出治疗意见之后，依据疾病发展规律、患者本身条件(免疫、脏器功能、年龄、有无慢性疾病)和其家庭背景(包括经济条件、文化水平)等，对患者的病情发展和预后作出评估，将这种评估可能性及时与家属沟通，使其知情，并取得其配合同意，并作出决定，以免造成医疗纠纷。

(李春盛)

第五节　急诊医学中的伦理问题

随着社会的不断进步，医学伦理的问题日益得到了社会各界的高度重视。在日新月异的先进技术面前，传统医学伦理也面临着重大的挑战。作为救死扶伤前沿阵地的急诊，所涉及的伦理问题更多。掌握基本的伦理知识，对于保护患者的权益，实现医疗效益的最大化有着非常重要的意义。

(一) 医学伦理的基本原则

医学伦理学研究的重点对象与核心内容是医学行为准则。正确理解和践行医学伦理基本原则，是临床医生必备的基本素质。医学伦理学基本原则是指反映某一医学发展阶段及特定社会背景之中的医学道德的基本精神，调节各种医学道德关系都需遵循的根本准则和最高要求。

(1) 不伤害原则　不伤害原则指在诊治过程中不使患者的身心受到损伤，这是医务工作者应遵循的基本原则。临床诊治过程中不使患者受到不应有的伤害的原则，是一系列伦理原则中的底线原则。一般地说，凡是医疗上必需、属于医疗的适应证，所实施的诊治手段是符合不伤害原则的。相反，如果诊治手段对患者是无益、不必要或者禁忌的，是有意或无意的强迫实施，使患者受到伤害，就违背了不伤害原则。

但不伤害原则也不是绝对的，有时候不伤害原则与其他的伦理原则也会有冲突，因为很多检查和治疗，即使符合适应证，也会给患者带来生理上或心理上的伤害。如肿瘤的放、化疗，虽能抑制肿瘤，但会对造血和免疫系统产生不良影响；糖尿病下肢溃烂、严重感染的患者，经治疗病情未减轻，有发生败血症的危险，此时为了保住患者的生命就需要截肢。这从表面上看，似乎是对患者造成了很大的伤害，但保全了患者的生命，这样做是符合医学伦理的。

(2) 有利原则　有利原则是把有利于患者健康放在第一位并切实为患者谋利益的伦理原则。有利，就是医务人员为患者做善事。

有利原则应该具体体现在：树立全面的利益观，真诚关心患者以生命和健康为核心的客观利益(止痛、康复、治愈、救死扶伤、节省医疗费用等)和主观利益(正当心理学需求和社会学需求的满足等)；提供最优化服务，努力使患者受益，即解除由疾病引起的疼痛和不幸，治愈那些能治愈的患者、照料那些不能治愈的患者，避免早死、追求安详死亡，预防疾病和损伤、促进和维持健康；努力预防或减少难以避免的伤害；对利害得失全面权衡，选择受益最大、伤害最小的医学决策；坚持公益原则，将有利于患者同有利于社会健康公益有机统一起来。

(3) 尊重原则　尊重原则是指医务人员要尊重患者及其做出的理性决定。医务人员尊重患者的自主性绝不意味着放弃自己的责任，必须处理好患者自主与医生之间的关系。尊重患者包括帮助、劝导甚至限制患者进行选择。医生要帮助患者选择诊治方案，必须向患者提供正确、易于理解、适量、有利于增强患者信心的信息。当患者充分了解和理解了自己病情的信息后，患者的选择和医生的建议往往是一致的。当患者的自主选择有可能危及其生命时，医生应积极劝导患者做出最佳选择。当患者(或家属)的自主选择与他人或社会的利益发生冲突时，医生既要履行对他人、社会的责任，也要使患者的损失降到最低限度。

对于缺乏或丧失选择能力的患者，如婴幼儿和儿童患者、严重精神病和严重智力低下等患者，其自主选择权由家属或监护人代理。

尊重原则实现的关键是医方对患方的尊重，但同时也要有患方对医方的尊重。如果患方对医方缺少应有的尊重，良好的医患关系和医疗秩序就难以建立，并将给医疗过程及其效果带来严重影响。

(4) 公正原则　医疗公正就是指社会上的每一个人都具有平等、合理享受卫生资源或享有公平分配的权利。公正的一般含义是公平正直，没有偏私。

公正原则体现在两个方面，即人际交往公正和资源分配公正。人际交往公正就是要求医方要与患方平等交往和对有千差万别的患方一视同仁，即平等待患。资源分配公正要求以公平优先、兼顾效率为基本原则，优化配置和利用医疗卫生资源。

(二) 急诊抢救中常遇到的伦理问题

(1) 一般情况下，作为院前急救人员到达急救现场，不论是对濒死患者还是心跳、呼吸骤停者，都会进行一系列的心肺脑复苏。这完全符合患者生命至上、救死扶伤的医学伦理道德，但是这对严重慢性患者和癌症晚期患者的复苏是没有效果的。有时医生明知道抢救是不可能成功的，但作为急救人员，都要遵循"只要有百分之一的复苏机会，就要付出百分之百努力"的职业操守。这似乎很道德、很人性，但是对于那些抢救不会"复苏"或已经死亡的患者而言，又存在着对逝者的不尊，而且在行胸外按压、气管插管、电除颤等抢救措施时可能会对死者造成进一步伤害。我国现行的法律，除非患者在清醒的状态下立下遗嘱或患者家属要求不实施抢救，否则医务人员赶到现场都会毫无例外地进行复苏措施。

(2) 急危重患者经抢救出现两种截然不同的结局：一是病情的好转，二是病情发展为不可逆转。面对病情不可逆转的危重患者是否继续抢救，答案是肯定的，因为医务人员没有权利放弃任何一个尚未真正死亡患者的治疗。因此，在家属的配合下，虽然不能进行那些无效的治疗，但是还是要减轻患者的不适，进行维持生命的支持疗法。根据我国现状，应大量宣传生命神圣、质量、价值相统一的生命观和正确的死亡观，以减轻患者的痛苦和国家的负担。医务人员要从医学伦理的角度，慎用医学选择，保证生命质量，但同时必须遵循医学伦理道德。

(谢苗荣)

第二章　急诊常见症状

第一节　昏　迷

【概述】

昏迷是指对外界各种刺激无反应，伴有运动、感觉、反射功能障碍及大、小便失禁等，而生命体征如呼吸、脉搏和血压等存在。昏迷是一种常见的临床症状，不仅见于神经系统的许多严重疾病，如脑梗死、脑出血、重症颅内感染、脑外伤、脑肿瘤等；也见于心、肺、肝、肾等重要器官功能严重损害过程。

昏迷常常起病急，进展快，常常危及患者生命，因此对昏迷患者及时做出准确诊断，采取正确的救治措施，才能及时挽救患者生命，降低病残率。

【急诊思路】

(一) 与昏迷鉴别

1. 类昏迷

临床表现类似昏迷或貌似昏迷，易与昏迷相混淆，但实际上并非真昏迷的一种状态或症状。此类患者保存睡眠–觉醒周期，保留无意识的姿态调整和运动功能。

2. 晕厥

急起而短暂的意识丧失，其特点是发作相对迅速（10～20秒），发作时丧失自主肌张力（固有特点为跌倒），恢复时自发和完全，通常非常迅速（不经干预），潜在的发病机制是大脑皮质脑血流灌注不足。

3. 失语

完全性失语患者伴有四肢瘫痪时，对外界的刺激均失去反应能力。如同时伴有嗜睡，更易误诊为昏迷。但失语患者对给予声光及疼痛刺激时，能睁开眼睛，能以表情等来示意其仍可理解和领悟，表明其意识内容存在，或可见到喃喃发声，欲语不能。

4. 发作性睡病

在不易入睡的场合下，如行走、进食、上课或某些操作过程中，发生不可抗拒的睡眠，每次发作持续数秒钟至数小时不等。

(二) 昏迷程度

1. 嗜睡

持续睡眠状态，容易唤醒，唤醒后交谈基本正确，并能配合检查，刺激停止后又进入睡眠。有意识的动作明显减少。

2. 昏睡

持续熟睡状态，唤醒困难，答话简短、模糊、不完全，刺激停止后即刻进入熟睡。有意识的动作明显减少。

3. 浅昏迷

临床表现为开眼反应消失或偶尔呈半闭合状态，语言丧失，自发性运动罕见，对外界的各种刺激及内在需要完全无知觉和反应。但强烈的疼痛刺激可见患者有痛苦表情、呻吟或肢体的防御反射和呼吸加快。吞咽反射、咳嗽反射、角膜反射及瞳孔对光反射仍然存在，眼－脑反射亦可存在。呼吸、脉搏、血压一般无明显改变，大小便潴留或失禁。

4. 中度昏迷

患者的开眼、语言和自发性运动均已丧失，对外界各种刺激均无反应，对强烈的疼痛刺激或可出现防御反射。眼球无运动，角膜反射减弱，瞳孔对光反射迟钝，呼吸减慢或增快，可见到周期性呼吸中枢神经元性过度换气等中枢性呼吸障碍。大、小便潴留或失禁。

5. 深昏迷

全身肌肉松弛，对强烈的疼痛刺激也不能引出逃避反应及去大脑强直。眼球固定，瞳孔显著扩大，瞳孔对光反射、角膜反射、眼前庭反射、吞咽反射及咳嗽反射等全部消失。呼吸不规则，血压或有下降，大小便失禁。

（三）意识障碍

可使用格拉斯哥(Glasgow)昏迷量表评估昏迷程度，见表 2－1－1。

表 2－1－1　格拉斯哥昏迷量表(GCS)[*]

反　应	功能状态	得　分
睁眼反应	有目的、自发性	4
	口头命令	3
	疼痛刺激	2
	无反应	1
口语反应	定向正确、可对答	5
	定向不佳	4
	不恰当的词汇	3
	含混的发音	2
	无反应	1
运动反应	服从医嘱	6
	对疼痛刺激，局部感到痛	5
	逃避疼痛刺激	4
	刺激时呈屈曲反应(去皮质强直)	3
	刺激时呈伸展反应(去大脑强直)	2
	无反应	1

[*] Glasgow 昏迷量表最高分为 15 分，最低分为 3 分，分数愈高，意识愈清晰。

【诊断和鉴别诊断】

（一）病因

昏迷病因较为复杂，目前临床尚无统一的分类方法，本节就颅内外病变分类法进行简单介绍。

1. 颅内疾病

(1) 颅内幕上病变 脑内出血、硬膜下血肿、硬膜外血肿、闭合性颅脑损伤、脑梗死、脑肿瘤和脑脓肿等。

(2) 颅内幕下病变 脑干梗死、脑干出血、脑干血肿、脑干脓肿、脑干肿瘤、脑干脱髓鞘性病变、小脑出血、小脑梗死、小脑脓肿、小脑肿瘤、后颅窝硬膜下或硬膜外血肿等。

(3) 颅内弥漫性病变 乙型脑炎、散发性脑炎、森林脑炎、其他病毒性脑炎、各种原因的细菌性脑膜炎、脑型疟疾、脑膜型白血病、风湿性脑脉管炎、高血压脑病、蛛网膜下隙出血、癫痫、脑震荡和脑挫裂伤等。

2. 颅外疾病

(1) 重症急性感染性疾病 ①细菌性感染，如重症肺炎、中毒型菌痢等；②病毒感染，如病毒性心肌炎、病毒性肺炎等；③立克次体感染，如斑疹伤寒，恙虫病；④寄生虫感染，如脑型疟疾、急性脑型肺吸虫病等。

(2) 内分泌及代谢障碍性疾病 ①肝性昏迷；②甲状腺危象；③糖尿病性昏迷等。

(3) 水、电解质平衡紊乱 ①稀释性低钠血症；②低氯血性碱中毒；③高血氯性酸中毒等。

(4) 心血管疾病 ①阵发性室性心动过速；②高度房室传导阻滞；③病态窦房结综合征等。

(5) 外源性中毒 ①工业和(或)生活毒物中毒；②农药类中毒；③药物类中毒；④植物类中毒；⑤动物类中毒。

(二) 临床特点

1. 病史

(1) 昏迷 起病缓急，发病的时间、地点。询问有关发病或外伤的方式，有无药物、酒精或其他有毒物质的服用史，近期有无感染、惊厥、头痛。查看有无出血，大小便失禁和头部受到外伤的迹象。

(2) 伴随症状 病前有无头痛、头晕、晕厥、心悸，病中有无抽搐、呕吐、呼吸暂停及心动过速、心律不齐等。

(3) 既往史 糖尿病、肾炎、心脏疾病、高血压及脑血管病、癫痫及精神病史，有无药物过敏史。

2. 体格检查

(1) 体温 高热见于肺炎、脑膜炎、脑出血及中暑等。低体温可见于黏液性水肿与镇静催眠药中毒等。

(2) 脉搏 减慢合并潮式呼吸、血压增高则提示颅内压增高，增快见于急性全身感染等。

(3) 呼吸 明显减慢见于吗啡类等药物中毒所致的呼吸中枢抑制。脑出血时呼吸深而粗，出现鼾声。代谢性酸中毒(如糖尿病与尿毒症昏迷)时常出现 Kussmaul 大呼吸，呼吸深大而规律。

(4) 血压 增高常见于高血压脑病、脑出血等。酒精中毒与糖尿病昏迷等疾病时血压常降低。

(5) 皮肤与黏膜 皮肤苍白见于低血糖、尿毒症昏迷；皮肤潮红见于酒精、颠茄类中毒、中暑等。皮肤黏膜瘀点、瘀斑可见于流脑、流行性出血热等。

(6) 脑膜刺激征 提示有脑膜炎症、蛛网膜下隙出血或脑疝可能，深昏迷时脑膜刺激征可不出现。

（7）瞳孔　癫痫、颠茄类、巴比妥类等中毒或缺氧时可见双侧瞳孔扩大。吗啡、有机磷等中毒时瞳孔缩小。脑桥出血时双侧瞳孔缩小如针尖，但对光反射保存。

（8）瘫痪　观察肢体的位置，对疼痛的刺激反应，肌张力、腱反射的改变和病理反射的出现，可确定瘫痪的存在。

（9）体位　去大脑强直呈颈、躯干与四肢的伸直性强直，可见于中脑出血、肿瘤或炎症性病变。

（10）不随意运动　有全身抽搐者可见于尿毒症、低血糖、一氧化碳中毒、中毒性昏迷等。扑翼样震颤可见于肝性脑病。

3. 实验室检查

实验室检查与特殊辅助检查应根据需要选择进行，但除三大常规外，对于昏迷患者，血清电解质、肝肾功能、血糖等应列为常规检查；怀疑药物中毒者应行血、胃内容物及尿毒物测定；对病情不允许者必须先就地抢救，待病情许可后再进行补充。脑电图、头颅 CT 和 MRI 以及脑脊液检查对昏迷的病因鉴别有重要意义。

（三）昏迷的鉴别流程见图 2-1-1

昏迷的鉴别流程见图 2-1-1。

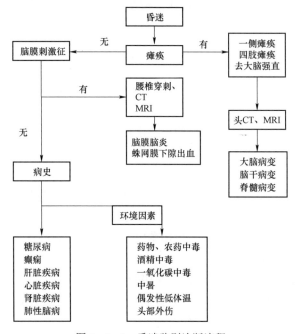

图 2-1-1　昏迷鉴别诊断流程

【急诊处理】

1. 紧急处理

（1）保持呼吸道通畅，防止患者因呕吐导致窒息；必要时气管插管行机械通气。

（2）维持有效血容量，纠正休克。

2. 对症治疗

（1）颅压高者给予降颅压药物，必要时进行侧脑室穿刺引流等。

(2) 预防或抗感染治疗。

(3) 控制高血压及高热。

(4) 用地西泮、苯巴比妥等控制抽搐。

3. 其他治疗

(1) 纠正水、电解质紊乱，维持体内酸碱平衡，补充营养。

(2) 给予脑代谢促进剂，如 ATP、辅酶 A、胞二磷胆碱、脑活素等。

(3) 给予促醒药物，如醒脑静、安宫牛黄丸等。

(4) 注意口腔、呼吸道、泌尿道及皮肤护理。

4. 病因治疗

昏迷患者一旦病因得以明确，应尽快纠正病因予以治疗。

(1) 对高渗性非酮症糖尿病昏迷患者应该大量补充液体，尽快用胰岛素纠正血糖。

(2) 低血糖昏迷患者应该立即静脉注射葡萄糖溶液，以避免造成神经元的永久性损害。

(3) 颅内病变应即刻予脱水降颅压治疗。对于感染应选择易透过血-脑屏障的药物，颅内出血内科保守治疗无效应行外科手术治疗或脑室穿刺引流术。

(4) 对于各种中毒患者应该尽快清除毒物，促进毒物的排出，进行解毒治疗等。

(5) 一氧化碳中毒应尽快予吸氧或高压氧治疗。

（丁宁　李杰宾）

第二节　急性胸痛

胸痛是急诊患者就诊常见的主诉，约占急诊总数的 5%。

【急诊思路】

胸痛的原因众多，较常见的有以下几种。

(1) 胸壁疾病　如带状疱疹、肋间神经炎、肋软骨炎、肋骨骨折、多发性骨髓瘤等。

(2) 胸、肺疾病　如急性肺栓塞、气胸(包括张力性气胸)、肺炎、胸膜炎、肺癌等。

(3) 心血管疾病　如急性冠脉综合征(ACS)、主动脉夹层、心包炎、肥厚型心肌病、应激性心肌病、主动脉窦瘤破裂等。

(4) 纵隔疾病　如纵隔炎、纵隔脓肿、纵隔肿瘤。

(5) 上消化道疾病　如消化性溃疡、食管撕裂、食管裂孔疝、食管癌。

(6) 神经症(紧张综合征)、高通气综合征。

不同病因急性胸痛的预后差异甚大，既可以是短时致死性的或是具有潜在灾难性的，也可以是功能性的。

首先，要在尽量短的时间内识别、筛查出有可能危及生命的急危重症，如 ACS、主动脉夹层、肺栓塞、张力性气胸、导致心包压塞的心包炎、食管破裂等，准确把握与评估病情的危急与严重程度，并及时对危重症行多功能心电监测、吸氧(低氧时)、开放静脉通路，进行紧急的或必要的"救命"治疗以及做好随时进行抢救的各项准备，同时查找致病的直接原因，进而给予对因性的"治病"处理。不仅如此，但凡患者伴随出现苍白、大汗、发绀、明显呼吸困难、颈静脉充盈或怒张、气管偏移、呼吸音改变、严重心律失常、血压下降甚或休克征象等，不论病因如何也均属急危重状态。此外，基于体温、脉搏、呼吸频率、收缩压、血氧饱和度及意识水平六项生理指标的 NEWS（国家早期预警评分，national early warning score）≥7 分属高危，≥12 分属极高危。

其次，其他一般情况尚可、生命体征平稳的普通性急症患者可留院治疗。不确定原因的胸痛患者至少留院 6～8 小时以上，动态诊查，观察演变。

【诊断和鉴别诊断】

详尽了解病史，全面而重点的体格检查，基本或必要的辅助检查十分重要。

(一) 病史

1. 部位和放射

胸壁疾病往往部位局限，局部有压痛；炎症性病变尚伴有红、肿、热；带状疱疹成簇水疱沿一侧肋间神经分布。胸骨后多提示心绞痛(AP)或急性心肌梗死(AMI)、主动脉夹层、食管与纵隔病变。心前区多提示 AP/AMI、心包炎。胸膜炎、肺栓塞、气胸之痛多位于胸部侧面。心尖区固定部位者多属功能性胸痛。尤其应该注意的是，若胸痛放射到颈部、下颌、肩背部、左臂尺侧，务必警惕 AP、AMI、心包炎、主动脉夹层的可能。

2. 性质

压迫(榨)性、闷胀感者多考虑 AP/AMI。刀割样锐痛多属心包炎、胸膜炎、肺栓塞、带状疱疹；撕裂样剧痛而且疼痛一发作就达到极点者应警惕主动脉夹层；针扎样疼痛多为功能性疼痛、肋间神经炎、带状疱疹。烧灼感则多为食管痉挛或食管反流。

3. 诱发和缓解因素

心肌缺血性胸痛往往为劳力或情绪激动诱发，休息或含服硝酸甘油缓解；非心肌缺血性胸痛如食管痉挛多由进食冷液体诱发或自发；胸膜炎、心包炎随呼吸、胸部运动时加重；肌肉骨骼神经性胸痛随触摸或运动加重；过度通气性胸痛由呼吸过快诱发。主动脉夹层的疼痛常规剂量吗啡难以奏效。

4. 时限

平滑肌痉挛或血管狭窄之胸痛多呈阵发性，炎症、肿瘤、栓塞或梗死引起的胸痛多为呈持续性。疼痛持续 30 秒之内者多为食管裂孔疝、功能性疼痛，30 分钟以上或数小时者多为 AMI、心包炎、主动脉夹层、带状疱疹以及肌肉(骨骼)痛。

5. 伴随症状

伴苍白、大汗、血压下降或休克，见于 AMI、主动脉夹层、肺栓塞、张力性气胸；伴咯血见于肺栓塞、支气管肺癌；伴发热见于肺炎、胸膜炎、心包炎；伴呼吸困难提示病变累及范围较大，如 AMI、肺栓塞、大叶性肺炎、气胸和纵隔气肿；伴吞咽困难见于食管疾病；伴叹气、焦虑或抑郁多为功能性胸痛。

除上述外，在鉴别胸痛原因方面，还应考虑几个致命性疾病的相关高危因素，如与 AMI 相关的年龄、性别、早发冠心病家族史、高血压、高脂血症、糖尿病、吸烟、肥胖等；与主动脉夹层相关的高血压(中老年人)或马方综合征(青年人)；与肺栓塞相关的长期卧床、长途旅行、创伤(骨折)、外科手术(疝修补术、腹部手术)、既往静脉血栓栓塞史、妊娠(产褥)期和服用避孕药等。

(二) 体征

血压、脉搏、呼吸等生命体征稳定与否直接提示危重状态；皮肤湿冷提示组织低灌注，可能与 AMI、主动脉夹层、张力性气胸等有关；颈静脉怒张见于肺栓塞、心包积液；气管偏移、一侧胸廓饱满，叩呈鼓音，呼吸音减弱或消失见于气胸，张力性气胸可伴低血压；下肢单侧肿胀多见于深静脉血栓形成(DVT)；四肢脉搏或双上肢血压不对称见于主动脉夹层和多发性大动脉炎等；胸膜摩擦音可见于肺栓塞、肺及胸膜肿瘤、心肌梗死后综合征等；AMI 新发心脏杂音多见于机械并发症(乳头肌断裂、功能不全或室间隔穿孔)、主动脉夹层、感染性心内膜炎等。

(三) 辅助检查

1. 心电图(ECG)

ST-T 异常与病理性 Q 波可能发现心肌缺血与心肌损伤或坏死，也可直接检出各种心律失常等，对于疑似 ACS 患者，应在患者首次医疗接触(FMC)后 10 分钟内检查标准 12 导联甚或 18 导联心电图。特别注意：①30%的 AMI(尤其是 NQMI)缺乏 ECG 特异改变，1/3～1/5 的急性胸痛患者心电图表现正常，而这些患者中 5%～40%的患者存在心肌梗死，故而强调动态观察的意义，以发现有意义的变化；②$S_IQ_{III}T_{III}$对于急性肺栓塞的诊断意义呈"双刃剑"，需谨慎评价。

2. 心肌损伤生物标记物

目前临床常用的是肌红蛋白(Myo)、肌酸激酶同工酶-MB(CK-MB)、肌钙蛋白 I 或肌钙蛋白 T(cTNI/T)，其意义与应用如下。①ACS 早期诊断评估：有 ACS 相关症状的患者都应进行生物标记物检测，cTnI/T 用于 MI 诊断(最好是高敏肌钙蛋白［hs-cTn］)，若不能检测 cTnI/T，可用 CK-MB 质量检测来替代；症状发作 6 小时以内的患者，除 cTnI/T 外，还应检测早期坏死标志物肌红蛋白或心脏型脂肪酸结合蛋白(H-FABP)。②评价梗死面积大小以及早期溶栓治疗效果：溶栓治疗时若 CK-MB 酶峰前移，标志再灌注。③在发病早期 cTnI/T 水平增高阶段，CK-MB 是检测有无再梗死的标记物。有条件者可行床旁快速检测(POCT)。

3. D-二聚体

D-二聚体(D-dimer)是交联纤维蛋白被纤溶酶降解的产物，主要反映纤维蛋白溶解功能。机体血管内有活化的血栓形成及纤维蛋白溶解活动时，D-dimer 升高。D-dimer<0.5mg/L 用于排除肺血栓栓塞的阴性诊断价值非常突出，已作为首选筛选指标之一；不仅如此，D-dimer<0.5mg/L 对于除外主动脉夹层也有很高的敏感性和阴性预测值。

4. X 线检查

可直观发现气胸、胸腔积液、肺炎、肺动脉高压等多种病变，对于肺血栓栓塞也有一定提示意义。

5. 动脉血气分析

对于辅助诊断肺栓塞有帮助，更能通过检出低氧血症、呼吸衰竭等评估危重状态。

6. 实验室检查

血、尿常规与大便潜血。

7. 心脏超声、腹部 B 超、螺旋 CT、MRI、冠状动脉造影(CAG)

必要时根据病情选择相应的检查。

8. 注意事项

①25%的 AMI 发病早期没有典型的临床症状。②胸痛的严重程度与病变的严重程度并

不完全一致，不要被表象所迷惑。③警惕不典型胸痛症状，如老年患者突然发生原因不明的休克、严重心律失常、心力衰竭、上腹胀痛或呕吐等；老年患者新近出现或近期加重的胸闷或气短、疲乏；突然出现原因不明的颈部、咽部、下颌部或牙痛。④对新发的胸痛尤其是第一次发生胸痛的 40～50 岁年龄的男性患者，即使心电图、心肌损伤标记物正常，也要警惕初发心绞痛的可能。⑥病情会随着病变的进展而演变，因而要动态评估可能的变化，进行反复的查体和 ECG、X 线、心肌生物学标记物等辅助检查。根据病情选择辅助检查宜简单、易行。

【急诊处理】

常规性心电图、血压、呼吸、脉氧饱和度监测，建立静脉通路，低氧血症时吸氧。

(一) 急性冠脉综合征

1. 抗血小板治疗

在阿司匹林基础上联合应用一种 $P2Y_{12}$ 受体抑制剂，如替格瑞洛或氯吡格雷。

2. 抗凝治疗

静脉滴注普通肝素或皮下注射低分子肝素，或皮下注射磺达肝癸钠；接受有创策略的患者还可用血小板 GPⅡb/Ⅲa 受体拮抗剂。

3. 再灌注治疗

ST 段抬高心肌梗死(STEMI)宜行经皮冠状动脉介入(PCI)。在不具备 PCI 条件的医院或因各种原因使 FMC 至 PCI 时间明显延迟时，对有适应证的 STEMI 患者，静脉内溶栓仍是好的选择，治疗效果明确，而且快速、简便。非 ST 段抬高心肌梗死(NSTEMI)极高危患者建议行紧急(<2 小时)冠状动脉造影，包括：①血流动力学不稳定或心源性休克；②危及生命的心律失常或心脏停搏；③心肌梗死机械性并发症；④急性心力衰竭伴难治性心绞痛和 ST 段改变；⑤再发 ST-T 动态演变，尤其是伴有间歇性 ST 段抬高。

4. 其他

抗缺血、抗心律失常治疗，如硝酸盐类药物、β受体阻滞剂等。

(二) 主动脉夹层

(1) 止痛、镇静。

(2) 降压、抑制心肌收缩(硝普钠+β受体阻滞剂)。

(3) 手术或介入　急性近端夹层时首选，急性远端夹层合并下列情况：疾病进展累及重要脏器、破裂或即将破裂(如囊性动脉瘤形成)、逆行撕裂至升主动脉、马方综合征合并夹层。

(三) 张力性气胸

(1) 紧急胸穿抽气或胸腔闭式引流。

(2) 若呼吸循环难以维持稳定，需开胸手术治疗。

(四) 肺栓塞

1. 抗凝

常用低分子肝素或普通肝素。

2. 溶栓

尿激酶(UK)20000 IU/kg 静脉滴注 2 小时和 rt-PA 50～100mg 静脉滴注 2 小时，其中应用 rt-PA 溶栓时，必须同时使用肝素。

3. 介入或手术治疗

经皮导管介入或外科取栓术适用于以下患者：有溶栓治疗绝对禁忌证的高危患者和溶栓失败的患者。

（五）自发性食管破裂

一旦确诊应立即手术。

（张新超）

第三节　急　性　腹　痛

【概述】

急性腹痛是指患者自觉腹部突发性疼痛，常由腹腔内或腹腔外器官疾病所引起，是急诊就诊患者中最常见的症状之一，就诊人数居急诊日均就诊人数前五位。急性腹痛的特点是起病急骤、病因复杂、病情严重程度不一。有些腹痛如果诊断不及时或处理不当将产生严重后果，甚至可能危及患者生命。

【急诊思路】

（一）快速评估病情的严重程度

评估的主要依据是患者的生命体征、有无外伤、月经婚育情况、是否伴有腹膜刺激征和全身中毒症状。快速、有针对性地检查患者的神志、心率、血压、呼吸频率、体温和腹部体征。中老年患者，既往有心血管病史特别是腹部症状和体征不相符时，应警惕心血管疾病。

（二）识别危及生命的腹痛

（1）消化道穿孔　以胃穿孔最为常见。突然发生剧烈腹痛是穿孔的最初最经常和最重要的症状。疼痛最初开始于上腹部或穿孔的部位，常呈刀割或烧灼样痛，一般为持续性，但也有阵发生性加重。疼痛很快扩散到全腹部，可扩散到肩部呈刺痛或酸痛感觉。

（2）急性重症胆管炎　以往称急性梗阻性化脓性胆管炎，是指胆管严重的急性梗阻性化脓性感染，常伴胆管内压升高。患者除了有右上腹痛、畏寒发热、黄疸、夏科（Charcot）三联征外，还可伴有休克及精神异常症状（Reynolds 五联征）。

（3）重症胰腺炎　主要症状多为急性发作毒持续性上腹剧烈疼痛，常向背部放射，并伴有腹胀及恶心、呕吐，可伴有持续的器官功能障碍，病死率高。

（4）绞窄性肠梗阻　指梗阻并伴有肠壁血运障碍者，可因肠系膜血管受压、血栓形成或栓塞等引起。

（5）腹腔脏器（如肝脏、脾脏）破裂　有外伤病史，血红蛋白急剧下降，高度怀疑肝脾破裂，应进行 B 超和 CT 检查。

（6）宫外孕破裂出血　生育年龄妇女，月经不规律，血红蛋白急剧下降，疑为宫外孕破裂出血，应查血、尿 hCG 和 B 超检查。

（7）急性主动脉综合征　发病急、威胁生命的一组主动脉疾患，包括主动脉夹层、主动脉壁内血肿、主动脉穿通性溃疡、动脉瘤破裂和创伤性主动脉离断。

（8）急性冠脉综合征　中老年患者，既往有心血管病史，特别是腹部症状和体征不相符时，应警惕心血管疾病，应进行 ECG 和胸腹部 CT 检查。

（9）消化道出血　既往有溃疡病史，伴有呕血和(或)黑便，血红蛋白急剧下降，应注意消化道出血的可能。

【诊断和鉴别诊断】

1. 体征

腹痛的部位，有无腹膜刺激征，有无移动性浊音。其中腹膜刺激征对判断急腹症最为重要，是指腹部有压痛、反跳痛和腹肌紧张，一般可由腹部感染、穿孔、梗阻和内脏损伤出血等原因引起。外科或妇产科疾病所致急性腹痛的特点如下。

（1）腹痛突然发作，剧烈，急剧发展。

（2）表情痛苦、呻吟、大汗、面色苍白、辗转不安或蜷曲静卧。

（3）可有腹膜刺激征及肝浊音界缩小或消失。

（4）可有内出血综合征。

（5）急诊腹部平片和 CT 检查可见膈下游离气体、高度胀气、鼓肠(胃扩张)、梯形液–气平面等。

（6）发病短期内白细胞计数明显升高。

2. 病因诊断

临床上可根据腹痛的性质初步推断病变部位和可能的病因。

（1）部位　依据解剖部位来推断可能的病因，最早发生腹痛及压痛最明显的部位常是发生病变的部位，但应警惕阑尾炎早期的转移性腹痛和腹腔外病变引起的反射痛和牵涉痛，如心绞痛等。

（2）起病方式　突然发作剧痛，多为胆管蛔虫症、胆管或泌尿道结石嵌顿、疝嵌顿、消化道急性穿孔、腹腔脏器破裂、急性心肌梗死和心绞痛等。持续性腹痛阵发性加重常提示急性胆囊炎或胰腺炎和痉挛或梗阻。

（3）绞痛及放射痛

①胆绞痛　右上腹痛向右肩胛及右背部放射。

②胰腺绞痛　上腹或中上腹部向左侧腰背部放射。

③小肠绞痛　脐周剧痛。

④肾绞痛　肾区痛，沿腹直肌外缘向大腿内侧或会阴部放射。

⑤子宫或直肠病变绞痛　腰骶部或下腹部剧痛或坠痛。

（4）伴随症状

①伴发热　常提示感染性疾病，也应警惕出血性或全身性疾病。

②伴呕吐　急性腹痛伴呕吐者常为急性胃、胆囊、胰腺等炎症，肠梗阻，胆管或泌尿道结石嵌顿等。

③伴腹胀　急性胃扩张、麻痹性肠梗阻、便秘、尿潴留等。

④伴黄疸　多为肝、胆系统疾病。胰腺占位导致胰胆管梗阻也可出现黄疸。

⑤与排尿关系　腹痛伴膀胱刺激征或血尿者多为急性泌尿系感染；部分阑尾炎、盆腔脓肿也可引起膀胱刺激征，应注意鉴别。

⑥与体位关系　辗转不安，腹痛喜按多为胃肠道疾病，拒按多为肝胆系统疾病；活动疼痛加剧，蜷曲侧卧痛减轻多为腹膜炎；前倾坐位或膝胸位痛减轻多为胰腺

疾病。

⑦伴腹腔积液　血性腹腔积液；脓性腹腔积液；胰性腹腔积液；胆汁性腹腔积液。

⑧伴休克　应考虑下列疾病。急性内出血：腹腔内脏器破裂或异位妊娠破裂；急性穿孔致弥漫性腹膜炎；腹腔内脏器或卵巢囊肿蒂扭转；腹腔内急性血管性病变(肠系膜动脉栓塞或静脉血栓形成)；急性心肌梗死或休克型肺炎。

⑨伴包块应考虑相应部位的急性炎症、肿瘤、肠套叠或扭转。

3. 辅助检查

有助于病情评估和病因诊断。

(1) 血常规检查　血红蛋白及红细胞计数，可提示有无内出血致贫血。白细胞计数及分类可提示是否感染及感染程度。

(2) 大便检查　有无红、白细胞，虫卵、真菌、阿米巴滋养体等及潜血试验。

(3) 尿液检查　尿 pH、蛋白、糖、酮体、胆红素、红细胞、管型、细菌、真菌等，育龄期应查尿妊娠试验。

(4) 生化检查　血、尿淀粉酶测定；肝、肾功能测定等；血钾、钠、氯、钙等电解质测定。

(5) 毒物分析　有毒物接触史或高度怀疑中毒时检查。

(6) 影像检查

①X 线检查有助于胃肠穿孔和肠梗阻的诊断。

②超声波检查主要是 B 型超声检查，对肝、胆、胰、脾、肾、输尿管、子宫及其附件、盆腔、腹腔等探查均有较强分辨(实质性、囊性、良性、恶性、积液、结石等)及诊断能力。对胃肠道疾病可提供一定的诊断线索。

③腹部 CT 检查主要检查肝、胆、胰、脾、肾、膀胱、腹腔及盆腔等部位，可诊断其形态、大小、密度、占位性病变(实质性、囊性)、结石及腹腔、盆腔有无积液、肿大淋巴结等。

(7) 内镜检查(胃、十二指肠、胆管、腹腔及结肠镜检查)对急性腹痛的诊断和治疗具有极其重要的意义。

(8) 诊断性穿刺术根据穿刺液性质可确定腹膜炎性质，有无内出血(脏器破裂或异位妊娠破裂)等。

(9) 心电图检查对 40 岁以上患者，既往无慢性胃病史，突然发作的上腹痛应常规做心电图，以识别有无心脏及心包病变。

4. 腹痛其他常见疾病

(1) 代谢性疾病　如糖尿病酮症酸中毒。

(2) 腹腔外感染　如肺炎、胸膜炎。

(3) 中毒　如重金属中毒、毒蕈中毒。

(4) 神经性　如腹型癫痫、带状疱疹。

(5) 全身性疾病　如结缔组织病、淋巴瘤。

(6) 功能性　如功能性腹痛综合征。

急性腹痛诊断和鉴别诊断如图 2-3-1 所示。

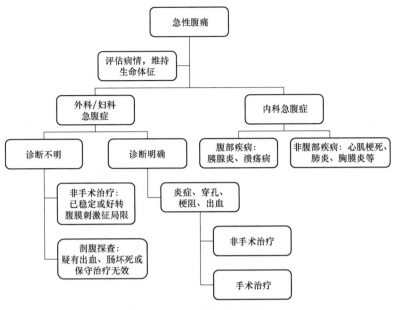

图 2-3-1　急性腹痛诊断流程

【急诊处理】

1. 紧急处理

(1) 心电图、血压、血氧监测。

(2) 建立静脉通路，补液，维持血流动力学稳定，必要时应用血管活性药物。

(3) 注意气道保护，如意识障碍、呼吸衰竭或有误吸窒息风险，应及早气管插管机械通气。

2. 一般治疗

(1) 禁食、输液、纠正水电解质和酸碱平衡紊乱。

(2) 有胃肠梗阻者应于胃肠减压。

(3) 可酌情应用解痉止痛剂，除非诊断已经明确，应禁用麻醉止痛剂。

(4) 对症支持治疗。

(5) 出现外科或妇科急腹症，应请相关科室积极干预。

3. 针对病因治疗

（张国强　高文）

第四节　急性腹泻

【概述】

腹泻是指排便次数明显超过平日习惯的频率，粪质稀薄，水分增加，每日排便量超过200g 或含未消化食物或脓血、黏液。腹泻常伴有排便急迫感、肛门不适、失禁等症状。腹泻分急性和慢性两类。急性腹泻发病急剧，病程在 2～3 周之内，程度严重者易导致脱水和电解质异常等内环境紊乱，救治不及时甚至导致死亡。特别是小孩和老人等发生腹泻更加严重和危险。

【急诊思路】

1. 紧急评估有无危及生命的情况

①神志是否清醒；②是否有呼吸；③气道是否通畅；④是否有脉搏。

如果有上述危及生命的紧急情况应迅速解除。严重急性腹泻导致脱水和电解质异常、酸碱平衡失调常常是心脏停搏的原因之一，不可忽视。

2. 初步评估脱水程度

成人脱水体征：脉率＞90次/分，直立性低血压、仰卧位低血压、脉搏不明显、干燥舌、眼球凹陷及皮肤皱褶。

通过以上变化可以帮助我们正确判断腹泻的严重程度。

(1) 轻型　无全身中毒症状，无脱水、电解质紊乱及酸碱平衡紊乱。

(2) 重型　中毒症状，神志改变，消化道症状较重，脱水、休克症状，电解质、酸碱平衡紊乱。

【诊断和鉴别诊断】

1. 判定病因

根据腹泻的性状、量次以及伴发症状等，可初步判定腹泻的病因。

(1) 急性腹泻伴里急后重，多是直肠病变；阵发脐周疼痛，水样便，腹鸣音强，多为小肠病变。

(2) 腹泻伴呕吐，多见于胃肠炎和食物中毒。

(3) 伴发热、腹痛，多见于急性菌痢。

(4) 长期用抗生素或激素治疗，考虑为菌群失调的单纯腹泻。

(5) 伴有皮疹者，见于过敏性肠炎。

(6) 每日大便量大于1000ml，即为分泌性腹泻。

(7) 米汤样便，见于霍乱、副霍乱；脓血便见于阿米巴痢疾、细菌性痢疾、结肠癌；气味臭带有泡沫的为脂肪泻；洗肉水样便提示急性出血性小肠炎；蛋花样便为伪膜性肠炎。

2. 常见疾病鉴别要点

(1) 急性细菌性痢疾　急性菌痢是感染性腹泻最常见的原因。①夏秋季发病；②潜伏期多为1~2天，长可达7天，常以畏寒、发热和不适感等急性起病，排便每天十余次至数十次；③常伴有腹痛、里急后重、恶心、呕吐与脱水，粪便病初可为水样，后为脓血便或黏液血便；④镜检可见大量红、白细胞，便培养可培养出痢疾杆菌。

急性菌痢应与阿米巴性痢疾相鉴别，鉴别要点有：①阿米巴性痢疾多为散发，常无发热、里急后重；②排便情况较急性痢疾次数少，量较多，常呈果酱样；③腹部压痛较轻，多在右下腹；④粪便中可找到溶组织阿米巴滋养体及其包囊。

(2) 沙门菌属性食物中毒　是细菌性食物中毒的主要形式。①常由于食物污染而暴发；②集体发病。潜伏期一般为8~24小时；③表现为急性胃肠炎，伴畏寒、发热等全身症状，早期可有菌血症；④腹泻水样便，恶臭，每天数次至十数次，偶带脓血，呕吐物或粪便中可培养出沙门菌。

(3) 病毒性胃肠炎　主要表现为儿童或成人的夏季流行性、无菌性腹泻。主要诊断依据有：①夏季流行，高度传染；②临床症状和体征较轻，病程有自限性；③除外其他细胞所致的腹泻；④粪便中可分离出轮状病毒。

(4) 霍乱　①潜伏期一般为 2～3 天，也可短至数小时或 6 天之久；②发病急骤，呕吐与腹泻剧烈，呕吐为喷射性，反复不止，粪便及呕吐物为米泔水样，排便量大而无粪质；③严重的脱水，可致周围循环衰竭，血压下降出现休克，严重者可有高热、少尿、无尿甚至肾衰竭死亡；④常伴肌肉痉挛，尤其是腓肠肌及腹肌为明显。霍乱流行期间，在疫区有典型霍乱症状，镜下可发现霍乱弧菌。

(5) 伪膜性肠炎　①稀水样便，重症者可为洗肉水样，混有假膜；②每日腹泻数次至数十次，很少为脓血便；③多有诱因，如大手术后、大面积烧伤、严重感染及应用广谱抗生素等，肠镜活检或粪便培养可发现顽固性梭状芽孢杆菌或检出此菌的毒素。

(6) 血吸虫病　早期血吸虫病中，84.6%有腹泻，可为单纯性腹泻，大便稀或水样，也有的为痢疾样腹泻。腹泻大多为持续性，少数为间歇性，病程长短不一。本病诊断要点：①疫水接触史；②粪便孵化法阳性；③肠镜活组织检查，发现血吸虫卵即可确诊。

【急诊处理】

对于病情较轻、可以进食的患者，应在有效的补液和抗感染治疗的同时给予适当的饮食，严重腹泻患者需禁食。

1. 补液

口服补液疗法(ORT)为首选，尤其在儿童。口服补液溶液(ORS)是为 ORT 特别研制的液体。一种更加有效、低渗透压的 ORS(与标准 ORS 相比，其钠和葡萄糖浓度较低，能减轻呕吐、使大便量减少减少静脉输液量)用以防止或纠正腹泻导致的脱水。如患者持续呕吐或明显脱水，则需静脉补充晶体液及其他相关电解质，保证患者水及钠、钾等电解质和酸碱平衡，对长时间禁食的患者应同时注重热量补充。

2. 对症治疗

(1) 止泻药　蒙脱石散、糅酸蛋白；轻、中度的旅行者腹泻(无侵袭性腹泻的临床症状)者可用洛哌丁胺（成人 4～6mg/d；8 岁以上儿童 2～4mg/d），但避免用于血性、明显腹痛或疑似炎性腹泻者(发热患者)。

(2) 调节肠道菌群　如整肠生、双歧三联活菌等。

(3) 解痉止痛剂　阿托品、山莨菪碱。

(4) 止吐药　在急性腹泻治疗中通常是不必要的。如果患者对呕吐不耐受，同时无侵袭性感染证据时可适当使用止吐药。

3. 抗感染治疗

抗生素对本病的治疗作用是有争议的。对于感染性腹泻如菌痢、霍乱等，可适当选用有针对性的抗生素，如环丙沙星 400～600mg/d，分 2 次或 3 次口服，黄连素 0.3g 口服，一日 3 次或庆大霉素 8 万单位口服，一日 3 次等。怀疑原虫感染时可用甲硝唑等，但应防止抗生素滥用。

（刘红升　赵晓东）

第五节　急性呼吸困难

呼吸困难是患者主观上有空气不足、呼吸费力或气短的感觉，而客观上患者表现为呼吸频率、深度和节律的改变，辅助呼吸肌参与呼吸运动，严重者可呈端坐呼吸或其他被动性体位呼吸、发绀等。急性呼吸困难属最常见的急症之一，约占内科急症的 10%～15%。

【急诊思路】

1. 快速评估病情的严重程度

对于呼吸困难患者诊治的第一步是快速评估病情的严重程度，主要依据患者的神志或意识状态、呼吸频率与节律、心率、血压以及快速、有针对性地检查患者的皮肤、黏膜颜色，皮温，观察口咽、颈部、肺、心脏、腹部和四肢有无异常体征。不论病因如何，凡出现下述情况属危重状态。

(1) 神志不清或意识障碍。

(2) 呼吸节律明显异常，频率≥35 次/分或≤8 次/分，被动体位或强迫体位呼吸困难。

(3) 伴有严重心律失常、血压下降甚至休克。

(4) 出现苍白、发绀、大汗或四肢末梢湿冷、气管偏移等。

(5) 基于体温、脉搏、呼吸频率、收缩压、血氧饱和度及意识水平六项生理指标的 NEWS（国家早期预警评分，national early warning score）。≥7 分属高危，≥12 分属极高危。

2. 识别危及生命的呼吸困难病因

呼吸困难病因诸多，涉及多个系统病变。①呼吸系统：上气道梗阻、慢性阻塞性肺疾病急性加重（AECOPD）、支气管哮喘、气胸、胸腔积液、急性呼吸窘迫综合征（ARDS）、肺栓塞等；②心脏：肺水肿、心包压塞、原发性肺动脉高压等；③中毒：一氧化碳、氰化物、亚硝酸盐、苯胺等；④代谢性疾病：尿毒症、糖尿病酮症酸中毒时代偿性呼吸增快以呼出 CO_2；⑤血液系统：贫血，尤其是隐匿的急性失血；⑥中枢性疾病：脑血管意外、脑肿瘤、药物等。

呼吸困难患者的病情轻重程度不一，下述病症往往是致命性的，应立即予以"救命"和病因学处理（治病）。

(1) 严重的上气道梗阻。

(2) 张力性气胸。

(3) ARDS。

(4) 大量误吸，吸入性肺炎。

(5) 哮喘持续状态。

(6) 心源性肺水肿。

(7) AECOPD 伴意识障碍。

(8) 中毒患者出现意识障碍伴呼吸浅慢等。

【诊断和鉴别诊断】

1. 病史

(1) 呼吸困难发病　突然发作常考虑肺栓塞或自发性气胸；几天或几小时缓慢起病多见于肺炎、充血性心衰或肿瘤。

（2）呼吸困难持续时间　慢性或进行性呼吸困难见于心脏疾病、COPD 或神经-肌肉病变等，急性呼吸困难见于哮喘急性加重、感染、精神因素或吸入刺激物与过敏原等。

（3）相关性疼痛　胸痛为持续不缓解、钝痛或位置不明确时，多考虑为肺栓塞或心肌梗死；胸痛剧烈随活动或深呼吸加重，多见于骨骼肌病变或胸膜炎、胸腔积液。

（4）全身症状　发热常提示感染性疾病。

2. 体征

呼吸过速多见于肺部感染、气胸；呼吸浅速并伴肢体麻木或手足抽搐，多由于精神或心理因素诱发。呼吸过缓见于中枢神经病变以及药物或毒物中毒；潮式呼吸和间停呼吸主要见于中枢神经病变及糖尿病酮症酸中毒、急性中毒等。肥胖多伴有睡眠呼吸暂停、低通气。

胸骨上窝、锁骨上窝、肋间隙在吸气时明显下陷即"三凹征"，多是由于喉、气管、大支气管的炎症、水肿、异物或肿瘤等引起的气道狭窄或梗阻；肺部干鸣音见于哮喘、过敏；肺湿啰音见于肺部感染、心力衰竭(咯出大量粉红色泡沫痰伴两肺水疱音，可明确急性肺水肿)、肺栓塞；不对称呼吸音减低见于气胸、胸腔积液、肺实变、肋骨骨折及肺挫裂伤等，张力性气胸可出现低血压。心动过速常见于肺栓塞、胸部外伤；心脏奔马律提示心力衰竭；第二心音分裂多见于肺栓塞；心音低钝见于心包积液。双下肢水肿见于充血性心衰。

3. 辅助检查

（1）脉搏氧饱和度与动脉血气分析　动脉血气分析对于确定呼吸衰竭有不可替代的价值，并提供酸碱平衡失调等关键信息，是判断呼吸困难病情严重程度、指导治疗的必要检查之一。脉搏血氧饱和度(SpO_2)虽能及时获得动脉氧供的资料，但在休克和(或)环不良的状况下不能真实反映动脉血氧饱和度(SaO_2)水平。

（2）心电图(ECG)ECG 虽不能对呼吸困难的心源性或肺源性等原因提供直接的诊断证据，但对于检出心肌缺血甚至心肌梗死、房颤等心律失常以及心肌肥厚等有重要意义。研究证明，收缩性心力衰竭的患者几乎不可能有完全正常的心电图。

（3）心脏超声　超声心动图可对心脏结构、运动与功能进行全面评价，进而对于鉴别心源性呼吸困难有决定性意义，宜尽早检查。

（4）B 型钠尿肽(BNP)或 N-末端钠尿肽前体(NT-proBNP)　是目前敏感性与特异性俱佳的生物学标记物，在心源性呼吸困难(心力衰竭)诊断与非心源性呼吸困难的鉴别诊断中有举足轻重的作用，并且能在急诊室或床旁快速检查。应注意，呼吸困难患者检测 BNP 或 NT-proBNP 增高，对于诊断心力衰竭有很高的准确性，但其受年龄、体重指数、肾功能、严重脓毒症和肺血栓栓塞性疾病等诸多影响。BNP 或 NT-proBNP 增高不等于都是心力衰竭，但 BNP 或 NT-proBNP 不高则有助于除外左心收缩功能不全。

（5）D-二聚体(D-dimer)　是纤维蛋白单体经活化因子 XIII 交联后，再经纤溶酶水解所产生的降解产物，是一个特异性的纤溶过程标记物。D-dimer 对急性肺栓塞诊断的敏感性高达 90%以上，而特异性仅为 40%。临床应用过程中，D-dimer 对急性肺栓塞有良好的排除诊断价值，若其含量低于 0.5mg /L，可基本除外急性肺血栓栓塞。

（6）胸片与胸部 CT　胸部 X 线有助于发现各种心肺及胸腔疾患，可以准确、可靠地诊断气胸，也可对肺淤血或肺水肿做出客观评估，但因其时间上的滞后难以实时反映。螺旋 CT 检查对于急诊呼吸困难的病因尤其是肺源性因素包括肺栓塞的诊断有很高价值。

(7) 喉镜、支气管镜 对于气道梗阻性病变的作用十分重要。

(8) 其他 血、尿常规与血生化、血糖等检查对于提示炎症、尿毒症、糖尿病甚至酮症等有一定价值。脑 CT 或 MRI 可检出或除外中枢神经系统血管或占位性病变。

【急诊处理】

呼吸困难不仅是个临床症状，其本身就可导致机体缺氧与二氧化碳的潴留或过多排出，因此在处理上不能只限于病因。首先，是要保证呼吸道通畅，纠正低氧和(或)高碳酸血症，重点是在细胞水平获得足够的氧合，维持动脉血氧饱和度(SaO_2)在正常范围；其次，针对不同病因采取相应的措施，同时注意纠正酸碱平衡失调与电解质紊乱，并加强对心、脑、肾等重要脏器的功能支持。

1. 紧急处理

(1) 无创性心电、血压、SpO_2 监测。建立静脉通路，适当补液，维持血流动力学稳定。

(2) 保持气道通畅 ①气道痉挛：可使用 $β_2$ 受体兴奋药、茶碱类药物、糖皮质激素、抗胆碱能药物等。②上气道梗阻：急性梗阻应立即控制通气，根据情况行气管插管或气管切开、急诊手术；慢性梗阻可行 X 片、CT、肺功能和喉镜等检查，决定治疗方案。

(3) 鼻导管与面罩吸氧。

(4) 无创正压通气(NIPPV) 是指无须建立人工气道、通过鼻(面罩)等方法连接患者的正压通气，对于慢性阻塞性肺病急性加重(AECOPD)、急性心源性肺水肿和免疫抑制患者，较早地应用 NIPPV 可降低这类患者的气管插管率和住院病死率，改善预后，可作为一线治疗方法。对于支气管哮喘，一些研究表明 NIPPV 可能对这些患者有效，部分患者可避免气管插管，临床可用，但需严密观察。而对于 ARDS，目前支持证据很有限，病情相对较轻者可试用，一旦病情恶化，立即气管插管行有创通气治疗，以免延误病情。

(5) 气管插管、气管切开建立人工气道行机械通气 ①严重呼吸困难伴意识障碍或无法保证气道的安全；②急性呼吸衰竭，不能维持正常氧合；③窒息、不能立即解除气道梗阻者；④呼吸停止。

(6) 大动脉搏动消失、意识丧失者立即行心肺复苏。

2. 病因治疗

根据不同的病因如急性肺水肿、哮喘、喘息性支气管炎、慢性阻塞性肺疾病、ARDS、肺炎、胸腔积液和气胸等分别给予相应处理。

(张新超)

第六节 咯 血

【概述】

咯血是指喉及喉部以下的呼吸道任何部位(包括气管、支气管、肺)的出血，并经口腔排出，可以由包括心、支气管、肺、血液系统疾病以及外伤等多种原因引起。咯血可表现为痰中带血、满口鲜血甚至致命性的大咯血。咯血属于急诊患者就诊的常见原因之一。大咯血可引起窒息、失血性休克等严重并发症。

咯血程度分级如下。

(1) 少量 指每日咯血量不足 100ml 者。

(2) 中量 指每日咯血量在 100～500ml 者。

(3) 大量 指每日咯血量超过 500ml 或一次咯血量超过 100ml 者。

【急诊思路】

(一) 排除上呼吸道出血和呕血

1. 上呼吸道出血

是指经口腔、鼻腔、咽部、喉部的出血。一般也是鲜红色的血液，外观上与咯血难以鉴别，要询问有无呼吸道症状、口腔疾病，检查鼻部、咽喉部，确定有无其他引发出血性疾病(如血管瘤、肿瘤)，必要时请耳鼻喉科医生帮助诊查。

2. 呕血

是指上消化道部位的出血经口腔呕出，多见于食管、胃及十二指肠病变，消化道出血引起的呕血与咯血的鉴别见表 2-6-1。

表 2-6-1 咯血与呕血的鉴别

鉴别项目	咯血	呕血
病史	肺结核、支气管扩张、肺癌、心脏病等	消化性溃疡、肝硬化等
出血前症状	喉部痒感、胸闷感、咳嗽等	上腹部不适、恶心、呕吐等
出血方式	咯出	呕出，可为喷射状
血的颜色	鲜红	咖啡色或暗红色、有时鲜红色
血的混合物	泡沫、痰	食物残渣、胃液
酸碱反应	碱性	酸性
黑便	无(如咽下血液时可有)	有，可在呕血停止后仍持续数天
出血后痰性状	痰中常带血	无痰

(二) 评价生命体征

完善全血细胞计数、动脉血气分析、凝血功能、痰液和胸部影像学等检查。

(1) 若患者生命体征不稳定，则需收入急诊抢救室，进行心电监护、高流量吸氧、气道保护(必要时考虑气管插管)，避免误吸，建立静脉通路，及时行肝肾功能、凝血功能、血型检查，进行交叉配血，完善床旁胸片。

(2) 若患者病情稳定，可完善胸部 CT 检查以便于发现隐蔽的病灶，进一步明确出血部位。

(三) 判定咯血次数、咯血量

(1) 咯血次数 是反复多次还是偶尔一次，应详细记录发生时间和具体次数。

(2) 咯血量 有痰中带血丝、痰中带血、满口鲜血，应说明每次咯血量以及估计的总咯血量。同时应询问咯出的血的颜色、黏稠度及咯出的容易程度，对估计病情指导治疗很重要。

(四) 明确出血部位

1. 肺脏的血供

是由体循环的支气管动脉系统及肺循环的肺动脉供血。在临床咯血中，支气管动脉源性的出血占 90%，肺循环源性的出血占 5%，肺泡源性的出血占 5%。大咯血一般都是支气管动脉源性的出血。

2. 明确出血部位

对于大咯血的处理至关重要，在急诊保守治疗的同时，应尽早明确出血部位，一旦出血量大且不易控制，要为急诊胸外科手术做准备。其中，急诊纤维支气管镜与肺血管造影是确定出血部位的两个主要手段。

（五）明确咯血原因

咯血的病因诊断中，方法很多，但较有实用价值的是以 X 线胸片为基础的影像学检查与纤维支气管镜下直视配合活检、针吸、毛刷、灌洗等组织学、细胞学检查；近年迅速发展的胸部影像学技术，包括 HRCT（高分辨 CT）、CTPA（CT 肺动脉造影）、CT 引导下肺内占位性病变的穿刺活检等，有助于明确咯血原因。

引起咯血的疾病按其解剖部位的不同，可将其分为四大类。

（1）气管、支气管疾病。

（2）肺部疾病。

（3）心血管疾病。

（4）全身性疾病。

【诊断和鉴别诊断】

根据咯血、呼吸系统表现及全身伴随症状，完善必要的血化验、痰液检查和胸部影像学（X 线胸片、HRCT、CTPA 等）检查，必要时完善急诊纤维支气管镜和肺血管造影检查，以供进一步明确出血部位和明确诊断。以下是咯血的常见疾病及其临床特征的鉴别要点。

（一）支气管疾病

1. 支气管肺癌

支气管肺癌患者有咯血症状者达 50%～70%。

（1）发病多在 40 岁以上的男性，多有长期吸烟史。

（2）早期为刺激性咳嗽。

（3）持续长久的血痰或小量咯血。大咯血者少见。

（4）胸部影像学所见　肺门附近或肺野出现团块状或圆形阴影，多呈分叶状或毛刺状，有时出现阻塞性肺不张或阻塞性肺炎。支气管断层多可显示支气管受压征象。

（5）痰细胞学检查　癌细胞阳性。

（6）通过纤维支气管镜进行肺组织活检，多数可以得到证实。

2. 支气管扩张

（1）幼年常有百日咳或麻疹、支气管肺炎史和先天或获得性免疫缺陷。多有反复咳嗽、咳痰或间断咯血症状。

（2）以咳嗽和咯大量脓性痰液为主，间有少量咯血或血痰，或以反复间断性大咯血为主。

（3）体检两肺下野湿啰音。部位常常恒定、时间恒定、性质恒定。广泛的支气管扩张，尤其是湿性支气管扩张可以出现杵状指。

（4）胸部 X 线所见：可无异常发现，也可表现为单侧或双侧肺纹理粗重和（或）伴有蜂窝样或卷发样改变。HRCT 的特征性改变有助于确诊。

3. 支气管内膜结核

（1）多发生在有结核病史的青壮年。

（2）咳嗽呈刺激性，伴有反复小量咯血或痰中带血，而胸部 X 线检查多无异常发现。

(3) 痰结核菌检查常为阳性。

(4) 纤维支气管镜病理活检常可证实。

（二）肺部疾病

1. 肺结核

肺结核是最常见的咯血原因之一，约 1/3 患者在疾病过程中有不同程度的咯血。

(1) 发病多始于青年，常伴有结核病的中毒症状。

(2) 浸润性肺结核　多为小量咯血或痰中带血，持续时间较长。

(3) 空洞性肺结核　病变多位于肺上野，呈浸润阴影或空洞形成。病变周围多伴有散在病灶。

(4) X 线所见　病变多位于肺上野，呈浸润阴影或空洞形成。病变周围多伴有卫星灶。

(5) 咯血量　与血管的损伤程度有关，而与病灶大小和多少不成比例。

(6) 痰结核菌检查阳性，是诊断的可靠依据。

2. 肺炎

(1) 起病急骤、发热、胸痛、咳嗽，可伴有短暂的少量咯血或咳血痰。铁锈色痰见于肺炎链球菌性肺炎；砖红色痰（或棕红色胶胨样痰）见于肺炎杆菌性肺炎。

(2) 胸部 X 线所见　肺炎链球菌肺炎呈大叶性或节段性致密的浸润阴影；金黄色葡萄球菌肺炎常伴有多发性小脓肿形成；肺炎支原体肺炎多呈淡薄的局限性浸润阴影；病毒性肺炎以间质改变为主。

(3) 痰培养　可以发现致病菌。

（三）心肺血管疾病

1. 肺梗死

(1) 多由于长期卧床或手术后患者下肢静脉血栓脱落或心脏病伴有心房纤颤，右心房附壁血栓脱落引起。

(2) 起病急促，突发性胸痛、呼吸困难和咯血是主要症状。

(3) 心电图可出现 $S_1Q_{\text{III}}T_{\text{III}}$ 图形。

(4) CTPA 或肺动脉造影提示病变部位的充盈缺损。

2. 风湿性心脏病、二尖瓣狭窄

(1) 充血性咯血或小量咯血　临床表现为呼吸困难伴有大量粉红色泡沫痰，如肺毛细血管或支气管内膜微血管破裂也可引起小量咯血。

(2) 大量咯血　主要因支气管黏膜下曲张的静脉破裂所致。

(3) 心脏病史　心脏增大，心尖部有病理性舒张期雷鸣样杂音。

（四）全身性疾病

1. 血液系统疾病（白血病、再生障碍性贫血、血小板减少等）

可伴有贫血、出血、发热和皮肤瘀血、瘀斑等临床表现。结合血涂片、骨髓象、凝血功能等检查有助于确诊。

2. 流行性出血热

有疫区接触史，出现特征性的发热、出血和肾损害等，特征性的血清学检查有助于确诊。

【急诊处理】

大咯血时，迅速有效地止血和维持呼吸道通畅至关重要，否则可能窒息死亡；其次是进一步明确出血部位及出血原因；最后是采取进一步的措施以巩固治疗、预防再次出血。

（一）气道阻塞的处理

发生气道阻塞者，应尽早开放气道，清除口腔、咽喉部积存的血块，恢复呼吸道通畅，必要时采用纤维支气管镜清除血块、血液并有助于出血部位的诊断及实施镜下止血。患者取头低脚高位，以保持充分的体位引流。人工气道建立有助于反复吸引、清除气管内的血液并进行人工机械通气。

（二）维持循环稳定

大咯血患者的另一严重危险是失血性休克。当患者有出冷汗、脉搏微弱时要特别注意。大咯血或存在容量不足的患者，应立即建立静脉通路补液，配血和输血支持，维持循环的稳定。

（三）必要的检查和监测

获取胸片、全血细胞计数、凝血功能、血型、动脉血气等结果。对有大咯血者，尤其是有心动过速、呼吸窘迫的患者需要密切监测脉搏氧饱和度、心率和血压。大出血经急诊保守治疗效果欠佳者，条件具备（技术条件、患者家属同意）时及时进行支气管动脉造影（栓塞）、支气管镜检查或镜下注射止血药，进一步明确出血的部位及给予急诊的处理。若有出凝血功能障碍，尽可能纠正出凝血功能的异常。

（四）会诊

大咯血者请耳鼻喉科、呼吸内科、麻醉科、放射介入科、胸外科医师会诊（必要时请血液科医师会诊），明确出血部位和咯血原因，商讨进一步抢救方案。

（五）治疗

1. 一般治疗

（1）绝对卧床休息，尽量减少搬动。必要时可给予小剂量镇静剂，消除患者的精神紧张，但禁用吗啡，以免抑制咳嗽反射引起窒息。

（2）吸氧。

（3）进食易消化食物，尽可能避免便秘的发生。

（4）侧卧位：若为大咯血急性期，建议患者患侧卧位，以免将健侧的支气管也阻塞，引起窒息。

（5）注意对症治疗，如止咳等。

2. 药物止血治疗

（1）垂体后叶素　是大咯血时的首选药物。

用法：5～10U 加入葡萄糖 20～40ml，缓慢静脉注射（10 分钟以上），或 10～20U 加入 5%葡萄糖盐水 250ml 中缓慢静脉点滴；也可以用静脉泵入的方法给药，速度为 0.1U/min。高血压、冠心病、妊娠患者原则上禁用，老年人慎用。

（2）其他药物　维生素 K_1、巴曲酶、6-氨基己酸、云南白药等药物酌情选用。有出凝血功能障碍者，需及时纠正。

3. 急诊纤维支气管镜及镜下处理

急诊纤维支气管镜检查，一方面可以帮助明确出血部位，还有助于明确出血病因；另一方面，可经纤维支气管镜进行一些操作，如在出血部位注射凝血酶、肾上腺素等止血药物或者用 Fogarty 气囊导管填塞出血支气管。

适应证：大咯血急诊保守不能控制，考虑手术或支气管动脉栓塞术及诊断不明的患者。

4. 支气管动脉栓塞（BAE）

该术采用 Sedinger 技术，应用数字减影技术行支气管动脉造影，可显示病变支气管动脉，然后再进入靶支气管动脉，用可吸收明胶海绵、聚乙烯醇栓塞止血。应用于大咯血急诊保守不能控制，又不能外科手术的患者。

5. 急诊胸外科手术

对急诊治疗无效或有窒息危险的大咯血患者，在确定出血部位后可行外科手术。手术不但可抢救患者生命，同时也能做出明确诊断；为此，若无手术禁忌证，经纤维支气管镜、胸部影像学做出准确定位后，应及早手术，以提高生存率。

6. 基础病的处理

一旦咯血原因明确，需同时积极治疗原发病。如肺部感染者选用敏感抗生素；肺结核患者应积极联系专科医院，尽早规范抗结核治疗；出血倾向患者注意纠正凝血功能异常。

（关岚　吴昊　赵斌）

第七节　呕血、黑便

【概述】

呕血、黑便是消化道出血的重要临床表现，出血可发生于从口腔至肛门的任何部位，其中急性消化道出血是内科领域中最常见的临床表现之一。根据出血部位分为上消化道出血和下消化道出血。上消化道出血是指 Treitz 韧带以上的食管、胃、十二指肠和胰、胆等疾病引起的出血，包括胃空肠吻合术后的空肠上段病变。Treitz 韧带以下的肠道出血称为下消化道出血。出血发生突然，严重者于数分钟内出现休克，但上消化道出血 80%可愈，20%患者可再次复发，病死率可高达 8%～13.7%。急诊医师对于出血部位及出血严重程度的判断是至关重要的，可以帮助我们采取最优化的诊断和治疗方法，以改善患者的预后。

【急诊思路】

1. 判断出血量和评估病情严重程度

便潜血试验阳性提示每日出血量在 5ml 以上；一次出血 50ml 以上发生柏油便；胃内储积血量 250～300ml 可引起呕血。上消化道大出血指在数小时内失血量超过 1000ml 或循环血容量的 20%，可出现周围循环衰竭表现。

（1）上腹痛　合并慢性、周期性、规律性上腹痛，与饮食有一定的相关性，提示消化性溃疡出血的可能性大。

（2）服药史　非甾体类消炎药、糖皮质激素、抗血小板药物等可引起胃、十二指肠黏膜糜烂、溃疡，从而导致上消化道出血。

（3）其他病史

严重创伤、手术史、急危重症等应激状态发生 3～5 天而出现呕血黑便时，以急性胃黏膜损伤或应激性溃疡的可能性大，损害部位常为胃、十二指肠和食管。

大量呕血、便血，伴黄疸、蜘蛛痣或腹腔积液，有肝炎、慢性酒精中毒病史者可能为肝硬化引起食管胃底静脉曲张破裂出血。即使确诊为肝硬化，出现呕血黑便时也不一定是食管胃底静脉曲张破裂出血，约有 30%~40%患者出血实际来自消化性溃疡、急性胃黏膜损伤或其他原因，应做进一步检查明确出血原因。

中年以上的患者近期出现上腹痛，且无规律性，伴有厌食、消瘦、贫血，且贫血程度与出血量(黑便)不符，应警惕胃癌的可能性。

剧烈呕吐时，呕吐物先为胃内容物而后为血性液体时，应考虑食管–贲门黏膜撕裂(Mallory–Weiss 综合征)。

呕血伴吞咽困难时，应警惕食管肿瘤。

消化道出血伴皮肤、黏膜、齿龈、鼻出血者可能为全身疾病的部分表现，如血小板减少性紫癜、白血病、尿毒症等。

儿童伴腹痛者考虑有肠套叠、感染性肠炎、Meckel 憩室，无腹痛者考虑多为幼年性息肉；老年人应考虑为肿瘤、憩室、血管畸形，如伴心律失常，腹痛应考虑缺血性结肠炎。

血便伴发热应考虑感染性肠炎、炎症性肠病、肠结核、肠伤寒、坏死性小肠炎、白血病等。

血便伴腹胀或不全性肠梗阻应考虑肠道肿瘤、肠结核、肠套叠等。

血便伴腹壁瘘管见于克罗恩病、肠结核、肠道肿瘤。

3. 判断出血是否停止或再出血

一般情况下，出血停止 3 天后便色转黄。一次出血后 48 小时以上无出血，再出血的可能性较小，临床上应严密地监测患者生命体征及血红蛋白、红细胞变化情况。

4. 判断是否有活动性出血或再出血

(1) 反复呕血，色转鲜红或频繁黑便，便质稀薄，伴肠鸣音亢进。

(2) 胃管内抽出较多新鲜血。

(3) 周围循环衰竭的表现经积极容量复苏仍未见明显改善，或一度好转又很快恶化。

(4) 在补液量和排尿量充分的情况下，原无肾脏病患者的尿素氮持续升高或再次升高。

(5) 血红蛋白浓度、红细胞计数与血细胞压积继续下降，网织红细胞计数持续升高。

【诊断和鉴别诊断】

1. 排除口、鼻、咽喉部出血

血从口腔中呕出，首先判断出血部位是否在上消化道，需与假性呕血鉴别。假性呕血是指来自鼻腔、口腔、咽腔部位的出血或咯血咽下后，刺激胃黏膜引起呕吐，被认为呕血。

2. 排除呼吸道出血

注意鉴别呕血与咯血。

3. 黑便与假性黑便

进食含铁的食物(禽畜血液、猪肝等)，口服某些药物(如活性炭、铋剂、铁剂等)可出现便呈黑色，但无光泽，便潜血试验阴性。

【急诊处理】

参见消化道出血。

(王国兴)

第八节 急性头痛

【概述】

头痛是一种主观感受，通常是指眉弓、耳郭和枕骨隆突以上部位的不适，是临床医生最常遇到的主诉之一。导致头痛的病因众多，既可以由颅内疾病(如脑血管病、炎症、肿瘤等)所致，也可为颅外病变(如眼、耳、鼻、口腔和头颈部疾病或全身性疾病)的表现。除心因性头痛外，头痛的发病机制是由于致痛因子作用于头部疼痛敏感组织内的感受器，经痛觉传导通路至大脑皮质而产生。2004年国际头痛分类委员会发布了第二版"头痛疾病的国际分类"，将头痛分为原发性头痛，继发性头痛，脑神经痛、中枢和原发颜面痛以及其他头痛四大类型。

【急诊思路】

1. 资料收集

(1) 病史采集　了解发病的缓急；疼痛的部位、性质、程度，有无放射；与体位的关系；伴随症状，如发热、呕吐、眩晕、意识障碍、癫痫；以及加重和缓解的因素。

(2) 体格检查　重点关注患者的表情、神态、营养状况，有无意识障碍、脱水、球结膜水肿，是自主体位还是被动体位；注意检查瞳孔大小、对光反射情况、血压和心率(律)、心肺情况、有无脑膜刺激征、局部神经功能缺损等。

(3) 实验室检查　除常规检查外，对新发头痛或复发头痛的性质、强度有变化的患者应检查头颅CT；必要时行腰椎穿刺和脑脊液检查；疑为继发性头痛的患者，针对可能的病因进行检查；怀疑中毒者，做毒理学检查。

2. 识别高风险的头痛

(1) 首次发作的剧烈头痛。

(2) 既往头痛病史，但本次发作强度、部位、持续时间有明显恶化。

(3) 伴有意识障碍或(和)神经功能缺损。

(4) 伴有发热、颈强直、张口困难、肌肉痛。

(5) 伴有血压显著升高、喷射样呕吐。

(6) 头痛性质多变，可因体位、咳嗽、活动而改变。

(7) 妊娠和围生期出现的头痛。

3. 高风险头痛可能的病因

(1) 突发剧烈头痛　蛛网膜下隙出血、动静脉畸形、动脉瘤、颅内占位。

(2) 慢性头痛进行性加重　颅内站位、硬膜下血肿。

(3) 头痛伴发热　颅内感染。

(4) 头痛、高热伴皮疹　狼疮性脑病。

(5) 头痛伴视野缺损、视乳头水肿　颅内占位、脑炎。

(6) 妊娠和围生期头痛　静脉窦血栓、动脉夹层、垂体卒中。

(7) 咳嗽、运动诱发头痛　蛛网膜下隙出血、颅内占位。

【诊断和鉴别诊断】

头痛的急诊诊断流程见图2-8-1。

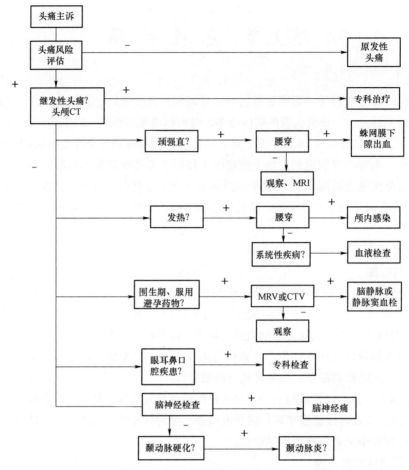

图 2-8-1　头痛的急诊诊断流程

【急诊处理】

1. 紧急处理

(1) 保持气道通畅。

(2) 吸氧。

(3) 心电图、血压和血氧监测。

(4) 建立静脉通路，补液，维持血流动力学及内环境稳定。

(5) 完善相关检查。

(6) 对症、止痛、镇静治疗。

2. 急诊处理原则

(1) 任何突发剧烈头痛，都应首先考虑颅内急性病变，尤其是 SAH。

(2) 一时不能明确诊断者，按可能的高风险疾病处理。

(3) 采集病史和体检不应忽视颅外病变的证据。

(4) 诊断原发性头痛，由于预后相对良性，需先除外继发性头痛。

（于东明）

第九节 眩 晕

【概述】

眩晕是机体对于空间关系的定向感觉障碍或平衡感觉障碍，是一种运动错觉，患者感外境或自身在旋转、移动或摇晃。在眩晕症状出现的同时，常伴有平衡失调、站立不稳、眼球震颤、指物偏向、恶心、呕吐、面色苍白、出汗及心率和血压的改变。

人体维持平衡主要依赖于前庭系统、视觉、本体感觉组成的平衡三联，而眩晕是多种病因导致前庭系统(外周迷路、脑桥的前庭核团、小脑)功能障碍，使患者产生对空间关系的定向障碍活平衡感觉障碍，进而出现自身或周围环境的运动错觉或幻觉，是一种常见的临床综合征。

【诊断和鉴别诊断】

眩晕是一主观症状，为了对眩晕病因做出正确的诊断和鉴别诊断，必须详细询问病史，进行细致的体格检查和必要的辅助检查，并应熟悉与了解常见引起眩晕疾病的特点。

1. 诊断流程

眩晕的诊断流程见图 2-9-1。

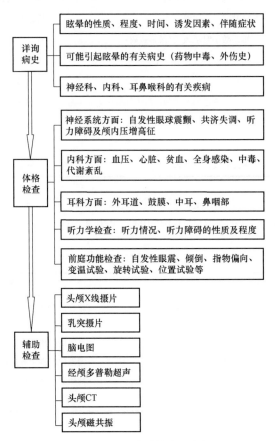

图 2-9-1 眩晕的诊断流程

2. 鉴别诊断

(1) 前庭性眩晕(亦称真性眩晕)与非前庭性眩晕(亦称头晕)的鉴别见表2-9-1。

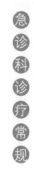

表2-9-1 前庭性眩晕与非前庭性眩晕的鉴别

	前庭性眩晕	非前庭性眩晕
病因	多由前庭系统病变所致(包括前庭末梢器、前庭神经及前庭的中枢连结)	常由心血管系统疾病,全身中毒性、代谢性疾病,贫血,眼病等疾患所引起
表现	周围物体或自身在旋转,左、右移动或上、下浮沉,平衡失调,站立不稳	一组无固定内容,杂乱无序的感觉和主诉,如头昏沉沉,头重脚轻
持续时间	呈发作性	持续存在
神经系统检查	眼球震颤,指物不准,共济运动障碍	无明确定位体征

(2) 周围前庭性眩晕与中枢性眩晕的鉴别见表2-9-2。

表2-9-2 周围前庭性眩晕与中枢前庭性眩晕的鉴别

	周围前庭性眩晕	中枢前庭性眩晕
眩晕性质	多为旋转性,或多为上下、左右摇晃感	旋转性或为固定物体向一侧运动感
起病特点	突然,呈阵发性	逐渐起病,呈持续性
持续时间	短,数小时至数天(最多数周)	较长,可数月以上
眼震与眩晕程度	一致	可不一致
听觉障碍	常有	不明显
倾倒	常倒向眼震的慢相侧,与头位有一定的关系	倾倒方向不一定,与头位无一定关系
自主神经症状	有恶心呕吐、面色苍白、血压改变等	不明显
中枢神经系统体征	一般无	常有阳性体征
前庭功能	无反应或反应减弱	常呈正常反应

(3) 眩晕症的诊断不仅要明确是眩晕还是头昏、头晕,同时还必须明确有无平衡障碍。因为引起眩晕与不平衡症状的病因是不相同的,见表2-9-3。

表2-9-3 引起眩晕和不平衡症状的病因

旋转性症状	不平衡症状
内淋巴积水	急性前庭病变(晚期)
急性前庭病变(急性期)	听神经瘤
偏头痛	淋巴周围瘘
良性阵发性位置性眩晕(BPPV)	慢性化脓性中耳炎(CSOM)
多发性硬化	脑病变(血管炎、炎症、变性病、肿瘤)
脑干病变(血管病、炎症、肿瘤)	本体感觉病损(脊髓痨、变性病)

【急诊处理】

1. 一般处理

对于急性眩晕发作的患者,需卧床休息,避免声光刺激,减少头位变动。伴有明显恶心、呕吐者，应酌情给予静脉补液，以维持营养，并需注意水、电解质的平衡。对于焦虑紧张的患者，应给予适当的病情解释与安慰，以解除顾虑。在对症治疗前，要密切观察患者的生命体征，血压过高要予及时处理，怀疑颅内病变的应予影像学检查(CT)，以除外出血性病变。良性位置性眩晕首选手法复位，常用复位手法为 Eply 手法。

2. 病因治疗

明确病因，针对病因进行治疗。如急性脑梗死给予溶栓治疗，停用导致眩晕等药物，尽早行前庭康复训练等。

3. 药物治疗原则

对于眩晕症状需给予药物治疗，如前庭抑制剂、血管扩张剂、镇吐剂等，以减轻眩晕症状及减少伴发的恶心、呕吐、焦虑、紧张等症状。应根据病情轻、重、药物作用强弱、不良反应大小等合理选择。避免多种同类药物同时应用，恢复期或慢性期应尽早停用前庭神经镇静剂(如地芬尼多等)，以免影响中枢及前庭神经的代偿，不利于眩晕及平衡障碍的恢复。

对老年患者尤应注意全身性疾病和药物的不良反应。

(任恩峰　丁宁)

第十节　晕　　厥

【概述】

晕厥是一过性脑血流灌注不足引起的短暂性意识丧失(TLOC)，特点是发生迅速、持续时间短暂、有自限性、可完全恢复。

晕厥约占急诊患者的 3%，75 岁以上老年人发生率约为 6%，近 30% 的患者反复发作。是造成老年人摔伤的常见原因。

晕厥的常见类型如下。

(1) 神经反射性晕厥(包括血管迷走性晕厥，如恐惧、疼痛、晕血等)、情景性晕厥(如咳嗽、排尿后、饱餐后等)、颈动脉窦晕厥及非典型性晕厥。

(2) 直立性低血压(直立性低血压)晕厥。由变换姿势引起血压短暂而迅速的降低，体位改变 3 分钟内收缩压和舒张压分别下降至少 20mmHg 和 10mmHg。包括原发性自主神经异常性晕厥(如单纯自主神经衰竭、多系统萎缩等)、继发性自主神经异常性晕厥(如糖尿病、尿毒症、脊髓损伤等)、药物所致的低血压及血容量不足等。

(3) 心源性晕厥：主要是心律失常和结构性或器质性心脏疾病，其他包括肺栓塞、急性主动脉夹层、肺动脉高压等。

【急诊思路】

患者到医院时多数已恢复神志。急诊的任务主要是确定是否为晕厥、评估晕厥的危险分层及决定患者转归。另外，对于晕厥摔倒导致的外伤，也要引起足够的重视，这点对于老年人或意识水平下降的患者尤其重要。

1. 初步评估

(1) 确定是否晕厥　同时符合以下四个条件者，方可诊断晕厥(图 2-10-1)。

①完全意识丧失。

②发作较快且时间短暂。

③自行恢复且无后遗症。

④伴有肌张力消失。

如果一项(包括一项)以上不具备,则在诊断晕厥前要首先排除其他原因(如癫痫发作引起的意识丧失)。

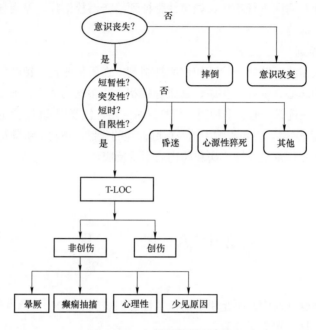

图 2-10-1 晕厥的判别流程

(2) 危险分层 面对晕厥患者,风险分层确立高危患者有时比诊断更为重要。表 2-10-1 列出了晕厥患者短期内病情恶化的危险因素。具备一个主要危险因素应紧急进行心脏评估,具备多个次要危险因素也应尽早进行心脏评估。

表 2-10-1 晕厥短期病情恶化的危险因素

	危险因素	表现
主要	心电图异常	心动过缓、心动过速或传导系统疾病;新发心肌缺血或陈旧性心脉梗死
	心脏疾病史	心肌缺血、心律失常、心肌梗死、瓣膜病
	低血压	收缩压<90mmHg
	心力衰竭	既往史或目前发生
次要	年龄>60岁	卧位、运动或没有先兆症状的晕厥
	呼吸困难	
	贫血	血细胞比容<0.3
	高血压	
	脑血管疾病	
	早发猝死家族史	猝死年龄<50岁
	特殊情境	卧位、运动或没有先兆症状的晕厥

2. 病因诊断

能够引起晕厥的常见病因包括以下几种。

(1) 反射性晕厥　多见于无心脏疾病；反复发作晕厥的病史长；不愉快的刺激(视觉、听觉、气味、痛觉)之后；长时间站立；处于拥挤闷热环境中；在进餐过程中或进餐后；发生于头部旋转或颈动脉压迫时以及劳力后。

(2) 直立性低血压所致的晕厥　多见于体位变换为直立时；与致低血压药物的使用和剂量改变有关；长时间站立，尤其在拥挤、高温环境下；存在自主神经病变或震颤性麻痹。

(3) 心脏性晕厥　存在明确的器质性心脏病；不明原因猝死或离子通道病的家族史；心悸突然发作后立即出现晕厥；有提示心律失常性晕厥心电图表现。

【急诊处理】

晕厥患者急诊处理的原则包括以下几点。

(1) 根据详细病史和体格检查以及心电图结果，进行风险分层。对于晕厥后摔伤的患者，处理外伤和进行晕厥的病因评估及风险分层同样重要。

(2) 高危患者留院，动态观察患者症状、体征。完善超声心动图、血清心肌标志物等心脏评估，缓慢性心律失常导致的晕厥视情况考虑起搏治疗。

(3) 低危患者可在短暂观察后离院，可门诊就诊明确晕厥病因。

(杨铁城　郭伟)

第十一节 发　　热

【概述】

机体在致热原作用下或各种原因引起体温调节中枢功能障碍时，体温升高超出正常，成为发热。一般成人正常体温：腋温 $36.0\sim37.0℃$，口温 $36.3\sim37.2℃$，肛温 $36.5\sim37.7℃$。体温可因内外因素的影响而稍有波动，一日间下午较高，但相差一般不超过 $1℃$，妇女月经期和妊娠期体温常稍高于正常。

发热的病因甚多，临床上大致可分为感染性与非感染性两大类。

1. 感染性发热

各种病原体，如病毒、肺炎支原体、立克次体、细菌、螺旋体、真菌、寄生虫等所引起的感染，不论是急性、亚急性或慢性，局部性或全身性，均可出现发热，这是由于病原体的代谢产物或其毒素作用于白细胞而释放出致热原。

2. 非感染性发热

(1) 无菌性坏死物质的吸收　①机械性、物理性或化学性损害如大手术后组织损伤、内出血、大血肿、大面积烧伤等；②因血管栓塞或血栓形成而引起的心肌、肺、脾等内脏梗死或肢体坏死；③组织坏死与组织破坏如癌、肉瘤、白血病、淋巴瘤、溶血反应等。

(2) 抗原-抗体反应　风湿热、血清病、药物热、结缔组织病等。

(3) 内分泌与代谢疾病　可引起产热过多或散热过少而导致发热，前者如甲状腺功能亢进症，后者如重度失水等。

(4) 皮肤散热减少　广泛性皮炎、鱼鳞病等；慢性心功能不全时由于心排血量降低、皮肤血流减少以及水肿的隔热作用，致散热减少而引起发热，一般为低热。

(5) 体温调节中枢功能异常　中暑、重度镇静催眠药中毒以及脑出血等各种原因可直接损害体温调节中枢致使其功能失常而发热。

(6) 自主神经功能紊乱　属功能性发热范畴，临床上常表现为低热。

【急诊思路】

(一) 快速评估病情的严重程度

第一步是快速评估病情的严重程度，评估的主要依据是发热的临床分度(口腔内舌下温度)。

低热：37.3～38℃；中等度热：38.1～39℃；高热：39.1～41℃；超高热：>41℃。发热持续时间过长或体温过高可导致脱水、谵妄和高热惊厥等危重情况。

(二) 识别危及生命的发热

患者出现神志改变、呼吸窘迫、血流动力学不稳定等危及生命的症状与体征者必须快速识别、积极处理，立即给予患者监护、建立静脉通路补液以及充足的脏器支持治疗。

1. 脱水

口渴、皮肤黏膜干燥、心率加快、表浅静脉萎陷，危重者意识障碍、四肢厥冷、尿量减少等。

2. 高热惊厥

发病年龄多为 6 个月～4 岁，主要表现为突然发生的全身或局部肌群的强直性或阵挛性抽搐，双眼球凝视、斜视、发直或上翻，伴意识丧失。

3. 感染中毒性休克

多数患者早期有交感神经兴奋症状，烦躁、焦虑、神情紧张，面色和皮肤苍白、口唇和甲床轻度发绀、肢端湿冷、尿量少、心率快、呼吸深而快、血压尚正常或偏低、脉压小。随着休克发展，患者意识不清、呼吸浅速、心音低钝、脉搏细速，表浅静脉萎陷、血压进行性下降，原有高血压者血压较基础水平降低 20%～30%，皮肤湿冷、发绀，尿量更少甚至无尿。休克晚期可出现 DIC 和重要脏器功能衰竭等。

4. 脑膜(脑)炎

以发热、头痛、呕吐、烦躁等症状为主要表现。病情进展可发生意识障碍、言语杂乱、定向力障碍、抽搐、颈部僵硬、角弓反张，还可出现呼吸不规则，甚至出现呼吸衰竭。神经系统检查和脑脊液检查异常。

5. 心肌炎

心肌炎的临床症状与心肌损害的特点有关，如以心律失常为主要表现者可出现心悸、黑矇和晕厥；以心力衰竭为主要表现者可出现呼吸困难，严重者发生心源性休克；若炎症累及心包膜及胸膜时，可出现胸闷、胸痛症状；有些患者亦可有类似心绞痛的表现。常见体征，如窦性心动过速与体温不相平行，也可有窦性心动过缓及各种心律失常，心界扩大者占 1/3～1/2，因心脏扩大可致二尖瓣或三尖瓣关闭不全，心尖部或胸骨左下缘收缩期杂音，心肌损害严重或心力衰竭者，可闻及舒张期奔马律，第一心音减弱，合并心包炎者可闻及心包摩擦音。

6. 甲状腺危象

甲状腺危象患者在应激状态下出现以下表现。

(1) 体温急骤升高，常压 39℃以上，大汗淋漓，皮肤潮红，继而可汗闭、皮肤苍白和脱水，使用一般解热措施无效。

(2) 心血管系统脉压明显增大，心率超过 160 次/分，易出现各种快速心律失常，如期前收缩、房性心动过速、阵发性及持续性心房颤动，心脏增大甚至发生心力衰竭也较常见，如果出现血压下降，心音减弱及心率慢，预示已发生心源性休克。

(3) 消化系统食欲极差，恶心、呕吐频繁，腹痛、腹泻明显。

(4) 中枢神经系统精神-神经障碍、焦虑、烦躁、精神变态、嗜睡，最后陷入昏迷。

(5) 多数病例血清 T_3、T_4 升高明显。

【诊断和鉴别诊断】

1. 症状

发热同时伴发的临床症状对进一步明确发热的性质，感染的部位有一定的提示作用。如寒战、咳嗽、咳痰、咯血；尿频、尿急、尿痛；腹痛、腹泻、腹胀；头痛、头晕、恶心、呕吐、肢体无力；胸闷、胸痛、心悸；纳差、盗汗、消瘦以及关节疼痛等。

2. 体征

意识状态，心率、血压、呼吸频率，皮肤(黏膜)色泽、有无皮疹；心、肺、腹及神经系统查体阳性发现。

3. 辅助检查

根据临床症状体征阳性发现，综合分析选择性做血、尿、便常规，PCT，CRP 以及超声和影像学检查；血、中段尿、便、骨髓及痰等病原体培养；病毒相关抗体或者 PCR 检测；冷凝集试验、嗜异凝集反应、肥达反应、外斐反应、结核菌素试验等；咽拭子、痰、尿、粪涂片查真菌；痰、粪涂片查寄生虫卵等；血沉、自身抗体、类风湿因子、狼疮细胞、蛋白电泳、免疫球蛋白定量、皮肤肌肉或肾组织活检、肌电图等；进一步 CT、MRI、同位素扫描等影像学检查；支气管镜、胃镜、肠镜等内镜检查；骨髓、淋巴结及相应组织穿刺活检或手术探查、肿瘤标记物、本-周蛋白；甲状腺功能、尿酸检查等。

4. 发热的其他常见疾病

(1) 代谢性疾病　热射病、甲亢、痛风等。

(2) 血液性系统疾病　白血病、淋巴瘤、恶性组织细胞病等。

(3) 中枢性发热　脑外伤、颅内肿瘤、脑卒中等。

(4) 功能性疾病　月经前低热、妊娠期低热、神经功能性微热等。

(5) 药物热　较常见的有抗生素、丙硫氧嘧啶、苯妥英钠等。

5. 诊断和鉴别诊断流程

发热的鉴别总体上应把握的要点是：先考虑感染性疾病，后考虑非感染性疾病；先考虑危及生命的，后考虑病情较轻的；先考虑常见病、多发病，后考虑罕见病。因为即使是疑难病例，非特征性的常见病仍较罕见病常见。还需注意把握一些常见病的非特征表现，如心内膜炎患者存在心脏杂音，肝脓肿患者存在肝区肿痛(叩痛)，胆管感染患者存在黄疸、墨菲征等(图 2-11-1)。

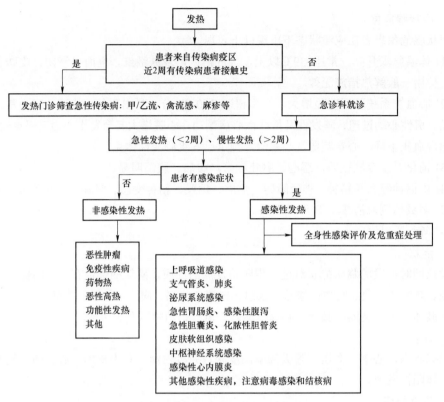

图 2-11-1 发热的诊断和鉴别流程

【急诊处理】

1. 不要过于积极退热

大量证据表明在一般发热温度范围内的体温能使宿主的防御更加积极。发热是一项重要的体征，可以监测治疗效果。只有当体温＞40℃以及心脏病、妊娠妇女、婴幼儿高热等才采取紧急降温措施。

2. 首选物理降温

冰袋、冰毯、温水擦浴尤为常用。降低室温更为理想。

3. 警惕退热剂应用后大汗脱水等不良反应

一定注意补液。

4. 反对滥用糖皮质激素

在病因未明时不主张给发热患者使用激素，只有当诊断已明确药物热、结缔组织病和炎症性血管疾病时使用。

5. 切忌无目的使用抗菌药物

只有当疑为感染性发热且病情严重时，可在必要的实验室和各种培养标本采取后，给予经验性抗菌治疗。

6. 动态观察热型变化

可能对诊断有一定帮助。体温单中往往隐藏着重要线索。

7. 加强营养支持

发热患者机体消耗量大，注意给予多种维生素、高蛋白食物，注意水的摄入，保持水电解质平衡，防止虚脱。

（霍洁　郭伟）

第十二节　窒　息

【概述】

窒息是人体在呼吸过程由于某种原因导致气道受阻或异常所产生的全身各器官、组织缺氧、二氧化碳潴留而引起的组织细胞代谢障碍、功能紊乱和形态结构损伤的病理状态。

机体在严重缺氧时，器官和组织会因为缺氧而广泛损伤、坏死，尤其是脑组织。气道完全阻塞造成吸气性呼吸困难，如抢救不及时会很快发生低氧、高碳酸血症和脑损伤，最后导致心动过缓、心脏停搏而死亡。窒息是危重症中最严重的死亡原因之一。

窒息的病程分期如下。

（1）窒息前期　机体发生呼吸障碍，首先是氧气吸入的障碍，因机体内还有一些氧的残留，故短时间机体无症状。此期一般持续仅 0.5～1 分钟。

（2）吸气性呼吸困难期　机体新陈代谢耗掉了体内的残余氧并产生大量二氧化碳导致二氧化碳潴留。此时，体内缺氧加重，在缺氧和二氧化碳的刺激下，呼吸加深加快。但以吸气过程最为明显，呼吸呈喘息状，同时心跳加快，血压上升。此期持续约 1～1.5 分钟。

（3）呼气性呼吸困难期　此期体内二氧化碳持续增加，呼吸困难加剧，出现呼气强于吸气运动。此时机体颜面青紫，颈静脉怒张，呈典型的窒息征象。并可能出现意识丧失、肌肉痉挛、甚至出现大小便失禁。此时为呼吸暂停期，此期呼吸中枢由兴奋转为抑制，呼吸变浅、慢，甚至暂时停止，心跳微弱、血压下降，肌肉痉挛消失，状如假死，此期持续约 1 分钟。

（4）终末呼吸期　由于严重缺氧和过多的二氧化碳蓄积，呼吸中枢再度受刺激而兴奋，呼吸活动又暂时恢复，呈间歇性吸气状态，鼻翼扇动。同时血压下降，瞳孔散大，肌肉松弛。此期持续 1 分钟至数分钟。

（5）呼吸停止期　此期呼吸停止，但尚有微弱的心跳，可持续数分钟至数十分钟，最后心跳停止死亡。

需要说明的是，在上述窒息过程的任何阶段，皆可因心脏停搏而突然死亡。

【急诊思路】

最重要的是及时解除气道梗阻，快速纠正缺氧和二氧化碳潴留；然后根据病史、临床表现、辅助检查、治疗反应情况，积极处理并纠正原发病；最后根据原发病调整进一步的治疗措施。

1. 快速简明扼要地了解病史

患者本人不能主诉，需快速向陪同人员、目击者或转运的急救人员询问来院前的发病过程和急救措施。

2. 快速评估生命体征

评估的主要依据是患者的一般情况、意识状态、心率、呼吸频率。快速、有针对性地检查患者的皮肤、黏膜颜色，皮温，观察口咽、颈部、肺、心脏、胸部和四肢有无异常体征。

3. 首先要保证患者的气道通畅，提供充足的氧气支持

心电监护(监测脉氧饱和度、二氧化碳波形图等)，建立静脉通路。对患者的评估和治疗应同步进行，并且行动要迅速。

4. 病因分析

根据病史、临床表现、体格检查和辅助检查等进一步明确病因，并对原发病进行必要的诊断、鉴别诊断和治疗。

5. 辅助检查

动脉血气分析、电解质、一氧化碳定性以及毒物鉴定等。这些措施非常重要，直接影响患者的治疗决策和紧急干预手段(如无创或有创通气支持，人工高级气道的建立等)。其他的辅助检查(如胸部 X 线、心电图、肝肾功能等)在快速评价和稳定患者后可有计划地进行。

【诊断和鉴别诊断】

一旦出现以下临床表现考虑窒息：呼吸极度困难或呼吸带有杂音，欲用力咳嗽而咳嗽不出，失音，口唇、颜面、皮肤青紫，心跳加快而微弱，患者处于昏迷或者半昏迷状态，呼吸逐渐变慢而微弱，继而不规则，心跳由快至慢，心律失常，直至心跳、呼吸停止。瞳孔散大，对光反射消失。

初始阶段患者的病情基本稳定后，根据病史、体检和辅助检查，进行进一步的鉴别诊断。

1. 机械性窒息

因机械作用引起呼吸障碍

(1) 呼吸道内阻塞引发窒息

①异物堵塞呼吸孔道。

②急性喉炎，喉水肿。

③异物、花生米、钮扣等误入呼吸道。

④呕吐物、咯血块、脓性黏痰以及溺水后的泥沙等堵住气管。

⑤下颌骨颏部粉碎性骨折时，由于口底肌群的牵拉，可使舌后坠而阻塞呼吸道。

⑥上颌骨骨折时，骨折端向下后方移位，也可阻塞咽腔而引起窒息。

(2) 呼吸道受压引发窒息　如缢、绞、扼颈项部，喉及气管周围组织的外伤，口咽部、颈部的肿瘤、脓肿，皮下气肿、水肿、血肿。

(3) 胸部外伤或疾病引发窒息　如气胸、血胸、多发肋骨骨折等。

2. 中毒性窒息

如一氧化碳中毒，大量的一氧化碳由呼吸道吸入肺，进入血液，与血红蛋白结合成碳氧血红蛋白，阻碍了氧与血红蛋白的结合与解离，导致组织缺氧造成的窒息。

3. 病理性窒息

如溺水和肺炎等引起的呼吸面积的丧失。

4. 新生儿窒息及空气中缺氧的窒息(如关进箱、柜内，空气中的氧逐渐减少等)

其症状主要表现为二氧化碳或其他酸性代谢产物蓄积引起的刺激症状和缺氧引起的中枢神经麻痹症状交织在一起。

【急诊处理】

窒息救治的关键是早期发现与及时处理，需要快速分诊，快速评估、处理，争分夺秒地进行抢救。急救原则是针对病因和对症进行抢救。窒息的原因很多，如果能及早发现并得到及时正确的救治，解除了气道阻塞和引起缺氧的原因，部分患者可以迅速恢复。

(一) 心肺复苏式

若患者窒息后出现昏迷、意识丧失，甚至呼吸心跳停止：立即快速执行标准心肺复苏术

(二) 一般治疗

1. 解除气道梗阻

开放气道(环甲膜穿刺、环甲膜切开、气管插管、气管切开等措施)，进行机械通气。

2. 氧疗

多参数心电监护，建立静脉通路，纠正低血压状态。

3. 进一步评估

包括脉氧饱和度、血压、呼吸、心率、心电图、血常规、动脉血气分析和X线胸片等。根据收集的资料，初步分析病因。

三、针对不同病因的处理措施

1. 痰液阻塞引发窒息

高龄患者如脑梗死，合并咳痰无力、排痰困难、肺不张者，应迅速吸出痰液，同时改变体位，采取侧卧或俯卧位，继续清除分泌物，以解除窒息。

2. 吸入性窒息(误吸、大咯血、溺水)

最主要的急诊手段是清理气道。为更好地管理气道，可考虑气管插管。部分病例应考虑行急诊纤维支气管镜进行肺灌洗。

3. 异物窒息

应立即对患者采取海姆利克(Heimlich)操作急救法(以下简称为海氏急救术)进行施救。

海氏急救术：站在患者身后，双臂合拢环抱患者腰部，使患者弯腰稍向前倾。一手握拳，轻放在患者的肚脐上，另一手也紧握拳头，在患者腹部迅速用力地向上挤压，好像要提起患者身体一样。重复以上步骤，直至异物被排出。

疏通孕妇或肥胖患者的气道：将手置于比正常的海氏急救术稍高的位置——在胸骨的底部也就是最底层肋骨的上部，接下来就按海氏急救术的步骤操作，快速有力地挤压患者的胸腔。重复以上步骤直至异物被排出。

4. 咽部肿胀压迫呼吸道的救护

可以由口腔或鼻腔插入任何形式的通气导管，以解除窒息。如情况紧急，又无适当通气导管，可用15号以上粗针头由环甲筋膜刺入气管内。如仍通气不足，可同时插入2~3根，随后做气管造口术。

5. 颈部受扼

应立即松解或剪开颈部的扼制物或绳索。呼吸停止立即进行气管插管行机械通气。如患者有微弱呼吸可给予高浓度吸氧。

6. 胸部严重损伤

(1) 半卧位法给予吸痰及血块，保持呼吸道通畅，吸氧，止痛，封闭胸部开放伤口，固定肋骨骨折。

(2) 血气胸外伤后血气胸，应做好术前准备，行血常规、交叉配血、心电图、凝血功能检查等，考虑胸腔穿刺置引流管，一次放液不超过 2L，尽可能分析出血来源，必要时立即外科干预。

（关岚　王振华　赵斌）

第三章 常见急症

第一节 心血管急症

一、心脏停搏与心肺复苏

【概述】

心脏停搏(CA)指心脏泵血功能突然停止。心脏的搏动骤然停止标志着临床死亡，此时组织血流中断，随之出现一系列病理、生理变化，最终导致细胞死亡，机体进入生物学死亡。导致心脏停搏的心律失常可分为四类，即心室颤动、无脉室性心动过速、无脉电活动和心室停搏，其中心室颤动和无脉室性心动过速可以用电除颤救治，而无脉电活动和心室停搏不能用电除颤。

心脏停搏的治疗措施主要是立即进行高质量心肺复苏(CPR)或心肺脑复苏(CPCR)以及及时纠正可逆性病因。对于各种原因所致的心脏停搏而言，虽然患者处于临床死亡状态，但经过积极抢救，仍存在复苏并恢复健康生活的希望。

【急诊思路】

1. 在现场最简单、迅速的判断方法是观察 4 个临床征象：突然神志丧失；颈动脉或股动脉等大动脉的搏动丧失；呼吸停止；瞳孔逐渐散大。

2. 判断外伤患者有无心脏停搏，主要方法是观察呼吸是否停止，特别要注意大动脉(如颈动脉和股动脉)的搏动是否消失。另外要特别注意创伤抢救时，患者原出血的伤口是否突然出血停止或者出血的颜色由鲜红色转变为暗紫色。

3. 手术过程中判断心脏停搏的依据包括：麻醉监护忽然不能测得血压和脉搏；手术时突然大动脉搏动丧失，或者出血的颜色转变为暗红色，或者伤口不再出血；胸科医生突然发现心脏停搏。

4. 在对心脏停搏做出诊断时，注意不要等待心电图检查的结果，因为心电图检查出结果最快的时间也要 2～3 分钟。也不能依靠听诊判断能否听到心音。

【急诊处理】

(一)院前和院内急救生存链

1. 早期启动应急医疗服务系统

早期的目击者在发现没有反应的患者之后，应该立即拨打急救电话。在成人患者中，确认昏迷和开放气道后，首先拨打急救电话。在社区，也应该拨打电话并对心脏停搏者采用有效的措施。还可以在急救调度的指导下开展心脏停搏的救治。在医院内，应该立即启动医院内急救程序。早期启动应急医疗服务系统可以大大减少除颤延误的时间。

2. 早期基础生命支持

当发现没有意识的患者，确保环境安全的前提下，立即启动应急医疗服务系统，并立即给予患者基础生命支持，等待救援人员的到来。尽量选定一个既可以确保无须移动患者，又可以确保呼吸的通畅和胸外按压的位置。选定在一个坚硬的位置以保证有效的心脏按压，通过在患者胸背部放置床板来保证位置的准确和适当。通常把除颤器放在患者的左侧，贴近患者的耳旁。完成C-A-B操作。

(1)循环(C)　通过检查颈动脉的搏动来评估循环。颈动脉位于气管的外侧，胸锁乳突肌肌间沟内，检查其搏动5～10秒。如果搏动存在，每6秒持续给予一次通气，如果搏动消失，立即给予胸外心脏按压。固定恰当的按压位置(两乳头连线与胸骨交汇处胸骨下半部分)；将手掌贴在患者胸骨的下半部，另一手掌重叠放在这只手背上，手掌根部长轴与胸骨长轴确保一致，保证手掌全力压在胸骨上，可避免发生肋骨骨折，不要按压剑突；无论手指是伸直还是交叉在一起，都不应离开胸壁。

抢救人员的膝部应该尽可能地靠近患者，抢救者的肩、肘和手掌的根部应该与患者的胸骨呈垂直线。肘关节应该保持固定。对正常形体的患者，按压幅度为5～6cm，为达到有效的按压，可根据体形大小增加或减少按压幅度，最理想的按压效果是可触及颈或股动脉搏动。但按压力量以按压幅度为准，而不仅仅依靠是否触及脉搏。按压有节律进行，按压与放松的时间相等，按压时手始终不应该离开胸壁。按压频率为100～120次/分。为了防止按压者疲劳和按压质量与频率下降，每2分钟更换一次按压者。

(2)气道(A)　使用仰头抬颌法来开放患者的气道。应把一只手放在患者前额，用手掌把额头用力向后推，使头部向后仰，另一只手的手指放在颌部，向上抬颌，使牙关紧闭，下颌向上抬动，昏迷的患者，不要压前额。

如果怀疑颈椎损伤，开放气道应该使用双手托颌法。但是如果托颌手法无法开放气道，则应采用仰头抬颌手法，因为在CPR中维持有效的气道保证通气是最重要的。

需要检查呼吸道内有无异物、分泌物、血液以及呕吐物等。如果存在，尽可能将这些物体清除。最简单的办法就是将头部侧偏，使口腔内的流体流出口腔。或者用手将异物抠出。

(3)呼吸(B)　在维持气道开放的前提下，通过观察患者的胸壁是否上下起伏以及其他呼吸征象，整个评估过程5～10秒钟完成。如呼吸停止，立即给予2次人工呼吸，每次超过1秒，见到明显的胸廓起伏即可。包括口对口、口对面罩、球囊面罩通气。如果已经有人工气道(如气管插管，食管气管联合式导气管或喉罩)，并且有二人进行CPR，则每分钟通气10次，人工呼吸不用与胸外按压同步。在人工呼吸时，胸外按压不应停止。急救人员应该熟练掌握各种通气技术。

脉搏与呼吸的评估可同时进行，一旦发现心跳呼吸停止，立即开始30:2的胸外按压和2次人工呼吸。

3. 早期电除颤

早期除颤对于拯救心脏停搏患者至关重要，是对于室颤和无脉室速的一种干预方法。一旦发现是可除颤心律，立即开始非同步除颤。双向波200J，单向波360J，当不知道除颤仪是单项还是双项除颤仪，将能量选择为最大剂量。当一定水平的能量经过心肌细胞时，心室发生去极化。这给予窦房结或其他起搏点重新恢复节律的机会。电极板位置分别置于右胸上部锁骨下区域和左乳头外侧腋前线胸壁(即心尖区)。

4. 早期高级生命支持

如果患者对于最初的心肺复苏和电除颤没有任何反应，条件具备，可开展进一步的治疗。当患者恢复自主心律(ROSC)后仍然需要高级生命支持来进一步改善其预后。

(1)高级气道处理　高级气道技术主要包括气管内插管，喉、面罩气道的使用以及双腔管的使用。

气管内插管是开放气道最好的方法，然而气管插管只能由有经验的熟练操作者进行。插管的位置也应该由呼气末 CO_2 检测仪、食管检测仪、二氧化碳描计图或者其他的技术确定。操作者应该选择合适型号的气管插管，由于喉镜常常不能很好暴露声门，在气管插管时经常遇到困难，可通过伸屈颈部和抬头寻找暴露声门的最佳位置。当患者的气道不能开放或者不能使用球囊面罩通气时，有经验的操作者应该立即给予气管切开术。

(2) 药物治疗　复苏用药首选静脉给药，在理论上复苏给药应选择离心脏近的中心静脉，主要原因是中心静脉穿刺成功率高，药物进入心脏的时间更短，但中心静脉穿刺可能会中断 CPR，因此在大多数复苏时不必刻意进行中心静脉注射。成人外周给药与中心静脉给药相比，药物峰浓度更低、循环时间更长，但外周静脉通道建立时不必中断 CPR。如果从外周静脉入壶复苏药物，则应在入壶药物后静脉推注 20ml 液体，给药后抬高肢体 10～20 秒有助于药物更快到达中心循环。当外周静脉建立困难时，可选择骨髓内穿刺建立髓内输液通道，以达到输液治疗的目的。

①肾上腺素　肾上腺素是 α 和 β 受体激动剂。到目前为止，仍为最重要的心脏复苏药物。主要原因是其 α 肾上腺素能受体刺激（即缩血管）特性。心脏停搏开始时静脉注射 1mg，大剂量肾上腺素可能更有助于复苏，特别在心脏停搏时间较长时。目前并无证据表明可以改变推荐剂量，但应注意每 3～5 分钟间隔给药。

②去甲肾上腺素　去甲肾上腺素主要是 α 受体激动效应，但是同样也有许多 β 受体激动作用。严重的低血压（收缩压＜70mmHg）和对其他升压药无效的外周阻力降低是应用的适应证，对脓毒性休克和神经源性休克和伴低外周阻力者效果好，低血容量休克为去甲肾上腺素相对禁忌证，需要首先恢复血容量，因其可增加心肌耗氧，在心肌缺血时应慎重应用。通常通过中心静脉导管输注，以免漏在血管外，禁用碱性溶液或含碱性药物与其混合输注。去甲肾上腺素 4mg 或酒石酸去甲肾上腺素 16mg 250ml 加入 5% GNS 液，起始剂量 0.5～1μg/min，逐步调整剂量，平均剂量 2～12μg/min。应缓慢停药以避免突然低血压。

③胺碘酮　胺碘酮是 Ⅲ 类抗心律失常药物。有证据支持室上性心动过速时胺碘酮可以控制心率和转复节律。对控制血流动力学稳定的室速有效，但在血流动力学不稳定时不推荐使用。心脏停搏时胺碘酮300mg 静脉推注，对于复发者或顽固性 VF/VT 在 3～5 分钟内另给 150mg 静脉推注，继之 1mg/min 静脉滴注 6 小时，然后 0.5mg/min 维持 24 小时，静脉注射总量应小于 2.2g。

④多巴胺　多巴胺属于儿茶酚胺类药物，是去甲肾上腺素的化学前体，既有 α 受体又有 β 受体激动作用，还有多巴胺受体激动作用。主要表现在剂量依赖性，常用剂量为 2～20μg/(kg·min)。

⑤多巴酚丁胺　多巴酚丁胺主要有 $β_1$ 受体激动和少许的 $β_2$ 受体激动或者 α 受体激动效应。主要特点是在增加心肌收缩力和心排血量。对于收缩压低于 70～100mmHg 和无征象休克的患者，多巴酚丁胺是主要的选择，一般剂量在 2～20μg/(kg·min)。

⑥阿托品　阿托品有拟副交感神经作用，可以逆转胆碱能性心动过缓、降低血管阻力和血压。可治疗窦性心动过缓，对发生在交界区的房室传导阻滞或室性心脏停搏，无脉性电活动可能有效。对于缓慢型心律失常，给药剂量是静脉 0.5～1mg，在 5 分钟内重复给药，总剂量不超过 3mg。

⑦利多卡因　利多卡因是ⅠB类抗心律失常药物，主要治疗室性心律失常(稳定和不稳定的)。具有相对弱的传导减慢性，在常规剂量下对心室肌收缩影响小。对由心室纤颤/室性心动过速(VF/VT)导致的心脏停搏，当胺碘酮使用效果不明显时，可以选择利多卡因。使用剂量为：开始给 $1\sim1.5\mu g/kg$ 静脉，难治性心室纤颤，可给附加量 $0.5\sim0.75mg/kg$ 静脉，$5\sim10$ 分钟重复，最大极量 $3mg/kg$，单剂量 $1.5mg/kg$，静脉气管给药 $2\sim4mg/kg$。

(二) 复苏后处理

1. 脑复苏

能使患者恢复正常的脑功能和其他器官功能应是心肺脑复苏的基本目标。在恢复自主心律(ROSC)阶段，脑组织在经过最初短暂的充血后，由于微循环障碍，脑血流量下降(无复流现象)，即使脑灌注压正常亦可发生脑血流下降。对无知觉的患者应维持正常的或轻微增高的平均动脉压，减少增高的颅内压，以保证最好的脑灌注压。因为高温和躁动可以增加需氧量，所以必须考虑低温疗法以治疗高热。一旦发现抽搐，必须立即采用抗惊厥药加以终止和控制。

实验和临床均已证实 $32\sim36℃$ 的目标温度管理(低温治疗)有益于脑复苏。低温治疗的作用机制可能与降低脑氧代谢率、减轻再灌注损伤、降低颅压减轻脑水肿以及延缓 ATP 耗竭有关，正常脑组织中，脑温度 $>28℃$ 时，每降低 $1℃$，脑氧代谢率($CMRO_2$)减少 6%；轻度低温能抑制许多与再灌注损伤相关的化学反应，如产生自由基，释放兴奋性氨基酸，能导致线粒体损害和细胞凋亡的钙离子内流、DNA 损伤和炎症反应等，这些反应可导致海马和小脑等缺血易损区的神经元死亡。

应该避免高体温，因为体温过高可以增加脑的血流，导致氧供和消耗的失衡。这可能导致缺氧细胞的坏死，激发全身炎症反应。

2. 复苏后重要器官关注

心脏停搏患者恢复自主心律后，需要持续性的评估和处理。首先需要收集的文件包括患者的病史、潜在条件和近期的身体状况。患者病史的收集主要来源于患者的朋友、家人、目击者和院前急救人员。从病史和体格检查来评估患者心脏停搏前的身体状况。通过体格检查、实验室和放射学检查和持续的血流动力学检测来评估患者的状况。典型的复苏后检查包括全血分析、电解质、葡萄糖、心肌酶谱、动脉血气、血乳酸和胸部 X 线片。进一步的检查可能包括超声心动图、肺动脉造影、心脏导管造影和 CT。当明确了导致心脏停搏的病因，而且是可逆的病因，应该尽快去除。直接首要的治疗主要是保证血流动力学的稳定，这个环节最主要的目标是恢复外周器官，特别是肾脏和脾脏的足够灌流。提供足够的控制设备，如果先前没有，放置 Foley 导管检测尿量的输出，开放静脉通路，提供明确的气道，必要时可给予机械通气保证患者持续性通气支持。

低血压的复苏后治疗首先给予小剂量的晶体溶液，及时地评估和发现患者低血压的原因(气胸、心包压塞等)。如果液体复苏治疗失败，应该立即给予血管收缩剂，去甲肾上腺素为首选。去甲肾上腺素也可作为血管收缩剂被使用。

心脏停搏的病因复杂，发病突然，更多发生在院前，救治困难，而且救治成功率很低。因此，从心脏停搏发现到后续的一系列治疗均与救治成功息息相关，集束化治疗是心脏停搏治疗的关键。

(何新华)

二、急性心力衰竭

【概述】

急性心力衰竭（AHF）是由于心脏结构或功能异常导致心排血量减少，组织低灌注，肺毛细血管楔压（PCWP）增加，组织充血导致的临床综合征。临床上包括新发的 AHF（既往无明确的心功能不全病史）和慢性心力衰竭（CHF）急性失代偿。AHF 常常来势凶猛，病情发展迅速，可伴有极度烦躁，并发呼吸衰竭而致死，是心血管疾病院内主要的死亡原因。急性肺水肿院内死亡率达 12%，一年死亡率达 40%。患者往往就诊于急诊科，接诊医生及时、准确救治是挽救患者生命的关键并影响预后。

急性心力衰竭的常见类型如下。

(1)心力衰竭急性失代偿。

(2)伴有高血压（高血压危象）的急性心衰。

(3)伴有肺水肿的急性心衰。

(4)心源性休克或低心排血量综合征。

(5)高心排血量心衰。

(6)急性右心衰竭。

【急诊思路】

1. 病史

(1)对临床疑似心衰的患者，应详细询问病史，如冠心病、高血压、心脏瓣膜病、心肌病以及与心脏相关的疾病史。寻找与心衰相关的病因及诱因，结合其特征性表现可初步辨别心衰。

2. 症状和体征

突然发作的呼吸困难、夜间阵发性呼吸困难、端坐呼吸为心衰的典型症状，往往伴随着乏力、心悸、血压增高、肺部啰音、双下肢水肿等表现。查体时心脏扩大、心尖搏动弥散、心音低钝特别是心尖部舒张早期奔马律（S_3 奔马律）的出现往往提示为左心收缩功能不全所致的心衰。

3. 辅助检查

(1)实验室检查：见表 3-1-1。

表 3-1-1　AHF 急诊实验室检查项目

检查项目	检查要求
血、尿常规	常规检查
凝血功能（INR）	在抗凝或严重的心力衰竭时检查
血沉、hs-CRP	怀疑有炎症感染状态时检查
D-二聚体	常规检查
肝功能、肾功能、电解质	药物治疗重点监测
CK、CK-MB、cTnT/cTnI	常规检查
动脉血气分析	常规检查
血糖	常规检查
血浆 BNP 或 NT-proBNP	常规检查

(2)心电图　有基础心脏病的表现，可评价心率、心律、传导，辨别心律失常的类型，初步判断病因，如是否存在左心室肥厚以及心肌缺血、心肌梗死等。

(3)X线胸片　能够快速地反映心脏大小、肺淤血以及肺水肿的情况；了解是否存在肺部感染以及治疗效果；典型表现为两肺门区大片云雾状阴影或出现 Kerley B 线。

(4)超声心动图　是一种便捷、快速诊断 AHF 的方法，评价和检测心脏结构和功能；诊断 AMI 的机械性并发症及心包疾病；评价各瓣膜的形态及功能；测定肺动脉压和检测左心室前负荷等。

【诊断和鉴别诊断】

(1)诊断流程　见图 3－3－1。

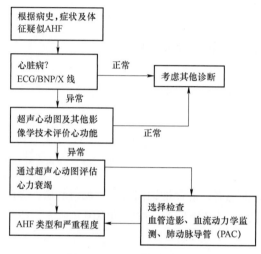

图 3－3－1　AHF 诊断流程

(2)鉴别诊断要点　主要与支气管哮喘鉴别(表 3－1－2)。

表 3－1－2　心源性哮喘与支气管哮喘的鉴别

	心源性哮喘	支气管哮喘
病因	高血压、冠心病、瓣膜病等	过敏与哮喘史
症状	常夜间发作，坐起或站起后减轻，咳白色或粉红色泡沫痰	冬春高发，发作前有咳嗽、胸闷
体征	哮鸣音及湿啰音，奔马律	哮鸣音呼气时限明显延长
胸片	心影增大，肺淤血	心影多正常，肺气肿征
BNP/NT－ProBNP	明显升高	一般不高
心电图	左心肥大或心肌梗死、心肌缺血等改变，电轴左偏	正常或右心室肥大改变，电轴右偏

【急诊处理】

1. 院前处理要点

(1)采取半卧位或端坐位，双腿下垂。

(2)吸氧　有条件的可选用鼻导管或面罩吸氧。

(3)药物治疗　早期静脉应用利尿剂，如呋塞米 20mg；含服或静脉应用硝酸甘油等血管扩张剂；心率增快者，在排除急性心肌梗死的情况下静脉给予洋地黄类强心药，如去乙酰毛花苷 0.2~0.4mg。

2. 急诊评估要点

(1)血流动力学是否稳定(血压、心率、节律)。

(2)容量状态(容量负荷过重或不足)。

(3)循环灌注是否不足(精神状态、四肢温度、脉压)。

(4)是否存在严重的低氧血症(呼吸频率、呼吸力度、肺部啰音)。

(5)是否存在急性心衰的诱因和(或)合并症。

3. 急诊治疗措施

见图 3－1－2。

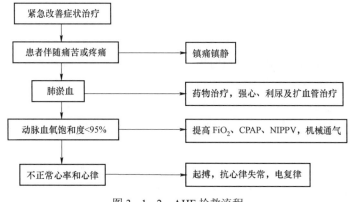

图 3－1－2　AHF 抢救流程

(1)监测心电图、血压、血氧饱和度及出入量。

(2)氧疗　用于明显呼吸困难及低氧血症(尤其指端血氧饱和度＜90%)的患者,使患者 SaO_2≥95%(伴 COPD 者 SaO_2＞90%)。必要时可应用无创或有创呼吸机辅助通气。

(3)药物治疗

①吗啡　适用于严重心衰早期阶段的治疗,特别是伴有疼痛、烦躁不安及呼吸困难的患者。低血压、心动过缓、高度房室传导阻滞,尤其是合并基础肺部疾病患者应谨慎应用,有加重二氧化碳潴留可能。

②利尿剂　适用于 AHF 伴肺循环和(或)体循环淤血及容量负荷过重的患者。首选静脉应用强力、速效的袢利尿剂(呋塞米、托拉塞米、布美他尼)。根据患者的尿量及症状改善的情况调整利尿剂的用量,持续滴注或泵入呋塞米或托拉塞米达到靶剂量比单独大剂量一次推注更有效。注意监测电解质及肾功能。

③血管扩张剂　适用于血压正常而存在外周灌注不足、少尿及淤血体征者。临床常用药物有硝酸酯类、硝普钠、乌拉地尔或重组 B 型脑利钠肽(奈西利肽)。此类药物禁用于主动脉瓣狭窄、二尖瓣狭窄、梗阻性肥厚型心肌病、收缩压＜90mmHg 或持续低血压并伴有肾功能不全的患者。

④正性肌力药　适用于存在周围循环血液灌注不足,如低血压、肾功能不全等,经利尿剂和血管扩张剂治疗,但效果不佳的患者。包括洋地黄类、儿茶酚胺类、磷酸二酯酶抑制剂、新型正性肌力药钙增敏剂(左西孟旦)。急性心肌梗死所致 AHF,慎用正性肌力药。

(4)其他非药物治疗　以水钠潴留为主要表现的 AHF 患者,经药物治疗症状难以缓解,可进行持续肾脏替代治疗(CRRT)；对部分难治性 AHF 患者，有条件的医院可应用主动脉内球囊反搏(IABP)、体外膜肺(ECMO)、心室辅助装置或采用植入型自动复律除颤器(ICD)及心脏再同步化治疗(CRT)，以减少猝死风险。

(叶蕴青　张健)

三、急诊心律失常

【概述】

急诊心律失常往往起病急、进展快、死亡率高，容易引起血流动力学障碍。尽管心律失常的非药物治疗方法(如射频消融、埋藏式体内除颤器(ICD)等)进展迅速，但抗心律失常药物在急诊快速性心律失常的治疗中仍然起着重要作用。

1. 急诊心律失常的分类如下。

(1)快速性心律失常　快速性心律失常可根据 QRS 波群宽度分为两类：窄 QRS 波群(时限≤120ms)心动过速和宽 QRS 波群(时限＞120ms)心动过速。前者多为室上性心律失常，常呈良性；后者多为室速、室上速伴室内差异性传导或伴预激综合征，常呈恶性。室上性心律失常包括房性心动过速(房速)、阵发性房室折返性心动过速(预激综合征)、阵发性房室结折返性心动过速、窦性心动过速(窦速)、房颤和房扑。快速性室性心律失常包括室速、心室扑动(室扑)和室颤。

(2)缓慢性心律失常　病态窦房结综合征是最常见的缓慢性心律失常，心电图表现为窦性心动过缓、窦性停搏、窦房阻滞及各类快速性心律失常。房室传导阻滞包括二度和三度房室传导阻滞。此外还有心脏停搏和室性自主心律。

2. 急诊心律失常处理的总体原则

(1)识别和纠正血流动力学障碍　对合并进行性低血压、休克、急性心力衰竭、进行性缺血性胸痛、意识障碍等血流动力学状态不稳定的异位快速心律失常应尽早采用电复律终止，对于严重的缓慢性心律失常要采用临时起搏治疗。

(2)基础疾病和诱因的治疗　基础疾病和心功能状态与心律失常的发生可互为因果，所以在心律失常紧急救治的同时应注意基础疾病的治疗和相关病因的纠正。

(3)衡量获益与风险　对危及生命的心律失常应采取积极措施进行控制，追求抗心律失常治疗的有效性，挽救生命。对非威胁生命的心律失常的处理，需要更多地考虑治疗措施的安全性。

(4)治疗与预防兼顾　心律失常易复发，在纠正后应采取预防措施减少复发。

(5)对心律失常本身的处理　若心律失常本身造成了严重的血流动力学障碍或患者不可耐受的症状，需立即采取措施终止心律失常。有些心律失常不容易立刻终止，但快速的心室率会使血流动力学状态恶化或伴有明显症状，故减慢心室率可稳定病情，缓解症状。

(6)急性期抗心律失常药物应用原则　要根据基础疾病、心功能状态、心律失常性质选择抗心律失常药物，应用一种静脉抗心律失常药物后疗效不满意，应先审查用药是否规范、剂量是否足够。一般不建议短期内换用或合用另外一种静脉抗心律失常药物，宜采用非药物方法如电复律或食管调搏等终止心律失常。序贯或联合应用静脉抗心律失常药物易致药物不良反应及促心律失常作用，仅在处理室性心动过速或心室颤动风暴状态或其他顽固性心律失常时才考虑序贯或联合用药。

（一）房性心动过速（房速）

【急诊思路】

1. 房速多见于老年人或器质性心脏病，尤其是心房明显扩大者，也可发生于无器质性心脏病者。

2. 常为突发骤止，呈阵发性发作，短则数秒、数分，长则数天、数周不等。患者常有心悸、胸闷、乏力、胸痛、四肢冷汗，偶可晕厥。有时伴恶心、多尿和便意。

3. 房速时心律规则，心率一般多在 140～220 次/分之间。如同时伴有房室不同比例下传，心室律可不规则。

4. 根据发生机制的不同，分为房内折返性心动过速和自律性房性心动过速。

5. 由于心房不受迷走神经张力增高的影响，故采用刺激迷走神经方法（如颈动脉窦按摩）不能终止心动过速发作，但可减慢心室率，并在心电图中暴露房性 P 波，有助于与其他阵发性室上性心动过速相鉴别。

【急诊处理】

1. 短阵房速如无明显血流动力学影响，可以观察，处理存在引起房速的病因和诱因。

2. 持续房速可选择药物治疗。终止房速的药物可用普罗帕酮、胺碘酮。当无法终止或有药物禁忌时，可考虑控制室率，使用洋地黄类、β 受体阻滞剂和非二氢吡啶类钙拮抗剂。普罗帕酮应避免用于冠心病及心功能不全患者，胺碘酮长期应用应注意不良反应。

3. 慢性持续性房速是自律性房性心动过速中的特殊类型，是心动过速型心肌病的主要原因。急诊处理主要以维持血流动力学稳定、治疗心衰为主。对心律失常本身，可使用洋地黄或胺碘酮控制心室率。因存在心力衰竭，急诊情况下慎用 β 受体阻滞剂，禁用 I 类抗心律失常药（如普罗帕酮）、索他洛尔和非二氢吡啶类钙拮抗剂。建议射频消融根治房速。

（二）室上性心动过速（室上速）

【急诊思路】

1. 包括阵发性房室折返性心动过速及阵发性房室结折返性心动过速。

2. 室上速多见于无器质性心脏病的中青年。

3. 突发突止，QRS 波群形态正常或宽大畸形（显性预激或伴束支阻滞）；心率 150～250 次/分；血流动力学障碍、发作室率＞200 次/分时提示危重。

【急诊处理】

1. 刺激迷走神经方法

在发作早期使用效果较好。

2. 药物治疗

无心功能受损推荐首选维拉帕米、普罗帕酮终止室上速。腺苷具有起效快、作用迅速的特点，可终止室上速发作，对有冠心病患者、严重支气管哮喘、预激综合征患者不宜选用。心功能受损者可选用胺碘酮、洋地黄类药物。

3. 药物不能终止时可考虑食管心房调搏或电转复

同步直流电复律，单向波能量 100～200J，双向波能量 50～100J。

（三）心房颤动和心房扑动

【急诊思路】

1. 可发生于器质性心脏病或无器质性心脏病的患者。

2. 心电图窦性 P 波消失，房颤者，f 波频率 350～600 次/分，R－R 间期绝对不等。房扑者，F 波频率在 250～350 次/分，QRS 波群形态和时限正常。合并预激、高度房室传导阻滞、房扑呈 1:1 房室传导需紧急处理。

3. 症状受原有基础心脏疾病以及心室率快慢的影响，可有心悸、胸闷、多尿。可诱发急性心力衰竭、休克、晕厥或心绞痛发作。房颤或房扑发生后还易引起心房内血栓形成，部分血栓脱落可引起体循环栓塞。

【急诊处理】

1. 抗凝治疗

对于急性期有转律可能的患者，无论房颤持续时间，均应抗凝治疗。

(1) 房颤发作时间<48 小时，如果伴有血流动力学障碍，在应用肝素或低分子肝素下，立即行电转复。转复后，有栓塞危险因素者，需要长期抗凝；无栓塞危险因素者，不需要长期抗凝。

(2) 对于房颤发作时间≥48 小时或是持续时间不明的患者，在复律前应该行抗凝治疗，使用维生素 K 拮抗剂将 INR 控制在 2.0～3.0 至少 3 周。转复后继续抗凝至少 4 周，CHA2DS2－VASc≥2 分者需长期口服抗凝药物治疗。亦可在复律前，行食管超声检查，如无心房血栓，可缩短 3 周的抗凝时间，提前复律治疗。

2. 转复节律

(1) 血流动力学不稳定的房颤考虑行急性同步电复律治疗。

(2) 急诊房颤发作持续时间<48 小时者，如无复律禁忌证，应考虑积极复律。

(3) 阵发性房颤发作持续时间≥48 小时或房颤发作持续时间不明的患者，可考虑在有效抗凝治疗 3 周后进行复律。

(4) 复律药物的选择　无器质性心脏病患者，可选用普罗帕酮、伊布利特或胺碘酮转复房颤；有器质性心脏病可应用胺碘酮转复房颤。

3. 心室率管理

大多数血流动力学稳定的快速房颤患者都应控制心室率。不伴心衰、低血压或预激综合征的患者，可选择静脉 β 受体阻滞剂、非二氢吡啶类钙拮抗剂来控制心室率；合并心衰者可选用洋地黄制剂；合并器质性心脏病、心肌梗死时可选择静脉胺碘酮治疗。

4. 基础病因或诱因治疗

5. 房室结消融及永久起搏器

对于心室率快速、症状明显，且药物治疗效果不佳，同时节律控制策略又不适合的患者可行房室结消融及永久性起搏器植入达到心室率控制的目的。

6. 同步电复律

伴有预激综合征的房颤患者，血流动力学不稳定患者应首选同步电复律。血流动力学稳定的患者可用静脉普罗帕酮。胺碘酮用于预激综合征伴房颤存在争议。禁用洋地黄、β 受体阻滞剂、非二氢吡啶类钙拮抗剂。复律后建议射频消融治疗。

7. 房扑

总体治疗原则和措施与房颤相同。

(四) 室性期前收缩(室早)

【急诊思路】

典型的心电图特征：提前发生的宽大畸形的 QRS 波群，其前无 P 波，其后有完全性代偿间期，T 波的方向与 QRS 主波方向相反。

【急诊处理】

并非所有室早都需急诊处理，只是合并心肌缺血、急性或严重心功能不全或某些特殊情况(如低钾血症、洋地黄中毒、Q-T 间期延长综合征、严重心律失常等)才应该急诊治疗，而且处理的主要措施是对原发病和诱发因素的治疗；无器质性心脏病的室早患者症状严重无法耐受时可应用 β 受体阻滞剂治疗。

(五) 非持续性室性心动过速

【急诊思路】

非持续性室性心动过速指心电图连续出现 3 个及以上的室性期前收缩，持续时间小于 30 秒。

【急诊处理】

1. 无器质性心脏病的非持续性室性心动过速一般不是恶性心律失常的先兆，除注意纠正诱因外，一般不需特殊处理，症状明显者可口服 β 受体阻滞剂。

2. 无器质性心脏病的非持续性多形性室速应评价是否有离子通道疾病。

3. 发生于器质性心脏病的非持续性室性心动过速很可能是恶性心律失常的先兆，应纠正存在的病因和诱因，在此基础上 β 受体阻滞剂有助于改善症状和预后。室速发作频繁可以按持续性室速处理。

(六) 持续性单形性室性心动过速

【急诊思路】

持续性单形室速是指发作持续时间>30 秒或不到 30 秒但伴血流动力学不稳定。分为伴有器质性心脏病的单形性室性心动过速和不伴有器质性心脏病的特发性室性心动过速。

【急诊处理】

1. 有器质性心脏病的持续性单形性室性心动过速

(1) 治疗基础心脏病及纠正诱因。

(2) 有血流动力学障碍者应立即同步直流电复律。

(3) 血流动力学稳定的单形性室速可首先使用抗心律失常药：首选胺碘酮，利多卡因只在胺碘酮不适用、无效或合并心肌缺血时作为次选药物。

(4) 伴器质性心脏病的持续性单形性室性心动过速患者应当安装 ICD；导管消融是缺血性心脏病合并持续性单形性室速的一线治疗。

2. 特发性室速

(1) 持续发作时间过长且有血流动力学改变者宜电复律。

(2) 对起源于右心室流出道的特发性室速可选用维拉帕米、普罗帕酮、β 受体阻滞剂或利多卡因；对左心室特发性室速，首选维拉帕米，也可使用普罗帕酮。

(3) 终止后应建议患者射频消融治疗。

(七) 多形性室性心动过速 (多形性室速)

【急诊思路】

多形性室速是指 QRS 形态在任一心电图导联上不断变化、节律不规则的室性心动过速，频率 100~250 次/分。常见于器质性心脏病，持续性多形性室速可蜕变为室扑或室颤，造成严重血流动力学障碍。

【急诊处理】

1. 血流动力学不稳定的多形性室速

应按室颤处理，及早电复律并进行心肺复苏。

多形性室速根据有否 Q-T 间期延长(校正的 Q-T 间期女性>480ms，男性>470ms)，分为 Q-T 间期延长的尖端扭转性室速(TdP)、Q-T 间期正常的多形性室速和短 Q-T 间期多形性室速。

(1) 尖端扭转型室速分为　①获得性 Q-T 间期延长尖端扭转型室速。积极纠正危险因素，治疗上停用可引起 Q-T 间期延长的药物；硫酸镁静脉点滴；将血钾浓度维持在 4.5~5.0mmol/L；并发心动过缓及有长间歇者予临时起搏治疗，在未行临时起搏治疗之前，可使用异丙肾上腺素提高心室率，但不宜用于冠心病患者，阿托品也可用于提高心室率；对获得性 Q-T 间期延长合并尖端扭转型室速不推荐使用抗心律失常药。②先天性 Q-T 间期延长的尖端扭转型室速。β 受体阻滞剂作为首选药物，急性期即开始使用，长期治疗建议植入埋藏式体内除颤器(ICD)。

(2) 正常 Q-T 间期多形性室速　常见于器质性心脏病。处理强调病因和诱因的纠正，伴发于急性心肌缺血的多形性室速及时进行急诊血运重建或主动脉内球囊反搏。在纠正病因和诱因的同时，若室速发作频繁，可应用 β 受体阻滞剂、胺碘酮。

(3) 短 Q-T 间期多形性室速　是一种多基因遗传性心律失常性疾病，有猝死高度危险的综合征。心电图表现为 Q-Tc 间期(Q-Tc 间期≤340 毫秒)明显缩短、胸前导联 T 波对称性高而尖。急性发作时予电复律，长期治疗考虑 ICD。药物治疗：奎尼丁治疗有效，索他洛尔和伊布利特无效。

2. 特殊类型的多形性室速

(1) 伴短联律间期的多形性室速　通常无器质性心脏病证据，特征是无论单一或诱发多形性室速的室性期前收缩均有极短联律间期(280~300 毫秒)，窦性心律时 T 波和 Q-T 间期均正常。血流动力学稳定者为终止发作首选维拉帕米静脉注射，血流动力学不稳定者应即刻电复律。长期治疗建议安装 ICD。

(2) Brugada 综合征　心电图表现为右束支传导阻滞图形和 V_1~V_3 导联 ST 段马鞍形抬高，Q-T 间期正常，有多形性室速或室颤发作。主要症状为晕厥或猝死，多在夜间睡眠中发生。发生血流动力学障碍时，首选同步直流电复律；反复发作者静脉应用异丙肾上腺素减少发作。置入 ICD 是 Brugada 综合征患者预防猝死的唯一有效方法。

(3) 儿茶酚胺敏感性多形性室速　是指无器质性心脏病患者在应激情况下发生的多形性室速，导致发作性晕厥，可进展为心室颤动，多见于青少年，静息心电图正常。血流动力学障碍患者首选同步直流电复律；血流动力学稳定者，首选 β 受体阻滞剂治疗；植入 ICD 是预防心源性猝死的有效方法。

(八)心室颤动/心室扑动/无脉性室性心动过速

【急诊思路】

室颤心电图特点为连续、不规则且振幅较小波动，QRS 波群和 T 波完全消失，细颤波幅<0.5mV，频率 250~500 次/分；室扑心电图为连续、均齐波动的波形，无法分辨 QRS 波群、ST 段和 T 波，频率>200 次/分；无脉性室速指出现快速致命性室性心动过速不能启动心脏机械收缩，心排血量为零或接近为零。患者表现为突然意识丧失、抽搐。听诊心音及脉搏消失，血压测不到，呼吸呈叹息样，继之呼吸停止。

【急诊处理】

1. 院外无目击者的患者

急救人员到达现场应立即进行初级心肺复苏（CPR）。院内有目击者的患者：若有除颤器，可立即进行电复律。

2. 尽早电除颤

一旦取得除颤器，应立即以予最大能量（双相波 200J，单相波除颤器 360J）非同步直流电复律，除颤后立即重新恢复 CPR，直至 5 个周期的按压与通气后核实心律，确定是否需要再次除颤。

3. 药物治疗

(1) 肾上腺素　静脉应用肾上腺素，每次 1mg，每 3～5 分钟重复一次。

(2) 对 CPR、电复律和肾上腺素无效时可快速静脉注射胺碘酮。

(3) 无胺碘酮或不适用时可用利多卡因。

(4) 硫酸镁　当心脏停搏为尖端扭转型室速时，可以给予硫酸镁。

(5) 因室颤或无脉性室性心动过速导致心脏停搏恢复自主循环后，若血流动力学稳定可以考虑开始使用 β 受体阻滞剂。

（九）室速/室颤风暴

【急诊思路】

室速/室颤风暴是指 24 小时内自发的室速/室颤≥2 次，并需要紧急治疗的临床综合征。

【急诊处理】

1. 电复律

在室速/室颤风暴发作期，必须尽快对每一次有血流动力学障碍的室颤/室速发作进行电复律。

2. 纠正诱因、加强病因治疗

急性心肌梗死患者伴室速风暴，及时再灌注治疗是控制心律失常的基础，必要时应考虑行主动脉内球囊反搏治疗。

3. 抗心律失常药物

静脉联合使用胺碘酮和 β 受体阻滞剂；无效或不能使用上述药物可考虑静脉利多卡因；对于发生室速/室颤风暴的患者，也可静脉注射尼非卡兰（负荷剂量＋维持剂量）进行治疗。

4. 置入电极

对持续单形室速，频率＜180 次/分且血流动力学相对稳定者，可置入心室临时起搏电极，在发作时进行快速刺激终止。

5. 镇静、抗焦虑治疗

应给予镇静、抗焦虑等治疗，必要时行气管插管深度麻醉。

6. 导管消融

若治疗失败、不能耐受胺碘酮或其他抗心律失常药物，推荐导管消融。

7. ICD

若患者已安装 ICD，调整 ICD 的参数，以便能更好地识别和终止心律失常发作。

8. 神经节阻滞

对难治性电风暴患者进行神经节阻滞可显著减少心律失常复发。

(十) 宽 QRS 波心动过速

【急诊思路】

频率超过安静时的窦性上限频率(120 次/分),QRS 波宽度超过 120ms 的心动过速。以室速最为常见,也可见于室上性心律失常伴有室内差异性传导、束支或室内传导阻滞、部分或全部经房室旁路前传的快速室上性心律失常。

【急诊处理】

1. 血流动力学若不稳定,即使不能立即明确心动过速的类型,也可直接同步电复律。

2. 血流动力学稳定者,可询问病史,了解既往发作情况以及诊断和治疗措施。

3. 通过 12 导联心电图和(或)食管心电图寻找室房分离的证据。若有室房分离,则可明确为室速。若无室房分离或无法判断,则不要求做出十分精确的诊断,按照室速处理。

4. 血流动力学稳定的宽 QRS 心动过速若明确为室上速,按室上速处理。

(十一) 缓慢性心律失常

【急诊思路】

常见的可造成血流动力学障碍的情况包括严重的窦性心动过缓、窦性停搏、窦房阻滞、快慢综合征、房室传导阻滞等。严重的心动过缓可造成低血压、心绞痛、心衰加重、黑矇或晕厥等,需要紧急处理。

【急诊处理】

1. 心动过缓造成血流动力学障碍

如低血压、心绞痛、心衰加重、晕厥前兆或晕厥等造成血流动力学障碍,需要紧急处理。无灌注的缓慢性心律失常应实施心肺复苏。

2. 药物治疗

首选阿托品,二线药物包括肾上腺素、异丙肾上腺素和多巴胺。

3. 起搏治疗

有血流动力学障碍的心动过缓,应尽早起搏治疗。

4. 积极寻找并治疗可逆性诱因

包括肺栓塞、急性下壁心肌梗死、心肌炎、低血容量、低氧、心包压塞、张力性气胸、酸中毒、药物过量、体温过低和高钾血症等。

(姚丹林)

四、急性冠脉综合征

【概述】

急性冠脉综合征(ACS)是指冠状动脉粥样硬化斑块破裂、继发冠状动脉管腔内完全或不完全血栓性闭塞为病理基础的临床综合征。ACS 强调了易损和高危动脉粥样斑块致急性缺血事件的概念,在大多数成人中,ACS 可能是心脏性猝死或心绞痛的最主要原因。

ACS 包括不稳定型心绞痛(UA)、非 ST 段抬高型心肌梗死(NSTEMI)和 ST 段抬高型心肌梗死(STEMI)。其中 NSTEMI 与 UA 合称非 ST 段抬高型急性冠脉综合征(NSTE-ACS)。

【急诊思路】

1. ACS 的病因

(1) 基本病因　为冠状动脉严重狭窄和(或)易损斑块破裂或糜烂所致的急性血栓形成，伴或不伴血管收缩、微血管栓塞，可引起冠状动脉血流减低和心肌缺血。

(2) 少数 ACS 由非动脉粥样硬化性疾病所致　如其他原因导致的急性冠状动脉供血不足(血管痉挛型心绞痛、冠状动脉栓塞和动脉炎)和非冠状动脉原因导致的心肌供氧 - 需氧不平衡(低血压、严重贫血、高血压病、心动过速、严重主动脉瓣狭窄等)。

2. 病史及查体要点

(1) NSTE - ACS 的临床特点

①部位　胸骨体上段或中段之后或心前区，常向左臂内侧、左肩放射。

②性质　压迫感、压榨样、紧缩性疼痛，偶伴恐惧、濒死感。

③长时间(>20 分钟)静息型心绞痛。

④新发心绞痛　表现为自发性心绞痛或劳力型心绞痛(CCS Ⅱ 或 Ⅲ 级)。

⑤过去稳定型心绞痛最近 1 个月内症状加重，且具有至少 CCS Ⅲ 级的特点(恶化型心绞痛)。

⑥心肌梗死后 1 个月内发作心绞痛。

⑦体征　可伴面色苍白、出冷汗，血压升高、心率增快。

(2) STEMI 的临床表现

①先兆　新发生持续型心绞痛，或原有心绞痛持续性加重。

②疼痛　程度重、时间长、休息或含化硝酸甘油无效。

③全身症状　出冷汗、乏力、头晕。

④胃肠道症状　恶心、呕吐、上腹胀痛。

⑤心律失常　尤以室性期前收缩、房室传导阻滞最多见。

⑥低血压和休克　休克发生约 20%，主要为心肌广泛坏死>40%，心排血量急剧下降所致。

⑦心力衰竭　主要是急性左心衰竭，严重者可发生肺水肿。

⑧体征　心界轻、中度增大；心率增快，少数可减慢；第一心音减弱，可出现第四心音、收缩期杂音和心包摩擦音。血压可能降低，可有与心律失常、休克或心力衰竭有关的其他体征。

3. 急诊检查要点

(1) 心电图　首次医疗接触(FMC)后 10 分钟内应进行 12 导联心电图检查,如果患者症状复发或诊断不明确，应复查 12 导联心电图。如果怀疑患者有进行性缺血而且常规 12 导联心电图结论不确定，建议加做 $V_{3R} \sim V_{5R}$、$V_7 \sim V_9$ 导联心电图。

①STEMI 典型心电图改变包括　病理性 Q 波；ST 段抬高，呈弓背向上型；T 波倒置；动态性改变。

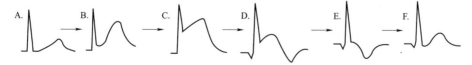

②NSTE - ACS 心电图　相应导联 ST 段压低≥0.1mV，ST - T 动态变化是 NSTE - ACS

最可靠的心电图表现。

③定位诊断(表3-1-3)

表3-1-3　STEMI的定位诊断

梗死部位	特征性改变的导联	可能梗死的相关动脉
前间壁	V_1，V_2，V_3	左前降支的室间隔支
前侧壁	V_5，V_6，Ⅰ，aVL	左前降支对角支，左回旋支的钝缘支及右侧支或右冠发出的对角支
高侧壁	Ⅰ，aVL	左回旋支的钝缘支及左前降支对角支
广泛前壁	V_1～V_5	左冠脉主干或左前降支加左回旋支
下壁	Ⅱ，Ⅲ，aVF	右冠脉或左回旋支发出的后降支
正后壁	V_7～V_9，V_1～V_2对应改变	右冠脉房室支和左冠脉的回旋支
右心室	V_{3R}～V_{5R}	右冠脉右室前降支和右室后支，右冠脉和左冠脉回旋支

(2)实验室检查　ACS患者可进行以下实验室检查(表3-1-4)，但STEMI不能因检查而延迟再灌注治疗。

表3-1-4　实验室检查

血清心肌标记物(再灌注治疗无须等待此项结果)
血常规
凝血
电解质
肌酐和尿素氮
血糖和血脂
BNP/NT-proBNP

心肌肌钙蛋白I/T(cTnI/T)是用于AMI诊断的特异度高、敏感度好的生物学标志物，高敏感方法检测的cTnI/T称为高敏肌钙蛋白(hs-cTn)。推荐首选hs-cTn检测，如果结果未见增高(阴性)，应间隔1～2小时再次采血检测，并与首次结果比较，若结果增高超过30%，应考虑急性心肌损伤的诊断。若初始两次检测结果仍不能明确诊断而临床提示ACS可能，则在3～6小时后重复检查。与cTn比较，肌酸激酶同工酶(CK-MB)在心肌梗死后迅速下降，在AMI早期hs-cTn升高阶段，肌酸激酶同工酶对于判断再梗死有益，对判断心肌损伤的时间可提供补充价值。同时查验BNP或NT-proBNP有助于临床判断和评价病情。

(3)无创影像学检查

①建议行超声心动图评估心脏结构、运动与功能，同时具有确诊或鉴别诊断意义。

②对无反复胸痛、心电图正常和cTn(首选hs-cTn)水平正常但疑似ACS的患者，建议在决定有创治疗策略前进行无创药物或运动负荷检查以诱导缺血发作。

③当冠心病可能性为低或中危，且cTn和(或)心电图不能确定诊断时，可考虑冠状动脉CT血管成像以排除ACS。

(4)冠状动脉造影　冠状动脉造影仍是诊断冠心病的重要方法，可以直接显示冠状动脉狭窄程度，对决定治疗策略及协助评估预后有重要意义。

【诊断和鉴别诊断】

1. 诊断

(1)不稳定型心绞痛(UA)　cTn阴性，缺血性胸痛，心电图表现为一过性ST段压低或

T 波低平、倒置，少见 ST 段抬高(变异型心绞痛)。

(2) 非 ST 段抬高型心肌梗死(NSTEMI) cTn＞99th 正常参考值上限 (ULN) 或 CKMB＞99thULN，并同时伴有下列情况之一或以上者。持续缺血性胸痛；心电图表现为新发的 ST 段压低或 T 波低平、倒置；超声心动图显示节段性室壁活动异常；冠状动脉造影异常。

(3) ST 段抬高型心肌梗死(STEMI) cTn＞99thULN 或 CK－MB＞99thULN，心电图表现为 ST 段弓背向上抬高，伴有下列情况之一或以上者。持续缺血性胸痛；超声心动图显示节段性室壁活动异常；冠状动脉造影异常。

2. 鉴别诊断

(1) 主动脉夹层 胸痛一开始即达高峰，常放射到背、肋、腹、腰和下肢，两上肢的血压和脉搏可有明显差别，可有主动脉瓣关闭不全的表现，但无血清心肌坏死标记物升高。超声心动图和主动脉 CTA 有助诊断。

(2) 急性肺动脉栓塞 可发生胸痛、咯血、呼吸困难和休克。心电图可表现为 $S_I Q_{III} T_{III}$，常有低氧血症，肺通气灌注扫描异常，肺动脉 CTA 可检出肺动脉大分支血管的栓塞。AMI 和肺动脉栓塞时 D－二聚体均可升高。

(3) 急腹症 急性胰腺炎、消化性溃疡穿孔、急性胆囊炎、胆石症等，均有上腹部疼痛，可能伴休克。询问病史、体格检查、心电图及心肌损伤标志物测定可协助鉴别。

3. 风险评估

(1) NSTE－ACS 结合患者病史、症状、生命体征、体检发现、心电图和实验室检查，给出初始诊断和最初的缺血性及出血性风险分层。

①GRACE 风险评分 对入院和出院提供了最准确的风险评估。应用于此风险计算的参数包括年龄、收缩压、脉率、血清肌酐、就诊时的 Killip 分级、入院时心脏停搏和心脏生物标志物升高 ST 段变化。在 GRACE 评分基础上，GRACE 2.0 风险计算器可直接评估住院、6 个月、1 年和 3 年的病死率，同时还能提供 1 年死亡或心肌梗死联合风险。

②TIMI 风险评分 包括 7 项指标，即年龄≥65 岁、≥3 个冠心病危险因素(高血压、糖尿病、冠心病家族史、高脂血症、吸烟)、已知冠心病(冠状动脉狭窄≥50%)、过去 7 日内服用阿司匹林、严重心绞痛(24 小时内发作≥2 次)、ST 段偏移≥0.5mm 和心肌损伤标志物增高，每项 1 分。TIMI 风险评分使用简单，但其识别精度不如 GRACE 风险评分和 GRACE 2.0 风险计算。

③出血风险评估 对于接受冠状动脉造影的 ACS 患者，CRUSADE 评分的应用价值较高。CRUSADE 评分考虑患者基线特征(即女性、糖尿病史、周围血管疾病史或卒中)、入院时的临床参数(即心率、收缩压和心力衰竭体征)和入院时实验室检查(即血细胞比容、校正后的肌酐清除率)，评估患者住院期间发生严重出血事件的可能性。

(2) STEMI 风险评估是一个连续的过程，需根据临床情况不断更新。高龄、女性、Killip Ⅱ～Ⅳ级、既往心肌梗死史、心房颤动、前壁心肌梗死、肺部啰音、收缩压＜100mmHg、心率＞100 次/分、糖尿病、肌酐增高、cTn 明显升高等是 STEMI 患者死亡风险增加的独立危险因素。溶栓治疗失败、伴有右心室梗死和血流动力学异常的下壁 STEMI 患者病死率增高。合并机械性并发症的 STEMI 患者死亡风险增大。冠状动脉造影可为 STEMI 危险分层提供重要信息。

【急诊处理】

1. 急诊一般处理

来诊后，即给患者开通静脉通路，行心电监护，准备急救复苏物品（包括除颤器）。10

分钟内完成心电图检查，进行肌钙蛋白、肌酸激酶同工酶的检查。如患者最初心电图无法确诊，症状持续存在，间隔 10 分钟重复心电图检查，监测 ST 段改变。STEMI 患者从到达至开始溶栓应在 30 分钟内，如选择冠状动脉介入治疗（PCI）应在 90 分钟内。

（1）氧疗　对 ACS 合并动脉血氧饱和度<90%、呼吸窘迫或其他低氧血症高危特征的患者，应给予辅助氧疗。

（2）镇痛　对没有禁忌证且给予最大耐受剂量抗心肌缺血药之后仍然有持续缺血性胸痛的 ACS 患者，可静脉注射硫酸吗啡。

（3）他汀类药物治疗　ACS 患者如无禁忌证，应尽早启动强化他汀治疗，并长期维持。

2. 抗心肌缺血药物治疗

（1）硝酸酯类　推荐舌下或静脉使用硝酸酯类药物缓解心绞痛。如患者有反复心绞痛发作，难以控制的高血压或心力衰竭，推荐静脉使用硝酸酯类药物。患者收缩压<90mmHg或较基础血压降低>30%、严重心动过缓（<50 次/分）或心动过速（>100 次/分）、拟诊右心室梗死的 STE MI 患者不建议使用硝酸酯类药物。

（2）β 受体阻滞剂　存在持续缺血症状的 ACS 患者，如无禁忌证，推荐早期使用（24 小时内）β 受体阻滞剂，并建议继续长期使用，争取达到静息目标心率 55～60 次/分，除非患者心功能 Killip 分级 Ⅲ级或以上。

（3）长效二氢吡啶类钙离子拮抗剂（CCB）　疑似或确诊变异型心绞痛的患者，或在应用 β 受体阻滞剂和硝酸酯类药物后患者仍然存在心绞痛症状或难以控制的高血压，可加用长效二氢吡啶类 CCB，不推荐 STEMI 患者使用短效二氢吡啶类 CCB。

（4）ACEI/ARB　无 ACEI 禁忌证的患者均可长期服用 ACEI，不能耐受 ACEI 者用 ARB 替代。

3. 抗血小板治疗

（1）阿司匹林　阿司匹林是抗血小板治疗的基石，如无禁忌证，无论采用何种治疗策略，所有患者均应口服阿司匹林首剂负荷量 150～300mg（未服用过阿司匹林的患者）并以 75～100mg/d 的剂量长期服用。

（2）P_2Y_{12} 受体抑制剂　除非有极高出血风险等禁忌证，在阿司匹林基础上应联合应用 1 种 P_2Y_{12} 受体抑制剂，并维持至少 12 个月。替格瑞洛（180mg 负荷剂量，90mg/次、2 次/天维持）或氯吡格雷（负荷剂量 300～600mg，75mg/d 维持）。

（3）GPI　国内目前使用的 GPI 主要为替罗非班。和阿昔单抗相比，小分子替罗非班具有更好的安全性。应考虑在 PCI 过程中使用 GPI，尤其是高危（cTn 升高、合并糖尿病等）或血栓并发症患者，但不建议早期常规使用 GPI。

4. 抗凝治疗

对于接受溶栓治疗的 STEMI 患者，至少接受 48 小时抗凝治疗（最多 8 天或至血运重建。拟行 PCI 的 ACS 患者，PCI 术后可停用抗凝药物，除非有其他治疗指征。

（1）普通肝素　未接受任何抗凝治疗的 ACS 患者可使用普通肝素 70～100U/kg（如果联合应用 GPI，则给予 50～70U/kg 剂量）。初始普通肝素治疗后，PCI 术中可在活化凝血时间（ACT）指导下追加普通肝素（ACT≥225 秒）。

（2）低分子肝素　PCI 时可考虑使用低分子肝素作为抗凝药。不建议普通肝素与低分子肝素交叉使用。

（3）磺达肝癸钠　对于 NSTE－ACS 患者，可使用磺达肝癸钠(2.5mg/d，皮下注射)，具有良好的药效和安全性。

（4）比伐卢定　PCI 时比伐卢定(静脉推注 0.75mg/kg，然后以 1.75mg/(kg•h)，术后维持 3～4 小时)可作为普通肝素联合 GPI 的替代治疗。

5. 溶栓治疗

溶栓治疗快速、简便，在不具备 PCI 条件的医院或因各种原因使 FMC 至 PCI 时间明显延迟时，对有适应证的 STEMI 患者，静脉内溶栓仍是好的选择，院前溶栓效果优于入院后溶栓。NSTE－ACS 不推荐溶栓治疗。

（1）STEMI 溶栓治疗适应证

①对发病 3 小时内的患者，溶栓治疗的即刻疗效与直接 PCI 基本相似，建议有条件时可在救护车上开始溶栓治疗。

②发病 12 小时以内，FMC 至 PCI 时间延迟大于 120 分钟，建议无禁忌证者行溶栓治疗。

③发病 12～24 小时仍有进行性缺血性胸痛和至少 2 个胸前导联或肢体导联 ST 段抬高＞0.1mV，或血流动力学不稳定的患者，若无直接 PCI 条件，建议溶栓治疗是合理的。

（2）STEMI 溶栓治疗禁忌证

①既往脑出血史。

②已知脑血管结构异常(如动静脉畸形)。

③颅内恶性肿瘤。

④3 个月内缺血性卒中(不包括 4～5 小时内急性缺血性卒中)。

⑤可疑主动脉夹层。

⑥活动性出血或出血性倾向(不包括月经来潮)。

⑦3 个月内严重头、面部创伤。

⑧2 个月内颅内或脊柱手术。

⑨严重未控制的高血压 [收缩压＞180mmHg 和(或)舒张压＞110mmHg]，对紧急治疗无反应。

（3）溶栓药物

①替奈普酶　单次给药 30～50mg，5～10 秒弹丸式静脉注射。

②瑞替普酶　1000 万 U(18mg)缓慢静脉注射(2 分钟以上)；间隔 30 分钟同等剂量重复给药一次。使用单独的静脉通路，不能与其他药物混合给药。溶栓前先给普通肝素 60U/kg(最大量 4000U)静脉注射，溶栓结束后以 12U/(kg•h)的速度静脉滴注至少 48 小时，监测 APTT，控制在 1.5～2 倍，可连用 3～5 天。

③阿替普酶　对于症状发生 6 小时以上的患者，采取 90 分钟加速给药法：先静脉推注 15mg，继而 30 分钟内静脉滴注 0.75mg/kg(最大剂量不超过 50mg)，其后 60 分钟内再给予 0.5mg/kg(最大剂量不超过 35mg)静脉滴注。对于症状发生 6～12 小时内的患者，采取 3 小时给药法：先静脉滴注 10mg，余量每 30 分钟静脉滴注 10mg，至 3 小时滴完，最大剂量 100mg。体重在 65kg 以下的患者，给药总剂量不超过 1.5mg/kg。抗凝方案同瑞替普酶。

（4）溶栓疗效的评估　血管再通的间接判定指标。

①60～90 分钟内心电图抬高的 ST 段至少回落 50%。

②c－Tn 峰值提前至发病 12 小时内，CK－MB 峰值提前到 14 小时内。

③2 小时内胸痛症状明显缓解。

④2～3 小时内出现再灌注心律失常，如加速性室性自主心律、房室传导阻滞、束支传导阻滞突然改善或消失，或下壁心肌梗死患者出现一过性窦性心动过缓、窦房传导阻滞，伴或不伴低血压。

（5）溶栓后 PCI

①所有患者溶栓后应尽早（24 小时内）送至 PCI 中心。

②建议溶栓成功 3～24 小时内行冠状动脉造影并对梗死相关血管行血运重建。

③溶栓后出现心源性休克或急性严重心力衰竭时，建议行急诊冠状动脉造影并对相关血管行血运重建。

④对溶栓治疗失败患者行急诊补救性 PCI。

⑤溶栓成功后，如果出现再发缺血，血流动力学不稳定以及危及生命的室性心律失常或有再次闭塞证据时，建议行急诊 PCI。

6. PCI 治疗

（1）STEMI 患者 PCI 治疗建议

①发病 12 小时内（包括正后壁心肌梗死）或伴有新出现左束支传导阻滞的患者。

②伴严重急性心力衰竭或心源性休克时（不受发病时间限制）。

③发病 12～24 小时内具有临床和（或）心电图进行性缺血证据。

④对因就诊延迟（发病后 12～48 小时）并具有临床和（或）心电图缺血证据行直接 PCI。

（2）NSTE–ACS 患者 PCI 治疗建议

①建议对具有至少 1 条极高危标准的患者选择紧急侵入治疗策略（<2 小时）。

②建议对具有至少 1 条高危标准患者选择早期侵入治疗策略（<24 小时）。

③建议对具有至少 1 条中危标准（或无创检查提示症状或缺血反复发作）的患者选择侵入治疗策略（<72 小时）。

④不具有表 3–1–5 中任何一条危险标准和症状无反复发作的患者，建议在决定有创评估之前先行无创检查（首选影像学检查）以寻找缺血证据。

表 3–1–5　NSTE–ACS 患者有创治疗策略风险标准

危险分层	症状及临床表现
极高危	血流动力学不稳定或心源性休克；药物治疗无效的反复发作或持续性胸痛；致命性心律失常或心脏停搏；心肌梗死合并机械并发症；急性心力衰竭；反复的 ST–T 动态改变，尤其是伴随间歇性 ST 段抬高
高危	心肌梗死相关的肌钙蛋白上升或下降；ST–T 动态改变（有或无症状）；GRACE 评分>140
中危	糖尿病；肾功能不全 [eGFR<60ml/(min·1.73m²)]；LVEF<40%或慢性心力衰竭；早期心肌梗死后心绞痛；PCI 史；CABG 史；109<GRACE 评分<140
低危	无任何上述提及的特征

注：eGFR 为估算的肾小球滤过率，LVEF 为左心室射血分数。

7. 复杂 ACS 的治疗

（1）心源性休克、左心室功能衰竭　起始治疗包括静脉注射利尿剂和硝酸酯类药以降低心脏前后负荷。硝酸酯类的使用应从小剂量（5μg/kg）开始，逐渐增加剂量直至平均 SBP 下降 10%～15%，避免出现低血压（SBP<90mmHg）。如果需要可考虑应用主动脉气囊反搏（IABP）或将患者转送行介入治疗。

(2) 右心室梗死　右心室梗死临床表现为颈静脉怒张，Kussmaul 征和不同程度的低血压。急性下壁梗死 50%以上的患者可能发生右心室缺血或梗死。首选治疗是补充循环容量，可用 500ml 至 1～2L 生理盐水静脉滴注，但需注意监测有无肺淤血。如果补充循环容量后血压并没有改善，可给予多巴胺增加右心室收缩力。对于难治性低血压，可考虑应用 IABP 来增加重要器官血压，以减轻右心室后负荷，同时联合应用血管扩张药物。

(3) 与缺血、梗死及再灌注相关的心律失常　急性心肌缺血和心肌梗死时的室性心律失常包括室性期前收缩、室性心动过速和室颤。目前，不提倡利多卡因做预防性应用或治疗无症状预警性心律失常。

大约 1/3 的急性心梗患者由于迷走神经兴奋出现窦性心动过缓，常见于右冠状动脉闭塞所致的下壁心梗。通常有明显症状和体征时，可注射阿托品 0.5～1.0mg/次，每 3 分钟一次，直到总量 0.3～0.4mg/kg。阿托品不能应用于二度 II 型房室传导阻滞，对房室传导(结外阻滞)无效，并可因加快窦律而使阻滞加重，甚至形成三度房室传导阻滞。

经皮起搏器治疗那些因溶栓而不宜行静脉穿刺的患者，可作为急诊治疗与永久性起搏器安装间的桥梁。

10%～15%的心梗患者并发的新近房颤，通常是一过性和自限的，一般不需治疗。常见于高龄、大面积心梗、左心室肥大和心衰。心室率<110 次/分，一过性房颤不需立即治疗。应努力寻找和治疗诱发和促进房颤的潜在原因(低氧血症、心衰、电解质紊乱)。

8. 急性冠脉综合征急诊救治流程
见图 3-1-4。

（曹秋梅）

五、高血压急症

【概述】

高血压急症是指原发性或继发性高血压患者，在某些诱因作用下，血压短时间内严重升高，通常 SBP>180mmHg 和(或)DBP>120mmHg，并伴有进行性靶器官损害。高血压急症的靶器官损害主要表现为：高血压脑病、急性脑卒中、急性冠脉综合征、急性左心衰竭、主动脉夹层以及子痫前期和子痫等，围术期高血压急症和嗜铬细胞瘤危象也属于高血压急症范畴。高血压急症需要立即进行降压治疗以阻止靶器官进一步损害。需要强调的是以下几种情况也应视为高血压急症：①如果 SBP≥220mmHg 和(或)DBP≥140mmHg，无论有无症状亦应视为高血压急症；②对于妊娠期妇女或某些急性肾小球肾炎患者，高血压急症的血压升高可能并不显著，但靶器官损害更为严重；③某些患者既往血压显著增高已经造成靶器官损害，未系统降压治疗或降压治疗不充分，而在就诊时血压未达到 SBP>180mmHg 和(或)DBP>120mmHg，但检查明确提示并发急性肺水肿、主动脉夹层、心肌梗死或急性脑卒中者，也应视为高血压急症。

高血压亚急症指血压显著升高但不伴靶器官损害。患者可以有血压明显升高造成的症状，如头痛、胸闷、鼻出血和烦躁不安等。相当多的患者有服药依从性不好或治疗不足的问题，通常不需住院，但应立即进行口服联合抗高血压药治疗，评估高血压导致的心、脑、肾等靶器官损害并确定导致血压升高的可能原因。要除外急性靶器官损害需要一个检查和观察过程，高血压亚急症的诊断往往是在离开急诊前才确定的。

症状发作

↓

首次医疗接触

↓

1. 评估生命体征，保持气道通畅，维持呼吸与循环稳定
2. 询问病史，体格检查
3. 10分钟完成第一份心电图
4. 进行肌钙蛋白或肌酸肌酶同工酶检测

↓

初诊或拟诊为急性冠脉综合征

↓

1. 心电监护，吸氧，建立静脉通道，对症处理
2. 完善相关检查：心脏损伤与功能标记物、血生化、D-二聚体与凝血功能、肝肾功能等
3. 药物治疗：抗凝、抗血小板、抗缺血、他汀类药物等

ST段抬高型心肌梗死

- 冠状动脉介入治疗医院 → 直接冠状动脉介入治疗（首次医疗接触至冠状动脉介入治疗时间<90分钟）→ 转冠状动脉介入治疗医院 → 不成功 → 补救性冠状动脉介入治疗
- 非冠状动脉介入治疗医院 → 评估风险，预计首次医疗接触至冠状动脉介入治疗时间<120分钟，可转运至冠状动脉介入治疗医院 → 静脉溶栓（最好在到达医院30分钟内实施）→ 成功 → 3~24小时内行冠状动脉造影和血运重建治疗

非ST段抬高型心肌梗死

- 极高危 → 2小时内介入治疗
- 高危 → 24小时内介入治疗
- 中危 → 72小时内介入治疗
- 低危 → 无创检查与评估

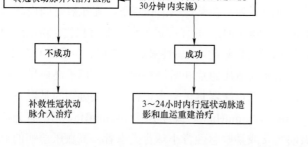

图 3-1-4 急性冠脉综合征救治流程

中国成人高血压患病率为 25.2%，测算人数为 2.7 亿，其中 1%~2% 的高血压患者发生高血压急症，高血压急症发病急，预后差，急性期病死率达 6.9%，未经及时救治的高血压急症患者 12 个月内死亡率达 50%。因高血压来急诊的患者多数具有头痛、头晕、胸闷、心慌等主观症状，由于高血压急症临床表现的多样化，需要对急诊的高血压患者进行危险评估或分层，以制订规范的救治计划。

【急诊思路】

根据高血压急症和亚急症的定义，其诊断标准见表 3-1-6。

表 3-1-6　高血压急症和亚急症诊断标准

诊断条件：
1. 近期血压有明显的升高
2. 血压高于正常，通常在 180/120mmHg 以上
3. 通常有血压升高相关的症状
4. 有急性或进行性的心、脑、肾、大血管等靶器官损害

诊断标准：
符合条件 1、2、4(或符合全部条件)者诊断为高血压急症
符合条件 1、2、3，排除条件 4 者诊断为高血压亚急症
仅有条件 1、2 时，不能确认为高血压危象，但可以参照高血压亚急症控制血压

　　根据上述的诊断条件和标准，急诊科对于伴有高血压的急症患者首先要评估其血压升高是否为近期的变化，其次是急性靶器官损害的存在与否或能否排除急性靶器官损害(表 3-1-7)。除了病史的采集、分析和重点查体外，某些特殊检查对于评估是否存在急性靶器官损害是非常重要的(表 3-1-8)。

表 3-1-7　高血压急症患者靶器官损害临床表现

高血压急症靶器官损害	临床表现
急性脑卒中	脑梗死：失语，面舌瘫，偏身感觉障碍，肢体偏瘫，意识障碍，癫痫样发作
	脑出血：头痛、喷射性呕吐，可伴有不同程度意识障碍、偏瘫、失语，动态起病，常进行性加重
	蛛网膜下隙出血：剧烈头痛、恶心、呕吐，颈背部疼痛，意识障碍，抽搐，偏瘫，失语，脑膜刺激征
急性心力衰竭	呼吸困难、发绀、咳粉红色泡沫痰等，查体可见肺部啰音、心脏扩大、心率增快、奔马律等
急性冠脉综合征	急性胸痛、胸闷，放射性肩背痛，咽部紧缩感，烦躁，出汗，心悸，超声心动图有缺血表现，心肌梗死患者心肌损伤标志物阳性
急性主动脉夹层	撕裂样胸痛，累及血管相应的临床表现(如周围脉搏的消失，少尿、无尿，消化道出血等)
高血压脑病	急性发作剧烈头痛、恶心及呕吐，意识障碍，常见进展性视网膜病变
子痫前期或子痫	孕妇在妊娠 20 周到分娩后第 1 周之间血压升高、蛋白尿或水肿，可伴有头痛、头晕、视物模糊、上腹不适、恶心等症状，子痫患者可发生抽搐甚至昏迷

表 3-1-8　高血压急症和亚急症的评估要点

1. 血压的近期变化(近期血压升高的速度、幅度)和是否有相关症状
2. 有无急性靶器官损害的临床症状，如胸痛、呼吸困难、剧烈头痛伴呕吐等
3. 重点查体：如神经系统查体(神志、运动、感觉、语言、病理征、脑膜刺激征)、循环系统查体(心脏和大血管如颈静脉怒张、奔马律、肺部啰音等)，眼底检查(如有新发的出血、渗出及视乳头水肿提示高血压急症)，双侧上肢血压不对称警惕主动脉夹层，目的是发现和确认靶器官损害的体征
4. 重点的特殊检查(包括快速的床旁检测)如下
(1)床旁快速检查心肌损伤标志物、心衰标志物、血栓标志物、血糖等
(2)血尿常规、便潜血、凝血功能、血生化、血气分析
(3)心电图
(4)头颅 CT 扫描，必要时头颅 MRI
(5)超声心动图
(6)X 线胸片
(7)胸部 CT 扫描
5. 急性靶器官损害诊断能否成立或能否排除
6. 是否需要紧急降低血压
7. 紧急降压的速度和初步血压目标

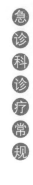

【急诊处理】

1. 开始治疗前需明确是否需要紧急降压及降压速度和幅度。

2. 紧急降压应在抢救室或重症监护室进行。

3. 紧急降压是靶器官急症救治措施之一，目的是保护靶器官。

4. 如需紧急降压，应在 30 分钟~1 小时内将血压降低到安全的水平(达到初步血压目标)。

5. 降压速度和初步血压目标根据所累积的不同器官和具体病情而定(表 3-1-9)。

表 3-1-9　常见高血压急症的血压控制目标

疾病种类	降压目标
急性脑内出血	SBP 为 150~220mmHg 的自发性脑出血患者且没有急性降压治疗的禁忌证，急性期降低 SBP 到 140mmHg 是安全的；对于 SBP>220mmHg 的脑出血患者持续静脉输注降压药物进行强化治疗同时严密监测血压
蛛网膜下隙出血	高于基础血压的 20%左右，避免低血压。动脉瘤处理前可将收缩压控制在 140~160mmHg；处理动脉瘤后，应参考患者的基础血压，合理调整目标值，避免低血压造成的脑缺血
缺血性脑卒中	对于准备溶栓治疗的患者，血压控制在 180/110mmHg 以下，不溶栓患者 24 小时内降压需谨慎
急性左心衰 （急性肺水肿）	早期数小时应迅速降压，降压幅度在 25%以内，没有明确降压目标，以减轻心脏负荷、缓解心力衰竭症状为主要目的，SBP<90mmHg 禁用扩血管药物
急性冠脉综合征	降压目标为 SBP<130/80mmHg，但治疗需个体化，尤其是针对老年人群的降压需综合评估
主动脉夹层	迅速将收缩压降至 100~120mmHg，心率≤60 次/分
高血压脑病	(160~180)/(100~110)mmHg 左右，给药开始 1 小时内将 SBP 降低 20%~25%，不能大于 50%
子痫前期和子痫	<160/110mmHg，孕妇并发器官功能损伤者血压应<140/90mmHg，且不低于 130/80mmHg
应激高血压	去除诱因，不应急于药物降压，加强动脉血压监测
嗜铬细胞瘤	术前 24 小时血压<160/90mmHg，不低于 80/45mmHg
围术期高血压	年龄≥60 岁患者，血压控制目标<150/90mmHg；年龄<60 岁患者，血压控制目标<140/90mmHg；糖尿病和慢性肾病患者，血压控制目标<140/90mmHg；术中血压的波动幅度不超过基础血压的 30%

6. 如果治疗前血压非常高，如超过 220/120mmHg，建议分两步降低血压，初步血压控制目标为平均动脉压的降低幅度不超过治疗前水平的 25%。在随后的 2~6 小时内将血压降至较安全水平，通常为 160/100mmHg 左右。

7. 降低血压应选用适当的制剂静脉点滴，多数情况不需要使用负荷量(表 3-1-10、表 3-1-11)。

8. 血压测量和用药调速密度：建议初始每 3~5 分钟一次，达到初步降压目标后 15 分钟，血压稳定后 30~60 分钟。

9. 降压过程中如心率突然增快，出现新的器官缺血征象，原有症状体征突然加重且不能用其他原因解释时应减慢降压速度或暂停降压。

10. 达到初步降压目标后如病情允许可开始用口服降压药，病情稳定后 6~24 小时内停用静脉降压制剂。

11. 高血压亚急症的诊断需要排除急性靶器官损害才能确认。

12. 对于有症状的急诊高血压患者，如果不能在 30 分钟内排除急性靶器官损害，建议先按照高血压急症的要求控制血压，尤其是怀疑主动脉夹层、ACS 者。

13. 使用静脉降压药物控制血压，应在过渡到口服降压药且血压控制在安全水平、病情稳定后方可离开急诊，除非经急诊收住院。

表 3-1-10 常见高血压急症的静脉治疗药物

疾病种类	常用静脉降压药物
主动脉夹层	首选静脉 β 受体阻滞剂，如血压仍不达标，可联用其他血管扩张剂(如乌拉地尔、拉贝洛尔、硝普钠等)，应避免反射性心动过速
急性脑卒中	急性出血性脑卒中：推荐快速降压静脉药物，如乌拉地尔、拉贝洛尔 急性缺血性脑卒中：拉贝洛尔、尼卡地平片、乌拉地尔
急性心力衰竭	硝酸甘油、硝普钠、乌拉地尔
急性冠脉综合征	硝酸甘油、β 受体阻滞剂
高血压脑病	拉贝洛尔
子痫前期和子痫	拉贝洛尔
嗜铬细胞瘤	酚妥拉明、乌拉地尔、硝普钠
围术期高血压	乌拉地尔、艾司洛尔

表 3-1-11 常用静脉注射降压制剂

药名	常用剂量	类别及特点	不良反应	适应证	禁忌证
硝普钠	0.5～10μg/(kg·min)	动静脉扩张剂，立即起效持续 1～2min	恶心、呕吐、肌肉震颤、出汗	适用于大多数高血压急症，尤其是合并心衰患者	代偿性高血压(如伴动静脉分流或主动脉缩窄的高血压)。小儿、孕妇、冠状动脉或脑血管供血不足、甲状腺功能不全者、肺功能不全、严重肝肾功能不全
硝酸甘油	5～100μg/min 静脉滴注	硝酸酯类，小剂量扩张静脉，大剂量扩动、静脉，2～5min 起效，持续 5～10min	头痛、眩晕、皮肤潮红	主要用于合并急性肺水肿及急性冠脉综合征的高血压急症	颅内高压、青光眼、梗阻性肥厚型心肌病、脑出血或头颅外伤等
酚妥拉明	5～10mg 静脉推注(1～2min) 0.5～1mg/min 静脉滴注	α 受体阻滞剂，1～2min 起效，持续 10～30min	心动过速、头痛、颜面潮红	适用于嗜铬细胞瘤诊断及其引起的高血压危象、高血压合并心力衰竭	严重动脉硬化、肝肾功能不全、急性冠脉综合征、胃十二指肠溃疡以及对本品过敏者
尼卡地平	10～30μg/kg 静脉推注 0.5～10μg/(kg·min)静脉滴注	二氢吡啶类钙拮抗剂，高度血管选择性，5～10min 起效，持续 1～4h	心动过速、头痛、潮红、乏力、氨基转移酶升高	用于多数高血压急症及手术时异常高血压的短期急救处理，尤其急性高血压伴基底动脉供血不足者或者二尖瓣关闭不全及末梢阻力和肺动脉压中度升高的低心排血量患者	重度主动脉狭窄，颅内出血尚未完全止血，脑卒中伴颅内压增高者禁用
地尔硫草	10mg 静脉推注 5～15μg/(kg·min)静脉滴注	非二氢吡啶类钙拮抗剂，5min 起效，持续 30min	低血压、心动过缓	高血压、冠心病并发哮喘患者，肥厚型心肌病、流出道狭窄者	病态窦房结综合征、二度以上房室传导阻滞、严重充血性心衰者禁用
拉贝洛尔	20～100mg 静脉注射(5～10min) 0.5～2mg/min 静脉滴注	α 受体阻滞剂＋β 受体阻滞剂，5～10min 起效，持续 8～12h	低血压、心动过缓、尿潴留、麻痹性肠梗阻	适用于除急性心衰外的大多数高血压急症，特别适用于妊娠高血压、老年人嗜铬细胞瘤危象	对于急性心力衰竭、支气管哮喘、心脏传导阻滞的患者应慎用或禁用
艾司洛尔	0.5～1mg/kg 静脉注射 50～300μg/(kg·min)静脉滴注	超短效非特异性 β 受体阻滞剂，1～2min 起效，持续 10～20min	低血压、恶心	适用于除合并心衰肺水肿外的大多数高血压急症，尤其适用于围术期(包括麻醉过程中)的血压控制	支气管哮喘、严重慢性阻塞性肺气肿、窦性心动过缓、二度至三度房室传导阻滞、难治性心衰、心源性休克及对本品过敏者禁用
乌拉地尔	12.5～50mg 静脉注射 100～400μg/min 静脉滴注	外周＋中枢选择性 α1 受体阻滞剂，5min 起效，持续 4～6h	头晕、恶心、心悸	适用于大多数高血压急症，尤其伴高血压脑病，急性左心衰、主动脉夹层的患者	主动脉狭部狭窄或动静脉分流患者禁用

【急诊处理】

高血压急诊处理流程如图 3-1-5 所示。

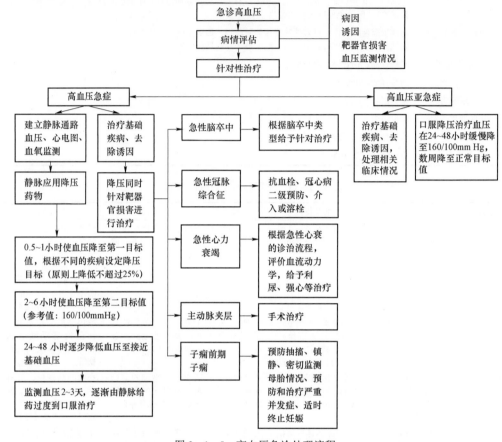

图 3-1-5 高血压急诊处理流程

（秦俭　王薇）

六、急性主动脉综合征

【概述】

急性主动脉综合征(AAS)，又称为急性胸痛综合征定义为累及主动脉的一类严重和紧急的病症，往往相似的临床结局，包括急性主动脉夹层(AD)、主动脉壁间血肿(IMH)和穿透性主动脉溃疡(PAU)。三种疾病发病机制的共同特点是均出现主动脉中层的损伤。其中主动脉夹层是由于主动脉中层的退行性病变或囊性坏死引起内膜撕裂，血液通过主动脉内膜裂口进入主动脉壁，造成内膜与中层的剥脱分离，形成真假腔。随着假腔的扩展累及主动脉的各个分支，出现相应脏器的灌注不足。主动脉壁间血肿是动脉中层滋养血管破裂或动脉粥样硬化斑块内出血，在中层形成血肿，没有内膜的破损。由于血肿经常位于近血管外膜处，造成主动脉破裂的比例较高，因而病情更为凶险。穿透性主动脉溃疡是主动脉粥样硬化斑块上的溃疡穿透血管弹力层，血液灌入在中层形成血肿，病变多位于降主动脉。如果血肿穿透至外膜下，可形成假性动脉瘤。三种病变可以单独或同时存在，也可相互转变。急性主动脉综合征患者最常见的临床表现是急性、剧烈的胸痛，临床上需与急性冠脉综合征、肺栓塞、气胸、食管裂孔疝等急性胸痛相鉴别。急性主动脉综合征，尤其是主动脉夹层的病死率较高，因此是胸痛的鉴别诊断中最需要重视的致死性疾病。

【急诊思路】

1. 症状和体征

三种疾病在临床上难以区分，均以突发剧烈胸痛为特点，疼痛一般呈撕裂或刀割样，疼痛的位置和相关症状可以反映出起始内膜撕裂的位置，当疼痛放射到颈部、喉部或者下颌部，常提示升主动脉受累，如果放射到背部和腹部，则提示降主动脉受累。当病变累及主动脉分支，可出现相应脏器灌注不足症状，如晕厥、脑卒中、心肌梗死、心衰、肠系膜缺血、急性肾功能不全，甚至表现为休克。主动脉瓣受累时，可出现主动脉瓣舒张期杂音；锁骨下动脉受累，可有左右肢体动脉血压不等；部分患者存在血管杂音、主动脉杂音、心包压塞和胸腔积液体征。

2. AAS 的风险评估

AAS 的早期诊断，关键在于早期根据危险因素、发病特征和辅助检查评估患者 AAS 相关的风险。高度提示 AAS 的高危线索主要关注以下三个高危特征类别。

（1）高危病情　结缔组织疾病（尤其是马方综合征）、主动脉疾病家族史、既往明确主动脉瓣疾病、明确胸主动脉瘤、既往主动脉手术史。

（2）高危疼痛特征　突发的、剧烈到难以忍受的、性质为撕裂或刀割样的胸、背或腹部疼痛。

（3）高危体格检查特征　查体发现灌注不良的证据，如脉搏短绌、左右肢体收缩压低、局灶神经功能缺损、主动脉舒张期杂音、低血压、休克等。

如果具备某高危特征类别中的任意一条，即为满足该特征类别，记 1 分，最高为 3 分，即具备三个高危特征类别。

3. AAS 的诊疗流程

AAS 的明确诊断主要依靠实验室检查和影像学检查，2014 年 ESC《主动脉疾病诊断和治疗指南》针对急性主动脉综合征（主要是主动脉夹层）制订了一套适用于急诊室和胸痛中心的诊断流程图，对于血流动力学不稳定的患者，建议行经胸超声心动图（TTE）+经食管超声心动图（TOE）或计算机断层扫描摄影（CT）检查明确；血流动力学稳定的患者，则根据危险因素分层，选择不同的诊断流程，详见图 3-1-6。

4. AAS 的 CT 表现

（1）AD　增强 CT 显示主动脉呈真、假双腔，可见内膜片，真腔通常较窄，附壁血栓少见，血流速度快；假腔管径宽，附壁血栓常见，血流速度慢。

（2）IMH　普通 CT 可见动脉管壁呈新月形增厚（＞4mm），不伴有内膜撕裂。增强时新月形病灶不能强化。随访可见动脉壁血肿厚度呈动态变化。

（3）PAU　增强 CT 显示主动脉壁突出溃疡龛影，伴有主动脉壁增厚，病变可强化，部分患者可见主动脉管壁呈动脉瘤样扩张。三维重建有助于假性动脉瘤诊断。

5. AAS 的分型

AD 的分型常采用 Stanford 分型和 Debakey 分型两种方法。IMP 和 PAU 目前无正式标准，一般参照 AD 分型。

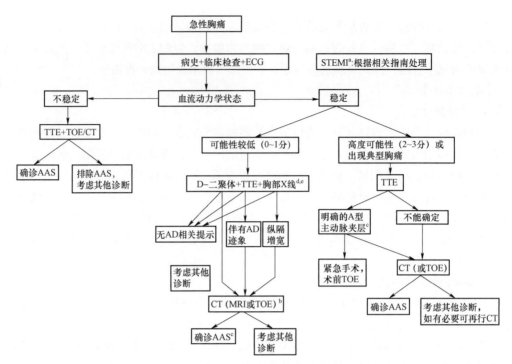

图 3-1-6 急性主动脉综合征(主要是主动脉夹层)的诊疗流程

注：a. STEMI 在极少情况下与 AAS 相关；b. 根据医院、患者以及医生经验综合考虑；c. A 型主动脉夹层依据膜情况，主动脉瓣关闭不全以及心包积液等确诊；d. 床旁检测更好；e. 可检查肌钙蛋白探测非 ST 段抬高型心肌梗死。

(1)Stanford 分型　A 型累及升主动脉，又称近端病变；B 型仅累及降主动脉，又称远端病变。

(2)Debakey 分型　Ⅰ型累及升主动脉和降主动脉；Ⅱ型仅累及升主动脉；Ⅲ型仅累及降主动脉。

【急诊处理】

AAS 的治疗目标是预防夹层进展和致死性并发症。临床上怀疑为 AAS 的患者，即应给予药物治疗，以缓解疼痛、控制血压和心肌收缩力、降低血流对主动脉壁的剪切力为主，控制收缩压到正常低限水平(100～120mmHg)，心率控制在 60～80 次/分左右，目的是缓解症状，阻止病变进展。确定诊断后，根据病变部位，病情进展情况，再做进一步处理。

1. A 型 AAS 治疗

病变位于升主动脉，病情进展迅速，死亡风险高，保守治疗效果不佳，建议急诊手术治疗。由于病变靠近窦管交界，通常不适宜介入治疗，多采用直视手术，主要针对升主动脉内膜撕裂处行人工血管置换术和主动脉根部及主动脉瓣的修补或人工瓣膜置换。

2. B 型 AAS 治疗

非复杂 B 型 AAS 以药物治疗为主，治疗首选 β 受体阻滞剂，紧急降压可慎用硝普钠，如内科治疗效果好，无器官缺血表现，影像学无病变进展，可采用保守治疗。如经充分药物治疗后疼痛持续不能缓解，病变扩大或出现器官缺血表现或出现假性动脉瘤形成和胸腔积液增加等情况，应及早手术。

B 型 AAS 的开放性外科手术风险高，特别是高龄、合并有器官缺血的患者，死亡率高达 10%~20%，效果并不优于内科保守治疗，外科手术的病死率和并发症发生率高，目前已大多被血管内介入治疗技术取代。复杂 B 型 AAS 推荐行胸主动脉腔内修复术(TEVAR)。

（林乐语　郭伟）

七、急性肺栓塞

【概述】

急性肺栓塞(APE)是指内源性或外源性栓子阻塞肺动脉或其分支后引起的以肺循环和有心功能障碍为主要表现的临床和病理生理综合征。肺栓塞中最常见的类型是肺血栓栓塞症(PTE)。其他少见栓塞类型包括脂肪栓塞、羊水栓塞、空气栓塞、肿瘤栓塞等。

80%~90%的 PTE 栓子来源于下肢深静脉血栓形成(DVT)，因此临床上又把 PTE 和 DVT 统称为静脉血栓栓塞症(VTE)，认为 PTE 和 DVT 为 VTE 的两种不同临床表现形式。

APE 的临床表现范围可从休克或持续性低血压到不同程度的呼吸困难，甚至无症状。临床表现无特异性其病死率范围从 60%到<1%，取决于病变严重程度。

【急诊思路】

1. 临床预测评估

主要依据患者的临床症状和体征，结合易患因素，初步怀疑患者为急性肺栓塞。

APE 的临床症状不具备特异性，出现下列症状或体征的患者应该初步怀疑肺栓塞。

(1) 症状　新发胸闷、憋气、呼吸困难或呼吸困难加重、胸痛、持续性低血压、晕厥、猝死，且无其他病因可以解释。原因不明的呼吸困难及气促，尤以活动后明显，是肺栓塞最常见的临床表现。晕厥及猝死常由肺动脉主干栓塞引起。

(2) 体征　患者常出现呼吸急促、发绀、心动过速及血压变化，合并 DVT 的患者常可见下肢肿胀。合并右心室负荷加重时，可出现颈静脉充盈、P_2 亢进及分裂、三尖瓣区可闻及收缩区杂音等。

2. "三步走"策略

对临床预测怀疑肺栓塞的患者采取三步走的策略。

(1) 临床可能性评估　常用的临床评估标准为 Wells 评分和修正的 Geneva 评分。最近这两个评分进行了简化。

目前应用最为广泛的是 Wells 评分(表 3-1-12)。

(2) 初始危险分层　初始危险分层根据患者的临床状态来分，存在休克或持续低血压者即为高危，无则为非高危。

休克或者持续低血压是指收缩压<90mmHg 或收缩压下降≥40mmHg 并持续 15 分钟以上，排除新发心律失常、血容量下降和脓毒血症。

(3) 根据初始危险分层，逐级选择检查手段以明确诊断。

①可疑高危 PE　首选 CT 肺动脉造影明确诊断，如果患者或医院无条件检查此项，首选床旁超声心动图，必要时可选择经食管超声心动图。同时可以行静脉加压超声(CUS)检查。

表 3-1-12　Wells 评分

变量和评分	
深静脉血栓的临床症状和体征(下肢肿胀和深静脉触痛)	3 分
肺栓塞的可能性大于其他疾病	3 分
心率大于 100 次/分	1.5 分
最近四周内有手术史或制动史	1.5 分
既往有深静脉血栓史或肺栓塞史	1.5 分
咯血	1 分
恶性肿瘤史(正在治疗或近 6 个月内治疗过或姑息治疗)	1 分
临床肺栓塞可能性评价 1	
总分 0~1 分	低度临床可能
2~6 分	中度临床可能
>6 分	高度临床可能
临床肺栓塞可能性评价 2	
总分≤4 分	可能小
> 4 分	PE 可能

病情不稳定不能行 CT 肺动脉造影者,超声心动图证实右心功能障碍可立即启动再灌注治疗。

②可疑非高危 PE: 首先进行临床可能性评估。

临床概率为低或 PE 可能性小的患者,行血浆 D-二聚体检测,阴性可排除 PE。

临床概率为中的患者,行血浆 D-二聚体检测,阴性需进一步检查。

临床概率为高的患者,需行 CT 肺动脉造影明确诊断。

3. 诊断流程

临床怀疑急性肺栓塞时,应根据患者血流动力学的状况,采取不同的诊断流程:①血流动力学不稳定,即存在低血压或休克的患者,若有条件首选 CT 检查。如无条件行 CT 检查,则应进行床旁超声心动图检查,若床旁超声心动图显示右心室负荷加重,如仍无条件进行 CT 检查,应直接考虑溶栓。②对于血流动力学稳定的患者,则先对其进行临床预测评估。对于高度可疑的患者,直接行 CT 检查。而对于中低度可疑的患者,可根据 D-二聚体结果,阳性者行 CT 检查,阴性者则考虑患肺栓塞的可能性较小,不做抗凝治疗。

4. 辅助检查

(1) 血气分析　常表现为双低(低碳酸血症、低氧血症)、呼吸性碱中毒、肺泡-动脉血氧梯度增大。应以患者就诊时卧位、未吸氧、首次动脉血气的测量值为准。血气分析正常不能除外诊断。

(2) D-二聚体　①其应用价值在于阴性排除 PE/DVT,D-二聚体阳性预测价值低。②D-二聚体的阴性预测价值仅针对中低危患者,对于高危肺栓塞患者需要进一步检查,此基于高敏检查方法之上。③建议使用年龄校正的临界值(50 岁以上的年龄×10μg/L)。

(3) TNT/TNI、BNP/pro-BNP　阳性为 PE 的中、高位患者。

(4) 心电图　无特异性,典型表现为 $S_IQ_{III}T_{III}$,但以窦性心动过速、心房颤动、胸前 $V_{1~4}$ 导联及下壁导联的 ST 段压低和 T 波倒置更常见。一过性完全性或不完全性右束支传导阻滞常提示肺动脉主干栓塞。

（5）胸部 X 线检查　对诊断肺栓塞意义不大，但可除外肺炎、气胸等，对肺栓塞的鉴别诊断有帮助。如果出现肺梗死或肺动脉高压，胸片可出现肺动脉段突出、右心室扩大、右下肺动脉干增宽或伴截断征、尖端指向肺门的楔形阴影、盘状肺不张和患侧膈肌太高等。

（6）超声心动图　偶然发现肺动脉近端或右心房内血栓，右心负荷过重的表现。对诊断无特异，其价值在于：①除外心脏原发疾患引起的呼吸困难或低血压，如心包压塞、急性心肌梗死、心脏破裂等；②对临床怀疑肺栓塞但患者血流动力学不稳定无法外出做确诊检查时，床旁超声心动图若发现右心负荷加重，可直接溶栓；③对已确诊的肺栓塞进行危险度的分层，指导临床治疗。

（7）螺旋 CT 肺动脉造影　能发现肺段以上的肺动脉内栓子，是急性肺栓塞的首选诊断手段。但对于高危患者 CT 肺动脉造影阴性，不能除外段以下的肺栓塞，需进一步检查。

（8）放射性核素肺通气/灌注(V/Q)扫描　典型征象是与通气显像不匹配的肺段分布灌注缺损。敏感性 92%，特异性 87%。在诊断亚段以远 PE 中具有特殊意义。单凭此项检查可能造成误诊，应与其他检查相结合。

（9）肺动脉造影　以往作为诊断肺栓塞的金标准，但随着对 CT 应用价值的重新认识和肺栓塞诊断流程的优化，对肺动脉造影的使用有所减少。目前这种操作仅用于有导管治疗适应证的病例。

（10）下肢深静脉彩超　对于疑似肺栓塞并且超声检查证实有深静脉血栓形成，但血流动力学稳定的患者，可以不做进一步检查直接给予抗凝治疗。对疑似肺栓塞的妊娠妇女以及有 CT 检查禁忌证的患者，静脉超声检查应在影像学检查之前进行。对可疑患者除常规下肢静脉超声外，推荐行静脉加压超声(CUS)。

（11）磁共振肺动脉造影(MRPA)　其敏感度较低，尚不能作为单独的检查用于排除 PE。

5. PE 危险度分层

PE 的治疗方案需根据病情严重程度而定，因此必须迅速准确地对患者进行危险度分层以制订相应的治疗策略。

对中危患者应迅速对其进一步危险分层，其根据是患者的临床特征、心功能障碍及心肌损伤标志物（表 3-1-13）。

表 3-1-13　肺栓塞的危险分层

PE 相关的早期死亡风险		危险分层		治疗方案
	临床表现（休克或低血压）	右心室功能不全	心肌损伤	
高危（>15%）	+	+	+	溶栓或取栓
非高危　中危(3%~15%)	−	+	+	住院治疗
	−	+	−	
	−	−	+	
低危（<1%）	−	−	−	早期出院或回家治疗

（1）高危患者一旦确诊 PE 立即再灌注治疗。

（2）中高危患者给予抗凝、检测、补救性再灌注治疗。

（3）中低危患者住院抗凝。

（4）低危患者早期出院，家庭治疗。

【急诊处理】

1. 一般处理及支持治疗

包括心电监护、吸氧、绝对卧床及呼吸、循环支持。

2. 紧急处理

(1) 血管活性药物　去甲肾上腺素用于低血压患者。多巴酚丁胺和(或)多巴胺对心脏指数低、血压正常的 PE 患者有益。肾上腺素对 PE 伴休克患者有益。血管扩张剂降低肺动脉压力和肺血管阻力，但这些药物缺乏肺血管特异性（如一氧化氮、左西孟旦）。

(2) 机械通气　呼气末正压要慎用，应给予较低的潮气量(约 6ml/kg 体重)，以保持吸气末平台压力<30cmH$_2$O。

3. 抗凝

抗凝治疗是肺栓塞的基本治疗，一旦怀疑，便应给予抗凝治疗。

初始抗凝治疗，低分子肝素和磺达肝癸钠优于普通肝素。

(1) 普通肝素　用于直接再灌注患者、严重肾功能不全患者（肌酐清除率小于30ml/min)。首次给予负荷量 2000～5000IU 或 80IU/kg 静脉注射，继之 18IU/(kg·h)持续静脉滴注。24 小时内 4～6 小时检测一次 APTT，使 APTT 维持在正常值的 1.5～2.5 倍。

(2) 低分子肝素　均需按千克体重给药，不需要检测，但孕妇除外。

(3) 磺达肝癸钠　2.5mg 皮下注射，每天 1 次，无需监测，对体重<50kg 的患者慎用。严重肾功能不全的患者(肌酐清除率<30ml/min)，禁用磺达肝癸钠。

(4) 华法林　初始剂量 1～3mg，初始应与普通肝素、低分子量肝素或磺达肝癸钠重叠应用 5 天以上，当 INR 达到目标范围(2.0～3.0)并持续 2 天以上时，应停用普通肝素、低分子量肝素或磺达肝癸钠。

(5) 新型口服抗凝药　可以替代华法林用于初始抗凝治疗。利伐沙班和阿哌沙班可作为单药治疗(不需合用肠外抗凝剂)，但急性期治疗的前 3 周(利伐沙班)或前 7 天(阿哌沙班)需增加口服剂量，达比加群和依度沙班必须联合肠外抗凝剂应用。以上 4 种新型口服抗凝药均不能用于严重肾损害患者。

4. 溶栓治疗

(1) 溶栓方案　常用的溶栓药物包括尿激酶(UK)及 rt-PA。目前国内推荐的溶栓方案是UK 20000IU/kg 静脉滴注 2 小时、rt-PA 50～100mg 静脉滴注 2 小时，无需负荷量，体重<65kg 的患者给药总剂量不应超过 1.5mg/kg。应用尿激酶溶栓，不强调应用肝素抗凝，但应用 rt-PA 溶栓时，则可以同时使用肝素，推荐溶栓后数小时继续给予普通肝素，然后切换成低分子肝素或磺达肝癸钠。

(2) 适应证及禁忌证　对于高危、选择性的中高危急性 PE 患者，在症状发作的 48 小时内进行溶栓获益最大，但症状持续 6～14 天内溶栓仍有效。溶栓可出现出血，但致命性出血较罕见。溶栓治疗的绝对禁忌证同急性心肌梗死。中低危、低危患者不宜溶栓。

5. 其他

经皮导管介入治疗及外科取栓术适用于以下患者：有溶栓治疗绝对禁忌证的高危患者、选择性的中高危患者以及溶栓失败的患者。

6. 下腔静脉滤器

对有抗凝治疗禁忌的患者、接受足够强度抗凝治疗后复发患者，可使用下腔静脉滤器。

（李颖）

八、急性心肌炎

【概述】

心肌炎指各种原因导致的心肌损伤，可以导致心脏功能受损和心律失常。病因包括感染、自身免疫疾病和毒素(药物毒性)3类。其中感染是最主要的致病原因，病原体可由细菌、病毒、螺旋体、立克次体、真菌、原虫和蠕虫等所引起，其中病毒最为常见。很多病毒都可能引起心肌炎，以肠道病毒包括柯萨奇A、B组病毒，腺病毒，巨细胞病毒，EB病毒，流感病毒等，尤其是柯萨奇B组病毒约占30%~50%。

临床上可以分为急性期、亚急性期和慢性期。急性期一般持续3~5天，主要以病毒侵袭、复制造成对心肌损害为主；亚急性期以免疫反应为主要病理生理改变；少数患者进入慢性期，表现为慢性持续性及突发加重的心肌炎症，心肌收缩力减弱、心肌纤维化和心脏扩大。随着临床病情轻重不同，心肌病理改变的程度也轻重不一，心内膜心肌活检可以提供心肌病变的证据，但又因取材局限性和伪差的因素存在，因而影响诊断的准确率。

心肌炎的临床表现、病情轻重差异很大，轻者可无明显症状，重者可出现严重心力衰竭、恶性心律失常甚至猝死。多数病毒性心肌炎患者预后良好，不遗留任何症状和体征。部分遗留一定程度的心腔扩大、心功能减退、心律失常或心电图变化，成为心肌炎后遗症。极少数在急性期因严重心律失常、急性心力衰竭和心源性休克而死亡。

【急诊思路】

心肌炎临床表现和辅助检查结果缺乏特异性，且其发病机制尚未完全清楚，临床诊断有很大的挑战性。虽然无创检查手段如心脏磁共振有助于诊断心肌炎并可监测病情进展，但心内膜心肌活检仍然是确诊的金标准。心内膜心肌活检有创伤，临床应用受到限制，而且目前仅对少部分患者推荐心内膜心肌活检确诊心肌炎。

(一)急性心肌炎的一线诊断方法

1. 心电图

所有临床疑诊心肌炎的患者均应行ECG检查。急性心肌炎患者的ECG通常表现异常(表3-1-14)，但缺乏特异性和敏感性。一些ECG变化更提示心肌炎可能［如急性心肌炎的ST段呈弓背向下抬高(心肌缺血多为弓背向上抬高)］，而且缺乏定位意义。

2. 超声心动图

超声心动图有助于排除非炎症性心脏病变如心脏瓣膜病，还可以动态监测心室腔大小、室壁厚度、心室功能及心包渗出情况。急性心肌炎可以出现局灶性、弥漫性室壁运动障碍及射血分数保留的舒张功能不全，可以类似于扩张型心肌病、限制型心肌病或缺血性心肌病。

3. 心脏磁共振

心脏磁共振作为无创的检查手段，可以提供心肌组织的特征，有助于心肌炎的诊断。一项研究表明，在没有冠心病而肌钙蛋白升高的患者中，心脏磁共振与心内膜心肌活检有良好的相关性。

4. 心肌损伤标志物

(1)肌钙蛋白　急性心肌炎时，肌钙蛋白升高是心肌损伤较为敏感的指标，但缺乏特异性，正常不能除外心肌炎。

(2)病毒抗体　病毒血清学阳性并不意味着心脏感染，只是免疫系统与病原体相互作用的结果。嗜心肌病毒 IgG 抗体在非病毒性心肌炎的普通人群中阳性率很高，因此病毒血清学检查在急性心肌炎中的诊断价值有限。近期一项研究表明病毒血清学结果与心内膜心肌活检所见并没有相关性。

(3)临床疑诊心肌炎的诊断标准　基于临床表现及无创检查结果(表 3-1-14)，当患者有以下临床表现时应疑诊心肌炎可能。

表 3-1-14　临床疑诊心肌炎的诊断标准

临床表现

急性胸痛、心包炎、假性心肌缺血

新出现(3 个月之内)或恶化的呼吸困难、乏力伴(不伴)左心或右心衰竭的临床表现

心悸、不明原因的心律失常、不明原因的晕厥及心脏停搏

不明原因的心源性休克

辅助检查

1. ECG/Holter

　新出现的 ECG/Holter 异常：一～三度房室传导阻滞、束支传导阻滞、ST-T 改变(ST 段抬高或压低，T 波倒置)、窦性停搏、室速或室颤、房颤、R 波振幅降低、室内传导阻滞、异常 Q 波、低电压、频发期前收缩、室上速

2. 心肌损伤标志物

　TNI 或 TNT 升高

3. 心脏影像学发现心脏结构和功能异常(心脏超声/心脏磁共振)

　新出现、难以解释的左心室或右心室结构和功能异常(包括局灶性或弥漫性收缩或舒张功能障碍，伴或不伴有心室扩张、室壁增厚、心包渗出及心腔内血栓形成)

4. 心脏磁共振的组织学特征

　心肌水肿

①具有表 3-1-14 中 1 项及其以上的临床表现，伴或不伴附加特征并且具有 1 项及其以上的辅助检查异常。

②如果患者临床表现不典型，则需具备 2 项以上的辅助检查异常。

(4)附加特征

①体温＞38℃或既往 30 天内有呼吸道或消化道感染的病史。

②既往有过敏性哮喘、自身免疫或毒物接触史。

③有扩张心肌病或心肌炎家族史。

(二)急性心肌炎的二线诊断方法

对于符合临床疑诊心肌炎诊断标准，但具有类似急性冠脉综合征表现的部分患者，可以选择性行冠脉造影。

心内膜心肌活检可以确诊心肌炎，鉴别病因。如果心内膜心肌活检由经验丰富的团队完成，并发症发生率很低(0～0.8%)。对于危及生命的临床情况，应考虑心内膜心肌活检明确诊断。为了提高诊断准确性，减少取材误差，应在疾病的早期进行活检并多点取材，从左右心室至少选择 3 个部位取材，每个部位大小 1～2mm。

考虑急性病毒性心肌炎诊断时，应除外其他心脏疾患，如风湿性心脏病、冠心病、心肌病、先天性心脏病、二尖瓣脱垂综合征、中毒性心肌炎、克山病以及 β 受体功能亢进症、

甲状腺功能亢进症、结缔组织病、代谢性疾病等引起的心脏异常表现。

当急性心肌炎进展迅速，很快出现急性心力衰竭、低血压、心源性休克，需要应用正性肌力药物、血管活性药物及机械装置辅助循环时，可诊断为暴发性心肌炎。

【急诊处理】

50%的急性心肌炎在 2～4 周内恢复，25%遗留永久性心脏功能障碍，12%～25%会迅速恶化甚至死亡或进展至需要心脏移植的扩张型心肌病终末阶段。

1. 暴发性患者或表现为心力衰竭及(或)严重心律失常的患者

应进入抢救室并给予生命监护，在条件具备时转入 ICU(CCU)。对于血流动力学不稳定者，应尽早给予心肺辅助装置支持治疗(如 ECMO)。

2. 一般治疗

卧床休息，进富含维生素及蛋白质食物。

3. 心力衰竭和心律失常

可使用利尿剂、血管扩张剂、血管紧张素转换酶抑制剂等。应用洋地黄类药物须谨慎，小剂量开始，逐步增加。期前收缩频发或有快速心律失常时，采用抗心律失常药物。高度房室传导阻滞、窦房结功能损害而出现晕厥或明显低血压时应考虑临时起搏。快速室性心律失常出现血流动力学紊乱或低血压时应及时电复律。

4. 糖皮质激素

虽有争议，但对重症患者，可考虑使用。常用泼尼松、地塞米松，疗程不超过 2 周，若用药 1 周仍无效，应停用。对其他方法治疗效果不佳或免疫反应强烈者，在发病后 10 天～1 月内，也可考虑应用。轻度和一般中度患者不必使用。

5. 抗感染治疗

由于缺乏有效的证据，抗病毒治疗并非必需，但可以考虑使用，如利巴韦林、更昔洛韦等。如有细菌感染的证据或重症患者细菌感染的风险增大，应使用抗生素。

6. 促心肌代谢药物

如三磷酸腺苷(ATP)、辅酶 A、辅酶 Q_{10} 及 1,6 - 二磷酸果糖、维生素类等在治疗中可能有辅助作用。

(杜兰芳　郑亚安)

九、感染性心内膜炎

【概述】

感染性心内膜炎(IE)是指因细菌、真菌和其他微生物(如病毒、立克次体、衣原体、螺旋体等)直接感染而产生心瓣膜或心腔内膜的炎症。既往感染性心内膜炎发病率约为(3～10)/10 万人，近年来其发病呈增加趋势。尽管手术对活动期感染性心内膜炎预后的改善做出了贡献，但病死率仍在 9.6%～26%之间。感染性心内膜炎是一种诊断困难、病情复杂多变的疾病。人工瓣膜感染性心内膜炎(PVE)和由起搏器或其他心内装置导致的感染性心内膜炎(器械相关性感染性心内膜炎，CDRIE)已被证实是新的危险因素，并且越来越常见。糖尿病或慢性血液透析的患者中，金黄色葡萄球菌数量的增加与医疗相关性感染增加有关，潜在患病人群的改变和致病力极强的微生物增多造成感染性心内膜炎发病率和死亡率居高不下。

1. 感染性心内膜炎的分类

见表 3-1-15。

表 3-1-15　感染性心内膜炎的分类

根据发病病程分类	根据感染部位分类	根据感染来源分类
急性感染性心内膜炎	左心自体瓣膜感染性心内膜炎	医疗护理相关性感染性心内膜炎
亚急性感染性心内膜炎	左心人工瓣膜感染性心内膜炎 早发型(瓣膜置换术后<1年) 迟发型(瓣膜置换术后>1年)	社区获得性感染性心内膜炎
	右心感染性心内膜炎	经静脉吸毒者的感染性心内膜炎
	器械相关性感染性心内膜炎(包括发生在起搏器或除颤器导线上的感染性心内膜炎，可伴或不伴有瓣膜受累)	

2. 感染性心内膜炎的常见病因

感染性心内膜炎形成的三个重要条件：

(1)有菌血症过程(细菌侵入血液产生菌血症)。

(2)有基础器质性心脏病(原有心脏病使微生物易于黏附瓣膜或心内膜)。

(3)免疫低下状态(免疫力低下时细菌在心内膜聚集并植入)。

【急诊思路】

1. 病史及查体要点

(1)详细询问患者发病前有无感染、拔牙、侵入性检查操作等危险因素，有无器质性心脏病或静脉吸毒成瘾病史。

(2)围绕发热及其他伴随症状问诊。

(3)查体关注瓣膜杂音、感染性心内膜炎血管及免疫体征，尤其是外周动脉栓塞体征要仔细检查。

2. 急诊检查要点

(1)炎症感染性实验室指标。

(2)心力衰竭程度指标(BNP/NT-proBNP)。

(3)其他一般性实验室检查。

(4)血培养(尽可能应用抗生素之前，连续 3 次，每次间隔 1 小时)。

(5)心电图。

(6)X 线检查。

(7)超声心动图检查。

【诊断和鉴别诊断】

1. 诊断标准

确诊感染性心内膜炎：2 条主要标准，或 1 条主要标准＋3 条次要标准，或 5 条次要标准。

疑诊感染性心内膜炎：1 条主要标准＋1 条次要标准，或 3 条次要标准(表 3-1-16)。

表 3-1-16 改良的 Duke 诊断标准

主要标准

1. 血培养阳性

(1)两次不同的血培养均为感染性心内膜炎的典型致病菌(草绿色链球菌、牛链球菌、HACEK 组细菌；金黄色葡萄球菌；或社区获得性肠球菌而无原发病灶)

(2)非上述细菌但持续血培养阳性(相隔＞12 小时的 2 次或 2 次以上血培养阳性；或首末次血培养相隔时间＞1 小时的 3 次全部或 4 次中绝大多数血培养阳性)

(3)单次立克次血培养阳性或抗 I 期 IgG 抗体滴度＞1:800

2. 成像技术提示 IE

(1)超声心动图提示 IE 赘生物、脓肿、假性动脉瘤、瓣膜穿孔或动脉瘤、人工瓣新发部分裂隙

(2)经 ^{18}F-FDG PET/CT 或放射性标记白细胞 SPECT/CT 发现植入部位附近存在异常活动

(3)经心脏 CT 发现瓣膜周围病变

次要标准

1. 易患因素：基础心脏病或静脉吸毒

2. 发热：体温＞38℃

3. 血管现象：大动脉栓塞、脓毒性肺梗死、细菌性动脉瘤颅内出血、结膜出血、Janeway 损伤等

4. 免疫现象：肾小球肾炎、Osler 结节、Roth 出血点及类风湿因子

5. 微生物学证据：血培养阳性但未能满足主要标准；或符合感染性心内膜炎的活动性微生物感染的血清学证据

---

2. 鉴别诊断要点

(1)与其他类型的心脏瓣膜病、心内赘生物或肿瘤性疾病相鉴别。

(2)与引起发热的其他感染性疾病相鉴别。

(3)与免疫疾病相鉴别。

【急诊处理】

1. 抗生素治疗

(1)经验性治疗　应按照以下原则进行选择。

①是否之前接受过抗生素治疗。

②感染影响的是自体瓣膜还是人工瓣膜，如果是人工瓣膜，需判断是早发型还是迟发型人工瓣膜感染性心内膜炎。

③当地的流行病学特点，特别是抗生素的耐药性。

(2)靶向用药　如血培养发现病菌，应根据致病微生物种类及对药物的敏感程度选择抗菌药物。

2. 急诊(亚急诊)外科手术指征

见表 3-1-17。

3. 并发症的治疗

①充血性心力衰竭。

②心律失常。

③栓塞。

④真菌性动脉瘤。

⑤心肌脓肿或转移性脓肿。

⑥肾脏并发症。

表 3-1-17　急诊(亚急诊)外科手术指征

手术治疗	手术时限
1. 难以控制的心衰	
主动脉或冠状动脉性自体或人工心脏瓣膜心内膜炎伴随严重急性反流、阻塞或动脉瘘导致难治性肺水肿或心源性休克	急
主动脉或冠状动脉性自体或人工心脏瓣膜心内膜炎伴随严重急性反流、阻塞或动脉瘘导致心衰症状或超声证实的血流动力学紊乱	急
2. 未控制感染	
局部感染未控制(脓肿、假动脉瘤、瘘管、赘生物增大等)	急
真菌或耐药菌引起的感染	亚急
积极抗感染治疗及控制败血性转移病灶后仍存在持续性的血培养阳性	急
葡萄球菌或革兰染色阴性菌感染(非 HACEK)的人工心脏瓣膜心内膜炎	亚急
3. 预防栓塞	
主动脉或冠状动脉性自体或人工心脏瓣膜心内膜炎伴随积极抗感染治疗后仍存在永久赘生物 >10mm	急
主动脉或冠状动脉性自体心脏瓣膜心内膜炎伴随赘生物>10mm 而引起狭窄和反流且手术风险低	急
主动脉或冠状动脉性自体或人工心脏瓣膜心内膜炎伴随巨大孤立性赘生物(>30mm)	急
主动脉或冠状动脉性自体心脏瓣膜心内膜炎伴随赘生物>15mm 且没有其他手术指征	急

(叶蕴青　张健)

第二节　呼吸系统急症

一、急性呼吸窘迫综合征

【概述】

急性呼吸窘迫综合征(ARDS)是指由心源性以外的多种肺内及肺外致病因素导致的一种急性临床综合征。主要病理特征为肺泡毛细血管通透性增高,富含蛋白质的液体渗出以致肺泡、小气道水肿以及肺泡透明膜形成,肺泡表面活性物质失活,后期伴有肺间质纤维化,局部肺组织存在实变且呈重力依赖性分布。病理生理改变主要表现为肺顺应性降低,肺内分流增加,通气/血流比例失调,肺弥散功能降低。临床表现为顽固性、进行性加重的低氧性呼吸衰竭,肺部影像学表现为非均一性的渗出性病变。尽管治疗措施不断涌现,但其死亡率仍在 20%～50%之间,主要原因为顽固性低氧导致多脏器功能损害及相关治疗的并发症(如呼吸机相关肺损伤、呼吸机相关的肺部感染等)。

过去十多年来,ARDS 的基础和临床研究取得了巨大进展,也暴露了目前临床上正在应用的 ARDS 诊断标准的重要缺陷。2011 年在德国柏林,由欧洲危重症协会成立了一个全球性专家小组,主持修订了 ARDS 诊断标准(称 ARDS 柏林定义),正式发表在 2012 年的《美国医学会杂志》(JAMA)上。

【急诊思路】

理想的 ARDS 的诊断标准应该包含特征性病理学改变依据,但临床医师获取患者的肺组织却有一定难度。目前详细询问病史、明确原发病、注意呼吸改变、及时行胸部 X 线检查及动脉血气分析仍是及早发现 ARDS 的有效措施。

满足以下四点即可诊断。

1. 有明确的 ARDS 的高危因素

直接因素：严重感染、肺挫伤、休克、误吸、淹溺、吸入有害气体、氧中毒等。

间接因素：脓毒血症、大量输血、DIC、烧伤、妇产科疾病（如羊水栓塞）、血液疾病（如 DIC）以及非胸部创伤和重症胰腺炎等。

2. 急性起病

从已知临床损害至符合诊断标准时间≤7 天，具有相应的临床表现，如呼吸频数、呼吸窘迫，并有进行性加重趋势，严重者可出现胸腹矛盾运动、辅助呼吸肌参与等，早期肺部可闻及干湿啰音，后期可闻及管样呼吸音，以双下肺为著。

3. 氧合指数

依据氧合指数(PaO_2/FiO_2)将 ARDS 分为轻度、中度和重度。可以更好预测机械通气时间和 ARDS 的病死率，为选择治疗新方法提供参考。

4. 胸片或胸部 CT

双肺浸润影不能用积液、肺不张或结节来完全解释。

柏林定义专家强调标准的连续性和可比性，并将 ALI 并入 ARDS（表 3－2－1）。

表 3－2－1　ARDS 柏林的诊断标准

指标	数值
起病时间	从已知临床损害以及新发或加重呼吸系统症状至符合诊断标准时间，≤7 天
胸部影像学*	双侧浸润影，不能用积液、大叶(肺不张)或结节来完全解释
肺水肿原因	呼吸衰竭不能用心力衰竭或液体过度负荷来完全解释；如无相关危险因素，需行客观检查(如超声心动图)以排除静水压增高型肺水肿
氧合情况	轻度△：PEEP 或 CPAP≥5cmH₂O 时，200mmHg ＜PaO_2/FiO_2≤300mmHg 中度：PEEP≥5cmH₂O 时，100mmHg ＜PaO_2/FiO_2≤200mmHg 重度：PEEP≥5cmH₂O 时，PaO_2/FiO_2≤100mmHg

注：* 胸部影像学包括胸片或 CT；# 如果海拔超过 1000m，PaO_2/FiO_2 值需用公式校正，校正后 $PaO_2/FiO_2 = PaO_2/FiO_2$ ×(当地大气压/760)；△轻度 ARDS 组，可用无创通气时输送的持续气道正压；CPAP：持续气道正压；FiO_2：吸入氧分数；PEEP：呼气末正压；1mmHg = 0.133kPa；1cmH₂O =0.098kPa。

【急诊处理】

ARDS 的治疗至今尚无特效的方法，目前主要是根据其病理生理改变和临床表现进行针对性多靶点和支持性治疗。积极治疗原发病，特别是控制感染，改善组织氧供，防治进一步的肺损伤和肺水肿，是目前治疗的主要原则。

1. 积极治疗原发病，预防 ARDS 的发生

（1）积极控制感染　严重感染是导致 ARDS 的首位高危因素，又是影响 ARDS 救治效果的首要因素。治疗上应积极寻找病原学，结合血、尿、痰细菌培养和临床情况，合理应用抗生素，加强人工气道的管理。因此，在危重患者抢救过程中，应严格无菌操作，撤除不必要的血管和尿管，预防皮肤溃疡，寻找处理外科感染，以减少医院内感染。

（2）积极抢救休克。

（3）静脉输液避免过多过快。

（4）尽量少用库存血。

2. 呼吸支持

（1）高浓度氧疗

吸氧时机：病程早期，患者 PaO_2/FiO_2 小于 400mmHg，轻度下降时。

吸氧方式：双通路鼻导管及面罩、储氧面罩、Venturi 面罩等。

注意事项：氧疗过程中，注意防止管路脱落；密切监测上气道及口腔湿化情况，必要时外接湿化器，加强气道湿化，改善痰液引流。

（2）无创正压通气（NPPV）

适应证：ARDS 早期或病情相对较轻，痰量较少或咳痰能力较好，不存在多器官功能不全，基础疾病可逆性强且容易控制的患者，选择合适可以避免部分患者气管插管。

治疗策略：可以采用 CPAP 或 BiPAP 两种方式，可以适当将 CPAP 或 EPAP 水平上调，若氧合改善明显，可将其保持在 5cmH$_2$O 以上，以改善肺泡及小气道水肿，阻断 ARDS 的病理、生理进程，但对于 PaO_2/FiO_2 不能大于 200mmHg 者，可评估患者及时改为有创机械通气治疗（IPPV）。

注意事项：需要严密监测，NPPV 过程中应严密监测患者的生命体征及治疗反应，一旦出现病情无缓解反而加重，立即改为 IPPV。

（3）有创正压通气（IPPV）

适应证：NIPPV 过程中病情无缓解、呼吸或心脏停搏；严重意识障碍，如昏睡、昏迷或谵妄；气道分泌物多，且排痰障碍，大量误吸；血流动力学不稳定，对液体输注及血管活性药物反应欠佳；$FiO_2>0.5$，$PaO_2<60mmHg$，且氧合状况有进行性恶化趋势；pH≤7.30，且治疗中 $PaCO_2$ 进行性上升；出现呼吸肌疲劳或呼吸功明显增加的临床征象，如胸腹矛盾运动、辅助呼吸肌参与等。

治理策略：严格按照"肺保护通气策略"即给予小的潮气量［6～8ml/（kg·min）］、适当水平的呼气末正压（PEEP 15～20cmH$_2$O）及允许性高碳酸血症（PHC）。

通气模式：压力控制（PCV）、容量控制（VCV）。

（4）通气参数调节

PEEP 的调节：PEEP 水平的调节方式较多，以下简单介绍几种较为常用的方法：

①FiO_2–PEEP 递增法　首先需设定机械通气的氧合目标，一般为 PaO_2 维持于 55～80mmHg，SpO_2 维持于 88%～95%，然后根据患者的氧合状态交替递增式调节 FiO_2 和 PEEP。该法简单，在临床中应用较为广泛，但该法主要以氧合状态为目标而忽视了肺泡的复张情况，易出现肺内局部肺泡的过度扩张致呼吸机相关性肺损伤（VALI）的发生。

②低位拐点法　传统的 PEEP 调节方法是通过寻找呼吸系统静态压力–容积曲线（P–V曲线）吸气支的低位拐点（LIP）来指导 PEEP 的调节，即以 LIP 对应压力之上 2～3cmH$_2$O 的压力水平作为最佳 PEEP。在临床描记和应用 P–V 曲线尚需注意以下问题：P–V 曲线具有个体差异，并且随着病情的变化而变化，应动态监测。LIP 不容易准确找到的患者，建议给予经验性治疗（PEEP 8～12cmH$_2$O 开始）。

需要注意的是 ARDS 肺泡复张是发生在 P–V 曲线吸气支上的一个连续过程，P–V曲线吸气支上 LIP 的出现仅表明大量肺泡和小气道开始复张，并非所有肺泡已经开放。

③根据 ARDS 的程度选择 PEEP　结合肺形态学、P–V 曲线和不同水平 PEEP 时的氧

合变化进行调节。根据胸片，ARDS 肺形态学可分为两大类，一类是渗出性病变以双下肺为主，上肺区肺泡相对正常，其 P-V 曲线的斜率较正常下降较少(即呼吸系统顺应性降低较小)，LIP 位置较低或者不明显。对于这类患者，过高的 PEEP 很容易使上肺区正常肺泡过度扩张，因而 PEEP 水平通常较低(约 10cmH$_2$O)。对这类患者，可从 5cmH$_2$O 开始，结合血气，按 2~3cmH$_2$O 的间隔逐渐上调，一般不超过 12cmH$_2$O。另一类 ARDS 肺的渗出性病变在双肺呈弥漫性、较均一分布，其 P-V 曲线的斜率较正常下降明显(即呼吸系统顺应性降低较大)，LIP 和高位拐点(UIP)均较明显。对于这类患者，即使给予较高水平的 PEEP 也不会使肺泡产生明显的过度扩张，因此可根据血气情况，适度上调 PEEP 水平(如 15~20cmH$_2$O)，但同样应警惕高 PEEP 水平带来的气压伤风险。若氧合改善明显，并且血流动力学无明显抑制，可适度保留一定水平的 PEEP(如 8~12cmH$_2$O)。若无明显反应，则立即降低 PEEP 至常规水平。值得注意的是，如果患者存在气压伤的高危因素，如肺大疱、间质性肺疾病、肺内源性 ARDS 及呛咳反射剧烈等，无论氧合改善是否明显，均应控制 PEEP 水平。

潮气量(VT)的调节：常规设为 6~8ml/kg 或在调节 PEEP 后再调节 VT 使平台压不超过 30~35cmH$_2$O。在对潮气量和平台压进行限制后，肺泡分钟通气量降低，此时可适度上调通气频率，以使 PaCO$_2$ 能保持在相对正常的水平。尽管如此如果 PaCO$_2$ 仍呈增高状态也可视为允许，即所谓的 PHC。PHC 策略是为了防止气压伤而不得已为之的做法，是一种非生理状态，清醒患者不易耐受，需适度镇静，而对脑水肿、脑血管意外和颅内高压则列为禁忌。一般认为 pH>7.20~7.25 是可以接受的，如低于此值，应适当补碱。

需注意的是，在运用自主呼吸模式(PSV，CPAP)时，ARDS 患者的 VT 往往会超过 6~8ml/kg，此时不应拘于所谓的"小潮气量通气"。因小潮气量通气是针对 ARDS 的"小肺"和"不均一肺"而言。如果患者具很强的自主呼吸，可使重力依赖区萎陷肺组织扩张，其具有有效通气功能肺泡数目会明显增加，"不均一"性也会下降，所谓的"小肺"会明显变大。

3. 肺复张

(1)基本概念　肺泡复张手法(RM)是指在机械通气过程中，间断地给予高于常规平均气道压的压力并维持一定的时间(30 秒~2 分钟)，以使更多的萎陷肺泡重新复张，这种肺泡复张的方法可以减少终末气道和肺泡在每一呼吸周期中的反复开闭所导致的肺损伤和肺泡表面活性物质的损失，并减少继发性的炎性介质的产生，改善氧合和呼吸力学状况。

RM 能降低 ICU 病死率，亦有降低住院病死率和 28 天病死率的趋势，也能降低严重低氧血症事件发生的风险，且不增加气压伤发生风险。但大多数显示 RM 有效性的研究中 90% 的患者是中重度 ARDS(PaO$_2$/FiO$_2$≤200mmHg)，因此 RM 对这些患者更有效。对于 ARDS PaO$_2$/FiO$_2$≤150mmHg 的患者，要在深度镇静基础上进行 RM。

(2)常用方法

①控制性肺膨胀　将模式调为 CPAP，CPAP40cmH$_2$O，持续时间 30 秒~2 分钟。

②PEEP 递增法　将模式调整为 PCV，固定 PIP 至 40cmH$_2$O，逐渐递增 PEEP 水平，直至 30~35cmH$_2$O，停留 30 秒后返回原通气模式。

③PCV 法　将模式调整为 PCV,吸气峰压(PIP)40cmH$_2$O,吸呼比1:2,PEEP15~20cmH$_2$O,持续 2 分钟。

④叹气通气(sigh)。

⑤俯卧位通气。

⑥高频振荡通气(PaO_2/FiO_2≤80mmHg 的 ARDS 患者，改善氧合的补救措施)等。

(3)注意事项

①在 ARDS 早期，肺水肿较明显，应用 RM 的效果较好。对于中晚期 ARDS，或者肺内源性 ARDS(如严重肺炎、肺挫伤等)，由于肺实质严重损伤、实变或有明显纤维化形成，RM 的效果很有限。

②胸壁顺应性较差(如肥胖、胸廓畸形、腹胀等)对肺泡复张有限制作用，使 RM 的效果下降。

③复张后吸氧浓度尽可能降低至可以维持基本氧合的最低水平，避免因氧气吸收过快而在短时间内再次萎陷。

④RM 采用的时限和压力水平，目前尚无统一意见。但 RM 持续时间过长、压力过高，会出现一过性高碳酸血症、血压降低，并可能出现气压伤。RM 常用的时间为 30～60 秒，压力为 35～45cmH_2O，极个别可达 60～70cmH_2O。

⑤在使用 RM 后，适当增加 PEEP 水平可能有利于防止肺泡再萎陷，但肺泡复张后肺顺应性改善，血流动力学对 PEEP 的反应可能会更敏感。

⑥两次 RM 间隔时间，若前次 RM 有明显效果，短时间内重新实施 RM 可再次改善氧合。当连续使用 RM 而氧合不再继续改善时，应降低 RM 的频率，以避免气压伤的发生。

4. 体外膜肺氧合

(1) 概念　体外膜肺氧合(ECMO)是指一种将部分静脉血从体内引流到体外，再经膜肺氧合后由驱动泵将动脉血液泵入中心静脉或主动脉的心肺辅助技术。

(2) 特点

①能有效地改善致死性低氧血症以及高碳酸血症，为原发病救治争取时间。

②有效的循环支持避免长期高氧吸入所致的氧中毒。

③避免机械通气所致的呼吸机相关肺损伤。

(3) 当 ARDS 患者在行有创通气过程中，出现以下情况可考虑应用 ECMO 治疗。

①PaO_2/FiO_2＜50mmHg，且氧合状况有进行性恶化趋势。

②pH≤7.30，且治疗中 $PaCO_2$ 进行性上升。

③氧合或通气功能难以维持的基础上出现严重气胸。

但需注意，ECMO 经常作为一种传统治疗失败后呼吸或心脏支持的抢救措施。该项技术具有操作复杂、人员水平要求高、需要多学科合作、并发症多且严重和费用昂贵等特点，指南审视了诸多 ARDS 有如下情形者：高龄，高 SOFA 评分，免疫功能低下，超过 7 天以上的机械通气者，呼吸机平台压增高者，多器官功能衰竭者等，均为 ECMO 失败相关联的主要因素，因此，建议给予重度 ARDS(PaO_2/FiO_2≤80mmHg)患者机械通气联合 ECMO 治疗。

5. 液体管理

高通透性肺水肿是 ARDS 的病理生理特征，肺水肿程度与 ARDS 的预后呈正相关，液体正平衡可作为病情严重程度的标志。因此通过积极的液体管理改善 ARDS 患者肺水肿具有重要的临床意义。

液体管理目标为无论给予胶体液还是晶体液，其对 ARDS 的预后无明显差异，关键是防止液体负荷过量，并不是要使患者脱水，治疗目标是发病 1 周内至少连续 2 天达到液体负平衡，在最低水平的肺动脉楔压（PAWP，5～8mmHg）的条件下，维持足够的心排血量及氧输送量，维持循环稳定，保持器官灌注。清除液体方法有使用利尿剂、补充蛋白质和透析。

值得注意的是，胶体渗透压仍是决定毛细血管渗出和肺水肿严重程度的重要因素。低蛋白血症是严重感染患者发生 ARDS 的独立危险因素，可导致 ARDS 病情进一步恶化，机械通气时间延长，病死率明显增加，因此对于存在低蛋白血症合并明显低垂部位水肿的 ARDS 患者，在补充白蛋白等胶体溶液的同时联合应用呋塞米，有助于实现液体负平衡，在改善肺水肿、改善氧合的同时可维持循环稳定。

6. 肺外脏器功能支持和营养支持

MODS 成为 ARDS 的不容忽视的原因。因此，必须严密、动态监测其他脏器功能如意识状态、循环状态（尤其是微循环状态）、胃肠功能及肾功能的评估。

7. 多环节减轻损伤

①适当应用镇静及肌松剂。

②在中晚期 ARDS 中，皮质激素的应用可能对防止肺纤维化有一定的作用。

③可以尝试下列药物　如血管扩张剂、抗内毒素抗体、IL-1 受体抗体、抗 TNF 抗体、肺泡表面活性物质、氧自由基清除剂和抗氧化剂以及 NO 等。

【预后】

随着对 ARDS 的认识提高，通过最佳治疗，ARDS 的病死率仍保持较高水平。对于大于 65 岁患者、有败血症危险的患者和其他器官功能不良的患者病死率较高。ARDS 患者死亡原因早期（72 小时）多为原发疾病和损伤，晚期（72 小时后）多为继发感染、脓毒症、呼吸衰竭和多脏器功能不全。存活的 ARDS 患者中，可有肺部纤维化和肺功能异常，包括限制性通气性功能障碍和弥散功能下降。从炎症失控、弥漫性肺泡损伤着手去寻找早期诊断方法及治疗措施，仍是降低 ARDS 病死率的关键，也是今后研究的方向。

（杨赓　米玉红）

二、肺炎

【概述】

肺炎是指包括终末气道、肺泡腔及肺间质等在内的肺实质炎症，可由疾病微生物、理化因素、免疫损伤、过敏及药物所致。细菌性肺炎是最常见的肺炎，也是最常见的感染性疾病之一。

【急诊思路】

1. 分类

肺炎可以按照解剖、病因或患病环境加以分类。

（1）解剖分类　大叶性肺炎、小叶性（支气管性）肺炎和间质性肺炎等。

（2）病因分类

①细菌性肺炎　如肺炎链球菌、金黄色葡萄球菌、甲型溶血性链球菌、肺炎克雷伯杆菌、流感嗜血杆菌、铜绿假单胞菌和鲍曼不动杆菌等。

②非典型病原体所致肺炎。

③病毒性肺炎 如冠状病毒、腺病毒、呼吸道合胞病毒、流感病毒、麻疹病毒和巨细胞病毒等。

④肺真菌病 如念珠菌、曲霉、隐球菌、肺孢子菌和毛菌等。

⑤其他病原体所致肺炎 如立克次体、弓形体和寄生虫。

⑥理化因素所致肺炎 如放射性损伤引起的放射性肺炎、胃酸吸入引起的化学性肺炎和对吸入或内源性脂类物质产生炎症反应的类脂性肺炎等。

(3)患病环境分类 社区获得性肺炎(CAP)和医院获得性肺炎(HAP)。

2. 病因

感染、理化因子和免疫损失等。

3. 病史及查体要点

(1)病史 多急性起病,但不少患者被其基础疾病所掩盖,或因免疫功能差而起病隐匿。发热、咳嗽、咳痰、胸痛为最常见症状;重症患者可有呼吸困难、休克甚至脏器衰竭等相应表现;肺外症状可出现头痛、恶心、乏力、纳差等。

(2)查体 肺性湿啰音,甚至实变体征。

4. 急诊检查要点

(1)辅助检查

①血常规 白细胞总数和中性粒细胞比例通常升高,但在老年人、重症、免疫抑制等患者白细胞数可能不升高,甚至下降;急性期 CRP、PCT 等可升高。

②重症患者 需尽早完善动脉血气分析、生化、凝血功能、心肌酶等,用以评估患者各脏器系统功能。

③病原学检查 非重症患者初始抗菌药物使用 48～72 小时后病情恶化或无变化的患者,应当送病原学检查;符合重症肺炎诊断标准者,尽可能在使用抗菌药物之前送检血、痰、胸腔积液等标本,注意规范操作,留送合格标本,提高检查的阳性率和可信度,但不能因为留送标本而拖延抗菌药物的起始使用时间。

(2)X 线检查 表现为片状、斑片状浸润性阴影,可出现间质性改变,伴或不伴胸腔积液。粒细胞缺乏、严重脱水患者并发 HAP 时 X 线检查可以阴性。

【诊断和鉴别诊断】

1. 诊断标准

(1)诊断标准 具备下述前 4 项任何 1 项加第 5 项,排除肺结核、肺部肿瘤、非感染性肺间质性疾病、肺水肿、肺不张、肺栓塞、肺嗜酸粒细胞浸润症及肺血管炎等即可诊断。

①新近出现的咳嗽、咳痰或原有呼吸系统疾病症状加重,并出现脓性痰,伴或不伴胸痛。

②发热。

③肺实变体征和(或)闻及干、湿性啰音。

④WBC$>10\times10^9$/L 或$<4\times10^9$/L,少数患者白细胞可在正常范围,伴或不伴细胞核左移、淋巴细胞和血小板的减少。

⑤胸部 X 线检查显示片状、斑片状浸润性阴影,可出现间质性改变,伴或不伴胸腔积液。

部分 CAP 患者,特别是老年患者可能临床表现很不典型,没有发热、咳嗽,仅表现为食欲下降、意识障碍或吞咽困难,容易漏诊及误诊。急诊医师要仔细查体,往往需要更多地借助于胸部影像学检查。CAP 的诊断过程中，急诊医师"排除诊断"或"鉴别诊断"的意识和能力非常关键，决定性地影响患者的治疗方向和疾病预后。

(2) 重症肺炎(SP)诊断标准　满足以下一条主要标准或满足三条次要标准可以诊断重症肺炎，建议患者入住急诊抢救室或 ICU 治疗。

①主要标准

a. 气管插管需要机械通气。

b. 脓毒性休克积极液体复苏后仍需要血管活性药物。

②次要标准

a. 呼吸频率≥30 次/分。

b. $PaO_2/FiO_2 \leqslant 250$。

c. 多叶、段性肺炎。

d. 意识障碍和（或）定向障碍。

e. 氮质血症($BUN \geqslant 20mg/dl$，即 7mmol/L)。

f. 白细胞减少症($WBC \leqslant 4 \times 10^9/L$)。

g. 血小板减少症($PLT \leqslant 100 \times 10^9/L$)。

h. 低体温(中心体温＜36℃)。

i. 低血压，需要积极的液体复苏。

对于 HAP，晚发性(入院＞5 天，机械通气＞4 天)发病和存在高危因素者，即使不完全符合重症肺炎规定标准，亦视同重症。

2. 鉴别诊断要点

(1) 与上呼吸道和下呼吸道感染的鉴别胸部 X 线可鉴别。

(2) 与其他类似肺炎的疾病鉴别如肺结核、肺癌、急性肺脓肿、肺栓塞、非感染性肺部浸润等。

【院前处理】

1. 气道保护

评估气道安全，对于痰多伴高龄、意识障碍、神经系统基础疾病等患者，要严密观察，注意转运体位，必要时协助排痰、吸痰，确属需要时应考虑紧急气管插管。

2. 循环支持

因重症肺炎导致低血压或休克者第一时间即应开放静脉，补液扩容。

3. 氧疗

有缺氧临床表现者给予吸氧。

4. 传染病防护

关注特殊传染性呼吸道感染的流行病学，比如高致病性禽流感、SARS 等的流行情况，对有类似可能的患者院前医生即应采取防护措施，包括自身和环境的保护。

5. 预告知院内急诊

重症肺炎以及特殊传染性疾病肺炎应预先告知。

【急诊处理】

1. 评估病情

病情评估是第一位的，基于患者症状、重要体征、血常规检查、血气分析、胸部平片或 CT 检查，主要脏器功能如肝、肾功能的监测，建立初步诊断和病情分级。按照前述诊断标准识别出重症肺炎尤为重要。急诊医师也可以借助于常用的评分标准进行病情分层，比如 Curb-65 评分和 PSI 评分。

2. 生命支持

气道安全意识非常重要。第一时间评估是否存在致命的气道危害，如窒息风险。预先的防范措施是最重要的，从体位要求到禁食水，到特别护理和促排痰，一部分患者必须给予气管插管乃至气管切开随时吸痰。

3. 机械通气

包括无创机械通气和有创机械通气。无创通气可用于低氧血症(肺炎或心功能不全导致)、高碳酸血症或呼吸肌疲劳患者。痰多、意识障碍等有窒息风险的患者属相对禁忌证，需要慎重使用，严密观察。有创机械通气的适应证包括明确气道危害、低氧血症和高碳酸血症等。

4. 抗菌药物

一旦确立临床诊断，应尽早使用抗菌药物。其抗菌谱应该能够覆盖常见病原体。

社区获得性肺炎(CAP)常见病原体：肺炎链球菌、流感嗜血杆菌、卡他莫拉球菌和支原体、衣原体、军团菌等不典型病原体。特殊人群可以由少见病原体导致肺炎，比如老年人或长期酗酒者，要考虑肺炎克雷伯杆菌的可能；儿童严重的坏死性肺炎，要覆盖 CA-MRSA；长期使用糖皮质激素或免疫抑制剂，如移植受体，要考虑曲霉菌和 PCP 感染的风险。

经验性抗感染初始方案的选择还要基于患者病情，依据临床表现和辅助检查或评分系统，将患者分为 3 层而接受不同的推荐方案，分别是门诊接受治疗患者(轻度)，住院、非 ICU 患者(中度)和入住 ICU 患者(重度)。常用药物包括 β-内酰胺类(其中主要是青霉素类，头孢菌素类)；大环内酯类；呼吸喹诺酮类。依据病情推荐如下。

(1)门诊接受治疗患者(轻度)

既往健康，无耐药肺炎链球菌(DRSP)危险因素：

方案①　青霉素类，如青霉素、阿莫西林、阿莫西林/克拉维酸等。

方案②　大环内酯类，如阿奇霉素、克拉霉素等。

方案③　头孢菌素类，口服制剂如头孢拉定、头孢呋辛、头孢克洛、头孢丙烯等。

方案④　呼吸喹诺酮类，如左氧氟沙星、莫西沙星等。

有基础疾病或近 3 个月曾用抗生素：

方案①　青霉素类联合大环内酯类。

方案②　头孢菌素类联合大环内酯类。

方案③　呼吸喹诺酮类。

(2)需住院，而非 ICU 患者(中度)　方案同门诊有基础疾病或近 3 月曾用抗生素。

(3)入住 ICU 患者(重度)　推荐联合用药方案。

无铜绿假单胞菌感染危险因素：

方案①　青霉素类联合大环内酯类或呼吸喹诺酮类。

方案②　头孢菌素类联合大环内酯类或呼吸喹诺酮类。

方案③　厄他培南联合阿奇霉素。此方案适用于疑似多重耐药肠杆菌科细菌[如产超广

谱 β-内酰胺酶和(或)AMPc 酶]和(或)厌氧菌导致的严重 CAP。

具有铜绿假单胞菌感染危险因素：

方案① 具有抗假单胞菌活性的 β-内酰胺类(如头孢他啶、头孢哌酮/舒巴坦、哌拉西林/他唑巴坦、头孢吡肟、亚胺培南、美罗培南或多利培南)联合环丙沙星或左氧氟沙星。

方案② 具有抗假单胞菌活性的 β-内酰胺类联合氨基糖苷类和阿奇霉素。

方案③ 具有抗假单胞菌活性的 β-内酰胺类联合氨基糖苷类和环丙沙星或左氧氟沙星。

高度怀疑社区获得性耐甲氧西林金黄色葡萄球菌感染：万古霉素或利奈唑胺。

医院获得性肺炎(HAP)：轻中症(HAP)常见病原体：肠杆菌科细菌、流感嗜血杆菌、肺炎链球菌、加氧西林敏感金黄色葡萄球菌(MSSA)等。抗菌药物选择：第二、三代头孢菌素(不包括具有抗假单胞菌活性者)、β-内酰胺类或 β-内酰胺类酶抑制剂，青霉素过敏者选用喹诺酮类或克林霉素联合大环内酯类。重症 HAP 常见病原体：铜绿假单胞菌、MRSA、不动杆菌、肠杆菌、厌氧菌等。抗菌药物选择：喹诺酮类或氨基糖苷类联合下列药物之一。抗假单胞菌 β-内酰胺类(如头孢他啶、头孢哌酮、哌拉西林、美洛西林等)；广谱 β-内酰胺类/β-内酰胺类酶抑制剂(替卡西林/克拉维酸、头孢哌酮/舒巴坦钠、哌拉西林/他唑巴坦)；碳青霉烯类；必要时联合万古霉素(针对 MRSA)；怀疑真菌感染选用有效抗真菌药物。

5. 其他治疗

(1)氧疗。

(2)雾化、湿化治疗。

(3)痰液引流。

(4)对症治疗。

(5)中医药治疗。

(6)糖皮质激素 目前有指南仅针对肺炎伴严重全身感染合并感染性休克的患者推荐小剂量(氢化可的松不超过 300mg/d)使用，一般疗程 5～7 天，能够停用血管活性药物时即停用皮质激素。

(张红)

三、慢性阻塞性肺疾病急性加重

【概述】

慢性阻塞性肺病(COPD)是一组具有气流受限特征的疾病。慢性阻塞性肺疾病急性加重(AECOPD)是 COPD 自然病程当中的一个急性事件，患者呼吸系统症状恶化，超出日常症状的基线水平，需要改变药物治疗。AECOPD 的特征为 COPD 患者短期内出现咳嗽、咳痰、气短和(或)喘息加重，痰量增多，呈脓性或黏液脓性，伴或不伴发热等炎症明显加重的表现，是导致患者来院急诊的常见原因。

AECOPD 最常见的病因是病毒性上呼吸道感染和气管支气管感染，其次是细菌感染和空气污染。常见的病毒有鼻病毒、冠状病毒、流感病毒、副流感病毒、腺病毒、呼吸道合胞病毒；常见的细菌依次为流感嗜血杆菌、卡他莫拉菌、肺炎链球菌、铜绿假单胞菌等。其他诱因包括肺炎、充血性心衰、肺栓塞、药物(β 受体阻滞剂、镇静剂)、心律失常等。

AECOPD 产生机制是在气道慢性炎症的基础上，在微生物和空气污染等因素的作用下，气道炎症加剧，导致支气管狭窄、水肿、黏性分泌物增多，从而出现急性加重的症状。

【急诊思路】

AECOPD 诊断是症状诊断，没有确切的诊断性实验或辅助检查指标。因此了解患者日常症状并与之对比非常重要。

1. 临床表现

主要症状是气促加重，常伴有喘息、胸闷、咳嗽加剧、痰量增加、痰液颜色和(或)黏度改变以及发热等。痰量增多，呈脓性或黏液脓痰，常提示是细菌感染。可出现心动过速、呼吸急促、全身不适、失眠、嗜睡、疲乏、抑郁和精神失常等非特异性症状。

2. 体征

常有发热，口唇发绀，喘息貌、桶状胸，双肺广泛或散在干鸣音；也可出现湿啰音。

3. 辅助检查

血常规检查、生化检查、动脉血气分析；胸部 X 线；心电图。

【院前处理】

1. 评估生命体征(包括是否缺氧)，对危重者给予必要的生命支持。

2. 了解过去病史，是否有慢性咳嗽、咳痰、进行性呼吸困难等症状或有 COPD 病史。

3. 了解近期呼吸道症状加重程度。

4. 如有条件给予生命监护，包括血氧饱和度监测。

5. 给予氧疗，注意一般用低流量持续吸氧。

6. 呼吸困难严重、血氧饱和度不能达到 90%(对于慢性呼吸衰竭者不能达到平时稳定水平)，在有条件情况下给予机械通气。

7. 处理其他异常(如给予痰液引流、吸入性支气管扩张剂等)。

8. 尽快运送到目标医院。

【急诊处理】

1. 急诊病情评估

AECOPD 发生后应该与患者加重前的病程、症状、体征、肺功能测定、动脉血气分析及其他实验室检查指标进行比较，以判断 AECOPD 的严重程度及治疗场所。

(1)急症

①症状显著加剧，如突然出现的静息状况下呼吸困难；②重度慢阻肺；③出现新的体征或原有体征加重(如发绀、神志改变、外周水肿)；④有严重的合并症(如心力衰竭或新出现的心律失常)；⑤初始药物治疗急性加重失败；⑥高龄患者；⑦诊断不明确；⑧院外治疗无效。

(2)重症

①严重呼吸困难且对初始治疗反应差；②意识状态改变(如意识模糊、昏睡、昏迷等)；③经氧疗和无创通气(NIV)后，低氧血症($PaO_2 < 40mmHg$)仍持续或呈进行性恶化，和(或)严重进行性加重的呼吸性酸中毒($pH < 7.25$)；④需要有创机械通气；⑤血流动力学不稳定时需要使用升压药。

2. 急诊治疗方案

(1)急症治疗原则

①给予控制性氧疗　达到 SpO_2 90%～92%；$PaCO_2$ 60～65mmHg 的目标。需注意可能

发生潜在的 CO_2 潴留及呼吸性酸中毒。注意治疗 30～60 分钟后复查动脉血气分析。

②支气管舒张剂的应用　增加短效支气管舒张剂的剂量和次数，联合应用短效 β_2 受体激动剂和抗胆碱药物，应用储雾罐或气动雾化装置。目前，氨茶碱被认为是二线静脉治疗药物，当使用上述短效支气管舒张剂疗效不佳时可考虑使用。氨茶碱可以 0.25g 稀释后静脉滴注或静脉注射，但应注意心率加快等不良反应。

③糖皮质激素的治疗　加用口服或静脉糖皮质激素，同时注意药物的不良反应(如高血糖、高血压、应激性溃疡等)，当病情有明显改善后，应及时停药，切不可长期使用全身激素。

④抗生素的应用　当有细菌感染时，考虑应用抗菌药物，推荐 AECOPD 患者接受抗菌药物治疗的指征：①在 AECOPD 时，同时出现呼吸困难加重、痰量增加和痰液变浓三种症状；②患者仅出现以上三种症状中的两种但包括痰液变浓这一症状；③严重的急性加重，需要有创或无创机械通气。如果患者无浓痰或者只有一种临床表现加重的 AECOPD，一般不建议应用抗菌药物。选用口服抗生素制剂，需要考虑药物生物利用度以及患者能否进食。若需静脉应用，则在患者病情稳定后迅速序贯口服抗生素，疗程为 3～7 日。按照严重程度和危险因素，将 AECOPD 患者分为 A、B、C 三组，根据分组的不同，推荐使用的抗生素治疗方案见表 3-2-2。

表 3-2-2　AECOPD 患者抗生素应用参考

组别	病原微生物(常见的)	抗生素(推荐使用的)
A 组(轻度加重、无危险因素者)	流感嗜血杆菌、肺炎链球菌、卡他莫拉菌、肺炎支原体和病毒	青霉素、β-内酰胺酶/酶抑制剂(阿莫西林/克拉维酸)、大环内酯类(阿奇霉素、克拉霉素、罗红霉素等)、第 1 代或第 2 代头孢菌素(头孢呋辛、头孢克洛)、多西环素、左氧氟沙星等，一般可口服
B 组(中度加重、有危险因素者)	A 组病原菌+产β-内酰胺酶菌株、青霉素耐药的肺炎链球菌)、肠杆菌科(肺炎克雷伯菌、大肠埃希菌、变形杆菌及肠杆菌属等)	β-内酰胺/酶抑制剂、第二代头孢菌素(头孢呋辛)、氟喹诺酮类(左氧氟沙星、莫西沙星、加替沙星)、第三代头孢菌素(头孢曲松、头孢噻肟)等
C 组(重度加重、具有铜绿假单胞菌感染危险因素者)	B 组病原菌+铜绿假单胞菌	第三代头孢菌素(头孢他啶)、头孢哌酮/舒巴坦、哌拉西林/他唑巴坦、亚胺培南、美洛培南等，也可联合用氨基糖苷类、氟喹诺酮类(环丙沙星等)

⑤经验性抗病毒治疗的问题　尽管病毒感染在 AECOPD 的发病过程中起了重要作用，目前不推荐应用抗病毒药物治疗 AECOPD。但是，在流感流行季节，患者出现流感症状(发热、肌肉酸痛、全身乏力和呼吸道感染)时间小于 2 日的高危患者，建议应用抗流感药物(奥司他韦或帕拉米韦)治疗。

⑥呼吸功能不全的患者　及早应用无创呼吸，注意监测生命体征，必要时及时改用有创呼吸机。

⑦支持对症治疗　补液并液体平衡监测、营养支持、预防深静脉栓塞(如用抗凝药物肝素等)以及祛痰等措施。只有在无条件使用或不建议使用无创通气时，可使用呼吸兴奋剂。

(2)重症治疗原则

①机械通气治疗的目的　纠正严重的低氧血症，增加 PaO_2，使 $SaO_2>90\%$，改善重要脏器的氧供应；治疗急性呼吸性酸中毒，纠正危及生命的急性高碳酸血症，但不必要急于

恢复 $PaCO_2$ 至正常范围；缓解呼吸窘迫，当原发疾病缓解和改善时，逆转患者的呼吸困难症状；纠正呼吸肌群的疲劳；降低全身或心肌的氧耗量。

②无创通气的适应证　中、重度呼吸困难伴辅助呼吸肌参与呼吸和腹部矛盾运动；中、重度酸中毒($pH \leqslant 7.35$)和(或)$PaCO_2 > 45mmHg$；呼吸频率 > 25 次/分。

③无创呼吸机的相对禁忌证　呼吸暂停、循环系统不稳定者(低血压、心律失常、心肌梗死)；精神状态改变、不能合作易误吸者；分泌物黏稠或量大；最近有面部或胃、食管手术；颅面部外伤；固定的鼻咽部异常；烧伤；过度肥胖。

④有创通气的指征及治疗　不能耐受无创通气或无创通气治疗失败(或不适合无创通气)；严重呼吸困难伴辅助呼吸肌参与呼吸及腹部矛盾运动；呼吸频率 > 35 次/分；威胁生命的低氧血症，严重酸中毒($pH < 7.25$)和(或)$PaCO_2 > 60mmHg$、呼吸暂停；嗜睡、精神状态受损，心血管并发症(低血压、休克)及其他并发症(代谢异常、脓毒症、肺炎、肺栓塞、气胸、大量胸腔积液)。AECOPD 并发呼吸衰竭时的有创通气治疗，见表 3-2-3。

表 3-2-3　AECOPD 并发呼吸衰竭时的有创通气治疗

项目	处理办法
与患者的连接	经喉插管或气管切开
通气方式	A/C；SIMV；PSV
最初治疗目标	气体交换得到改善，呼吸肌群得到休息
呼吸参数	潮气量(V_T)：7～9ml/kg 通气频率(f)：10～15 次/分 吸呼比(I:E)：1:2 或 1:3 吸气流速(flow)：> 60L/分 吸氧浓度(FiO_2) 能使 $SaO_2 > 90\%$ 最小的 PEEPe 吸气末平台压(P_{plat}) $< 30cmH_2O$ 如有必要可采用允许性高碳酸血症的策略
主要缺点	经喉插管和气管切开的并发症 肺泡过度充气的危险、气压伤 妨碍患者摄取足够的营养 妨碍患者活动

（王胜奇　王晶）

四、支气管哮喘

【概述】

支气管哮喘(简称哮喘)是由多种细胞包括气道的炎性细胞、结构细胞(如嗜酸粒细胞、肥大细胞、T 淋巴细胞、中性粒细胞、平滑肌细胞、气道上皮细胞等)和细胞组分参与的气道慢性炎症性疾病。其临床表现为反复发作的喘息、气急、胸闷或咳嗽等症状，常在夜间及凌晨发作或加重，多数患者可自行缓解或经治疗缓解，同时伴有可逆的气流受限和气道高反应，随着病程的延长可导致一系列的气道结构改变，即气道重塑。近年来认识到哮喘是一种异质性疾病。

【急诊思路】

1. 典型哮喘的临床症状和体征

(1) 反复发作喘息、气急,伴或不伴胸闷或咳嗽,多与接触变应原、冷空气、物理、化学性刺激以及上呼吸道感染、运动等有关。

(2) 发作时在双肺可闻及散在或弥漫性,以呼气相为主的哮鸣音,呼气相延长。

(3) 上述症状和体征可经治疗缓解或自行缓解。

2. 可逆气流受限的客观检查

(1) 支气管舒张试验阳性 FEV_1 增加≥12%,且 FEV_1 增加绝对值≥200ml。

(2) 支气管激发试验或运动激发试验阳性。

(3) 呼气流量峰值(PEF)24 小时变异率≥20%。

符合上述症状和体征,同时具备气流受限客观检查中的任何一条,并除外其他疾病引起的喘息、气急、胸闷及咳嗽,可以诊断为哮喘。

【诊断和鉴别诊断】

1. 分期

根据临床表现支气管哮喘可分为急性发作期、慢性持续期和临床缓解期。

哮喘急性发作是指喘息、气急、咳嗽、胸闷等症状突然发生或者原有症状加重并以呼气流量降低为特征,多与接触变应原、刺激物或呼吸道感染有关。慢性持续期是指每周均不同频度和(或)不同程度地出现症状(喘息、气急、胸闷、咳嗽等);临床缓解期是指经过治疗或未经治疗症状、体征消失,肺功能恢复到急性发作前水平,并维持 1 年以上。

2. 分级

(1)病情严重程度的分级　主要用于治疗前或初始治疗时严重程度的判断(表3-2-4)。

表3-2-4　哮喘病情严重程度的分级

分级	临床特点
间歇状态 (第1级)	症状<每周1次 短暂出现 夜间哮喘症状≤每月2次 FEV_1 占预计值%≥80%或 PEF≥80%个人最佳值,PEF 或 FEV_1 变异率<20%
轻度持续 (第2级)	症状≥每周1次,但<每日1次 可能影响活动和睡眠 夜间哮喘症状>每月2次,但<每周1次 FEV_1 占预计值%≥80%或 PEF≥80%个人最佳值,PEF 或 FEV_1 变异率 20%~30%
中度持续 (第3级)	每日有症状 影响活动和睡眠 夜间哮喘症状≥每周1次 FEV_1 占预计值 60%~79%或 PEF 为 60%~79%个人最佳值,PEF 或 FEV_1 变异率>30%
重度持续 (第4级)	每日有症状 频繁出现 经常出现夜间哮喘症状 体力活动受限 FEV_1 占预计值<60%或 PEF<60%个人最佳值,PEF 或 FEV_1 变异率>30%

(2)哮喘急性发作时的分级　哮喘急性发作时，其程度轻重不一。病情的加重可在数小时或数天内出现，也偶尔在数分钟内即危及生命，故应对病情做出正确评估，以便给予及时有效的紧急治疗。哮喘急性发作时病情严重程度的分级，见表3-2-5。

表3-2-5　哮喘急性发作时病情严重程度的分级

临床特点	轻度	中度	重度	危重
气短	步行、上楼时	稍事活动	休息时	-
体位	可平卧	喜坐位	端坐呼吸	-
讲话方式	连续成句	单词	单字	不能讲话
精神状态	可有焦虑，尚安静	时有焦虑或烦躁	常有焦虑、烦躁	嗜睡、意识模糊
出汗	无	有	大汗淋漓	-
呼吸频率	轻度增加	增加	常>30 次/分	-
辅助呼吸肌活动及三凹征	常无	可有	常有	胸腹矛盾运动
哮鸣音	散在，呼气末期	响亮、弥漫	响亮、弥漫	减低或无
脉率(次/分)	<100	100～120	>120	脉率变慢或不规则
奇脉	无，<10mmHg	可有，10～25mmHg	常有，>25mmHg	无，提示呼吸肌疲劳
最初支气管扩张剂治疗后 PEF 占预计值或个人最佳值%	>80%	60%～80%	<60%或<100L/min 或作用持续时间<2 小时	-
PaO_2(吸空气，mmHg)	正常	≥60	<60	<60
$PaCO_2$	<45	≤45	>45	>45
SaO_2(吸空气，%)	>95	91%～95%	≤90%	≤90%

注：只要符合某一严重程度的某些指标，而不需满足全部指标，即可提示为该级别的急性发作。

3. 相关诊断试验

肺功能测定有助于确诊支气管哮喘，也是评估哮喘控制程度的重要依据之一。对于有哮喘症状但肺功能正常的患者，测定气道反应性和 PEF 日内变异率有助于确诊哮喘。

【院前处理】

1. 院前医生要了解患者平时哮喘控制的情况和治疗效果，除外其他原因导致喘憋的发作。

2. 评估哮喘急性发作时病情严重程度。

3. 由变应原导致哮喘急性发作时，及时脱离相关环境。

4. 根据哮喘急性发作时病情严重程度，给予相应治疗。

5. 经治疗病情不稳定者，及时送往医院急诊科。

【急诊处理】

一般来说，如果患者突然咳嗽、胸闷、气短，而且进行性加重，平时所用的常规平喘药效果不明显，哮喘发作严重程度在中度以上时就应该到医院进一步诊治，以尽快缓解症状，纠正低氧血症，保护肺功能。

(一)重度和部分中度哮喘急性发作的治疗

所有重度和部分中度急性发作均应到急诊科或住院治疗。

1. 药物治疗

除氧疗外，应重复使用速效 $β_2$－受体激动剂(SABA)，可通过压力定量气雾剂的储雾器给药或使用 SABA 的溶液经射流雾化装置给药。初始治疗阶段推荐间断(每 20 分钟)或连续雾化给药，随后根据需要间断给药(每 4 小时一次)。联合使用 $β_2$－受体激动剂和抗胆碱能制剂(如异丙托溴铵)能够取得更好的支气管舒张作用。对规律服用茶碱缓释制剂的患者，静脉使用茶碱应尽可能监测茶碱血药浓度。中、重度哮喘急性发作应尽早使用全身激素，

特别是对速效 β_2 受体激动剂初始治疗反应不完全或疗效不能维持以及在口服激素基础上仍然出现急性发作的患者。口服激素与静脉给药疗效相当，不良反应小，所以推荐中重度急性加重首选口服给药。推荐用法：泼尼松龙 0.5～1.0mg/kg 或等效的其他激素，每日单次给药。严重的急性发作或口服激素不能耐受时，可采用静脉注射或滴注，如甲泼尼龙 80～160mg 或氢化可的松 400～1000mg 分次给药。地塞米松因半衰期较长，对肾上腺皮质功能抑制作用较强，一般不推荐使用。静脉给药和口服给药的序贯疗法有可能减少激素用量和不良反应，如静脉使用激素 2～3 日，继之以口服激素 3～5 日或吸入激素治疗。

2. 机械通气

重度和危重哮喘急性发作经过上述药物治疗，临床症状和肺功能无改善甚至继续恶化，应及时给予机械通气治疗。

(1) 机械通气的目的　对重症哮喘患者进行机械通气的目的：①对已处于呼吸衰竭的哮喘患者，降低其呼吸功；②改善患者的通气和气体交换功能；③清除气道内的分泌物。

(2) 机械通气的指征　重症哮喘治疗时，临床上一般应尽量避免首先使用呼吸机，临床经验表明只有相当少数紧急危及生命的重症哮喘患者，才需要机械通气治疗。可先采用经鼻(面)罩无创机械通气，若无效应及早行气管插管机械通气。

何时行气管插管通气无统一标准，决定气管插管的一个重要因素是观察患者的临床症状。通常，气管插管指征包括：①常规治疗失败，出现下列征象：神志改变、呼吸肌疲劳、心动过速(>130 次/分)、危及生命的心律失常、严重低氧血症(PaO_2<60mmHg)、高碳酸血症或酸中毒；②FEV_1<0.6L，PEF<60L/min，对支气管扩张剂无反应。重症哮喘患者的神志状态改变是气管插管和机械通气的绝对指征，这一临床表现说明哮喘患者：不能适应目前的治疗；不能保护其气道，很可能即将发生呼吸、心跳骤停，这是机械通气的重要指征。

(3) 机械通气初始参数的设置　机械通气初可选用控制通气模式或者同步间歇指令通气。潮气量(VT：6～10ml/kg)；呼吸频率(8～12 次/分)；吸气流量(100L/min)；吸呼比例 1:2 至 1:3；高吸氧浓度(1.0 逐渐降至 0.6)，需维持血氧饱和度≥90%～95%。哮喘急性发作机械通气需要较高的吸气压，可使用适当水平的呼气末正压(PEEP)治疗。如果需要过高的气道峰压和平台压才能维持正常通气容积，可试用允许性高碳酸血症通气策略以减少呼吸机相关肺损伤。

(4) 镇静剂和肌松剂在重症哮喘患者机械通气时的应用　许多镇静剂和肌松剂对重症哮喘发作有一定的治疗效应，患者有烦躁、谵妄，发生人-机对抗或严重气道痉挛时，可适当选用镇静剂和(或)肌松剂。镇静剂可选用地西泮 10～20mg 或氯胺酮 50mg 静脉注射；或丙泊酚 1～2mg/kg，以 0.5mg/(kg·min)静脉推注。肌松剂常用维库溴铵 0.08～0.10mg/kg，静脉推注，继予 0.01～0.015mg/kg 维持。

3. 纠正水、电解质紊乱和酸碱失衡

脱水造成气道分泌物黏稠难以排出，使气道进一步阻塞和影响通气。每日静脉补液 2500～4000ml，每日尿量达 1000ml 以上。补液量过多可使低钾血症、低钠血症加重，注意补充钾、钠等电解质。及时纠正酸中毒尤为重要。临床上通常把 pH 低于 7.2 作为补碱指征。

(二) 控制感染

大多数哮喘急性发作并非由细菌感染引起，应严格控制抗菌药物的使用指征，除非有细菌感染的证据或属于重度或危重哮喘急性发作。

1. 重度哮喘急性发作容易并发感染

原因主要包括：①气道炎症、支气管痉挛和黏液痰栓使痰液引流不畅；②糖皮质激素的大量使用抑制机体的免疫力；③氨茶碱可降低中性粒细胞的趋化力和吞噬作用。

2. 重度哮喘急性发作并发感染时抗生素的选择原则

(1) 静脉给药为主。

(2) 先根据经验选用广谱抗生素，以后参考痰细菌培养药敏试验结果和所用药物的临床疗效调整方案。

(3) 注意药物对肝、肾功能的影响以及可能发生的变态反应。

(三) 哮喘管理

严重的哮喘急性发作意味着哮喘管理的失败，这些患者在病情稳定回家后，应当给予密切监护、长期随访，包括审核患者是否正确使用药物、吸入装置和峰流速仪，找到急性发作的诱因并制订避免接触的措施，调整控制性治疗方案。

（关岚　张帆　赵斌）

五、自发性气胸

【概述】

自发性气胸是指在没有创伤或人为的因素下，因肺部疾病使肺组织和(或)脏层胸膜破裂，空气进入胸膜腔所致的气胸。该病发病率较高，在全球范围内影响着人类的健康。如缺乏正确及时的处理，气胸亦可致命。

【急诊思路】

1. 类型

自发性气胸的类型见表3-2-6。

表3-2-6　自发性气胸的类型

根据有无基础肺疾病分类	根据临床类型分类
原发性自发性气胸	闭合性(单纯性)气胸
继发性自发性气胸	张力性(高压性)气胸
	交通性(开放性)气胸

2. 病因

(1) 原发性自发性气胸好发于年轻人，尽管被定义为无肺部基础疾病，但实际上大部分患者存在常规检查不易被发现(潜在的)的肺部病灶。多数为脏层胸膜下肺泡先天性发育缺陷或炎症瘢痕形成的肺大疱引起表面破裂所致；多见于瘦高型男性青壮年，也有研究表明，与吸烟、大气压变化、空气污染等存在相关性。

(2) 继发性气胸好发于中老年人，常合并肺部基础疾病，最常见的有慢性阻塞性肺病、囊性肺纤维化病、原发或转移性的肺肿瘤、肺结核、肺部感染以及子宫内膜异位等多种疾病。

3. 病史及查体要点

(1) 仔细询问现病史及有无基础肺疾病。

（2）突发胸痛，呈针刺样或刀割样，常有诱因，吸气时加剧。

（3）呼吸困难为气胸的典型症状，大量气胸尤其是张力性气胸时，由于胸膜腔内压力骤增，患侧肺完全压缩，纵隔移位，可迅速出现呼吸、循环障碍。故严重呼吸困难伴有烦躁不安、冷汗、脉速、虚脱、心律失常甚至意识不清者提示有张力性气胸的可能。

（4）由气胸刺激胸膜可导致刺激性干咳。

（5）可合并脓气胸、血气胸、纵隔气肿、皮下气肿、呼吸衰竭及循环障碍等。

（6）患侧胸廓饱满，呼吸运动减弱，叩诊鼓音，语颤及呼吸音均减低或消失，气管移向健侧，皮下气肿时有捻发音。

4. 急诊检查要点

（1）X 线检查　是诊断气胸的重要方法，可显示肺萎缩程度、有无胸膜粘连、纵隔移位及胸腔积液等，同时可发现肺内病变情况。气胸侧透明度增强，无肺纹理，肺萎缩于肺门部，与气胸交界处有清楚的细条状肺边缘，纵隔可向健侧移位，尤其是张力性气胸更显著；少量气胸则占据肺尖部位，使肺尖组织压向肺门；如有液气胸则见液 – 气平面。

（2）CT　对于诊断气胸特异性和敏感性均较高，特别是诊断气胸合并其他复杂肺部病变，如肺组织与壁层胸膜粘连形成的局限性气胸时，也可以简化影像学引导下的胸膜腔穿刺。CT 亦能够鉴别巨大肺大疱和气胸，可以避免对肺大疱患者抽气而引起气胸。

（3）动脉血气检查　75%患者出现 $PaO_2 < 10.9kPa$，继发性自发性气胸患者中更容易出现低氧血症($PaO_2 < 7.5kPa$)或二氧化碳蓄积。中青年人气胸一般在肺被压缩 20%～30%才会出现低氧血症。

（4）胸腔穿刺　穿出气体。

【诊断和鉴别诊断】

1. 肺大疱

气胸反复发作，易出现胸内粘连而形成局限性包裹，在 X 线胸片上易与张力性肺大疱相混淆。气胸往往为突发，而张力性肺大疱则是长时间反复胸闷，X 线胸片上张力性肺大疱在胸壁边缘尤其是肋膈角处可见到纤细的肺大疱边缘线。把张力性肺大疱误诊为气胸而放置胸腔引流管很容易引起严重的病理、生理改变。

2. 支气管哮喘、阻塞性肺气肿

如突发呼吸困难、冷汗、烦躁，一般药物治疗效果欠佳，且症状逐渐加重，需考虑并发气胸可能。X 线胸片可鉴别。

3. 急性肺栓塞

临床上可有呼吸困难等症状，同时常伴有低热、咯血、休克、白细胞数增高等，一般多有下肢静脉血栓形成史或长期卧床史，X 线胸像无气胸征象。

4. 其他胸痛、呼吸困难等症状

在临床上应与急性心肌梗死、胸膜炎、急腹症等鉴别。

为了便于临床观察和处理将自发性气胸分为稳定型和不稳定型气胸，稳定型表现为呼吸频率<24 次/分、心率 60～100 次/分、血压正常、呼吸室内空气时 $SaO_2 > 90\%$、两次呼吸间说话成句，否则为不稳定型。

【急诊处理】

气胸的治疗方法有保守观察治疗、胸膜腔穿刺抽气、胸腔闭式引流和外科手术等。可根据患者的症状、血流动力学是否稳定、气胸量大小、气胸发生原因、初发或复发及初始治疗效果等选择治疗的合适方法。

1. 评估病情

对重症患者应严密监测生命体征和血气变化，尽早排除张力性气胸，并注意观察是否有并发症发生。

2. 保守治疗

卧床休息、吸氧、镇静、止咳、镇痛。对于症状轻、肺轻度压缩的原发性自发性气胸患者可门诊动态观察并交代相关病情注意随访。

3. 胸膜腔穿刺抽气

适用于少量气胸、呼吸困难较轻、心肺功能尚好的闭合性气胸患者，一次抽气量不宜超过 1000ml。原发性自发性气胸患者肺压缩明显者可选择胸腔置管处理，引流管可选择细的引流管，不推荐常规持续负压吸引，不推荐常规注入粘连剂进行胸膜固定。张力性气胸患者需立即行胸腔穿刺排气，在无其他抽气设备时，可用粗针头迅速刺入胸膜腔以达到暂时减压目的。

4. 胸腔闭式引流

适用于不稳定型气胸、呼吸困难明显、肺压缩程度较重、交通性或张力性气胸及反复发作气胸的患者。发生张力性气胸或双侧气胸的患者需要即刻行胸腔闭式引流术。

5. 化学性胸膜固定术

胸膜内注入硬化剂，产生无菌性胸膜炎症，使脏层胸膜粘连从而消灭胸膜间隙。适应证为不宜手术或拒绝手术的下列患者：持续性或复发性气胸、双侧气胸、合并肺大疱及肺功能不全不能耐受手术者。

6. 手术治疗

(1) 手术适应证　同侧复发性气胸、首次对侧复发性气胸、双侧气胸同时发作、持续漏气 5～7 天且肺无法复张(建议 3～5 天内行外科手术)、自发性血胸、职业病(跳水运动员、飞行员)和妊娠期。

(2) 手术禁忌证　首次发作气胸应采取保守治疗；COPD、肺功能严重降低、肺动脉高压。

(3) 手术方法　①胸腔镜：具有微创、安全的特点，可行胸膜裂口闭合术或肺大疱结扎术、肺段或肺叶切除术及胸腔镜下激光治疗。②开胸手术治疗：可以修补肺的破口，又可以从根本上处理原发病灶或通过手术以促进确保胸膜粘连。

(4) 原发性自发性气胸的外科治疗建议首选微创胸腔镜手术，不建议常规进行胸膜固定。继发性自发性气胸患者由于年龄大、肺部基础病变复杂，选择微创应慎重，视术中病灶的处理程度可附加进行胸膜固定等手术。

(5) 对单侧发作的原发性自发性气胸患者如 CT 检查同时发现对侧肺大疱存在，为避免术后对侧气胸发作，可酌情选择同期手术处理对侧肺大疱。

(6) 对于首次发作的原发性自发性气胸，经观察或置管排气等内科保守处理肺复张后，建议行胸部高分辨 CT 扫描，如发现有明确的肺大疱等病变存在，建议手术治疗。

7. 原发病和并发症的治疗

常见的并发症为液气胸、血气胸、脓胸或支气管–胸膜瘘。除了对自发性气胸治疗外，还应积极治疗原发病。

（1）脓气胸　积极应用抗生素（全身及局部），必要时根据情况考虑手术。

（2）血气胸　肺完全复张后出血多能停止，抽气排液及适当输血，如出血不止，可考虑开胸结扎出血的血管。

（3）纵隔气肿及皮下气肿：随胸腔内气体排出而自行吸收，吸入高浓度氧有利于其中消散，影响呼吸、循环功能时，行胸骨上窝穿刺或切开。

8. 预防

自发性气胸治疗后应重视对患者的健康宣教和复查随访，应随访直到气胸完全吸收，有呼吸困难等症状时应及时随诊。治愈后患者应该短期内避免重体力活动，潜水和乘坐飞机等应特别小心。胸腔气体完全吸收后才可以乘坐飞机，手术治疗完全正常后才能潜水。

（赵丽　王泊雅）

第三节　消化系统急症

一、消化道出血

【概述】

消化道以屈氏韧带为界分为上消化道和下消化道。做过胃肠吻合术后的上段空肠也属于上消化道。上消化道（食管、胃、十二指肠、胆、胰、肝）出血，表现为黑便和（或）呕血、呕"咖啡样"物，下消化道出血一般为鲜血便或暗红色血便，不伴呕血。

消化道出血的病因见表3-3-1。

表3-3-1　消化道出血的病因

上消化道出血	下消化道出血
上消化道疾病 食管疾病：食管炎、食管溃疡、食管肿瘤、食管贲门黏膜撕裂、食管异物、化学性或放射性损伤等 胃、十二指肠疾病：消化性溃疡、糜烂出血性胃炎、胃癌、胃血管畸形、胃息肉、间质瘤、淋巴瘤、十二指肠炎、十二指肠憩室炎、胃术后病变、胃十二指肠克罗恩病、嗜酸性肠胃炎、胃十二指肠异位胰腺等 门脉高压引起的食管胃底静脉曲张破裂出血 **上消化道邻近器官疾病** 胆管出血：肝癌、胆囊癌、胆管癌、肝脓肿、肝血管瘤破裂、ENBD术后等 胰腺疾病累及十二指肠：胰腺癌、胰腺炎等 主动脉瘤破入食管、胃或十二指肠 纵隔肿瘤或脓肿破入食管 **全身性疾病** 血管性疾病：过敏性紫癜、遗传性毛细血管扩张症、动脉粥样硬化等 血液病：白血病、血小板减少性紫癜、DIC等 尿毒症 结缔组织病：结节性多动脉炎、SLE或其他血管炎 急性感染：流行性出血热、钩端螺旋体病等 应激性黏膜损伤	**肿瘤和息肉** 恶性肿瘤：癌、类癌、淋巴瘤、平滑肌肉瘤、纤维肉瘤、神经纤维肉瘤等 良性肿瘤：平滑肌瘤、脂肪瘤、血管瘤、神经纤维瘤、囊性淋巴管瘤、黏液瘤等 息肉：腺瘤性息肉、幼年性息肉、Peutz-Jeghers综合征（又称黑斑息肉综合征） **炎症性病变** 非特异性肠炎：溃疡性结肠炎、克罗恩病、结肠非特异性孤立溃疡等 感染性肠炎：肠结核、肠伤寒、菌痢及其他细菌性肠炎等 寄生虫感染：阿米巴、血吸虫等 **其他** 抗生素相关性肠炎、坏死性小肠炎、缺血性肠炎、放射性肠炎等 血管病变：血管瘤、毛细血管扩张症、血管畸形、静脉曲张等 肠壁结构性病变：憩室、肠重复畸形、肠气囊肿病（多见于高原居民）、肠套叠等 肛门病变：痔和肛裂 **全身性疾病**：同上消化道出血

【急诊思路】

1. 确定是否为消化道出血

(1)无论是呕血还是黑便，最好能随手拍下照片，有助于医生的判断。

(2)如果是小口呕血比较鲜红，要除外鼻腔、鼻咽和牙齿等部位出血，尤其是服用抗凝药或者凝血异常的患者，口腔出血比较常见，另外还要注意区分是不是咯血。

(3)如果是黑便要除外药物或者食物因素。药物如中草药、活性炭、铁剂和铋剂等；食物如动物血制品、车厘子、火龙果等，都可使大便呈黑色，但大便潜血试验呈阴性。传统化学法测定血制品、肉类、绿叶蔬菜、铁剂可能存在假阳性，新的化学法、免疫法特异性好，但只针对人血红蛋白。

2. 确定出血部位

上消化道出血以黑便为主，可以伴有呕血，上消化道出血后血液在肠道停留时间长，血红蛋白中的铁与肠内硫化物结合生成硫化铁呈柏油样黑色，具有黏、黑、亮的特点，一般来讲，只要出现呕血，几乎可以肯定是上消化道出血，而且出血量比较大。下消化道出血以血便或者暗红色血便为主。出血量大的上消化道出血因为排出较快亦可表现为暗红色血便；高位小肠出血乃至右半结肠出血，如血在肠腔停留较久亦可呈柏油样。因此出血部位的诊断需要结合病史、体征、既往史、辅助检查等综合判断。

3. 判断出血量

通常成人每日出血>5～10ml 粪便隐血试验出现阳性，每日出血量 50～100ml 可出现黑便，胃内储积血量在 250～300ml 可引起呕血。当短期内出血量超过 400～500ml，可出现全身症状(如头晕、心慌、乏力等)，如果出血量超过 800～1000ml，可出现周围循环衰竭表现。消化道大出血是临床常见急症，病情严重者，可危及生命，需要积极救治。

4. 下列现象提示有活动性出血或再出血

(1)反复呕血，色转鲜红或黑便频数，质变稀薄，伴肠鸣音亢进。

(2)周围循环衰竭的表现经积极补充血容量仍未见明显改善或一度好转又很快恶化。

(3)在补液量和排尿量足够的情况下，原无肾脏疾病患者的尿素氮持续升高或再次升高。

(4)血红蛋白浓度、红细胞计数与血细胞压积继续下降。

5. 判断出血是否停止

一般情况下，出血停止 3 天后大便颜色应转黄(每天有排便的情况下)。一次出血后 48 小时以上无出血，再出血的可能性较小。但是临床上不能仅根据黑便排出情况来判断出血是否停止，应根据严密的动态观察及综合多方面资料加以判断，如患者的血压、脉搏、神志、腹部情况、大便性状、血红蛋白、血尿素氮以及对补液、输血等治疗的反应等。

【急诊处理】

(一)常规救治原则

1. 一般急救措施

①患者应卧位休息，保持呼吸道通畅，避免误吸，必要时吸氧；②活动性出血期间禁食；③严密监测患者生命体征，如心率、血压、呼吸、尿量及神志变化；④定期复查血红蛋白浓度、红细胞计数、血细胞比容与血生化；⑤必要时行中心静脉压测定；⑥对大出血患者常规进行心电监护。

2. 积极容量复苏

输血：尽快建立有效的静脉通道，查血型，如血红蛋白下降较快需立即配血，加压输血。在配血过程中，可输注晶体液进行容量复苏。

输血指征：①Hb<70g/L，或血细胞比容低于25%；②收缩压<12kPa（或较基础血压下降25%）；③心率>120次/分；④改变体位出现晕厥、血压下降、心率加快，由平卧改为卧位时，血压下降幅度>15~20mmHg，心率加快幅度>10次/分。

3. 补充凝血因子

因为大出血后血液稀释、输注库存血等原因，会引起凝血因子缺乏，需根据情况补充维生素K、凝血酶原复合物和新鲜冰冻血浆补充凝血因子。

（二）上消化道出血救治原则

1. 食管、胃底静脉曲张破裂大出血

本病往往出血量大、再出血率高、死亡率高，在止血措施上有其特殊性。

（1）药物止血　①生长抑素及其拟似物：可明显减少门脉及其侧支循环血流量，止血效果肯定，不良反应轻微，为治疗静脉曲张出血的一线药物；②血管加压素：通过对内脏血管的收缩作用，减少门脉血流量，降低门脉压，有冠心病、高血压者忌用；③三甘氨酰赖氨酸加压素（又名特列加压素）：为加压素拟似物，与加压素比较，该药止血效果好、不良反应少、使用方便，临床已逐渐替代加压素；④常规止血药物：如酚磺乙胺、对氨甲基苯甲酸和维生素K等。

（2）三腔两囊管压迫止血　经鼻腔插入三腔管，注气入胃囊（囊内压50~70mmHg），向外加压牵引，以压迫胃底，若未能止血，再注气入食管囊（囊内压为35~45mmHg），压迫食管曲张静脉。气囊压迫止血效果肯定，但缺点是患者痛苦大、并发症多（如吸入性肺炎、窒息、食管炎、食管黏膜坏死、心律失常等），鉴于近年药物治疗和内镜治疗的进步，目前已不推荐气囊压迫作为首选止血措施，但是在药物不能控制出血或者内镜不能及时操作时，可作为争取时间的好办法。

（3）内镜治疗　内镜直视下注射硬化剂或组织粘合剂至曲张的静脉（前者用于食管曲张静脉、后者用于胃底曲张静脉）或用皮圈套扎曲张静脉，不但能达到止血目的，而且可有效防止早期再出血，是目前治疗食管胃底静脉曲张破裂出血的重要手段。一般经药物治疗（必要时加气囊压迫）大出血基本控制，患者基本情况稳定，在进行急诊内镜检查同时进行治疗。并发症主要有局部溃疡、出血、穿孔和瘢痕狭窄等。

（4）外科手术或经颈静脉肝内门体静脉分流术　急诊外科手术并发症多、死亡率高，因此应尽量避免。但在大量出血上述方法治疗无效时唯有进行外科手术。近年介入经颈静脉肝内门体静脉分流术在一些急诊得到使用，该法尤适用于准备做肝移植的患者，缺点是术后肝性脑病发生率高。

2. 非曲张静脉上消化道大出血

除食管胃底静脉曲张破裂出血之外的其他病因引起的上消化道大出血，习惯上又称为非曲张静脉上消化道大出血，其中以消化性溃疡所致出血最为常见。止血措施主要如下。

（1）抑制胃酸分泌　血小板聚集及血浆凝血功能所诱导的止血作用需在pH>6.0时才能有效发挥，而且新形成的凝血块在pH<5.0的胃液中会迅速被分解。因此常规予质子泵抑制剂抑制胃酸分泌，可起到止血作用。

（2）内镜治疗　消化性溃疡出血约80%不经特殊处理可自行止血,其余部分患者则会持续出血或再出血。内镜如见有活动性出血或暴露血管的溃疡应进行内镜止血。证明有效的方法包括热探头、高频电灼、激光、微波、注射疗法或上止血夹等,其他原因引起的出血,也可视情况选择上述方法进行内镜止血。不过肿瘤性出血止血效果较差。

（3）手术治疗　内科积极治疗仍不能有效止血患者,在有手术适应证情况下可考虑手术治疗。

（4）介入治疗　患者严重消化道大出血在无法进行内镜治疗或者内镜治疗失败,特别是下消化道出血,可考虑在选择性肠系膜动脉造影寻找出血部位并进行血管栓塞治疗。

3. 上消化道出血

急诊救治流程见图3-3-2。

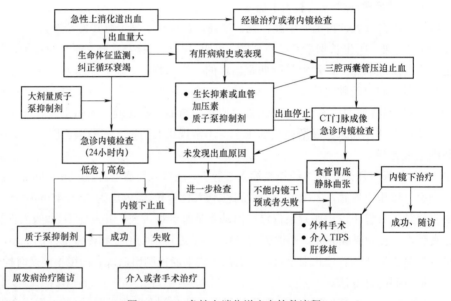

图3-3-2　急性上消化道出血抢救流程

（三）下消化道出血救治原则

上消化道出血,由于现代诊疗技术手段的进步,多在纤维内镜可及范围内,因此较容易明确出血部位及原因,而下消化道出血,尤其是小肠出血,难以找到出血位置,即使结肠出血,碍于出血时肠道准备困难,急诊肠镜很难获得良好的视野,因而给诊断治疗带来困难,然而一旦找到出血部位,治疗相对较易。因此下消化道出血还会用到胶囊内镜、小肠镜、放射性核素等手段查找出血部位。除了前述常规急救原则,还有针对下消化道出血的一些治疗措施。

1. 凝血酶保留灌肠

有时对左半结肠出血有效。

2. 内镜下止血

下消化道出血中80%以上来自结肠,因此同上消化道出血一样,在下消化道出血中内镜检查是绝对必要的。但目前在下消化道出血中急性期结肠镜检查还不如上消化道出血中胃镜那样普遍,其中一个很重要原因就是肠道粪便在急诊状态下不易清除干净,难以获得操作视野。

3. 血管活性药物应用

血管加压素、生长抑素静脉滴注可能有一定作用。如做动脉造影，可在造影完成后动脉输注血管加压素 0.1～0.4U/min，对右半结肠及小肠出血止血效果优于静脉给药。

4. 动脉栓塞治疗

胃肠道出血速度在 0.5ml/min 以上就可能经血管造影发现出血部位，若出血速度大于 2ml/min，则发现病变的可能性在 80% 左右。对于小肠部位的出血急性期内镜难以操作，血管造影尤其显得重要。发现出血部位后，可经导管动脉栓塞或给予血管收缩药物，都能达到止血的目的，但是要关注后期肠缺血坏死可能。血管造影检查虽有上述优点，但也有其局限性。有些患者尽管出血量很大，但是若在造影当时出血已经停止或速度放慢就难以发现外溢的造影剂，故而这种检查很强调瞬时性。这是血管造影检查阳性率不高的主要原因。

5. 紧急手术治疗

经内科保守治疗仍出血不止危及生命，无论出血病变是否确诊，均是紧急手术的指征。

（王明轩　王国兴）

二、急腹症

【概述】

急腹症是以发病急、进展快、病情重、病因复杂、易漏诊为共同特点，以急性腹痛为主要表现的腹部疾病的总称。由于引起急性腹痛的病种繁多，腹腔内各脏器多层次紧密比邻，临床表现十分复杂，需要多科室密切协作，短期内判断是否属外科急腹症，是否需要急诊手术探查，或者保守密切观察，进一步检查，以明确诊断。

【急诊思路】

1. 急腹症的病因

引起急腹症的疾病很多，根据常见的病因，分为以下几类，见表 3-3-3。

表 3-3-3　急腹症的类型

炎症性疾病	肝、脾、肾破裂出血
急性胆囊炎	肝、脾、肾囊肿破裂
急性胰腺炎	异位妊娠破裂出血
急性阑尾炎	黄体破裂出血
急性化脓性胆管炎	腹部肿瘤破裂出血
急性小肠、结肠憩室炎	**血管性疾病**
自发性腹膜炎	腹主动脉夹层
消化道穿孔性疾病	肠系膜栓塞或者血栓
胃十二指肠溃疡穿孔	急性肠系膜静脉或者门脉血栓
肠穿孔	脾、肾梗死
消化道肿瘤性穿孔	**其他疾病**
梗阻或绞窄性疾病	某些胸部疾病如胸膜炎、心包炎、心肌梗死
胆管、泌尿系统结石梗阻	慢性中毒比如慢性铅、铊中毒
急性肠梗阻	糖尿病酮症酸中毒
腹腔脏器急性扭转绞窄	卟啉病
腹腔带蒂肿瘤扭转	腹型紫癜
腹外疝、腹内疝绞窄	急性溶血
外伤性疾病	带状疱疹
腹腔脏实质器破裂出血	

2. 病史及查体要点

详细完整的临床病史及查体可以为急腹症正确诊断的基础。注意以下几个方面。

(1)病史　围绕腹痛的诱因、起病方式、部位、性质、放散程度等特点问诊，通常能对疾病指向性有所提示。

①腹痛发生的诱因　如饮食不当可引起胆囊炎、胰腺炎、溃疡道穿孔等。就餐后剧烈运动可引起小肠扭转；外伤可导致腹腔空腔脏器破裂，实质脏器出血；性生活可引起黄体破裂等。

②腹痛部位　一般腹痛开始部位或者疼痛最严重部位，往往与病变部位一致。

③腹痛的性质　持续性腹痛多因炎症、缺血、出血等引起，阵发性腹痛多因痉挛引起等。

④腹痛的程度　一定程度上可反应疾病的轻重，但老年人、应用镇痛药物、意识模糊等因素可导致疼痛症状被掩盖。

⑤腹痛发生的缓急　逐渐加重者多为炎症性病变。腹痛突然发生，多见于脏器破裂、穿孔、梗阻、扭转等。

⑥伴随症状　是否伴有发热、恶心、呕吐、呕血、便血、贫血、黄疸、浮肿、腹腔积液、便秘和腹泻等。

(2)既往史、治疗史、月经史　比如胆绞痛、肾绞痛常有相应部位结石病史，有腹腔手术病史需考虑粘连性肠梗阻可能，有心房纤颤病史需警惕肠系膜血栓等；女性患者月经史非常重要，月经是否正常、末次月经时间、阴道流血及白带情况等。

(3)查体　要仔细认真，望、触、叩、听必不可少；一定注意动态查体，密切关注体征变化，患者的症状是否和体征符合，是否和实验室检查、影像学检查相符等。

3. 急诊检查要点

(1)实验室检查　急诊初筛的化验时检查包括：血常规＋血型，尿常规，便常规＋便隐血；肝、肾功能；出、凝血象；血、尿淀粉酶；根据具体病情做体液、穿刺液细菌学检查等。

(2)诊断性腹腔穿刺及灌洗　对于诊断腹膜炎、脏器出血、囊肿破裂有重要意义。在妇科急腹症患者，必要时可施行阴道后穹窿穿刺。

(3)X线检查　腹部平片简单快捷，对判断肠梗阻、消化道穿孔、阳性结石有重要意义。

(4)B超检查　B超检查可以发现胆道、泌尿系统的结石；对实质脏器炎症、破裂、占位也有重要价值；腹腔积液，尤其是少量积液引导穿刺意义重大；经阴道B超对妇科系统检查敏感性更高。

(5)增强CT检查　对于初步检查不能明确诊断的急腹症，CT的重要性不言而喻，尤其对主动脉夹层、肠系膜血栓等意义重大，而对于急性胆囊炎、胰腺炎、肠梗阻等明确病变，CT对判断病因和预后帮助极大。

(6)内镜检查　对怀疑消化道出血者，内镜检查多是必要的，对不明原因的结肠梗阻也可以尝试肠镜检查明确。

(7)腹腔镜检查　对疑难急腹症，特别是不能排除妇科急腹症者，腹腔镜探查，除了可以发现病变，还可以除外某些可疑病变。

(8)心电图　40岁以上患者要常规检查心电图，尤其是男性，最好能常规行心电图检查。

【院前处理】

1. 放置体位

急诊腹痛的患者要观察其体位变化，一定程度上可以为诊断提供帮助。一般采用较为舒适的体位以减轻腹痛(如俯卧位、弯腰蜷腿位等)；孕产妇尤其是 7 个月以上的产妇应注意左侧卧位；有呕吐，尤其是伴意识障碍的患者要侧卧位，防止误吸。

2. 禁食、禁水

对于急腹症的患者要求禁食、禁水。

3. 解痉

怀疑胃肠道痉挛疼痛，可临时给予山莨菪碱解痉药物。

4. 镇痛

未明确诊断前，禁止使用强镇痛剂，但为了使患者配合检查可以适当镇痛、镇静。

【急诊处理】

1. 一般治疗

密切监护病情，禁食、禁水，胃肠减压，纠正水、电解质、酸碱平衡失调，预防及抢救休克，控制感染等。

2. 减轻患者痛苦

虽然国外的回顾性研究表明充分镇痛并没有增加误诊和延误病情的概率，但考虑到国内急诊的繁忙程度，患者安静以后，确实有可能减少关注、延误时机的治疗，所以在诊断未明确前，还是慎用吗啡、哌替啶等麻醉类强镇痛药物。可使用山莨菪碱、硫酸镁等解痉药物。一经确诊，可根据情况采用哌替啶等镇痛药物。有明显的精神紧张者可酌情应用镇静药物。

3. 对于任何急腹症的处理

及早鉴别属于内科急腹症还是外科急腹症都显得尤为重要，内科急腹症一般为阵发性腹痛，采取保守治疗多数可缓解，而外科急腹症就有可能需要急诊手术，任何持续 6 小时以上的急性腹痛患者，在不能确诊之前，均应作为外科急腹症对待。

4. 急诊手术

有手术指征的急腹症应尽早行手术治疗。一般怀疑或者确诊实质脏器破裂出血、空腔脏器破裂穿孔、动静脉血栓引起肠缺血坏死、绞窄性肠梗阻引起肠缺血坏死、器官扭转导致缺血坏死时，处理原则是做好紧急手术前准备，力争早期手术。

对于尚没有手术指征，暂时行保守治疗者，一定密切观察病情变化，如果出现下述情况，应该考虑及早手术探查。

(1)腹痛和腹膜刺激征有进行性加重或范围扩大者。

(2)肠鸣音逐渐减少、消失或出现明显腹胀者。

(3)全身情况有恶化趋势，如出现烦躁、生命体征不稳趋势或体温及白细胞计数持续上升者。

(4)可疑腹腔出血患者，红细胞计数进行性下降者。

(5)可疑消化道穿孔腹腔穿刺抽出气体、不凝血液、胆汁或胃肠内容物者。

(6)积极救治休克而情况不见好转或继续恶化者。

需要指出的是有时尽管患者需要紧急手术，但因并发休克、脱水、电解质紊乱或有心肺功能衰竭等疾病，手术危险性很大，应给予一定的纠正后再行手术会更安全，但如果病情的危急程度和不及时处理的危险性超过上述情况，为了挽救患者的生命，也应该毫不犹豫立即手术，并于术中、术后给予纠正。

（王明轩　王国兴）

三、急性胰腺炎

【概述】

急性胰腺炎（AP）是常见的急腹症，指多种病因引起的胰酶激活，继以胰腺急性炎症反应为主要特征的疾病。大部分为轻症急性胰腺炎（MAP），病程呈自限性，预后良好。大约20%～30%患者为重症急性胰腺炎（SAP），其发生全身炎症反应综合征（SIRS）并可伴有器官功能障碍，病死率明显高于MAP。急性胰腺炎总体死亡率5%～10%，其中SAP的死亡率约为15%～30%。在我国，本病的常见病因主要为胆管系统疾病、饮酒、高脂血症、ERCP、高钙血症、胰腺解剖生理异常和药物等。

【急诊思路】

1. 病史

（1）腹痛发作 95%以上的急性胰腺炎患者出现腹痛，突然发作，30分钟内疼痛达到高峰，发病常与饱餐、酗酒有关。

（2）腹痛性质多为持续性刀割样痛。

（3）腹痛位置以中上腹及左上腹多见，其次为右上腹，脐周及下腹痛极少见。约有半数患者疼痛放射到背部。

（4）疼痛的程度通常难以忍受，持续24小时以上不能缓解，部分患者蜷曲位疼痛可有所缓解。

（5）伴随症状常伴有恶心、呕吐。

2. 查体

（1）轻症患者往往呈现不剧烈的上腹深压痛及轻度腹肌紧张。

（2）重症患者多伴有局限性腹膜炎或全腹腹膜炎表现。

（3）伴有发热、黄疸的患者多见于胆源性胰腺炎。

【诊断和鉴别诊断】

1. 诊断标准

具备以下三点中的两点即可诊断急性胰腺炎。

（1）与AP相符的腹痛。

（2）血清淀粉酶和（或）脂肪酶活性至≥正常上限值3倍。

（3）腹部影像学检查符合AP影像学改变。

对于临床腹痛症状与血清脂肪酶和淀粉酶等实验室检查不符的情况均应行腹部影像学检查。

2. 辅助检查

（1）淀粉酶和脂肪酶的检测

①急性胰腺炎病程中淀粉酶和脂肪酶一般升高，重症胰腺炎时可能正常。

②脂肪酶升高出现的时间晚于淀粉酶，但升高的持续时间长于淀粉酶。

③淀粉酶的敏感性较高，而脂肪酶的特异性较高，二者联合应用能更准确的诊断胰腺炎。

④确诊胰腺炎后应每日监测血清淀粉酶或脂肪酶，如果淀粉酶或脂肪酶持续升高数周提示胰腺或胰周炎症、胰管梗阻或者假性囊肿形成。

(2) 腹部超声　不仅可以观察到胰腺体积变化和胰周炎症改变，同时还可以发现胆囊结石、胆管结石以及胆管是否扩张等引起 AP 的病因。如胰腺弥漫性肿大、回声减低提示胰腺水肿；超声检测胆管结石的特异性很高但敏感性有限，可作为急诊为明确是否为胰腺炎的简单易行的检查。

(3) 增强 CT　是诊断胰腺炎病例、判断急性胰腺炎严重程度及确认胰腺炎并发症的最佳影像学检查方法。

①CT 扫描的意义

a. CT 可确定诊断胰腺炎如胰腺肿大伴弥漫性水肿、胰腺实质密度不均、胰腺边缘模糊及胰周渗出。加强 CT 可确诊是否有胰腺坏死。

b. CT 可提供病因诊断线索如可能直接观察到胆管结石；胰腺钙化提示饮酒或其他原因所致的慢性胰腺炎；胰腺肿块提示胰腺恶性病变；弥漫性胰管扩张或囊性变提示胰管内乳头状黏液瘤或囊性新生物。

c. CT 可用于病情严重程度分级根据平扫 CT 结果，按 AP 的炎症扩散程度提出了 CT 分级法。

②CT 分级标准

A 级：胰腺显示正常。

B 级：胰腺局部或弥漫性肿大，但胰周正常。

C 级：胰腺局部或弥漫性肿大，胰周脂肪结缔组织炎症性改变。

D 级：胰腺局部或弥漫性肿大，胰周脂肪结缔组织炎症性改变，胰腺实质内或胰周单发性积液。

E 级：广泛的胰腺内、外积液，包括胰腺和脂肪坏死、胰腺脓肿。

CT 分级与临床症状严重征象、并发症率和死亡率相关。有积液 AP(D 级、E 级)的并发症率和死亡率分别为54%和14%，明显高于无积液 AP(A 级、B 级、C 级)的并发症率和死亡率(4%和0%)。大多数 SAP 为 D 级和 E 级。增强 CT 可进行坏死量测定(无、<30%、30%～50%、>50%)。根据 CT 分级及坏死程度进行评分，分值越高，预后越差。胰腺无菌坏死一般要经过 1～2 天才能形成，因此应在发病 2～3 天后进行，其检查准确率会较高。

(4) 磁共振成像(MRI)和 MRCP　诊断胰腺炎和判断病情轻重的价值及显示胰管和胆管解剖结构及病因方面均优于 CT。

5. 胰腺炎严重程度分级

(1) 轻症 AP(MAP)　占 AP 的多数，病死率极低。

①不伴有器官功能衰竭及局部或全身并发症。

②对液体补充治疗反应良好，通常在 1～2 周内恢复。

③CT 分级为 A、B、C。

(2) 中重症 AP(MSAP)　早期病死率低，后期如坏死组织合并感染，病死率增高。

①伴有一过性(<48 小时)的器官功能障碍。

②伴有局部并发症(胰腺坏死、假性囊肿、胰腺脓肿)。

③CT 分级为 D、E。

(3) 重症 AP(SAP) 占 AP 的 5%～10%，SAP 早期病死率高，如后期合并感染则病死率更高。

①伴有持续的器官功能衰竭(48 小时以上)。

②伴有局部并发症(胰腺坏死、假性囊肿、胰腺脓肿)。

③CT 分级为 D、E。

入院时器官衰竭由单一器官向多器官衰竭进展是高死亡率的主要决定因素。如果器官衰竭于 48 小时内被纠正，死亡率接近于零；持续时间超过 48 小时，死亡率达 36%。

6. 中重症急性胰腺炎病程分期

(1) 早期(急性期) 发病至 2 周，此期以 SIRS 和器官功能衰竭为主要表现，此期构成第一个死亡高峰，治疗的重点是加强重症监护、稳定内环境及器官功能保护治疗。

(2) 中期(演进期) 发病 2 周至 4 周，以胰周液体积聚或坏死后液体积聚为主要表现。此期坏死灶多为无菌性，也可能合并感染。此期治疗的重点是感染的综合防治。

(3) 后期(感染期) 发病 4 周以后，可发生胰腺及胰周坏死组织合并感染、全身细菌感染、深部真菌感染等，继而可引起感染性出血、消化道瘘等并发症。此期构成重症患者的第二个死亡高峰，治疗的重点是感染的控制及并发症的外科处理。

7. 中重症急性胰腺炎的全身及局部并发症

(1) 全身并发症 AP 病程进展过程中可引发全身性并发症，包括 SIRS、脓毒症、多器官功能障碍综合征(MDOS)、多器官功能衰竭及腹腔间隔室综合征(ACS)等。

(2) 局部并发症

①急性胰周液体积聚(APFC) 发生于病程早期，表现为胰周或胰腺远隔间隙液体积聚，并缺乏完整包膜，可以单发或多发。

②急性坏死物积聚(ANC) 发生于病程早期，表现为混合有液体和坏死组织的积聚，坏死物包括胰腺实质或胰周组织的坏死。

③包裹性坏死(WON) 是一种包含胰腺和(或)胰周坏死组织且具有界限清晰炎性包膜的囊实性结构，多发生于 AP 起病 4 周后。

④胰腺假性囊肿 有完整非上皮性包膜包裹的液体积聚，起病后 4 周，假性囊肿的包膜逐渐形成。

以上每种局部并发症存在无菌性及感染性两种情况。其中 ANC 和 WOPN 继发感染称为感染性坏死。

8. 鉴别诊断

急性胰腺炎需与肠系膜缺血或梗死、胃或十二指肠溃疡穿孔、胆石症、主动脉夹层、肠梗阻、下壁心肌梗死相鉴别。

【急诊处理】

1. 病因处理

(1) 胆源性 AP 胆石症是目前国内急性胰腺炎的主要致病因素，凡有胆管结石梗阻者需要及时解除梗阻，治疗方式包括经内镜或手术治疗。有胆囊结石的轻症急性胰腺炎患者，应在病情控制后尽早行胆囊切除术，而坏死性胰腺炎患者可在后期行坏死组织清除术时一并处理或病情控制后择期处理。

（2）高血脂性 AP　AP 并静脉乳糜状血或血脂大于 11.3mmol/L 可明确诊断，需要短时间降低血脂水平，尽量降至 5.65mmol/L 以下。这类患者要限用脂肪乳剂，避免应用可能升高血脂的药物。治疗上可以采用小剂量低分子肝素和胰岛素、血脂吸附和血浆置换快速降脂。

（3）其他病因　高血钙性胰腺炎多与甲状旁腺功能亢进症有关，需要做降钙治疗。胰腺解剖和生理异常、药物、胰腺肿瘤等原因引起者予以对应处理。

2. 轻症 AP 治疗

以内科治疗为主。

（1）抑制胰腺分泌

①禁食及胃肠减压　可以减少胰腺分泌，持续到腹痛消失、体温正常、血常规及淀粉酶基本正常拔去胃管，可逐渐进水，恢复饮食。

②H_2 受体阻断剂或质子泵抑制剂可以抑制胃酸保护胃黏膜并减少胰腺分泌。

③生长抑素及其类似物可以抑制体内多种激素分泌，减少胰腺分泌。

（2）抑制胰酶活性加贝酯等可以减少胰酶合成抑制胰酶活性。

（3）镇痛根据情况可给予盐酸哌替啶等镇痛。

（4）胆源性胰腺炎应选用经胆汁排泄的抗生素。

（5）补液胰腺炎时体液丢失，应给予充分补液，保证微循环。

（6）给予乌司他丁以减轻全身炎症反应。

3. 中重症 AP 治疗

（1）内科治疗同 MAP，但应注意以下几点。

①应用广谱高效的抗生素　因为 SAP 容易出现肠道菌群移位，感染成为 80%SAP 的死亡原因。

②补液、抗休克　SAP 患者常有大量体液丢失，造成胰腺局部及全身有效血容量减少，需及时充分补充血容量，首先应补充晶体液并应补充一定量的大分子胶体液。可通过动态监测 CVP/PWCP、HR、血压、尿量、HCT 及混合静脉血氧饱和度等作为治疗指导。

③维持水、电解质酸碱平衡。

④中药　大黄内服对胰蛋白酶、胰脂肪酶、胰淀粉酶具有明显抑制作用，并能促进肠道蠕动、促进肠道排气及排便。

⑤器官功能的维护治疗　针对呼吸衰竭给予鼻导管或面罩吸氧，维持氧饱和度在 95% 以上，动态监测血气分析结果，必要时应用机械通气；针对急性肾衰竭主要是连续肾脏替代疗法；肝功能异常时可予以保肝药物，急性胃黏膜损伤需应用质子泵抑制剂或 H_2 受体拮抗剂。

（2）外科治疗　外科治疗主要针对胰腺局部并发症继发感染或产生压迫症状（如消化道梗阻、胆管梗阻、胰瘘、消化道瘘以及假性动脉瘤破裂出血等其他并发症。胰腺及胰周无菌性坏死积液无症状者无须手术治疗。

【预后】

1. MAP 预后良好，死亡率接近零。

2. MSAP 及 SAP 伴局部坏死者死亡率为 20%～30%，伴弥漫性坏死者死亡率可达 50%～80%，伴有 MODS 者死亡率可能达到 90%。

（张寒钰　王国兴）

四、肠梗阻

【概述】

肠内容物不能正常运行、顺利通过肠道称为肠梗阻，肠梗阻是常见急腹症之一，不但可以引起肠管本身解剖与功能上的改变，而且可能导致全身性生理紊乱。肠梗阻病情发展较快，如不及时处理可能出现肠坏死、腹膜炎等情况，甚至出现休克危及生命。

肠梗阻以病因分为机械性肠梗阻（肠壁病变、肠壁外病变、肠内病变）、动力性肠梗阻（麻痹性、痉挛性）、血运性肠梗阻和原因不明的假性肠梗阻；以肠壁有无血运障碍分为单纯性肠梗阻、绞窄性肠梗阻；以梗阻发生部位分为高位小肠梗阻、低位小肠梗阻、结肠梗阻；以梗阻程度分为完全性肠梗阻、不完全性肠梗阻；以梗阻发生快慢分为急性肠梗阻、慢性肠梗阻。导致肠梗阻的病因众多，预后各不相同，了解肠梗阻的分类在诊断和治疗中尤为重要。必须要明确一点——肠梗阻分类只表示某一特定病例在某一特定时间内的病变情况，不能说明病变的全部过程。任何一个肠梗阻的病理过程都不是不变的，在一定的条件下是可能转化的。

【诊断和鉴别诊断】

1. 症状

肠梗阻的特征性表现为：腹痛、呕吐、腹胀、停止排气排便。根据不同病因引起的不同类型的肠梗阻，其上述症状的程度不同，以下几种情况应该注意。

（1）高位肠梗阻腹胀可以不明显，有时可见胃型；腹痛发作的同时可伴有呕吐。

（2）梗阻早期，尤其是高位肠梗阻，梗阻以下肠内尚残存的粪便和气体仍可排出，不能因此而否定肠梗阻的存在。

（3）某些绞窄性肠梗阻，如肠套叠、肠系膜血管栓塞或血栓形成，可排出血性黏液样粪便或果酱样粪便。

2. 体征

肠梗阻的常见体征为肠型和蠕动波、腹部包块、腹部压痛、压痛伴肌紧张和反跳痛、肠鸣音亢进或高调金属音、肠鸣音减少或完全消失。

直肠指诊触及肠腔内肿块；是否有粪便；直肠膀胱凹有无肿块；指套上是否有血液。

3. 辅助检查

（1）立位腹平片或侧卧位腹平片检查　可见多个肠襻内含有气−液面呈阶梯状，小肠完全梗阻时结肠内气体减少或消失，结肠胀气位于腹部周边，显示结肠袋形。

（2）腹部超声检查　可显示梗阻部位肠管管腔狭窄或闭锁情况；可见肠管扩张，肠腔充满内容物并来回移动；可发现肠套叠。

（3）腹盆腔CT检查　可明确肠梗阻的病因、了解肠管的血运情况以及除外其他疾病。

4. 实验室检查

血红蛋白值及血细胞比容可因缺水、血液浓缩而升高，尿相对密度也增高。当发生腹腔感染时血白细胞及中性粒细胞比例增加。血气分析和血清钠、钾、氯离子检查，可反映患者酸碱失衡、电解质紊乱状况。肠管有血运障碍时，呕吐物和粪便检查有大量红细胞或隐血阳性。

5. 肠梗阻类型的鉴别

在确定肠梗阻的诊断后，需再进一步鉴别梗阻的类型，以确定治疗方案及判断预后。

（1）单纯性肠梗阻或绞窄性肠梗阻　当临床出现以下症状者应怀疑为考虑绞窄性肠梗阻。

①腹痛剧烈发作急骤，在阵发性疼痛间期，仍有持续性腹痛。

②查体有明显的腹膜刺激征，腹胀不对称，腹部可触及压痛的肠襻。

③呕吐或自肛门排出血性液体，或腹腔穿刺抽出血性液体。

④血常规白细胞计数有升高趋势。

⑤腹部 X 线检查见孤立胀大的肠襻。

⑥病程早期出现休克并逐渐加重或经抗休克治疗后改善不显著。

⑦单纯性肠梗阻经非手术治疗症状无明显改善。

（2）机械性梗阻或动力性梗阻　机械性肠梗阻具有典型腹痛、腹胀、呕吐、肠鸣音增强等症状，后者为持续性腹胀，腹痛不明显，肠鸣音弱或消失，但机械性肠梗阻晚期可因腹腔炎症而出现与动力性肠梗阻相似的症状。腹部 X 线平片对鉴别这两种肠梗阻有价值，动力型肠梗阻多为全腹，小肠与结肠均有明显充气。

（3）小肠梗阻或结肠梗阻　高位小肠梗阻时呕吐早而频繁，水电解质与酸碱平衡失调严重，腹胀不明显。低位小肠梗阻时呕吐出现晚，常有粪臭，腹胀明显。结肠梗阻以腹胀为主要症状，腹痛、呕吐、肠鸣音亢进均不及小肠梗阻明显，查体可有腹部有不对称膨隆，腹部 X 线平片出现充气扩张的一段结肠襻，钡灌肠检查或结肠镜检查可进一步明确诊断。结肠梗阻可能为闭襻性，治疗上胃肠减压效果多不满意，需尽早手术。

（4）部分性或完全性肠梗阻　完全性梗阻呕吐频繁，低位梗阻腹胀明显，完全停止排气排便。X 线检查见梗阻以上肠襻充气扩张明显，梗阻以下结肠内无气体。不完全肠梗阻则呕吐、腹胀较轻，X 线检查肠襻充气扩张不明显。结肠内有气体。

【急诊处理】

肠梗阻患者应首先改善患者的全身状况，绞窄性肠梗阻或已出现腹膜炎的肠梗阻在经非手术治疗同时应积极行术前准备，纠正生理失衡状况后施行手术，单纯性肠梗阻经非手术治疗 24～48 小时，梗阻症状未能缓解，或在观察治疗过程中症状加重，或出现腹膜炎，或有腹腔间室综合征出现时应及时改为手术治疗。

1. 非手术治疗

（1）禁食水、胃肠减压。

（2）纠正水电解质紊乱和酸碱失衡，在单纯性肠梗阻晚期或绞窄性肠梗阻需输入血浆、全血或血浆代用品，以补偿丢失到肠腔或腹腔内的血浆和血液。

（3）防治感染和毒血症。

（4）口服生植物油或甘油灌肠、乙状结肠扭转可试用纤维结肠镜检查、复位。回盲部肠套叠可试用钡剂灌肠或充气灌肠复位。对麻痹性肠梗阻要针对病因治疗，辅以药物促进胃肠蠕动。

（5）必须严密监测病情变化，及时发现和诊断完全性或绞窄性肠梗阻。

（6）对症治疗。

2. 手术治疗

适用于各种类型的绞窄性肠梗阻、肿瘤及先天性肠道畸形引起的肠梗阻及非手术治疗无效的患者。

（孙雪莲　王国兴）

五、急性肠缺血综合征

【概述】

急性肠系膜缺血是少见病，也是急腹症的疑难疾病，死亡率较高。突然发生的肠系膜动脉或静脉闭塞或血液循环压力降低导致肠系膜循环流量不足以满足代谢的需要，称为急性肠系膜缺血(AMI)。值班医生能不能较早想到本病是早期诊断的关键。早期，缺血病变仅累及黏膜层时，呈现内脏性疼痛，典型的腹痛与体征不符；后期，缺血、坏死病变累及肠壁全层，则呈现躯体性疼痛，出现腹膜刺激征。在肠壁坏死前做出诊断，及时处理，可明显改善预后。

肠道损伤程度与肠系膜血流、全身循环、受累血管的数目与直径、侧支循环及缺血时间的长短成反比。损伤程度分为黏膜功能可逆性损伤与肠道部分或全部坏死。

腹腔血管有腹腔主干、肠系膜上动脉与肠系膜下动脉。腹腔器官血液供给是：腹腔主干动脉供给食管、胃、近端十二指肠、肝、胆、胰腺及脾脏；肠系膜上动脉供应远段十二指肠、空肠、回肠及至脾曲的结肠；肠系膜下动脉供应降结肠、乙状结肠及直肠。丰富的侧支循环对各自供血区具有临床意义。

大约 25%心排血量供给小肠和大肠，其中 2/3 血液到肠系膜上动脉分布区，1/3 血液到肠系膜下动脉分布区。8%血流为灌注黏膜，因为黏膜是高代谢，因此，黏膜对低灌注十分敏感。发生低灌注后，血流发生再分布，优先供应黏膜。如血流低于临界值，则致黏膜缺血。发病后 10～12 小时，可发生肠黏膜坏死。

急性肠系膜缺血可分四种类型，有各自的危险因素、症状与体征。在诊断与处理方面稍有不同。急性肠系膜缺血最常见原因是动脉栓塞，约占 50%。动脉血栓形成与静脉血栓闭塞各占 15%。其余 20%是非闭塞性血管疾病。

1. 肠系膜上动脉栓塞

本病平均发病年龄 70 岁，其中 2/3 是女性，绝大多数是肠系膜上动脉栓塞。栓子一般来源于心脏，为左心房或心室栓子，在发生心律失常或血管损伤时，挤成碎片。栓子亦可为肿瘤或胆固醇成分。50%以上的肠系膜上动脉栓塞立即游移到结肠中动脉。危险因素有冠心病、心肌梗死或充血性心衰时心室内壁附壁血栓脱落，还有瓣膜病及心律失常血栓形成及脱落，特别是房颤。判明危险因素的存在可提高早期诊断率。Bergan 提出急性剧烈腹痛、器质性心脏病和强烈的胃肠道排空症状(恶心、呕吐或腹泻)为急性肠缺血的三联症。早期脐周或上腹绞痛、腹软、肠鸣音亢进，6～12 小时后，肠肌麻痹，肠鸣音减弱，肠黏膜可发生坏死，出现呕吐物或便中潜血。

2. 肠系膜动脉血栓形成

肠系膜上动脉起自腹主动脉腹侧面，成 45°角。其最易形成动脉粥样硬化导致狭窄，这是肠系膜循环血栓形成最常见部位。不同于动脉栓塞，血栓形成部位愈近，其损伤愈重，预后很差。肠系膜上动脉血栓形成是在进行性动脉硬化基础上发生的，故几乎均有数月原因不明的消瘦。典型的肠绞痛(则饱餐后腹痛，呕吐后缓解)是罕见的。更常见的是消瘦或"惧食"。习惯于愈吃愈少，以避免腹痛。这是无梗死的慢性肠系膜缺血的特征性病史。其危险因素有高龄、弥漫性动脉粥样硬化(冠状动脉、脑动脉或外周血管)及高血压。

3. 非闭塞性肠系膜缺血

本病致病原因多种多样，但最常见原因是肠系膜血管收缩，常因心排血量下降或给血管活性药物，导致低血流状态。诱发因素有低血压及致内脏血管收缩的药物。本病见于任何年龄，常发生于内、外科住院患者，亦可见于门诊使用利尿剂或合并低钾血症或洋地黄重度中毒或接近中毒的患者。

4. 肠系膜静脉血栓形成

是急性肠系膜缺血最少见病因。因血栓发生在静脉侧，故腹痛是隐蔽的。死亡率比其他类型低，约 20%～50%。诊断原发肠系膜静脉血栓形成的病例较为罕见。它常并发于某种基础疾病，如高凝状态(真性红细胞增多症、恶性肿瘤、妊娠)，腹腔、局部创伤及静脉淤滞等疾患。高达 60%的患者既往有外周深静脉血栓病史。

在正常肠系膜动脉血流情况下，肠系膜静脉闭塞导致严重充血，继而梗死，相当大部分血液停滞在小肠。随后需要大量液体补充血管内容量，同时需要抗凝，防止新的血栓形成。

【诊断和鉴别诊断】

1. 病史

不管何种病因，急性肠系膜缺血的临床表现均为非特异性的。因此，在高危人群中，应考虑急性肠系膜缺血。

(1) 具有危险因素的 50 岁以上患者，突然发生腹痛，持续 2 小时以上；有的患者使用麻醉止痛剂均不能缓解，应怀疑急性肠系膜缺血。

(2) 早期为严重绞痛，定位性差，可伴有恶心、呕吐、肠蠕动活跃。共同症状是腹痛与体征不匹配，提示病变仅累及黏膜层，未及腹膜壁层。

(3) 可有亚急性型，隐匿性发病，腹痛不严重、不典型，可有腹胀及大便潜血阳性。静脉血栓发病较隐蔽。

2. 查体

(1) 早期无阳性体征，应注意本病的特点——症状与体征不匹配。

(2) 随病情进展，可有腹胀、弥漫性压痛，但无肌紧张。

(3) 如发生肠壁穿透性损伤，有腹膜刺激征(肌紧张、反跳痛)。

(4) 后期可有明显腹胀，肠鸣音消失，压痛明显。

(5) 25%患者大便潜血阳性。

3. 实验室检查

(1) 常规实验室检查　可呈现一系列异常，但均为非特异性的。虽不能支持确诊，却有助于提供线索。

(2) 血常规　白细胞增高是非特异性的，白细胞正常亦不能排除本病。半数以上患者可有血液浓缩。

(3) 酸中毒　可有代谢性酸中毒伴有碱基缺失、淀粉酶升高，但亦是非特异性的。血清乳酸升高对缺血较有意义。这些血清学指标的敏感性高，为 100%，但特异性仅为 42%～87%。

(4) 血清酶　血管闭塞后3～4小时可血清肌酸激酶 CPK 升高，但敏感性与特异性不高。其他血清酶(LDH、AST)及黏膜酶(碱性磷酸酶)比 CPK 不敏感，亦不特异。

4. 影像学特点

(1) 腹平片　首先应做腹部平卧位与直立位平片，早期常正常，但可排除肠梗阻与游离气体。随着病情进展，可有异常，可见肠穿孔性损伤。腹平片显示麻痹性肠梗阻、肠管扩张性充气襻、因黏膜下水肿或出血所致的肠壁增厚；晚期，如肠腔内气体进入黏膜下，可有肠壁积气征；更晚期，有门静脉积气，提示肠管坏死。

（2）钡餐造影　禁用，因其可影响血管造影。

（3）多普勒超声检查　有一定作用，可检查肠系膜上动脉及腹腔主干的血流，但此类患者常有肠腔扩张、积气，影响超声检查结果判定。

（4）增强 CT 扫描　肠道缺血可见肠壁与肠系膜水肿、异常充气、肠壁积气征、腹腔积液，偶尔可见到肠系膜静脉血栓。尽管有人报道 CT 扫描与血管造影同等敏感，有时可用 CT 检查确诊，但有许多患者 CT 检查正常或为非特异性结果，故不能因 CT 扫描正常而排除本病。

（5）血管造影　目前仍然是诊断肠系膜缺血的"金标准"。术前做血管造影可了解阻塞的部位、类型及内脏血管情况，有利于计划血管重建。

（6）MDCT　最具有敏感性和特异性的诊断工具是双期多层螺旋计算机断层扫描（MDCT）增强检查。所谓的双期 CT 是指通过静脉注射对比增强剂后在动脉期和静脉期扫描获得的图像。增强前扫描能判断出血管钙化、高衰减的血管内血栓形成和血管壁内出血，而增强 CT 扫描能分辨出肠系膜动脉血栓和静脉血栓、肠壁异常增厚和其他器官的栓塞、梗死。三维重建常用于评估肠系膜动脉的起源，MDCT 具有较高的特异性和敏感性。

5. 综合性判断

（1）诊断线索　年龄＞50 岁（但亦可见于各年龄段），有高危因素，突然剧烈腹痛，腹痛症状与体征不平行。

（2）动脉栓塞　有心房颤动、心梗病史。

（3）动脉血栓　数月来有消瘦或餐后肠绞痛。

（4）静脉血栓　高凝状态，有深静脉血栓病史。

（5）非闭塞性肠系膜缺血　因心脏病导致低血流状态；服用利尿剂或血管收缩药物。表现为隐匿性，多见于危重病和需要机械通气的患者。

6. 鉴别诊断

需与胆囊炎、溃疡病、肠穿孔、肾结石、憩室炎及肠梗阻等疾病相鉴别。胰腺炎及腹主动脉瘤破裂亦可有剧烈腹痛，与体征不符。实际上常是在排除其他疾病后，确定本病。对本病应有高度警惕性，尤其是患者症状不易缓解时应想到本病。

【急诊处理】

1. 积极对症治疗，如禁食、胃肠减压、使肠道充分休息。

2. 纠正休克及内环境紊乱；静脉高营养。

3. 在治疗肠系膜动脉栓塞（EAMI）的方案中广泛采用开放性血栓取出术。但是如果专业人员和设备都具备条件，患者没有出现肠坏死的情况下，应尽力开展血管腔内介入治疗。一旦肠系膜上动脉（SMA）急性血栓形成，就应考虑行血管腔内介入治疗。对于肠系膜静脉血栓（VAMI）形成，一线治疗方案是抗凝，使用肝素抗凝，纠正高凝状态。

4. 广谱抗生素　AMI 首先影响的是肠黏膜层，并且在 AMI 发展的早期就能出现细菌移位，因此，应该使用能覆盖的广谱抗生素。广谱抗生素（例如青霉素、三代头孢菌素联合甲硝唑）具有降低细菌移位带来的后果，应早期应用。

5. 尽可能避免使用血管收缩药物。

6. 禁用糖皮质激素。

7. 血管造影为避免不良预后，应尽早在肠道坏死前确定诊断，故应积极利用血管造影。据报道，在肠管坏死前手术可有 90% 存活率，否则只有 30% 的存活率。

8. 高度怀疑本病者应及时联系手术科室会诊（部分病例可行肠系膜动脉血管置换术）。

9. 有肠坏疽、肠穿孔征象应及时剖腹探查。

（马丽　朱继红）

第四节　神经系统急症

一、急性脑卒中

急性脑卒中是指由各种原因引起的单一或多处颅内血管的急性损害，最终导致脑功能暂时或永久性障碍的总称。常见分类有病因、病理、临床三种分类方法。因急诊患者需紧急诊断及治疗，多以临床病理分类为首选，以便快捷做出诊断。据此分为缺血性脑血管病和出血性脑血管病。本章仅以短暂性脑缺血发作、脑梗死、脑出血、蛛网膜下隙出血为急诊常见病症，介绍急诊诊治要点。

（一）短暂性脑缺血发作

【概述】

短暂性脑缺血发作（TIA）多系指颅内动脉狭窄、血流动力学异常导致短暂脑血液供应不足，使局部脑血管或视网膜动脉缺血引起的短暂性神经功能障碍，临床症状不超过 24 小时，典型病例临床症状不超过 1 小时，且没有脑梗死的证据。本病特点为发生突然且可反复发作，有较高的脑卒中发生率（90 天内出现卒中的风险高达 10%～20%）。

【诊断要点】

1. 临床表现

TIA 好发于 40～70 岁，男多于女，患者多伴有高危因素，如高血压、动脉粥样硬化、心脏病、糖尿病和血脂异常等。其特点为：①急性起病，短暂的视网膜或局灶性神经功能障碍，持续数分钟至数小时，多在 1 小时内恢复，最长不超过 24 小时；②可反复发作，临床症状和体征几近雷同，椎－基底动脉系统 TIA 更易出现反复发作，发作间歇无任何神经系统体征；③脑 CT 或 MRI 检查大多正常或有梗死病灶，且排除脑内非血管因素。因绝大部分患者来诊时，均已恢复正常，故主要依据典型的病史进行诊断。

（1）颈内动脉系统 TIA　最常见的症状是一过性失明、语言障碍、对侧发作性的面瘫、肢体单瘫或偏瘫。

（2）椎－基底动脉系统 TIA　往往以脑干和小脑缺血最常见，共有的症状是眩晕、恶心、呕吐，复视、吞咽困难和构音障碍，可有眼震、眼肌麻痹、交叉性瘫痪、共济失调及平衡障碍、同向视野缺损等临床体征。

2. 辅助检查

（1）影像学检查　脑 CT 和 MRI 多无异常，发作期 MRI 弥散加权像（DWI）、灌注加权像(PWI)及 PET 可见片状缺血病灶。

(2) 血管造影及超声检查　超声检查对血管病变进行初步筛查,血管造影是判断血管狭窄的金标准,可发现脑动脉硬化的斑块、溃疡、狭窄的部位及狭窄的程度。

(3) 血清学检查　血常规、血生化及血流变等,对诊断意义不大,但对查找病因及预后判定是十分必要的。超敏 C-反应蛋白,在鉴别血栓还是栓塞疾病时具有一定的临床意义。

【急诊处理】

短暂性脑缺血发作是急症,应给予足够的重视。治疗原则:以控制症状及预防进展为主。

1. 药物治疗

(1) 抗血小板聚集药物　抗血小板聚集药物能阻止血小板活化、黏附和聚集,防止血栓形成,减少 TIA 复发。可选用阿司匹林,50~150mg,每日一次。阿司匹林通过抑制环氧化酶而抑制血小板聚集。氯吡格雷属 ADP 诱导血小板聚集的抑制剂,75mg/d,疗效优于阿司匹林。

(2) 抗凝治疗　抗凝治疗不应作为 TIA 患者的常规治疗,对于伴发房颤和冠心病的 TIA 患者(感染性心内膜炎除外),可使用抗凝治疗,对 TIA 患者经抗血小板治疗仍频繁发作,应考虑抗凝治疗。

(3) 钙拮抗剂　能阻止细胞内钙超载,防止血管痉挛,增加血流量,改善微循环。尼莫地平 20~40mg,每日 3 次。

2. 病因治疗

对于 TIA 患者要积极查找原因,针对可能存在的脑血管病的危险因素,如高血压、糖尿病、血脂异常、心脏疾病等要进行积极有效的治疗。病因治疗是预防 TIA 复发的关键。

3. 手术治疗

单次或多次发生 TIA 的患者,如药物治疗效果不佳,且颈动脉狭窄程度超过 70%,或斑块呈溃疡性可进行颈动脉内膜切除术或血管内成形术及血管内支架置放术。

(二) 脑梗死

【概述】

脑梗死又称缺血性脑卒中,是指各种原因引起的脑部血液供应障碍导致局部脑组织发生不可逆的损害,致脑组织缺血、缺氧及坏死。

【诊断要点】

1. 临床表现

本病好发于中老年人,男性多于女性,冬、春季多发,多在静态状态下发病。其临床表现取决于梗死灶的部位及面积大小。

(1)颈动脉系统(前循环)

①颈内动脉系统　典型表现为病灶侧单眼黑矇或病灶侧 Horner 征;对侧偏瘫,偏身感觉障碍和偏盲,优势半球受累出现言语障碍。临床上依病程和病情分为以下几种。急性起病型:发病后在短时间内达到高峰,患者突然出现偏瘫、失语、感觉障碍,甚至昏迷;进展脑卒中型:以短暂性脑缺血发作为先驱症状,经过反复发作后症状和体征不再恢复;缓慢进展型:症状和体征达高峰的时间可长达数小时,个别长达数天;无症状型:大多因头痛、头晕来诊,而行影像学检查时发现颅有梗死灶,但无明显的定位症状。

②大脑中动脉　大脑中动脉是血栓形成的好发动脉。症状和体征取决于血栓形成发生

在该动脉的哪段。主干闭塞：出现对侧偏盲、偏瘫、感觉障碍（三偏综合征）。优势半球受累出现失语。由于该动脉所供应的范围较大，故脑梗死面积较大，在发病后3～5天时由于水肿至颅内压增高，甚至脑疝致死；深穿支闭塞：出现对侧偏瘫，偏身感觉障碍。优势半球受累可言语障碍；皮质支闭塞：出现对侧偏瘫，偏身感觉障碍，且深感觉及皮层感觉重于浅感觉。在优势半球发生时出现 Broca 失语或 Wernicke 失语。

③大脑前动脉　主干闭塞可出现对侧偏瘫、偏身感觉障碍，症状以下肢为重；因旁中央小叶受损，可伴有小便失禁，对侧出现强握、摸索及吸吮反射等额叶释放症状；因额叶及胼胝体受损，可出现精神症状等。

(2)椎-基底动脉系统(后循环)

①大脑后动脉梗死　是病情较轻表现较简单的一种。主要表现为双眼同向性偏盲。在发病时往往被患者所忽视。深穿支受损可表现偏身感觉障碍锥体外系表现(丘脑综合征)。

②基底动脉梗死　病情凶险、死亡率极高，表现为眩晕、恶心、呕吐、复视、四肢瘫痪。极短时间进入昏迷状态甚至死亡。椎动脉血栓由于其受累血管不同其临床表现不同。但共同的表现：眩晕、恶心、呕吐、视物成双、可伴一例或双侧听力下降；病侧脑神经障碍伴对侧肢体瘫痪、感觉障碍；眼球协同运动障碍、可出现凝视麻痹及眼球震颤。脑桥基底部双侧梗死可致闭锁综合征，意识清楚，但身体不能动，不能言语，常被误认为昏迷。

③小脑梗死　表现眩晕、头痛、恶心、呕吐、眼球震颤及小脑性共济失调。

2. 辅助检查

(1)血液检查　血常规、血流动力学、血生化等。超敏C-反应蛋白在鉴别是血栓还是栓塞疾病时具有一定的临床意义。

(2)影像学检查　头颅 CT 检查在梗死 24 小时内一般无影像学改变。24 小时后，梗死区出现低密度改变。但对脑干小脑及小梗死灶显示不佳。头颅 MRI 检查在梗死后几小时即可显示 T_1 低信号、T_2 高信号的梗死灶，对脑干小脑及小梗死灶也可早期发现。功能 MRI、弥散加权成像(DWI)、灌注加权成像(PWI)，可在数分钟内检测到缺血改变。

(3)脑血管造影　可发现动脉狭窄的程度及动脉硬化的情况、血栓形成动脉闭塞的部位。

(4)超声检查　颈部和基底动脉、锁骨下动脉超声检查可发现动脉粥样硬化斑块的大小和内膜的厚度，可初步筛查了解动脉狭窄的情况。

【急诊处理】

对患者进行整体化综合治疗和个体化治疗相结合。针对不同病情、不同发病时间及不同病因，采取有针对性的措施。

1. 静脉溶栓治疗

静脉溶栓治疗适应证在发病 4.5 小时之内。全部患者经综合评价后(年龄、病情、评分、血压、血糖等)，予以治疗。

(1)尿激酶　100 万～150 万 IU，溶于生理盐水 100ml，在 1 小时内静脉滴注。

(2)组织型纤溶酶原激活物(rtPA)0.9mg/kg(最大量<90mg)，先静脉推注总量的 1/10，余量溶于生理盐水 100ml，在 1 小时内静脉滴注。

2. 介入治疗

(1)动脉溶栓治疗　发病 4.5 小时内由大脑中动脉闭塞导致的严重脑卒中且不适合静脉

溶栓或对静脉溶栓无效的患者，经过严格选择后，可在有条件的医院进行动脉溶栓；对于后循环动脉闭塞导致的严重脑卒中且不适合静脉溶栓或对静脉溶栓无效的患者，可相对延长时间窗至 24 小时；动脉溶栓后良好的临床预后取决于治疗开始时间，对适合进行动脉溶栓的患者，治疗的关键在于快速启动患者的筛选、转运及多学科参与的"绿色通道"或临床路径。

(2) 血管内机械开通(支架取栓、血栓抽吸及其他方法)　血管内机械开通适用于不适合 rtPA 溶栓者。包括发病时间<6 小时[2018 版美国心脏学会/美国卒中学会(AHA/ASA)急性缺血性卒中(AIS)早期管理指南对于急性前循环大动脉闭塞，取栓时间窗从 6 小时扩展至 24 小时]、口服抗凝剂者、住院期间发生卒中的患者、最近有卒中或心肌梗死发生者、术后或产后患者、rt-PA 静脉溶栓治疗失败者以及中重度缺血性脑卒中患者[NIHss≥8 分，大血管闭塞(颈内动脉，大脑中动脉 M_1、M_2 段，椎动脉，基底动脉等)]。

(3) 血管成形术与支架　目前颈动脉支架成形术已成为治疗颈动脉狭窄的一个主要手段。适用于无症状性患者颈动脉狭窄率≥70%，症状性患者(有明确的 TIA 病史或脑梗死症状稳定后仍然有症状)颈动脉狭窄率≥50%。

(4) 超声波介入治疗　超声波可加速血栓破碎，促进溶栓效果，其作用机制可能与机械效应、空化作用、微流作用等有关。超声波溶栓技术日益受到重视。

3. 抗血小板聚集治疗

在发病早期给予抗血小板聚集药物(如阿司匹林、氯吡格雷)，但应在溶栓后 24 小时后才予以治疗。

4. 抗凝治疗

其目的是阻止血栓的进展，防治脑卒中复发。常用的药物有肝素、低分子肝素及法华林等。抗凝治疗对大血管动脉粥样硬化引起的脑卒中和有频繁栓子脱落引起的脑卒中可能有效，但对于中重度脑卒中及溶栓后患者不推荐使用抗凝治疗，但可以在溶栓后 24 小时后予以治疗。

5. 血压的调控

如收缩压小于 180mmHg 或舒张压小于 110mmHg，不需降血压治疗，以免加重脑缺血，但对恶性高血压(收缩压>220mmHg、舒张压>110mmHg，或平均动脉压>130mmHg 时)，应使血压降低 15%，并严密观察血压变化，防治血压降得过低。顽固性高血压不宜溶栓治疗。

6. 血糖的调控

血糖高或低都会加重缺血性脑损伤，当患者血糖增高超过 11.1mmol/L 时，应立即给予胰岛素治疗，将血糖控制在 8.3mmol/L 以下。

7. 脱水降颅压治疗

对于中重度患者，早期考虑给予少量的脱水降颅压治疗。如 20%的甘露醇 125ml，每日 2～3 次。对于心、肾功能不好的慎用。甘油果糖 250ml，每日 2～3 次，但作用较为缓慢，对肝、肾功能影响不大。必要时配合利尿药物。

(三) 脑出血

【概述】

脑出血通常指原发性非外伤性脑实质内出血，也称自发性脑出血。绝大多数系由高血压合并动脉粥样硬化导致。脑出血约占全部脑卒中的 20%～30%，病死率为 35%～52%，残疾率为 80%～95%。脑疝、呼吸衰竭和各种严重并发症是死亡的主要原因。

【诊断要点】

1. 临床表现

以寒冷季节容易发病。高血压性脑出血的发病年龄多在 50 岁以上，通常在活动、用力或精神受刺激时发病。起病突然而急骤，在数分钟至数小时内达到高峰。通常表现为以下三组症状体征。

（1）突出的全脑损害症状　如头痛、呕吐，轻者可思睡，重者可嗜睡甚至昏迷，如脑水肿发展迅速，可引起双侧病理征阳性。有时出现脑膜刺激征。

（2）明确的局灶性神经功能缺损表现　可迅速出现双眼同向偏斜。优势半球出血者可伴以失语症。病变对侧偏瘫。眼底可有视网膜出血和视乳头水肿。

（3）迅速的脑外器官系统功能损伤　如高血压、心律失常、呼吸节律失常、呃逆、呕吐出咖啡色样胃内容物、体温迅速上升及心电图异常等变化。

2. 辅助检查

（1）血常规　常有白细胞及中性多核白细胞增高，总数大多在 $10×10^9$/L 以上。

（2）尿常规　多有尿蛋白增高，少数有尿糖出现，可能系应激血糖增高所致。

（3）血生化　高血压动脉硬化性脑出血者尤易出现尿素氮增高。常有应激性血糖增高及糖耐量试验呈延缓现象。昏迷患者发病稍久可有血电解质及酸碱平衡紊乱。

（4）CT　脑 CT 扫描是首选的辅助检查方法，因其可直接、迅速地（1 小时内）显示脑血肿的部位、大小、形状以及对周围组织结构的影响。脑血肿的面积和部位直接决定病情的严重性，早期通过 CT 扫描可了解血肿的详细状况，对医疗决策和调整治疗以及预测预后均有重要的临床意义。

（5）MRI　MRI 优于 CT 扫描之处在于显示后颅凹病变清晰可靠；提示血管异常（血管畸形和动脉瘤）迹象；提供出血时间。

（6）血管造影　其价值在于寻找破裂的动脉瘤或动静脉畸形等病因。血管造影检查取决于患者的一般情况和手术需要。大面积出血并发脑疝时不适合血管造影。

（7）腰椎穿刺检查　腰椎穿刺检查仍然是必要的辅助检查项目。对监测颅压明确诊断具有指导性的意义，但腰椎穿刺检查必须根据临床情况慎重实施，特别是颅内压增高明显和血性脑脊液时，应警惕脑疝的发生。

3. 注意事项

①有高血压或其他颅内、外脑卒中危险因素；②突发、迅速进展的全脑症状，如头痛、呕吐、脑膜刺激征；③局限性神经功能缺损表现，如失语、偏瘫、偏身感觉障碍等；④脑 CT：呈高密度的出血征象。⑤病因诊断需更加详尽的辅助检查，如脑血管造影、血液系统检查、免疫学检查等特殊的实验室检查。

【急诊处理】

1. 一般治疗

（1）卧床休息，保持安静，减少搬动，加强护理。

（2）密切监测血压、呼吸、脉搏、瞳孔、意识状态等生命体征。

（3）控制体温，体温＞38.5℃的患者，予以物理降温或退热药物，尽快将体温降至 37.5℃以下。亚低温治疗时体温应控制在 32～34℃。

（4）保持呼吸道通畅，必要时予以吸氧治疗。昏迷或假性延髓麻痹、明显呼吸困难、$PaO_2 < 60mmHg$ 或 $PaCO_2 > 50mmHg$ 的患者，予以呼吸机治疗。

（5）护理抬高床头 30°，头偏向一侧或侧卧，防止舌后坠而堵塞气道；及时吸出口腔内的分泌物和呕吐物，防止呼吸道阻塞及误吸；定期翻身，防止压疮和肺炎；对于不能进食和尿潴留者，给予留置胃管和尿管；便秘者可选用缓泻剂。

2. 控制高血压

早期血压升高不急于降压，但当收缩压仍持续 >200mmHg 或平均动脉压 >150mmHg 时，应在监测血压的情况下予以降血压药物，使血压维持在略高于发病前水平或 180/100mmHg 左右。急性期后可常规药物控制。

3. 控制颅内压

颅内压增高引起的脑疝是脑出血急性期死亡的主要原因，因此有效减轻脑水肿、控制颅内压是治疗重症脑出血的重要措施。

（1）脱水降颅压治疗的首选药物仍为 20%甘露醇，常规剂量 0.25～0.5g/(kg·20 分钟)，最大剂量 2g/kg。3～4 次/日。甘油果糖作为脱水降颅压的辅助治疗可与甘露醇穿插使用，每次 250ml，缓慢静脉滴注(150ml/h)，每 12 小时一次。白蛋白(10～20g)和呋塞米(10～20mg)用于轻度肾功能障碍患者，白蛋白输注完毕后即刻予以呋塞米，以减轻心脏负荷和加强利尿。

（2）人工呼吸机过度通气(保持 $PaCO_2$ 30～35mmHg)治疗可缓解重度颅内压增高(脑疝)。

4. 手术治疗

出血部位不同、出血量不同，手术治疗的指征有所不同。当基底节区出血 >30ml、丘脑出血 >20ml、小脑出血 >10ml，血压控制理想时，可考虑行手术治疗(包括小骨窗开颅血肿清除术、微创穿刺血肿清除术等)。

（四）蛛网膜下隙出血

【概述】

蛛网膜下隙出血(SAH)是指脑表面或脑底部血管破裂出血流入蛛网膜和脑软膜之间的蛛网膜下隙，可伴或不伴有颅内或椎管内其他部位出血。临床上将蛛网膜下隙出血分为自发性和外伤性两类，自发性蛛网膜下隙出血占急性脑血管意外的 15%左右。蛛网膜下隙出血约占全部脑卒中的 10%～15%，病死率为 10%～30%，残疾率明显低于脑出血。

【诊断要点】

1. 临床表现

SAH 可见于任何年龄，其发病的高峰年龄多在 30～60 岁，男性稍多于女性，体力劳动者居多。主要以剧烈头痛、脑膜刺激征和血性脑脊液为其特征。

（1）诱因　多数患者在发病前有一定的诱因，如举重、弯腰、体力活动、剧烈运动、剧烈咳嗽、排便、情绪波动、饮酒和性生活等。绝大多数突然起病。

（2）头痛及恶心、呕吐　为最常见的首发症状，多突然发病，常描述为"裂开样"剧烈头痛，大多数为全头痛和颈后部痛，恶心、呕吐多与头痛同时出现，呈喷射性呕吐。

（3）神志改变　约半数患者出现不同程度的意识障碍，一般不超过 1 小时，表现为短暂性晕厥、嗜睡、昏睡、意识模糊甚至于昏迷，严重者可持续昏迷直至死亡。

（4）运动、感觉障碍　常有肢体轻瘫，可有一过性单肢轻瘫、轻截瘫或四肢轻瘫，可引

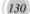

出病理反射。

（5）脑神经功能障碍　根据原发病的部位不同可出现各种神经功能障碍，由动脉瘤压迫或破裂后渗血引起的脑神经损害最为常见，如第Ⅲ、Ⅵ、Ⅶ对脑神经损害，出现相应的临床症状。

（6）脑膜刺激征　为本病的特征性体征，发生在发病后数小时至 6 天内，但 1～2 日最多见。脑膜刺激征中最明显的是颈项强直，其次是 Kernig 征及 Bmdzinski 征阳性。

2. 辅助检查

（1）一般检查　血常规检查部分患者白细胞增高。尿常规检查，可有蛋白尿、血尿。血沉可增快，血糖和尿糖可暂时增高，同时也有糖耐量异常及血清胰岛素水平下降，血糖一般在第 2～21 天恢复正常。

（2）脑脊液检查　腰椎穿刺出现血性脑脊液是诊断 SAH 的直接证据：少量出血时脑脊液微浑浊，大量出血时呈粉红色或鲜红色。当红细胞破坏后脑脊液开始为红褐色，以后为棕黄色，再以后为黄色透明样。

（3）头颅 CT 扫描　SAH 的脑 CT 扫描越早越好，薄扫技术可能提高阳性率，头颅 CT 扫描可显示 SAH 的范围，特别是脑池的含血量，是否有脑水肿、脑血肿、脑梗死、脑积水及原发病变。由于一般在 5 天后出血密度开始降低，因此 CT 检查宜在 5 天之内。

（4）磁共振扫描（MRI）　脑池和脑沟的新鲜出血 MRI 征象为低或等信号，与脑实质的信号接近，因此 MRI 对 SAH 急性期诊断价值不如头颅 CT，亚急性或慢性血肿 MRI 表现为高信号，因而，MRI 对晚期的 SAH 诊断价值优于头颅 CT。

（5）脑血管造影　SAH 脑血管造影的临床意义在于确定原发病的诊断和明确是否有动脉瘤或血管畸形，确定动脉瘤或血管畸形的部位、大小、形状和数目，对进一步治疗具有重要指导意义。

3. 注意事项

典型的 SAH 诊断并不困难。突然剧烈头痛伴恶心、呕吐，局限性神经功能缺损、缺如，脑膜刺激征阳性等，可为 SAH 的初步诊断提供依据。脑 CT 扫描可显示脑沟、脑池、脑裂高密度影，腰椎穿刺出血性脑脊液。

【急诊处理】

1. 绝对卧床

2. 止血药物

其目的控制出血和防止再出血。大剂量抗纤维蛋白溶解剂，抑制纤维蛋白原形成，防止动脉瘤周围血块溶解。常用止血药物有：6－氨基己酸（EACA）、氨甲苯酸（抗血纤溶芳酸、氨苯环酸、对羧基苄胺、PAMBA）和止血环酸（氨甲环酸）等。

3. 防治脑血管痉挛（CVS）

（1）早期手术　普遍认为早期手术（出血 48 小时之内），清除蛛网膜下隙产生 CVS 的血块，处理动脉瘤，用罂粟碱、普鲁卡因、尼莫地平湿敷载瘤动脉，术后持续冲洗基底池等，可预防 CVS 或减少后期 CVS 的发生。

（2）药物治疗　目前临床上常用的药物有多种，钙拮抗剂中最常用的是尼莫地平，可通过抑制脑血管平滑肌上的钙通道开放而达到扩张脑血管增加脑血流量的作用，特别是受损的缺血区，这在 SAH 后 CVS 表现的最突出，因而可减少 CVS 引起的缺血性神经损害和死亡率。

(3) 病因治疗　是 SAH 的根本治疗。极早行全脑血管造影对确定病因十分重要。传统的直视下动脉瘤夹闭术、动静脉畸形供血动脉夹闭＋畸形血管团切除术以及血管内栓塞术，仍是 SAH 最根本的两种病因的最佳治疗方法。

（张海博　丁宁）

二、癫痫大发作及癫痫持续状态

【概述】

癫痫是一组由不同病因所引起，大脑神经元过度同步放电所致的短暂性脑功能障碍，且常具有自限性并反复发作的慢性临床综合征。

癫痫大发作指全身强直－阵挛发作(GTCS)，以意识障碍和全身抽搐为特征，包括四期：先兆期、强直期、阵挛期、昏睡期。

癫痫持续状态时指短期内频繁的癫痫发作，两次发作间意识障碍不恢复或持续癫痫发作 30 分钟以上者。任何类型的癫痫均可出现癫痫持续状态，但强直－阵挛发作持续状态最常见。

癫痫的病因在婴儿及儿童多与产伤、感染、发热、先天畸形、肿瘤有关；青壮年及老年病因多与外伤、肿瘤、感染、脑血管病、脑寄生虫病、酒精(药物)有关；而诱发癫痫持续状态最常见原因是突然停用抗癫痫药、饮酒或戒断、感染、过劳以及药物中毒等。

【诊断要点】

(一) 临床表现

根据发作类型常见以下几类。

1. 强直－阵挛发作持续状态

其典型特征以意识丧失和全身对称性抽搐，伴自主神经功能障碍，间歇期持续昏迷。常合并缺氧、二氧化碳潴留导致的呼吸性酸中毒、高热、代谢性酸中毒、低血糖、休克、电解质紊乱，可发生脑、心、肺、肾脏等多脏器功能衰竭。

2. 失神发作持续状态

多见 10 岁以下原发性癫痫患儿，其特征为突然发生和突然停止的意识丧失，中断正在进行的活动。约半数合并肌痉挛。可持续几小时至数天。

3. 部分性运动发作持续状态

呈局限持续性重复抽搐，多见一侧口角、眶周、手指或足趾，也可涉及一侧肢体。可持续数小时至数日。多有明确的病因如病毒性脑炎、脑肿瘤、脑栓塞或脑外伤。

(二) 脑电图检查

有节律紊乱，出现阵发性尖波、棘波或棘－慢复合波。

(三) 诊断依据

1. 既往发作史；停药、感染等诱因。

2. 典型的临床表现。

3. 脑电图出现棘波。

【院前处理】

维持生命体征，预防和控制并发症，保护患者免遭损伤，保持呼吸道通畅，降低颅压。

1. 尽快移开周围可能对患者造成伤害的物品，防止摔倒、碰伤，将患者侧卧，并解开其领带、胸罩、衣扣、腰带，保持呼吸道通畅；取下义齿，以免误吸入呼吸道。防止舌咬伤，可将手帕卷成卷或用一双筷子缠上布条塞入其上下牙之间。

2. 神志不清的患者头放侧位，使唾液和呕吐物尽量流出口外，防止窒息。

3. 发作时不要用力按压患者肢体，以免造成骨折或扭伤。

4. 尽可能减少搬动，让患者适当休息，可给吸氧气。

5. 摔倒的患者，检查有无外伤，加以处理。

6. 建立静脉通道，尽可能维持通气、呼吸和循环(ABC)的稳定。

【急诊处理】

快速控制发作是治疗的关键，选用强有力起效快的抗惊厥药物、足量、快速给药及时控制发作。

1. 药物治疗

(1)地西泮(安定) 成人 10mg 以每分钟 2～5mg 速度静脉推注，必要时 20 分钟后可再次应用；后续 4mg/min 静脉泵入。儿童按 0.2～0.5mg/kg 计算；婴儿最多剂量不超过 2～5mg。

(2)苯巴比妥钠 负荷剂量 30～120mg/kg，由于其半衰期长，故诱导的昏迷时间长。

(3)德巴金(丙戊酸钠) 未经丙戊酸钠治疗患者首剂 15mg/kg，已经丙戊酸钠治疗患者首剂 7mg/kg 于 3～5 分钟静脉注射，其后 30 分钟以 1mg/(kg·h)静脉点滴维持，每日总量 20～30mg/kg。经胃管或直肠给药，首剂 1000～2000mg。

(4)苯妥英钠 15～20mg/kg，或以 1mg/(kg·min)但每分钟小于 50mg 的速度静脉点滴。

(5)副醛或水合氯醛灌肠 成人用 5%副醛 15～30ml 或 10%水合氯醛 30ml 加等量生理盐水保留灌肠。

2. 全身麻醉

在极少数情况下，上述药物均不能控制发作时，可应用乙醚吸入或硫喷妥钠静脉注射行全身麻醉，以终止发作。

3. 发作控制后应使用长效抗癫痫药维持

常用苯巴比妥钠，0.2g 肌内注射，每天 3～4 次，同时根据发作类型选择口服抗癫痫药。

4. 处置

癫痫持续状态应监测和维持生命体征，吸氧、建立静脉通道及心电监护；保持呼吸道通畅。有条件者转入重症监护室。

(褚晓雯)

三、急性脑炎及脑膜炎

(一)急性病毒性脑炎及脑膜炎

【概述】

神经系统的急性病毒感染是指病毒进入神经系统及其相关组织而引起的炎症病变。多种病毒均可导致中枢神经系统的感染(如单纯疱疹病毒脑炎、带状病毒脑炎、肠道病毒脑炎、狂犬病脑炎、流行性乙型脑炎和腺病毒脑炎等)。

【诊断要点】

1. 临床表现

(1) 急性起病，表现为感染症状，高热、咽喉痛、全身不适等。

(2) 局灶性或弥散性脑部症状　意识障碍、精神症状、抽搐、失语、偏瘫等。

(3) 高颅压症和脑膜刺激征　头痛、恶心、呕吐及脑膜刺激征阳性等。

(4) 部分患者可于早期即呈现去大脑皮质或去大脑强直状态。

2. 辅助检查

(1) 脑脊液检查　多数呈现压力升高，细胞增多(数十至数百，淋巴细胞居多，少量红细胞，有时可达数千，较有力地提示诊断)，蛋白轻～中度增高(多在 450mg/L 以内，偶可达 200mg/L 以上)，糖和氯化物正常(注意糖早期正常，晚期可降低)。可查到病毒抗原或特异性抗体。

(2) 脑电图检查　常呈弥散性高波幅慢波，以颞区更明显，并可有周期性高波幅尖波。

(3) 影像学检查　CT 或 MRI 示脑低密度病灶或低信号改变，常见于颞叶、额叶，向外延伸至岛叶皮质。

(4) 血清学检查　血清抗体滴度明显增高。

【急诊处理】

以消除病因、减轻组织炎性反应、恢复受损功能为主要目的。

1. 抗病毒药物

由于病毒仅在细胞内繁殖末期才出现典型症状，故须在感染的极早期用药才较有效。目前常用的抗病毒药物如下。

(1) 碘苷(疱疹净，Idoxuridine) 用于治疗单纯疱疹病毒脑炎有一定疗效。剂量为 50～100mg/(kg·d)，加于葡萄糖液静脉滴注，3～5 日为一疗程。

(2) 阿糖胞苷(Cytosine arabinoside) 主要用于水痘带状疱疹病毒、单纯疱疹病毒及巨细胞病毒的感染。剂量是 1～8mg/(kg·d)，静脉注射或静脉滴注，连用 3～5 日。

(3) 阿昔洛韦(Acydoguanosine) 仅对感染病毒的细胞起作用，而未感染细胞不受影响。剂量及用法为每次 5～10mg/kg，每 8 小时静脉滴注一次，连续 7 天为一疗程。但单纯疱疹病毒对阿昔洛韦可产生耐药性。副作用为谵妄、皮疹、血尿、氨基转移酶暂时性升高等。

2. 免疫疗法

(1) 干扰素及其诱生剂　干扰素及其诱生剂能抑制病毒血症并防止病毒侵入脑部，故在感染病毒后潜伏期使用，效果较显著。

(2) 转移因子　适用于免疫缺损患者，通过逆转细胞的免疫缺陷，可使疾病缓解。

(3) 糖皮质激素　考虑激素有抗感染、消除水肿、稳定溶酶体系统而防止抗原抗体反应时产生有害物质。一般用地塞米松 15～20mg 加糖盐水 500ml，每日一次，10～14 天后改口服，渐减量。

3. 对症治疗

高热、惊厥发作和精神症状，须适当使用降温、抗惊厥药物和地西泮。脑水肿是危及生命的关键环节，因此应早期发现和及时处理颅内高压症，必要时再考虑减压手术，以防止发生致命的脑疝。

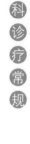

（二）结核性脑膜炎

【概述】

结核性脑膜炎（TBM）是结核分枝杆菌引起的以脑膜为主的非化脓性炎症，脑实质及脑血管亦常受累。TBM 约占活动性结核病的 1%，是最常见的肺外结核病，死亡率 30%。早期诊断与及时、正规治疗是改善预后的主要因素。

【诊断要点】

1. 临床表现

（1）结核中毒症状　低热、纳差、消瘦、盗汗、呕吐、腹泻或便秘；或少言、懒动、疲倦、嗜睡。

（2）神经系统症状

①脑神经受损征　以视神经、动眼神经、展神经、面神经受损为多见。

②颅内压增高综合征　头剧痛伴呕吐，视乳头水肿。

③脑膜刺激症状与体征　头痛进行性加剧，伴喷射状呕吐，体温持续升高，脑膜刺激征阳性。具上述三组症状多提示 TBM 已达中期（兴奋期、刺激期），应进行抗结核强化治疗。

④意识障碍，伴肢体瘫痪、大小便失禁、持续高热及抽搐发作，示 TBM 已达晚期（终末期）病情危重。

2. 辅助检查

（1）脑脊液检查　半数以上有颅内压升高，脑脊液多呈无色、清亮，少数呈黄色微浑或呈毛玻璃状，静置 24 小时以上可形成薄膜，可直接涂片染色查找结核菌，细胞数多中度升高，以淋巴细胞、单核细胞为主，而细胞学检测常呈混合型反应。糖和氯化物含量降低。

（2）结核分枝杆菌病原学检查　在 CSF 中直接检出或培养分离出结核分枝杆菌是 TBM 诊断的金标准，但检出率低。

（3）免疫学检查证据　①结核杆菌抗原测定（TBAg）：提示细菌处于繁殖期。②抗结核杆菌抗体测定（TBAb）：阳性率约 53%。③免疫球蛋白（Ig）测定：TBM 患者脑脊液以 IgG、IgA 增高为主，IgM 亦有增高，这有助于 TBM 的诊断，但非确切依据。

（4）脑外结核原发灶的证据　①结核菌素试验（OT、PPD 法）阳性者证明曾有结核感染。②QFT（quanti FERON TB test）阳性者提示结核感染。③X 线可发现脑外结核病灶。

（5）影像学检查　直接征象有粟粒状结核结节、渗出物、结核球、脑膜强化病灶及血管钙化，间接征象有脑水肿、脑积水、血管炎（MRA、CTA）、脑梗死、脑出血。

3. 诊断标准

（1）TBM 确定诊断　CSF 中发现结核分枝杆菌。

（2）TBM 可能　满足下列 3 条中的 1 条或以上：①CSF 以外发现结核分枝杆菌；②X 线发现活动性肺结核；③其他肺外结核的临床证据。

（3）TBM 可疑　满足下列 7 条中的 4 条或以上：①有结核病史；②CSF 中以淋巴细胞为主；③病史超过 5 天；④CSF 与血浆葡萄糖比值低于 0.5；⑤神志改变；⑥CSF 黄色外观；⑦有神经系统定位体征。

【急诊处理】

1. 抗结核治疗原则

①早期用药、联合用药、规律用药、适当剂量、全程用药的结核病化疗原则；②选用

有杀菌、灭菌作用，且可通过血-脑屏障的药物。

2. 抗结核化疗方案

国内尚无统一的 TBM 化疗方案，2009 年 6 月英国感染学会发表的结核性脑膜炎治疗指南中将异烟肼(INH)、利福平(RFP)和吡嗪酰胺(PZA)列入核心抗结核药物，第四种药物可在乙胺丁醇(EMB)、链霉素(SM)或氟喹诺酮类中选用，临床常用乙胺丁醇。该指南推荐的成人结核性脑膜炎抗结核方案为：INH 300mg/d，口服，12 个月；RFP 450mg/d(体重<50kg)或 600mg/d(体重≥50kg)，口服，12 个月；PZA 1.5g/d(体重<50kg)或 2.0g/d(体重≥50kg)，口服，2 个月；EMB 15mg/kg，口服，2 个月。由于中国人有 80%属 INH 快代谢型，与西方人有别，快代谢型的血及脑脊液药物浓度仅为慢代谢型的 20%~50%。参照我国 2001年肺结核诊断和治疗指南，结核性脑膜炎患者 INH 可用至 600~900mg/日静脉注射，3 个月后减量口服。

3. 糖皮质激素联合抗结核药物的应用

糖皮质激素具有抑制炎症反应、减轻渗出和水肿的作用。在结核性脑膜炎中，糖皮质激素能减少结核性渗出物，降低脑神经受损及梗阻性脑积水的发生率，可减轻继发性脑血管炎，促进脑膜和脑实质炎症的消散和吸收，防止纤维组织增生和粘连，并能缓解中毒症状，恢复受损的血-脑屏障。使用方法见表 3-4-1。

表 3-4-1　成人 TBM 患者地塞米松联合抗结核药物的使用方法

用药时间	病情分级	
	Ⅱ级及Ⅲ级	Ⅰ级
第 1 周	0.3mg/kg/d　iv	0.4mg/kg/d　iv
第 2 周	0.2mg/kg/d　iv	0.3mg/kg/d　iv
第 3 周	0.1mg/kg/d　口服	0.2mg/kg/d　iv
第 4 周	3mg/d　口服	0.1mg/kg/d　iv
第 5 周	每周减 1mg，至 2 周以上	4mg/d；口服
第 6 周		每周减 1mg，至 3 周以上

4. 鞘内注药治疗

目的：①提高脑脊液药物浓度改善杀菌环境提高药效；②有效防治脑脊膜粘连。适应证：①顽固性颅内压增高且脱水药无效者；②脑脊髓膜炎有早期椎管内阻塞者；③病情严重伴昏迷者；④肝功能异常致部分抗结核药停用者；⑤常规治疗 1 个月无好转且脑脊液变化加重者；⑥晚期慢性复发或有耐药性患者。

常用药物及疗程如下。①异烟肼 0.1g，每周 3~5 次，病情好转可改为每周 1 次，共 10~15 次。②地塞米松 3~5mg 每周 3~5 次，病情好转可改为每周 1 次，共 10~15 次。③异烟肼+激素：异烟肼 50mg+地塞米松 2mg，每周 2~3 次，共 10~15 次；或异烟肼 50mg+氢化可的松 25~50mg 每周 2~3 次，共 10~15 次；或异烟肼 50mg+醋酸泼尼松龙 5mg，每周 2~3 次，共 10~15 次。④透明脂酸酶：500U in Aq 1ml 每周 1 次，共 15 次；或 50~1000U/次，每周 2 次，共 10 次。⑤其他：α_2-糜蛋白酶、氧气鞘内注射。

5. 脑脊液冲洗置换术

适应证：脑脊液蛋白含量极高(≥3.0/L)且经全身治疗而未能下降者，常用于迁延型、复发性、难治型 TBM 患者。方法：常规腰穿后，取脑脊液 5～10ml，以 1ml/min 速度注入等量生理盐水，鞘内停 3～5 分钟，再依上法取脑脊液及注射生理盐水，如此反复 3～5 次，最后注入激素（剂量如前述），拔针后平卧休息 6～12 小时。

（三）化脓性脑膜炎

【概述】

化脓性脑膜炎（简称化脑）是指各种化脓菌感染引起的脑脊髓膜炎症。化脑常合并化脓性脑炎或脑脓肿，其病死率和致残率较高，为一种极为严重的颅内感染性疾病，好发于婴幼儿、儿童和老年人。化脓性脑膜炎最常见的致病菌是脑膜炎双球菌、肺炎球菌和 B 型流感嗜血杆菌，这三种细菌引起的脑膜炎占化脓性脑膜炎的 2/3 以上。其次为金黄色葡萄球菌、链球菌、大肠埃希菌、变形杆菌、厌氧杆菌、沙门菌和铜绿假单胞菌等。最常见的感染途径是菌血症。

【急诊要点】

1. 临床表现

(1) 多呈暴发性或急性起病。

(2) 发热、畏寒及上呼吸道感染症状。

(3) 颅内压增高表现剧烈头痛、呕吐、抽搐。

(4) 脑膜刺激症状颈项强直、克氏征、布氏征阳性等。

(5) 脑实质受累出现意识障碍、精神症状有 20%～50% 的患者在病程的一定阶段会出现癫痫发作。

2. 辅助检查

(1) 血常规　白细胞总数多明显增高，分类以中性粒细胞为主，伴明显核左移。在严重感染或经过不规则治疗后，白细胞总数有时减少；贫血常见于流感嗜血杆菌脑膜炎。

(2) 血培养　化脑血培养阳性率一般较高，血培养得到的致病菌可间接代表脑脊液结果，是明确病原菌的重要方法，结合药敏结果可指导临床用药。

(3) C-反应蛋白（CRP）　是一种重要的急性时相蛋白，血清 CRP 质量浓度升高超过 40mg/L 时，基本可确定有细菌感染存在。

(4) 降钙素原（PCT）　正常情况下 PCT 不能被检测到，当严重感染并有全身表现时 PCT 水平明显升高。细菌性脑膜炎脑脊液 CRP 浓度高于非细菌性脑膜炎。

(5) 脑脊液（CSF）检查　典型化脑患者往往呈"三高二低"改变：CSF 压力增高，白细胞总数显著增高（以中性粒细胞为主）、蛋白含量增高（蛋白定性试验多为强阳性，定量可＞1g/L）；糖和氯化物含量显著降低。CSF 涂片革兰染色寻找细菌是明确脑膜炎病原的重要方法，最终确定病原菌仍需依靠 CSF 细菌培养。

(6) 影像学检查　对颅内感染病史超过 1 周并疑诊化脑患者，可进行颅脑 CT 或 MRI 检查，常可发现硬膜下积液及局限性脑脓肿，且颅脑增强 MRI 扫描时能显示脑膜渗出和皮质反应，对化脑诊断有指导意义。

【急诊处理】

1. 抗生素

(1) 早期经验治疗　化脑病情发展快，可迅速危及生命。临床上一般选择对常见致病菌（脑膜炎双球菌、肺炎链球菌及流感嗜血杆菌等）敏感且易透过血-脑屏障的药物。因此对病因未明的化脑宜选用广谱的第三代头孢菌素，如头孢曲松、头孢噻肟等加上万古霉素。

(2) 针对病原菌的治疗　病原菌明确的化脑，应参照细菌药物敏感试验结果选用易透过血-脑屏障的抗生素。①肺炎链球菌：常用药物是广谱的第三代头孢菌素头孢曲松和头孢噻肟。如对 β_2-内酰胺类抗生素过敏，可选用万古霉素联合氯霉素治疗。②流感嗜血杆菌：头孢曲松常作为首选用药，其次是头孢吡肟，该药对流感嗜血杆菌、脑膜炎双球菌及肺炎链球菌的体外抗菌活性与头孢噻肟和头孢曲松相仿，对肠杆菌属细菌和铜绿假单胞菌作用更强。③脑膜炎双球菌：磺胺类药物仍为治疗流脑首选药。目前，该菌大多数对大剂量青霉素治疗依然有效。对青霉素耐药者常用头孢曲松、头孢噻肟及头孢他啶等，一般效果较好。

(3) 疗程　化脑的疗程因病原菌不同而异。肺炎链球菌脑膜炎及流感嗜血杆菌脑膜炎，疗程 2~3 周，或热退至正常后继续用药 10~14 天。脑膜炎双球菌引起的流行性脑脊髓膜炎为 5~7 天。单核细胞增多性李斯特菌和 B 族链球菌脑膜炎应予 14~21 天抗生素。对革兰阴性杆菌和金黄色葡萄球菌至少需要抗生素治疗 3 周。

2. 对症和支持治疗

(1) 注意热量和液体的供应，维持水、电解质平衡，确保足够的氧和营养供应以及保持脑血流量和足够的平均动脉压。

(2) 肾上腺皮质激素的应用　旨在降低病死率，减轻听力损害及长期神经系统后遗症，但其疗效尚未完全肯定，在应用抗生素前或与抗生素同时应用疗效较好。另外，由于类固醇的抗感染作用，可能会减低某些抗生素如万古霉素血-脑屏障的穿透性。

(3) 降低颅内压　渗透性利尿剂，如 200g/L 甘露醇、甘油和高张 9g/L 盐水用于治疗脑水肿和颅内压增高。

(四) 隐球菌性脑膜炎

【概述】

隐球菌性脑膜炎是新生隐球菌或其变种侵犯中枢神经系统引起的一种深部真菌感染。临床主要表现为亚急性或慢性脑膜炎、脑膜脑炎，少数可表现为脑内占位性病变。隐球菌是条件致病菌，易发生于免疫力低下患者。近年来，随着抗生素、免疫抑制剂等的广泛应用、器官移植、骨髓移植等新技术的开展以及艾滋病(AIDS)等各种慢性消耗性疾病发病率的升高，隐球菌性脑膜炎的发病率也呈明显上升趋势。

隐球菌脑膜炎病情重，治疗困难，病死率高。治疗成功与否与是否早期治疗、药物对隐球菌的敏感性、患者对药物的耐受性等因素有关。

【诊断要点】

1. 临床表现

(1) 多呈亚急性或慢性起病，少数急性起病各年龄段均可发病，20~40 岁青壮年最常见。

(2) 首发症状常为间歇性头痛、恶心及呕吐，伴低热、周身不适、精神不振等非特异性症状。随病情发展，头痛渐加重转为持续性精神异常、躁动不安，严重者出现不同程度意识障碍。

(3) 约半数以上伴视神经损害，其次为第Ⅷ、Ⅲ、Ⅶ、Ⅵ对脑神经。部分出现偏瘫、抽搐、失语等局灶性脑组织损害症状。

(4) 脑膜刺激征为早期最常见的阳性体征,晚期可出现眼底水肿等锥体束征。

2. 辅助检查

(1) 脑脊液 压力增高,外观微浑或淡黄色。蛋白含量是轻～中度升高。细胞数增多,多在 $100 \times 10^6/L$ 左右,以淋巴细胞为主。氯化物及葡萄糖多降低。脑脊液涂片墨汁染色可直接发现隐球菌。

(2) 免疫学检查 乳胶凝集(LA)试验可检测感染早期血清或脑脊液中隐球菌多糖荚膜抗原成分。脑脊液检测阳性率可高达 99%,若抗原阳性滴度>1:8,即可确诊为活动期隐球菌脑膜炎。

(3) 影像学检查 颅脑 CT 缺乏特异性,40%～50%显示正常,其阳性率与病程的不同阶段有关,病程越长阳性率越高。可见脑室扩大、脑积水、脑膜强化及脑实质内不规则大片状、斑片状或粟粒状低密度影,少数可显示小梗死灶或出血灶。颅脑 MRI 可显示脑实质内呈 T_1 低信号、T_2 高信号的圆形或类圆形肿块、血管周围间隙扩大,部分呈多发粟粒状结节样改变。

【急诊处理】

本病一经确诊,需立即抗真菌治疗。用药途径及疗程应个体化,总疗程 2.5～11 个月。停药指征为:临床症状及体征基本消失,CSF 常规检查正常,CSF 直接镜检和培养阴性 3～4 周(每周 1 次),两性霉素 B(AMB)总量达 1.5～3g 以上。

1. 两性霉素 B(二性霉素 B,AMB)

是目前公认的首选药,首次剂量为 0.5～1mg,第 2 天为 3mg,第 3 天为 5mg。以后每天增加 5mg,直至每天 0.5～1mg/kg,溶于 5%葡萄糖溶液 500ml 中,避光、缓慢静脉滴注 4～6 小时以上,总剂量为 2～3g。重病例可同时椎管内注射,首次剂量为 0.05～0.1mg,用 3～5ml 自体脑脊液稀释后加入 1～2mg 地塞米松缓慢注入,以后每次增加 0.05～0.1mg,每周 1～3 次。此方法可迅速减少脑脊液中隐球菌数目,缓解颅内高压症状。

2. AMB 脂质体

AMB 脂质体最大的机体耐受量可达 25mg/(kg·d),而 AMB 最大用量为 1mg/(kg·d)。

3. 氟康唑

该药易通过血-脑屏障,脑脊液中浓度可达血浆中 80%左右。可口服或静脉滴注,每天 200～400mg,不良反应较轻。

4. 氟胞嘧啶

该药易透过血-脑屏障,但单独应用易产生耐药性,与两性霉素 B(AMB)并用有协同作用,能减少两性霉素 B(AMB)用量从而降低其毒性作用。口服剂量为 100～150mg/(kg·d),总剂量为 500～1000g。

5. 其他

对颅内压增高者应用甘露醇及呋塞米等脱水剂;脑内脓肿或肉芽肿可考虑手术切除;严重脑积水可行脑脊液分流术并加强全身营养支持疗法。

(张蕴 王宇)

四、吉兰-巴雷综合征

【概述】

吉兰-巴雷综合征（Guillain-Barre syndrome，GBS）是一类免疫介导的急性炎性周围神经病。临床特征为急性起病，临床症状多在 2 周左右达到高峰，表现多发周围神经及神经根损害，常有脑脊液蛋白-细胞分离现象，多呈单时相自限性病程，静脉注射免疫球蛋白（Ig）和血浆置换（PE）治疗有效。

2/3 病例发病前有前驱感染史，最初可表现外周感觉刺激症状，几天内出现运动功能障碍，一般在 2 周左右达到高峰，继而持续数天至数周后开始恢复，少数患者在病情恢复过程中出现波动。多数患者神经功能在数周至数月内基本恢复，少数遗留持久的神经功能障碍。GBS 病死率约 3%，主要死于呼吸衰竭、感染、低血压、严重心律失常等并发症。不利于预后因素包括：发病后病情迅速进展（7 天内）、需辅助机械通气、明显轴索神经损害和年龄＞60 岁。

该病有多种亚型，其中主要的亚型见表 3-4-2。

表 3-4-2　GBS 的主要亚型

急性炎性脱髓鞘性多发神经根神经病（AIDP）
急性运动轴索性神经病（AMAN）
急性运动-感觉轴索性神经病（AMSAN）
Miller Fisher 综合征（MFS）
急性泛自主神经病
急性感觉神经病（ASN）

【诊断和鉴别诊断】

（一）急性炎性脱髓鞘性多发神经根神经病（AIDP）

AIDP 是 GBS 中最常见的类型，也称经典型 GBS，主要以多发神经根和周围神经节段性脱髓鞘及小血管炎性细胞浸润为病理特点。

1. 临床特点

（1）任何年龄、任何季节均可发病。

（2）前驱事件　常见有腹泻、上呼吸道感染（包括空肠弯曲菌、巨细胞病毒、肺炎支原体或其他病原菌感染）、疫苗接种、手术、器官移植等。

（3）急性起病，病情多在 2 周左右达到高峰。

（4）对称性弛缓性肢体肌肉无力是 AIDP 的核心症状。多数患者肌无力从双下肢向上肢发展（上升性），数日内逐渐加重，少数患者病初呈非对称性；肌张力可正常或降低，腱反射减低或消失，而且经常在肌力仍保留较好的情况下，腱反射已明显减低或消失，无病理反射。部分患者有轻度肌萎缩，长期卧床可出现废用性肌萎缩。

（5）部分患者可有不同程度的脑神经的运动功能障碍，以面部或延髓部肌肉无力常见，且可能作为首发症状就诊；极少数患者有张口困难、伸舌不充分和伸舌力弱以及眼外肌麻痹。

（6）严重者（约 25%～30%）可出现膈肌和呼吸肌无力，导致呼吸困难。

（7）部分患者有四肢远端感觉障碍、下肢疼痛或酸痛、神经干压痛和牵拉痛。约 40%

患者有严重自主神经功能障碍：皮肤潮红、出汗增多、心动过速、血压波动、手足肿胀及营养障碍等，严重心血管功能障碍可危及生命。

2. 实验室检查

(1) 脑脊液检查　①脑脊液蛋白细胞分离是 GBS 的特征之一，多数患者在发病几天内蛋白含量正常，2～4 周内脑脊液蛋白不同程度升高，但较少超过 1.0g/L；糖和氯化物正常；白细胞计数一般<$10×10^6$/L。②部分患者脑脊液出现寡克隆区带。③部分患者脑脊液抗神经节苷脂抗体阳性。

(2) 血清学检查　①少数患者出现肌酸激酶(CK)轻度升高，肝功能轻度异常；②部分患者血清抗神经节苷脂抗体阳性；③部分患者血清可检测到抗空肠弯曲菌抗体和抗巨细胞病毒抗体等。

(3) 部分患者粪便中可分离和培养出空肠弯曲菌。

(4) 神经电生理　主要根据运动神经传导测定，提示周围神经存在脱髓鞘性病变，在非嵌压部位出现传导阻滞或异常波形离散对诊断脱髓鞘病变更有价值，通常选择一侧正中神经、尺神经、胫神经和腓总神经进行测定。神经电生理检测结果必须与临床相结合进行解释。电生理改变的程度与疾病严重程度相关，在病程的不同阶段电生理改变特点也会有所不同。

神经电生理诊断标准如下。

①运动神经传导　至少有 2 根运动神经存在下述参数中的至少 1 项异常。a. 远端潜伏期较正常值延长 25%以上；b. 运动神经传导速度较正常值减慢 20%以上；c. F 波潜伏期较正常值延长 20%以上和(或)出现率下降等；d. 运动神经部分传导阻滞：周围神经近端与远端比较，复合肌肉动作电位(CMAP)负相波波幅下降 20%以上，时限增宽<15%；e. 异常波形离散：周围神经近端与远端比较，CMAP 负相波时限增宽 15%以上。当 CAMP 负相波波幅不足正常值下限的 20%时，检测传导阻滞的可靠性下降。

②感觉神经传导　一般正常，但异常时不能排除诊断。

③针电极肌电图　单纯脱髓鞘病变肌电图通常正常，如果继发轴索损害，在发病 10 天～2 周后肌电图可出现异常自发电位。随着神经再生则出现运动单位电位时限增宽、高波幅、多相波增多及运动单位丢失。

(5) 神经活体组织检查　不需要神经活体组织检查确定诊断。腓肠神经活体组织检查可见有髓纤维脱髓鞘现象，部分出现吞噬细胞浸润，小血管周围可有炎性细胞浸润。剥离单纤维可见节段性脱髓鞘。

3. 诊断标准

(1) 常有前驱感染史，呈急性起病，进行性加重，多在 2 周左右达高峰。

(2) 对称性肢体迟缓性瘫痪和双侧第Ⅶ、Ⅸ、Ⅹ对脑神经麻痹，重症者可有呼吸肌无力、四肢腱反射减低或消失。

(3) 可伴轻度感觉异常和自主神经功能障碍。

(4) 脑脊液出现蛋白-细胞分离现象。

(5) 电生理检查提示远端运动神经传导潜伏期延长、传导速度减慢、F 波异常、传导阻滞、异常波形离散等。

(6) 病程有自限性。

4. 鉴别诊断

如果出现以下表现，则一般不支持 GBS 的诊断。

①显著、持久的不对称性肢体肌无力。

②以膀胱和直肠功能障碍为首发症状或持久的膀胱和直肠功能障碍。

③脑脊液单核细胞数超过 $50 \times 10^6/L$。

④脑脊液出现分叶核白细胞。

⑤存在明确的感觉平面。

需要鉴别的疾病包括：脊髓炎、周期性瘫痪、多发性肌炎、脊髓灰质炎、重症肌无力、急性横纹肌溶解症、白喉神经病、莱姆病、卟啉病周围神经病、癔症性瘫痪以及中毒性周围神经病（如重金属、药物、肉毒毒素中毒等）。

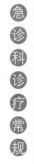

（二）GBS 的其他亚型

诊断标准见表 3-4-3。

表 3-4-3　GBS 的其他亚型诊断标准

名称	诊断标准	重要鉴别
急性运动轴索性神经病（AMAN）	参考 AIDP 诊断标准，突出特点是神经电生理检查提示运动神经受累，并以运动神经轴索损害明显	
急性运动-感觉轴索性神经病（AMSAN）	参照 AIDP 诊断标准，突出特点是神经电生理检查提示感觉和运动神经轴索损害明显	
Miller Fisher 综合征（MFS）	①急性起病，病情数天或数周内达高峰。②临床以眼外肌瘫痪、共济失调和腱反射减低为主要症状，肢体肌力正常或轻度减退。③脑脊液出现蛋白-细胞分离。④病程呈自限性	与 GQ_{1b} 抗体相关的 Bickerstaff 脑干脑炎、急性眼外肌麻痹、脑干梗死、脑干出血、视神经脊髓炎、多发性硬化、重症肌无力等
急性自主神经病（APN）	①急性发病，快速进展，多在 2 周左右达高峰。②广泛的交感神经和副交感神经功能障碍，不伴或伴有轻微肢体无力和感觉异常。③可出现脑脊液蛋白-细胞分离现象。④病程呈自限性。⑤排除其他病因	其他病因导致的自主神经病，如中毒、药物相关、血卟啉病、糖尿病、急性感觉神经元神经病、交感神经干炎等
急性感觉神经病（ASN）	①急性起病，快速进展，多在 2 周左右达高峰。②对称性肢体感觉异常。③可有脑脊液蛋白-细胞分离现象。④神经电生理检查提示感觉神经损害。⑤病程有自限性。⑥排除其他病因	其他导致急性感觉神经的病因，如糖尿病痛性神经病、中毒性神经病、急性感觉自主神经元神经病、干燥综合征合并神经病、副肿瘤综合征等

【急诊处理】

（一）一般治疗

除特异性免疫治疗外，GBS 重症治疗基于三方面：确保生命体征、防治并发症及对症治疗。

1. 心电监护

有明显的自主神经功能障碍者，应给予心电监护；如果出现直立性低血压、高血压、心动过速、心动过缓、严重心脏传导阻滞和窦性停搏时，须及时采取相应措施处理。

2. 呼吸道管理

应注意保持呼吸道通畅，加强吸痰、防止误吸；伴有呼吸肌受累者，应连续监测血氧饱和度及血气分析。若有明显呼吸困难、肺活量明显降低、血氧分压明显降低时，应尽早进行气管插管或气管切开，机械辅助通气。

为避免膈肌失用性萎缩，尽量缩短控制性辅助通气时间，增加辅助性通气时间。脱机及拔管标准与其他疾病相同。

3. 营养支持

有吞咽困难和饮水呛咳，需给予鼻饲营养，以保证每日摄入足够热量和维生素，防止电解质紊乱。合并有消化道出血或胃肠麻痹者，则给予静脉营养支持。

4. 其他对症处理

患者如出现尿潴留，则留置尿管以帮助排尿；对有神经性疼痛的患者，适当应用药物缓解疼痛；如出现肺部感染、泌尿系统感染、压疮、注意给予相应的积极处理，以防止病情加重。瘫痪者，存在下肢深静脉血栓形成及肺栓塞风险，对血栓进行监测，必要时给予抗凝治疗。因语言交流困难和肢体无力严重而出现抑郁时，应给予心理治疗，必要时给予抗抑郁药物治疗。

（二）免疫治疗

1. Ig

推荐有条件者尽早应用。方法：人血免疫球蛋白，400mg/(kg·d)，静脉滴注，连续3~5天。

2. PE

推荐有条件者尽早应用。方法：每次血浆交换量为30~50ml/kg，在1~2周内进行3~5次。PE的禁忌证主要是严重感染、心律失常、心功能不全和凝血系列疾病等。

3. 糖皮质激素

国外的多项临床试验结果均显示单独应用糖皮质激素治疗GBS无明确疗效，糖皮质激素和Ig联合治疗与单独应用Ig治疗的效果也无显著差异。因此，国外指南均不推荐应用糖皮质激素治疗GBS。但在我国，由于经济条件或医疗条件限制，有些患者无法接受Ig或PE治疗，许多医院仍在应用糖皮质激素治疗GBS，尤其在早期或重症患者中使用。对于糖皮质激素治疗GBS的疗效以及对不同类型GBS的疗效还有待于进一步探讨。

一般不推荐PE和Ig联合应用。少数患者在1个疗程的PE或Ig治疗后，病情仍然无好转或仍在进展或恢复过程中再次加重者，可以延长治疗时间或增加1个疗程。

各种类型的GBS均可以用PE或Ig治疗，并且有临床有效的报道，但因发病率低，且疾病本身有自愈性倾向，MFS、自主神经功能不全和急性感觉型GBS的疗效尚缺少足够的双盲对照的循证医学证据。

4. 神经营养

始终应用B族维生素治疗，包括维生素B_1、维生素B_{12}(氰钴胺、甲钴胺)和维生素B_6等。

5. 康复治疗

病情稳定后，早期进行正规的神经功能康复锻炼，以预防废用性肌萎缩和关节挛缩。

（吴艳 秦俭 王薇）

五、代谢性脑病

【概述】

颅外器官或全身性疾病引起神经元代谢障碍或弥漫性病理改变而发生以意识障碍为主

的脑功能紊乱，统称为代谢性脑病。本病特点是脑功能障碍明显，而脑组织病理形态学变化不显著。代谢性脑病是可逆的，早期发现并给予及时的处理，可以改善预后。

本病易于发生在老年人、多器官功能衰竭、接受对中枢神经系统有毒性作用的药物治疗及严重营养缺乏的患者。常见原因如下。

(1)多器官功能衰竭所致的内源性中毒　肝性脑病、尿毒症、肺性脑病和胰性脑病等。

(2)外源性中毒　中枢神经系统抑制药物过量，酶抑制药物(有机磷农药、氰化物、砷、镁等)，酸性物质过量摄入或代谢产物所致酸中毒(副醛、甲醇、氯化铵等)和一氧化碳中毒等。

(3)水和电解质代谢紊乱　碱中毒、酸中毒、水中毒、高钠血症、低钠血症、低血钾症等。

(4)感染　为细菌毒素和异常产物影响了脑细胞酶的活动，见于败血症、细菌性痢疾等多种感染引起的中毒性脑病。

(5)癌肿　其毒素和分泌的类似胰岛素、ACTH样物质影响脑细胞代谢。

(6)内分泌失调　糖尿病(低血糖昏迷、高渗综合征、酮症酸中毒、乳酸酸中毒)、甲状腺危象、肾上腺皮质功能减退症、皮质醇增多症、甲状旁腺功能减低症或亢进症等。

(7)其他病因　如中暑昏迷、高山昏迷等。

【诊断要点】

1. 临床表现

(1)症状　在原发病的基础上首先出现意识、精神障碍。随着意识障碍程度加深及体内酸碱平衡失调的出现，可出现不同程度的精神、意识障碍(如人格、行为异常；抑郁、幻觉、躁狂；感觉、认知障碍；嗜睡甚至昏迷)；可以出现呼吸模式的变化，患者可以有过度换气后呼吸暂停和(或)潮式呼吸的表现；有的患者可以有惊厥发作；大多无高颅压症状。

(2)体征　常有原发病的体征。神经系统检查可有震颤、扑翼样震颤、肌阵挛、去大脑强直、去皮质状态等表现，但一般无明确的神经系统定位体征。

2. 实验室检查

血糖，电解质，血气分析，肝、肾功能以及血、尿渗透压等检查均可能有与原发病相关的阳性发现，必要时还应进行脑脊液分析和血镁、磷及血激素水平的检测。若怀疑有毒物、药物中毒，及时做血药浓度检测和毒物筛查有利于进一步诊断。

脑电图最常见的为在普遍性慢波为背景的情况下，有三相波或尖波的出现，而颅脑 CT 或 MRI 一般均不应提示脑组织有器质性损害，部分患者可存在脑水肿、腔隙梗死、皮质变薄、脱髓鞘等非特异性改变。

3. 诊断依据

(1)原发病或病因的基础上出现的意识、精神障碍表现。

(2)一般无颅高压表现和神经系统定位体征。

(3)大多有原发病的病史、体征及实验室所见。

(4)除外其他原因。

4. 鉴别诊断

代谢性脑病的诊断属于排他性诊断，须与其他能引起意识障碍的中枢神经系统疾病相鉴别(如脑血管病、颅内感染、颅内肿瘤、脱髓鞘疾病等)。鉴别诊断的关键在于患者意识状态改变之前常有原发病的临床表现。除低血糖脑病外，代谢性脑病一般不表现出局灶性神经系统体征。另外，代谢性脑病不会出现长吸式呼吸或抽泣样呼吸等呼吸中枢明显受损的呼吸形式。

【急诊处理】

病因治疗：代谢性脑病的根本病因在于颅外疾病和全身性疾病，因此针对病因的治疗，是影响预后的关键，根据具体情况，应尽快纠正血糖异常、各器官功能障碍、酸碱失衡和电解质紊乱、脱离中毒环境、抗感染等。

对症支持：在病因治疗的同时，还应该加强对症支持治疗，稳定生命体征，纠正低氧血症等，以改善预后。

（殷文鹏）

六、重症肌无力

【概述】

重症肌无力(MG)是累及神经-肌肉接头处突触后膜上乙酰胆碱受体(AChR)，主要由乙酰胆碱受体抗体(AChRAb)介导、细胞免疫依赖性、补体参与的自身免疫病。临床特点是活动后加重、休息后减轻、晨轻暮重的骨骼肌无力。电生理表现为低频重复电刺激波幅递减、单纤维肌电图上颤抖(jitter)增宽；药理学表现为胆碱酯酶抑制剂治疗有效，对箭毒类药物有过度敏感性；免疫学表现是血清乙酰胆碱受体抗体(AChRAb)和肌肉特异性酪氨酸激酶抗体(MuSKAb)等增高，免疫病理学上是神经-肌肉接头处突触后膜的皱褶减少、变平坦和突触后膜上乙酰胆碱受体减少，75%～90%的MG患者胸腺有改变，增生占大多数。MG在普通人群中的发病率约为(1～10)/100万，女性多于男性。

主要致病原因是乙酰胆碱受体抗体的增高，其他相关抗体、补体、部分细胞因子可能也参与发病过程。乙酰胆碱受体抗体增高的启动因素尚不清楚，可能与胸腺内某些因素有关。少数家族性重症肌无力可能和遗传密切相关。

【诊断和鉴别诊断】

1. 临床表现

主要为骨骼肌无力和易疲劳性，表现为活动后加重而休息后减轻或者晨轻暮重，易影响眼外肌、面肌、咀嚼肌、咽喉部肌肉、躯干及肢体肌肉等，少数可以仅影响呼吸、吞咽等部位肌肉。表现为眼睑下垂、眼球活动障碍、复视、构音障碍、吞咽困难、近端肢体无力和呼吸无力等。重症肌无力可以发生在所有人种和性别人群，以青壮年较多。部分患者合并甲状腺和胸腺异常。个别MG患者可见骨骼肌以外的临床表现，包括锥体束征、癫痫、心肌无力和平滑肌无力等。

怀疑MG的患者诊断要解决：是否MG、有无危象和危象前状态，是否伴发和并发疾病(特别注意胸腺、甲状腺、感染、自身免疫性其他疾病、肿瘤等)。

肌无力危象前状态是根据主治医生判断，MG症状正快速恶化，可能在短期(数日至数周)发生危象的状态。

肌无力危象是指重症MG患者临床症状迅速恶化并出现危及生命迹象或因辅助通气引起气道受损或延髓功能障碍。患者需气管插管或无创通气。

肌无力危象和危象前状态通常由感染、药物、手术、创伤和消耗等诱发。

MG 患者伴发甲状腺功能异常以及胸腺功能异常较常见，确诊 MG 患者应该常规检查胸腺 CT 和甲状腺功能及相关抗体。

2. 诊断依据

①临床表现易疲劳，骨骼肌无力，常有波动。

②胆碱酯酶抑制剂治疗有效(新斯的明、腾喜龙试验阳性)。

③辅助检查：AChRAb、MUSKAb 等相关抗体阳性，重复电刺激、单纤维肌电图阳性。

④只有临床表现可以怀疑 MG 诊断，加上胆碱酯酶抑制剂有效称为高度怀疑 MG，再加上客观的实验室检查阳性可以确诊 MG。

重症肌无力还需与 Lambert–Eaton 综合征(LEMS)、肉毒杆菌中毒、青霉胺所致的重症肌无力、原发性肌病、GBS 综合征等相鉴别。

【急诊处理】

对于严重呼吸困难的危象患者应立即给予呼吸机辅助呼吸，建立有效的通气，维持生命体征，停用胆碱酯酶抑制剂；同时行血气分析，血常规，电解质，肝、肾功能和胸部 X 线等检查；询问病史；继而给予能快速改善症状的疗法，包括大剂量免疫球蛋白、血液净化、大剂量激素冲击治疗等；对症治疗(如防治感染、心力衰竭等并发症)，争取机会完成后续的病因治疗(包括择期切除胸腺、适当适时选择免疫调节疗法)。应重视危象前状态处理，其方法可借鉴危象处理，避免发生肌无力危象。

胆碱酯酶抑制剂：适用于胆碱能危象以外的所有 MG 患者，常用的有：甲基硫酸新斯的明，每次 0.5～1.5mg 同时加用阿托品 0.5～1mg 肌内注射；溴吡斯的明 120～720mg，溴化新斯的明 22.5～180mg，安贝氯铵 60mg，每天分次口服。不良反应有毒蕈碱样和烟碱样表现两方面。

静脉大剂量应用 γ–球蛋白，一般 0.4g/(kg·d)静脉点滴，连续 5 天为一疗程。必要时可以每周加强一次或者每月应用 5 天。

血液净化包括双模过滤、离心分离血浆交换、特异性吸附等，起效迅速，有效率高，但是单独应用疗效维持时间短。开始隔天一次，3～5 次后改为每周一次。停止治疗 1 周后 MG 症状可以再现。

大剂量激素冲击：甲泼尼龙 1000mg/d 静脉滴入，连续 3 天，以后每 3 天减半量至停药，减至 100mg 以下时可以改口服。

免疫调节：常用的有他克莫司(Tacrolimus、FK506)、环孢霉素、吗替麦考酚酯、环磷酰胺、硫唑嘌呤、肾上腺糖皮质激素等。近来有应用美罗华(Rituximab)等单克隆抗体治疗 MG 的研究，取得不错的效果，但是研究患者数量有限，具体情况有待更多观察。部分难治性 MG 可以考虑选用。

胸腺切除：一般主张全身型、无手术禁忌证的成年患者以及难治型眼型，均应考虑胸腺扩大摘除治疗。近来应用胸腔镜胸腺切除应用较广，使 MG 患者胸腺切除的适应证进一步扩大。儿童患者，胸腺摘除的时间有不同的看法，有待于进一步研究。手术前后都可能需要内科治疗，手术也是肌无力危象的诱发因素之一，因此手术前后胸科和神经内科联合处理可以减少患者负担。

【预防与预后】

防治各类感染是预防 MG 发生和加重的有效手段，特别是上呼吸道感染和 MG 的关系更密切；情绪不稳、过度劳累都可能加重 MG。青霉胺、α-干扰素等药物可能引起重症肌无力，糖皮质激素和甲状腺素可使病情暂时恶化。吗啡和镇静剂等呼吸抑制剂应慎用，氨基糖苷类抗生素如链霉素、双氢链霉素、卡那霉素、庆大霉素、新霉素、紫霉素、杆菌肽、多黏菌素等可以引起 MG 加重。β 受体阻滞剂会使 MG 加重。肌肉松弛肌(箭毒和 D-筒箭毒碱)、去极化药物(十甲季胺、丁二酰胆碱)、膜稳定剂(乙酰内脲类、奎宁、奎宁丁、普鲁卡因酰胺)等神经-肌肉接头传导阻滞剂应小心应用。

MG 目前治疗效果明显提高，80%以上经过系统治疗可以正常或者接近正常生活，工作和结婚生子都接近正常人，但是妊娠与分娩一定要和大夫沟通，选择合适时机很重要。MG 患者有 10%～20%目前常规治疗效果不满意，一般认为属于难治性 MG，可以考虑新的治疗手段(包括单克隆抗体等)。

(张华　张新超)

七、颅高压

【概述】

颅内压是指颅腔内容物对颅壁内侧的压力。颅腔内容物由脑组织、脑脊液和血液组成，其中任何部分的容积增加均会导致颅内压增高，当颅内压(脑室压力)持续大于 15mmHg(2.00kPa)时，称为颅内压增高，颅内压持续大于 40mmHg(5.33kPa)时称为重症颅内压增高。重症颅内压增高是神经科最为常见的急危重症，需要快速准确的判断和及早有效的处理和治疗。

颅高压的分类：①根据起病方式分为急性颅高压和慢性颅高压。②根据部位分为弥漫性颅高压和局灶性颅高压。

颅高压的常见病因如下。

(1) 颅脑损伤　如脑挫裂伤、外伤性蛛网膜下腔出血、颅内血肿手术创伤、广泛性颅骨骨折等。

(2) 急性脑血管疾病　急性脑出血、蛛网膜下腔出血、急性脑梗死、高血压脑病等。

(3) 颅内占位性病变　如颅内原发性肿瘤和转移性肿瘤、大的脓肿、血肿、肉芽肿、囊肿以及寄生虫脑病。

(4) 颅内炎症和各种严重代谢性脑病、中毒等造成急性脑水肿。

(5) 假脑瘤综合征又名良性颅内压增高，系患者仅有颅内压增高症状和体征但无占位性病变存在。病因可能有蛛网膜炎、耳源性脑积水、静脉窦血栓和内分泌疾病等，但临床上经常查不清病因，一般无局灶性体征。

(6) 先天性异常　如导水管的发育畸形颅底凹陷和先天性小脑扁桃体下疝畸形等，可以造成脑脊液回流受阻，从而继发脑积水和颅内压增高；狭颅症，由于颅腔狭限制了脑的正常发育，也常发生颅内压增高。

【诊断和鉴别诊断】

1. 颅高压的三大主征

(1) 剧烈头痛　急性颅内压增高突然出现头痛，多为爆裂样疼痛、跳痛、胀痛，头低位头痛加重，坐位减轻；用力动作时头痛加重。慢性者头痛缓慢发展。

（2）喷射性呕吐　多在头痛剧烈时发生，常呈喷射状，与进食无关，呕吐后头痛可有所缓解。

（3）视乳头水肿　视乳头水肿早期表现为眼底视网膜静脉扩张、视乳头充血、边缘模糊，继之生理凹陷消失，视乳头隆起，静脉中断，视网膜有渗出物，视乳头内及附近可见片状或火焰状出血。早期视物正常或有一过性黑矇，如颅内压增高无改善，可出现视力减退，继发视神经萎缩，甚致失明。

2. 颅高压的病史和查体要点

（1）详细询问现病史，详细询问患者发病时的症状，是否头颅外伤史以及有无肿瘤等伴随疾病。

（2）主要临床症状　有无头痛、恶心、呕吐、复视、视物不清等临床表现。

（3）查体要注意生命体征的变化，比如血压增高、心率减慢、呼吸节律的变化和呼吸模式的改变。

（4）进行神经系统的全面的体格检查。

3. 颅高压诊断要点

（1）症状　存在剧烈头痛、喷射性呕吐和视乳头水肿三大主征；有的可以有复视和强迫头位。

（2）体格检查　检测生命体征的改变，尤其是呼吸节律和心率的变化，意识水平的改变。

（3）辅助检查　脑脊液检查压力一般均高于 $200mmH_2O$，脑脊液常规化验检查多正常，但在颅压增高的时候腰穿风险高，容易发生脑疝，慎重应用。

①有创颅内压增高检测　对于颅内压增高的患者，腰椎穿刺有促使脑疝发生的危险，对于临床怀疑颅内压增高，而其他检查又无阳性发现者，在无后颅窝体征或颈项强直时可以考虑慎重进行，应在给予脱水剂后进行腰穿密闭测压为妥。包括脑室内压力测定、脑实质内压力测定、硬脑膜下压力测定、硬膜外压力测定。

②无创颅内压增高检测　包括脑电图、诱发电位和经颅多普勒超声。

③神经影像检测　包括头颅 CT 和 MRI 检查。

4. 颅高压鉴别诊断

该病早期应和血管性头痛等功能性疾病相鉴别，尚需对导致颅内高压综合征原发病进行鉴别。

（1）颅脑损伤　任何原因引起的颅脑损伤导致脑挫裂伤，外伤性脑出血或颅内血肿可使颅压增高，重型损伤早期可能出现脑水肿，更严重者出现昏迷伴有呕吐，应尽快行颅脑 CT 检查明确诊断。

（2）高血压导致的出血性脑血管疾病　一般起病较急，常有不同程度的意识障碍，表现为头痛、头晕、呕吐、肢体瘫痪、失语和大小便失禁等。发病时常有显著的血压升高，多数患者脑膜刺激征阳性。脑脊液压力增高并常呈血性。脑 CT 可明确出血量的大小与出血部位。

（3）高血压脑病　急骤起病，血压突然显著升高至 33.3/20kPa(250/150mmHg)以上，同时出现剧烈头痛、恶心、呕吐、颈项强直等颅内压增高症状，甚至神经－精神症状包括视力障碍、偏瘫、失语、癫痫样抽搐或肢体肌肉强直和意识障碍等。眼底可呈高血压眼底、视网膜动脉痉挛甚至视网膜出血，视网膜出现渗出物和视乳头水肿，CT 检查可见脑水肿、脑室变窄。

（4）颅内肿瘤　表现为慢性进行性颅内压增高，在病程中症状虽可有起伏，但总的趋势是逐渐加重，颅脑 CT 可明确病变部位和性质。

（5）颅内感染性疾病　常有感染的症状，发热、周身不适、白细胞增加，甚至有意识障碍、精神失常和癫痫发作，严重者数天内发展至昏迷。重要特点为常出现局灶性症状如偏瘫、失语、双眼同向偏斜，可有颈项强直和脑膜刺激征等。脑脊液呈现明显的炎性改变。

（6）其他　感染中毒性脑病、代谢性脑病、肾性脑病、肝性脑病、低血糖性脑病、中毒等在疾病严重的情况下均可出现颅高压的表现，结合疾病病史、体格检查和实验室检查都能明确诊断。

【院前处理】

1. 放置体位

抬高头位 15°～30°，有利于脑静脉回流，从而脑血流容积减少，颅内压下降。

2. 镇静

镇静可解除患者对抗束缚和对抗机械通气引起的胸腔内压和颈静脉压增高，减轻颅内压，但用药前需评估血压和血气氧含量。

3. 调控血压

合理维持脑灌注。脑灌注压大于 120mmHg，推荐短暂应用抗高血压药（例如拉贝洛尔和尼卡地平），但不要小于 70mmHg；脑灌注压低于 70mmHg 时，推荐短效缩血管药物多巴胺，使脑血管收缩引起血流容积减少和颅内压下降。

4. 渗透性利尿剂的应用

提高胶体渗透压，使脑脊液水分向血液转移，同时减轻脑水肿致颅内压下降，可选用甘露醇，初始静脉输注 1.0kg/kg，以后每次 0.25～0.5g/kg。每 4～6 小时一次。但有肾功能障碍和充血性心力衰竭时可选用甘油果糖，静脉输注，250ml，每 12～24 小时一次。

【急诊处理】

1. 明确诊断尽快给予甘露醇或者甘油果糖降低颅内压。

2. 可给予糖皮质激素，稳定细胞膜、保护和修复血－脑屏障，降低毛细血管通透性，对脑水肿，尤其是血管源性脑水肿有效。

3. 尽快明确颅高压的病因，给予相应治疗。对于颅内占位或颅内血肿等应采取手术治疗；有脑积水者可行脑脊液分流术；针对颅内感染或寄生虫给予抗感染或抗寄生虫治疗等。同时注意保持呼吸道通畅，改善脑缺氧及脑代谢障碍，给氧及纠正水、电解质及酸碱平衡紊乱，以打断引起脑水肿的恶性循环。

4. 降温　降低体温可使脑代谢率下降，脑耗氧下降，脑血流量减少，从而使颅内压下降。

5. 紧急手术减压治疗可迅速降低颅内压，避免脑疝发生。手术更适合于急性颅高压增高，中线结构移位明显，内科治疗无效的患者。

（袁小丽　王宇）

第五节　内分泌系统急症

一、甲状腺危象

【概述】

甲状腺危象(也称甲状腺功能亢进危象，简称甲亢危象)是甲状腺功能亢进症病情急性加重同时伴多个系统功能紊乱的综合征，多见于未经治疗或长期不适当治疗的甲亢患者。多数甲状腺危象有明显的诱发因素，如感染、手术尤其是甲状腺手术、创伤、精神刺激、中断抗甲状腺药物治疗、^{131}I 治疗、妊娠与分娩、急性心肌梗死、脑卒中和糖尿病酮症酸中毒等，其中严重感染与手术最为常见。临床表现以高热、大汗、心动过速、心律失常、严重呕吐腹泻、烦躁、谵妄和意识障碍等为特征。

甲状腺危象临床上只占甲亢患者的 1%～2%，但若未得到及时治疗，其病死率高达 90%，即使治疗，死亡率仍在 20%～30%，属于致命性急症。

【急诊思路】

1. 有甲亢病史以及有严重感染、手术、创伤、精神刺激、妊娠和放射性碘治疗等诱因。

2. 下列临床表现三项以上者应考虑甲状腺危象的诊断。

(1) 发热，体温超过 39℃(常表现为高热或过高热)。

(2) 大汗淋漓、脱水。

(3) 心动过速，HR＞140 次/分，伴心律失常或心力衰竭。

(4) 烦躁不安、谵妄、意识障碍、昏迷。

(5) 明显的消化道症状，如恶心、呕吐、腹泻。

3. 实验室检查　甲状腺功能测定结果和一般甲亢差异不显著；常有肝功能损害，表现为 ALT、AST 及乳酸脱氢酶(LDH)水平升高，胆红素水平也会升高；血糖升高或降低；心肌酶升高；白细胞计数轻度升高；低钾血症、低钠血症、高钙血症等电解质紊乱。

4. Bureh－Wartofsky 量表(BWPS)≥45 或日本甲状腺协会(JTA)甲状腺危象(TS)分类为 TS1 和 TS2 并全身失代偿表现的患者需要积极治疗；BWPS 为 25～44 岁的患者应根据临床判断，决定是否积极治疗。两种工具相比，BWPS 更为敏感。但是，因为甲状腺危象中的许多临床表现并不是特异性的，两种工具都存在过度诊断的可能性，所以甲状腺危象的诊断一定要密切结合临床。

5. 不典型病例主要有以下两类。

(1) 淡漠型　少数患者表现为低热、淡漠、嗜睡、全身衰竭、休克、昏迷，但除非临终状态均应有心动过速、出汗多的表现。

(2) 部分老年人可能仅有心脏异常尤以心律失常为突出表现或以消化症状及神经－精神症状为突出表现。

6. 应注意与严重脓毒症、颅内感染、急性胃肠感染、中毒性心肌炎和肝性脑病等鉴别。

7. 临床有时难以区别甲状腺危象或重症甲亢，此时应皆按甲状腺危象处理。

【急诊处理】

甲状腺危象的急诊救治原则是：稳定生命体征，支持脏器功能，积极治疗原发病和去除诱因，抑制甲状腺激素合成，减少甲状腺激素释放，阻断外周 T_4 向 T_3 转化，在常规治疗效果不好时给予血液净化降低体内甲状腺素浓度以挽救生命。

1. 去除诱因

2. 全身支持

(1) 控制体温　可用药物(禁用水杨酸钠)或物理降温，高热者用冬眠疗法。

(2) 保证足够热量及液体补充　每日补充液体 3000～6000ml，补充足够的热量和维生素(尤其是 B 族维生素)。

(3) 纠正水、电解质紊乱。

3. 抗甲状腺药物(ATD)

丙硫氧嘧啶(PTU)，首剂 600mg 口服或经胃管注入，继之 200mg，每 8 小时一次；或甲巯咪唑(MMI)首剂 60mg 口服，继之 20mg，每 8 小时一次。对于合并严重意识障碍或胃肠道功能受损的患者，推荐静脉注射甲巯咪唑。

4. 碘剂

碘剂可减少甲状腺充血，快速抑制和阻断甲状腺激素向血液中释放。碘剂应在使用抗甲状腺药物 1 小时后使用，以免作为甲状腺激素生成的原料。复方碘溶液口服每次 5 滴，每 6 小时一次；或碘化钠 1.0g，溶于 500ml 液体中静脉滴注。第一个 24 小时可用 1～3g，视病情逐渐减量，一般用 3～7 天，至血甲状腺激素水平恢复正常后停用。如对碘剂过敏可选用碳酸锂治疗，每日 0.5～1.5g，分 3 次口服，连用数日。

5. 糖皮质激素

甲状腺危象时肾上腺皮质功能相对不足，而且肾上腺皮质激素尚能抑制周围组织对甲状腺激素的反应及抑制周围组织将 T_4 转化为 T_3。应用糖皮质激素不仅可改善甲状腺危象的病情，还具有抗高热、抗毒素反应、抗休克等作用。常用氢化可的松或地塞米松，推荐用法和剂量如下。

(1) 氢化可的松　50～100mg，每 6～8 小时静脉滴注一次，氢化可的松 300mg/d。

(2) 地塞米松　2mg 静脉注射，每 6～8 小时一次，地塞米松 8mg/d。

6. β受体阻滞剂

$β_1$ 选择性肾上腺素受体拮抗剂(如兰地洛尔、艾司洛尔、比索洛尔等)是治疗甲状腺危象合并心动过速的一线药物。非选择性 β-AAs 药物普萘洛尔并非禁忌，但不推荐用于治疗合并心动过速的甲状腺危象患者。

(1) 对于心衰 Killip Ⅲ 级及以下患者，如果心率≥150 次/分，推荐首选静脉用兰地洛尔或艾司洛尔；如果心率<150 次/分，可改为口服 $β_1$ 选择性药物。

(2) 对于 Killip Ⅳ 级患者，如果心率≥150 次/分，应考虑使用兰地洛尔或艾司洛尔。

(3) 静脉注射兰地洛尔的起始剂量为 1μg/(kg·min)，并根据心率监测情况适当调整[1～10μg/(kg·min)]；艾司洛尔初始以 1mg/kg 剂量静脉注射 30 秒，随后根据心率监测情况调整剂量 [150μg/(kg·min)]；比索洛尔口服剂量为 2.5～5mg/天。

(4) 应用 β-AAs 后，应将患者心率控制在≤130 次/分；当心率<80 次/分、收缩压<80mmHg 或心脏指数≤2.2L/(min·m²)时，应停用 β-AAs。

(5) 对于支气管哮喘和慢性阻塞性肺病(COPD)患者，应谨慎使用兰地洛尔或艾司洛尔，如果哮喘发作，可改用维拉帕米或地尔硫䓬。

7. 治疗心力衰竭

有心力衰竭者需适当注意补液速度及补钠量。

(1)对于急性充血性心衰 Killip 分级Ⅲ级患者,应采取以下措施。

①呼吸道管理　如果患者呼吸状态在吸氧后仍未改善,推荐无创正压通气(NIPPV)或通过气管插管进行人工呼吸。

②药物治疗　应使用呋塞米(静脉注射)、硝酸盐类药物(黏膜吸收或静脉注射)和(或)卡培立肽(静脉注射);β-AAs 常用于治疗心动过速;如合并房颤,应同时使用洋地黄;合并高血压患者应考虑使用钙通道阻滞剂(静脉注射)。

(2)对于急性充血性心衰 Killip 分级Ⅳ级患者,应采取以下措施。

①呼吸道管理　与Ⅲ级相同。

②药物治疗　推荐应用肾上腺素激动剂。当收缩压 70～90mmHg 时,静脉注射 5～20μg/(kg•min) 多巴胺;当患者处于心源性休克或收缩压≤70mmHg,多巴胺剂量应在 10μg/(kg•min) 左右;如果药物治疗无法改善患者的血流动力学状态或收缩压≤70mmHg,应使用 0.03～0.3μg/(kg•min) 去甲肾上腺素;当心率≥150 次/分时,可考虑短效 β_1-选择性 AAs,如兰地洛尔或艾司洛尔;如果发生心房颤动,应同时使用洋地黄。

③对于急性充血性心力衰竭 Killip 分级≥Ⅲ级的患者,推荐应用 Swan-Ganz 导管监测血流动力学。

如果最大量肾上腺素激动剂仍无法改善患者的血流动力学状态,在不可逆性多器官衰竭发生之前应使用人工心肺机。

8. 控制药量

经 ATD、无机碘化物、类固醇、β-AAs 等药物,并对甲状腺危象的诱因及并发症进行针对性治疗后有效者,病情在 1～2 天内明显改善,1 周内恢复,此后碘剂和糖皮质激素逐渐减量,直至停药。

9. 清除血液中的甲状腺素

在正确使用 ATD、无机碘化物、类固醇、β-AAs 等药物,并对甲状腺危象的诱因及并发症进行针对性治疗后,如果 24～48 小时内仍无明显临床改善,应考虑血浆置换术。

注意:抗甲状腺制剂、碘剂和肾上腺皮质激素联合使用,血清 T_3 浓度一般可于 24～48 小时内恢复至正常水平。在达到正常代谢状态之后逐渐停用碘剂和肾上腺皮质激素。甲状腺危象期间禁止手术治疗。

(张向群　曾红)

二、糖尿病急症

(一)糖尿病酮症酸中毒

【概述】

糖尿病酮症酸中毒(DKA)为最常见的糖尿病急性并发症,主要是糖尿病患者在各种诱因的作用下胰岛素不明显,升糖激素不适当升高,造成糖、蛋白质、脂肪以及水、电解质、酸碱平衡失调而导致高血糖、高血酮、酮尿、脱水、电解质紊乱和代谢性酸中毒等综合征。

【诊断和鉴别诊断】

1. 糖尿病酮症酸中毒的常见病因

(1) 感染 是 DKA 最常见的诱因。常见有急性上呼吸道感染、肺炎、化脓性皮肤感染、胃肠道感染(如急性胃肠炎)、急性胰腺炎、胆囊炎、胆管炎和腹膜炎等。

(2) 注射胰岛素的糖尿病患者，突然减量或中止治疗。

(3) 外伤、手术、麻醉、急性心肌梗死、心力衰竭、精神紧张或严重刺激引起应激状态等。

(4) 糖尿病未控制或病情加重等。

2. 病史及查体

(1) 详细询问有无停用糖尿病药物，有无近期感染等诱因。

(2) 临床表现

①糖尿病症状加重 肢软无力，极度口渴，多饮多尿，体重下降。

②消化道症状 包括食欲下降、恶心、呕吐。有的患者，尤其是 1 型糖尿病患者，可出现腹痛症状，有时甚至被误诊为急腹症。造成腹痛的原因尚不明了，有人认为可能与脱水及低钾血症所致胃肠道扩张和麻痹性肠梗阻有关。

③呼吸系统症状 代谢性酸中毒刺激延髓呼吸中枢，可引起深而快的呼吸；当 pH<7.0 时则发生呼吸中枢抑制。部分患者类似烂苹果的气味。

④神经系统症状 早期有头痛、头晕、萎靡、倦怠，继而烦躁、嗜睡。部分患者有不同程度的意识障碍，晚期各种反射迟钝，甚至消失，昏迷者约 10%。

⑤脱水和休克症状 中、重度的 DKA 常有脱水。脱水达体重的 5% 可出现尿量减少、皮肤干燥、眼球下陷等；脱水达体重的 15% 时可有循环衰竭，如血压下降、心率加速，重者可危及生命。

3. 辅助检查

(1) 血糖 升高，一般在 16.7～33.3mmol/L。＞16.7mmol/L 多有脱水，＞33.3mmol/L 则多伴有高渗或肾功能不全。

(2) 血酮 血酮升高＞1mmol/L，即高酮血症；＞5mmol/L 时提示酸中毒。

(3) 尿常规 尿酮阳性，尿糖强阳性。

(4) 电解质 血钠一般＜135mmol/L，少数正常，亦可高于正常；血氯初期可低，明显的高氯血症多出现在 DKA 的恢复期；血钾一般初期正常或低，但少尿而失水和酸中毒严重可升高；血磷、血镁亦可降至正常以下。

(5) 尿素氮、肌酐 尿素氮、肌酐可升高。BUN/Cr 可为 30:1，提示血容量不足。

(6) 动脉血气分析 酸中毒代偿期血 pH 在正常范围内；失代偿期常 pH<7.35。CO_2 结合力降低。阴离子间隙：正常 8～16，DKA 时增大。

(7) 血浆渗透压 多正常或轻度升高。如失水严重可明显升高。有效渗透压可＞320mOsm/L。公式：血浆渗透压=2(钠＋钾)+血糖(mmol/L)+尿素氮(mmol/L)。

4. 诊断要点

(1) 诊断标准 ①糖尿病症状+任意时间血浆葡萄糖水平≥11.1mmol/L；②尿糖、尿酮体阳性；③酸中毒表现，血气分析为代谢性酸中毒，二氧化碳结合力(CO_2 – CP)＜20mmol/L。

(2) 分级 糖尿病酮症酸中毒可分为轻度、中度、重度三级；轻度实际上是指单纯酮症，并无酸中毒；有轻、中度酸中毒者可列为中度；重度则是指酮症酸中毒伴有昏迷，或虽无昏迷，但二氧化碳结合力低于 10mmol/L，后者很易进入昏迷状态（表 3-5-1）。

表 3-5-1　糖尿病酮症酸中毒分级

	轻	中	重
血浆葡萄糖(mg/dl)*	>250	>250	>250
动脉 pH	7.25~7.30	7.00~7.24	<7.00
血浆 HCO_3(mmol/L)	15~18	10~15	<10
尿酮	+	+	+
血酮	+	+	+
有效血浆渗透压[mOsm/(kg·H_2O)]	可变化	可变化	可变化
阴离子间隙	>10	>12	>12
意识与精神状态	可有轻度异常	迟钝/嗜睡	木僵/昏迷

*　1mmol/L=18mg/dl

5. 鉴别诊断

（1）其他类型的糖尿病昏迷　低血糖昏迷、高血糖高渗状态、乳酸性酸中毒。

（2）其他疾病所致昏迷　脑膜炎、尿毒症、脑血管意外等。

（3）部分患者以 DKA 作为糖尿病的首发表现，某些病例因其他疾病或诱发因素为主诉，有些患者 DKA 与尿毒症或脑卒中共存等使病情更为复杂，应注意辨别。

【院前处理】

（1）补液　DKA 失水量可达体重的 10%以上，补液是治疗的关键环节，如患者清醒可自行大量引用生理盐水，如无生理盐水也可用白开水代替。若患者昏迷，院前急救人员应紧急输注生理盐水。

（2）观察病情　密切观察患者神志状态、瞳孔大小、体温、脉搏、呼吸、血压等变化，及时予对症处理。

（3）记录患者出入量。

【急诊处理】

1. 补液

低血容量是无并发症的糖尿病酮症酸中毒最主要的死亡原因，因而积极有效的补液十分重要。补液的原则是先快后慢、先盐后糖。

（1）补液总量　一般按患者体重(kg)的 10%估算，成人 DKA 一般失水 4~6L。

（2）补液种类　开始以生理盐水为主，若开始输液时血糖不是严重升高或治疗后血糖下降至 13.9mmol/L 后，应输入 5%葡萄糖或糖盐水，有利于消除酮症。

（3）补液速度　按先快后慢为原则。原则上前 4 小时输入总失水量的 1/3~1/2，在前 12 小时内输入量 4000ml 左右，达输液总量的 2/3。其余部分于 24~28 小时内补足。

2. 胰岛素治疗

小剂量胰岛素疗法，输注胰岛素 0.1U/(kg·h)，该浓度即可对酮体生成产生最大的抑制效应，并能有效地降低血糖。用药过程中要严密监测血糖，若血糖不降或下降不明显，尤其是合并感染或原有胰岛素抵抗的患者，应及时处理。

3. 补钾

开始胰岛素和补液治疗后，随着血容量的扩张以及血液中的钾回到细胞内，血钾水平会明显下降。治疗前血钾低于正常，立即开始补钾，头 2～4 小时通过静脉输液每小时补钾约 13～20mmol/L；血钾正常，尿量＞40ml/h，也立即开始补钾；血钾正常，尿量小于 30ml/h，暂缓补钾，待尿量增加后再开始补钾；血钾高于正常，暂缓补钾。治疗过程中定时检测血钾和尿量，调整补钾量和速度，病情恢复后仍应继续口服钾盐数天。

4. 纠正酸碱平衡紊乱

一般经输液和胰岛素治疗后，酮体水平下降酸中毒可自行纠正，一般不必补碱。补碱指征为血 pH＜7.1，HCO_3^-＜5mmol/L。应采用等渗碳酸氢钠溶液，补碱不宜过多过快。过多和过快的补碱可使血 pH 迅速上升，氧离曲线左移，氧不易从血红蛋白中解离出来，进一步加重组织的缺氧，甚至导致乳酸性酸中毒和脑水肿。

5. 抗感染

消除诱因是很重要的，感染是最常见的诱因，酮症酸中毒又常常并发感染。因此即使未发现明确的感染灶，患者体温增高，白细胞计数增高，应予以抗生素治疗。

6. 防治并发症

如低血容量性休克、肺水肿、脑水肿、胰腺炎、急性心肌梗死、低钾血症和低血糖等。

(二) 高血糖高渗状态

【概述】

高血糖高渗状态(HHS)以前被称为高渗性非酮症糖尿病昏迷，是糖尿病的另一严重急性并发症。高血糖高渗状态多见于老年患者，约 2/3 病例发病前无糖尿病史或仅有轻度症状。老年高血糖高渗状态具有高血糖、高血浆渗透压、缺乏明显酮症和意识进行性丧失四大特点。

【急诊思路】

(1) 血糖　极度升高，通常大于 33.3mmol/L(600mg/dl)，甚至可达 83.3～266.7mmol/L(1500～4800mg/dl)。

(2) 电解质　血清钠常增高至＞150mmol/L，但也有轻度升高或正常者。血清钾可升高、正常或降低，取决于患者脱水及肾脏的功能损害程度以及血容量较少所致的继发性醛固酮分泌状况。在胰岛素及补液治疗后，即使有高钾血症者亦可发生明显的低钾血症。血氯可稍增高。

(3) 血浆渗透压≥350mmol/L 或有效渗透压＞320mmol/L(有效渗透压不包括尿素氮部分)。按公式计算：血浆渗透压(mmol/L)=2(钠＋钾)mmol/L＋血糖(mmol/L)＋尿素氮(mmol/L)。正常范围：280～300mmol/L。

(4) 血尿素氮常中度升高，可达 28.56～32.13mmol/L(80～90mg/dl)。血肌酐亦可升高，可达 442～530.4μmol/L(5～6mg/dl)，大多属肾前性(失水、循环衰竭)肾功能障碍或伴有急性肾功能不全。

(5) 血常规　白细胞计数在无感染情况下也可明显升高，血细胞比容增大，血红蛋白量可升高。部分患者可有贫血，如红细胞比容正常者大多有贫血并存。

(6) 尿常规　病情较重者可出现蛋白尿、红细胞和管型尿，尿糖强阳性，尿酮体阴性或弱阳性。

(7) 血二氧化碳结合力、血 pH 大多正常或稍下降。当合并酮症酸中毒或肾功能不全时，血 pH 降低。

(8) 血酮体大多数正常或轻度升高，伴酮症酸中毒则较高。

(9) 其他　血浆生长激素，皮质醇测定轻度升高，血浆 C-肽测含量可降低，但均不如糖尿病酮症酸中毒时明显。脑脊液检查渗透压及葡萄含量均升高。

【诊断和鉴别诊断】

1. 高血糖高渗状态常见病因

(1) 最多见的是感染、脑血管意外、急性心肌梗死等应激状态，使对抗胰岛素的激素(如生长激素、胰高血糖素、皮质醇等)分泌增加。

(2) 摄入糖过多或不适当地补充葡萄糖。

(3) 肾功能减退，胃肠功能紊乱伴呕吐，不进食，加重脱水和高渗状态等。

2. 病史及查体要点

对意识障碍患者，不管有无糖尿病既往史，应立即取血查血糖、血电解质、尿素氮、肌酐和 CO_2CP，有条件者做血酮、血气分析、查尿糖、尿酮体，做心电图。

3. 诊断要点

(1) 高渗性　通常血浆渗透压≥320mOsm(kg·H_2O)。

(2) 高血糖(BG)　通常血糖≥30mmol/L。

(3) 严重脱水与身体不适　患者多为老年人，但随着糖尿病在年轻群体的流行，HHS 逐渐在年轻人甚至儿童人群中开始出现。高渗高血糖状态通常无明显酮症，然而，部分患者可能同时出现严重高渗状态及酮症酸中毒(DKA 和 HHS 混合)，处理该类情况时则需考虑哪种状态占主导。

4. 鉴别诊断

(1) 其他类型的糖尿病昏迷　低血糖昏迷、糖尿病酮症酸中毒和乳酸性酸中毒。

(2) 其他疾病所致昏迷　脑膜炎、尿毒症、脑血管意外等。

【院前处理】

1. 有条件应监测生命体征，给予生命支持。

2. 纠正脱水，神志清楚者可尽量饮水，并记录饮水量、进食量、尿量和呕吐量等。

3. 神志不清的患者，应将头部偏向一侧，以免呕吐造成窒息。

4. 因条件限制，如无把握，不可给予胰岛素注射。

5. 尽快转至有监护条件的医院。

【急诊处理】

1. 补液

迅速补液，扩充血容量，纠正血浆高渗状态，是治疗本症的关键。

(1) 补液的种类和浓度　多主张治疗开始即输等渗液，好处是：大量输入等渗液不会引起溶血反应；有利于恢复血容量和防止因血浆渗透压下降过快而继发脑水肿；等渗液对于处于高渗状态的患者来说为相对低渗。具体用法可按以下的三种情况掌握。①有低血容量休克者：应先静脉滴注生理盐水，以较快地提高血容量，升高血压，改善肾血流，恢复肾脏功能，在血容量恢复、血压回升至正常且稳定，而血浆渗透压仍高时，改用 0.45%氯化钠液；②血压正常而血钠＞150mmol/L 者：开始即用低渗液。当血浆渗透压降至 350mmol/L

以下，血钠在 140～150mmol/L 以下时，应改输等渗氯化钠液，若血糖降至 13.89～16.67mmol/L（250～300mg/dl）时，改输 5%葡萄糖液或葡萄糖盐水；③休克患者或收缩压持续＜10.7kPa（80mmHg）者，开始除补等渗液外，应间断输血浆或全血。

（2）补液量的估计　可按血浆渗透压计算患者的失水量，计算公式：失水量（L）＝［患者血浆渗透压（mmol/L）－300］/300（正常血浆渗透压）×体重（kg）×0.6，也可按患者发病前体重的 10%～12%估算失水量作为补液量，平均为 9L。

（3）补液速度按先快后慢的原则　第 1 小时可补充 1～1.5L，前 4 小时补充 1.5～3L，以后逐渐减慢速度，一般第 1 天可补充估计失水量的一半左右。若补液 4～6 小时后仍无尿者，可给予呋塞米（速尿）20～40mg，应注意患者的心功能，对老年人有心脏病者必须做中心静脉压监测。

（4）补液途径　使用静脉输注与使用胃管灌注两条途径。以往单纯静脉输注易引起心衰和脑水肿，可适当结合胃管灌注的方法，经胃管每 4 小时注入温开水 300～400ml，直至意识完全清醒能主动饮水为止。

2. 小剂量应用胰岛素

本症多为非胰岛素依赖型糖尿病者，对胰岛素的敏感性较强，故在治疗过程中所需胰岛素总量也较小，多主张用小剂量胰岛素疗法。这种方法疗效肯定，血糖下降速度稳定，不良反应也比较小，使用原则即以 5～6U/h 胰岛素静脉滴注，与补液同时进行。当血糖降至 13.89mmol/L（250mg/dl）时，应改用 5%葡萄糖液或葡萄糖盐水，按每 2～4g 葡萄糖给 1U 胰岛素的比例，在输液瓶内加入胰岛素输注，病情稳定后改为胰岛素皮下注射。多数患者病情好转后可不用胰岛素。

3. 补钾

本症患者体内钾总量减少，且用胰岛素治疗后血钾即迅速下降，故应及时补钾。如患者无肾衰竭、尿少及高钾血症（＞5.5mmol/L），治疗开始即应补钾。用量根据尿量、血钾值、心电图等灵活掌握，每天 3～8g 等。患者清醒后，钾盐可部分或全部口服补充。不主张常规补磷。人体对磷酸盐的需要量很小，1L 生理盐水加入 1～2ml 磷酸钾，6 小时内输完为合适剂量。过量补磷可引起血钙降低和手足搐搦。

4. 纠正酸中毒

部分患者同时存在酸中毒，一般不需特殊处理。合并有严重酸中毒者，每次给予 5%碳酸氢钠不超过 150ml，用注射用水稀释成等渗液 1.4%静脉滴注，疗程 1～3 天，控制在 600ml 以内。

5. 治疗诱因及并发症

（1）控制感染　感染是最常见的诱因，也是引起患者后期死亡的主要因素。必须一开始就给予大剂量有效抗生素治疗，一般需要两种以上新型广谱抗生素。这是降低病死率和治疗成功的关键。

（2）维持重要脏器功能　合并心力衰竭者应控制输液量和速度，避免引起低钾血症和高钾血症，应随访血钾和心电图。应保持血浆渗透压和血糖下降速度，以免引起脑水肿。应加强呼吸循环监测，仔细调整代谢紊乱。对症处理，加强支持疗法，以维持重要脏器功能。有高凝状态者给予小剂量肝素治疗，以防血栓形成。

6. HHS 急诊处理流程

见图 3-5-1。

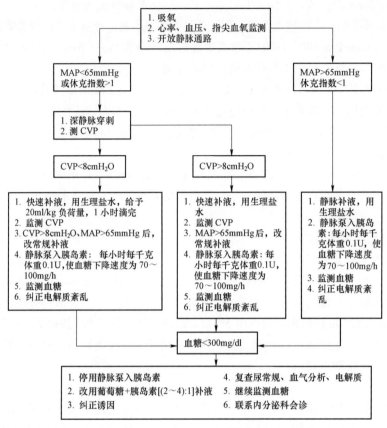

图 3-5-1 HHS 急诊处理流程

(三) 糖尿病乳酸酸中毒

【概述】

各种原因引起血乳酸水平升高而导致的酸中毒称为乳酸性酸中毒（LA）。对于糖尿病引起的乳酸酸中毒成为糖尿病乳酸酸中毒。

【诊断和鉴别诊断】

1. 病因

(1) 糖尿病患者常有丙酮酸氧化障碍及乳酸代谢缺陷，因此平时即存在高乳酸血症。

(2) 糖尿病急性并发症如感染、酮症酸中毒、糖尿病非酮症高渗综合征，可造成乳酸堆积，诱发乳酸性酸中毒。乳酸性酸中毒可与酮症酸中毒同时存在。

(3) 糖尿病患者合并心、肝、肾脏疾病使组织器官灌注不良，形成低氧血症；患者糖化血红蛋白水平增高，血红蛋白携氧能力下降，更易造成局部缺氧引起乳酸生成增加；此外肝肾功能障碍影响乳酸的代谢、转化及排出，进而导致乳酸性酸中毒。

(4) 某些糖尿病药物。

2. 病史及查体

糖尿病患者有用过量双胍类药物（降糖灵超过 75mg/d，二甲双胍超过 2000mg/d）后出现病情加重；糖尿病患者、缺氧或手术等同时使用双胍类降糖药物；糖尿病患者出现多种原因休克，又出现代谢性酸中毒者，应高度怀疑本病。临床表现如下。①轻度：可仅有乏力、恶心、食欲降低、头晕、嗜睡、呼吸稍深快。②中至重度：可有恶心、呕吐、头痛、头晕、全身酸软、口唇发绀、呼吸深大，但无酮味、血压下降、脉弱、心率加快；可有脱水表现、意识障碍、四肢反射减弱、肌张力下降、瞳孔扩大、深度昏迷或出现休克。

3. 辅助检查

多数患者血糖升高，但常在 13.9mmol/L（250mg/dl）以下；血酮体和尿酮体正常，偶有升高；血乳酸升高，常超过 5mmol/L，血乳酸/丙酮酸比值大于 30（丙酮酸正常值为 0.045～0.145mmol/L）；血二氧化碳结合力下降（可在 10mmol/L 以下）、pH 明显降低；血渗透压正常，阴离子间隙扩大（超过 18mmol/L）。

4. 鉴别诊断要点

结合患者病史、临床表现及相关实验室检查结果，可做出明确诊断。

（1）与其他类型的糖尿病昏迷鉴别　低血糖昏迷、糖尿病酮症酸中毒和高血糖高渗状态。

（2）与其他疾病所致昏迷鉴别　脑膜炎、尿毒症和脑血管意外等。

【院前处理】

1. 及时测血糖，昏迷患者防止误吸。

2. 迅速转移至有抢救条件的医院。

【急诊处理】

乳酸性酸中毒目前尚缺乏有效的治疗，一旦发生死亡率极高，应积极预防诱发因素，合理使用双胍类药物，早期发现，积极进行治疗。

1. 胰岛素治疗

本病是因胰岛素绝对或相对不足引起，需要用胰岛素治疗，即使是非糖尿病患者，也有人主张胰岛素与葡萄糖合用，以减少糖类的无氧酵解，有利于血乳酸清除，糖与胰岛素比例根据血糖水平而定。

2. 迅速纠正酸中毒

当 pH 小于 7.2、HCO_3^- 小于 10.0mmol/L 时，患者肺脏能维持有效的通气量，而排出二氧化碳，肾脏有能力避免钠水潴留，应及时补充 5%碳酸氢钠 100～200ml（5～10g），用生理盐水稀释为 1.25%的浓度。严重者血 pH 小于 7.0，HCO_3^- 小于 5mmol/L，可重复使用，直到血 pH 大于 7.2，再停止补碱。24 小时内可用碳酸氢钠 4～170g。但补碱也不宜过多、过快，否则可加重缺氧及颅内酸中毒。

3. 迅速纠正脱水

治疗休克补液扩容可改善组织灌注，纠正休克，利尿排酸，补充生理盐水维持足够的心排血量与组织灌注。补液量要根据患者的脱水情况和心肺功能等情况来定。

4. 给氧

必要时做气管切开或用人工呼吸机。

5. 补钾

根据酸中毒情况、血糖、血钾的高低，酌情补钾。

6. 监测血乳酸

当血乳酸大于 13.35mmol/L 时，病死率几乎达 100%。

7. 如果患者对钠水潴留不能耐受

尤其是因苯乙双胍引起的乳酸酸中毒，可用不含乳酸根的透析液进行血液或腹膜透析。

8. 对症治疗，去除诱因

控制感染，停止使用引起乳酸酸中毒的药物等。

（四）低血糖昏迷

【概述】

低血糖昏迷是糖尿病治疗过程中最常见、也是最重要的并发症。低血糖指的是血液中葡萄糖的浓度比正常值更低的一类现象，其发病原因较复杂。

【急诊思路】

1. 病因

（1）无明确诊断糖尿病自行服药者。

（2）近期明确诊断为 2 型糖尿病，未行一般治疗措施，直接口服磺脲类降糖药者。

（3）未遵医嘱随意加服其他类型的降糖药者。

（4）过量使用胰岛素。

（5）摄入热量不充足或者服药与进食不匹配。

（6）合并身体其他部位(肠道、泌尿道、胆管、肺部等)感染等。

2. 病史及查体

初觉头晕、头痛、饥饿感、软弱无力、肢体湿冷，继之意识模糊、定向力障碍、抽搐以致昏迷，也可以表现为精神错乱及偏瘫。因此，诊治是否及时对患者的健康起着极大的影响。当今社会糖尿病患者越来越多，老龄化社会导致老年性低血糖昏迷患者日趋增多，诊治及时者可得到良好的预后，若诊断和治疗延误则可能引起患者不可逆性脑损害或死亡。

根据病史和临床表现，一旦怀疑低血糖昏迷，立即抽血查血糖。如血糖＜2.8mmol/L 即可诊断。

成年人的血糖低于 2.8mmol/L 即为血糖过低，部分患者可出现轻重程度不同的临床症状。

【院前处理】

1. 如有可能应即刻检测血糖。

2. 患者已昏迷，亲友可以在患者口腔黏膜、牙龈上涂抹蜂蜜等。

3. 开放静脉，首剂静脉注射 50%葡萄糖 40～60ml，然后使用 5%～10%葡萄糖静脉滴注，直到患者清醒，血糖正常。

4. 与医生取得联系，立即送至有抢救条件的医院进行抢救。

【急诊处理】

1. 葡萄糖

最快速有效，为急症处理低血糖昏迷的首选制剂。轻者可口服葡萄糖水适量，重者需静脉注射 50%葡萄糖液 40～100ml，可能需要重复，直至患者清醒。尤其值得注意的是在患者清醒后，常需继续静脉滴注 10%葡萄糖液，将其血糖维持在较高的水平，如 11mmol/L，并密切观察数小时或 1 天，否则患者可能再度陷入紧急状态。

2. 胰升糖激素

常用剂量为 0.5～1.0mg，可皮下、肌内或静脉注射。用药后患者多于 5～20 分钟内清醒否则可重复给药。胰升糖素作用快速，但维持时间较短，一般为 1～1.5 小时，以后必须让患者进食或静脉给予葡萄糖，以防低血糖的复发。

3. 糖皮质激素

如果患者的血糖已维持在 11mmol/L 的水平一段时间但仍神志不清，则可考虑静脉输入氢化可的松 100mg，每 4 个小时一次共 12 个小时，以利患者的恢复。

4. 甘露醇

经上述处理反应仍不佳者或昏迷状态持续时间较长者很可能伴有较重的脑水肿，可使用 20% 的甘露醇治疗。

5. 对症治疗，去除诱因

（张国强 李彦 魏冯宁）

三、垂体危象

【概述】

垂体危象是指在原有垂体功能减退基础上未经系统、正规的激素补充治疗，在遭遇各种应激时诱发原有症状急剧加重；或既往正常个体因垂体组织突发出血、梗死、坏死、感染和创伤等，导致急性垂体功能减退。由于垂体激素严重不足导致急性靶腺功能障碍，如不及时诊治可迅速危及生命。

常见病因和诱因如下。

1. 垂体卒中

狭义上指垂体腺瘤的梗死、坏死或出血。垂体瘤卒中大多可自行发生。有诱因者以垂体瘤放射治疗后最多见，其他导致脑脊液压力增高的因素(如腰穿、咳嗽、valsava 动作、潜水、血管造影、情绪激动等)也可诱发垂体瘤卒中。

2. 席汉综合征(Sheehan syndrome)

由于产时或产后大出血，尤其是伴有长时间的失血性休克，导致垂体组织缺血、缺氧而变性坏死，常导致全垂体功能减退。

3. 其他垂体血管意外

如糖尿病、颞动脉炎、海绵窦血栓等导致垂体缺血性坏死，血管瘤、白血病、DIC 和抗凝治疗等导致的垂体出血等。

4. 颅脑创伤

如颅底骨折、颅内手术、放射治疗等直接损伤垂体组织，垂体柄挫伤可阻断神经与垂体门静脉系统的联系而导致全垂体功能减退。

5. 颅内感染

如脑炎、脑膜炎、流行性出血热、梅毒、疟疾等，均可直接损伤下丘脑－垂体通路而导致垂体功能减退。

6. 在原有垂体功能减退基础上遇到各种应激而诱发

如感染、创伤、手术、妊娠、呕吐、腹泻、脱水、寒冷、饥饿、劳累、激素撤退、使用降糖药、镇静药、麻醉药等。

【诊断和鉴别诊断】

1. 临床表现

垂体危象时突然发生或加重的垂体激素绝对或相对不足引起一系列相关表现，以ACTH和TSH分泌不足所致的肾上腺皮质和甲状腺功能障碍甚至危象的表现为主，消化、循环和神经–精神系统的表现尤为突出。

由于垂体功能减退所涉及的激素可以是一种或多种，不同患者的垂体功能受累程度不同以及患者之间存在个体差异等，使垂体危象的临床表现变得复杂而又往往缺乏特异性。除原发疾病的表现外，垂体危象可表现为以下几种临床类型，多混合出现。

(1)低血糖型　最多见，皮质激素缺乏可使糖原异生减弱、肝糖原合成减少及对胰岛素敏感性增强；甲状腺激素缺乏时影响葡萄糖吸收和胰岛素分解。二者协同作用，加之患者往往进食不足，极易发生低血糖甚至昏迷。

(2)高热型　皮质激素缺乏使机体的应激能力下降，易发生感染而发热(甚至>40℃)。

(3)低体温型　主要由于甲状腺激素不足，机体代谢低下，氧耗和产热减少、不能耐受低温所致(常<35℃)，尤其老年患者及寒冷季节更易发生，严重者发生昏迷。

(4)低血压、循环衰竭型　皮质激素缺乏可引起低血钠，体液丢失，同时对儿茶酚胺的作用减弱，造成血压下降甚至休克；甲状腺激素缺乏使心肌收缩力减弱、心率减慢和心排血量下降加重低血压的发生；如合并感染、摄入不足、胃肠道丢失等，容易发生低血压和循环衰竭。

(5)水中毒型　皮质激素和甲状腺激素不足会造成失钠和水排出障碍而引起水中毒，饮水过多、水负荷试验以及原有低钠血症时更易发生，表现为神经系统症状如头痛、呕吐、意识模糊、嗜睡、抽搐甚至昏迷。

2. 辅助检查

(1)急诊常规检查　血常规、血糖、电解质、血气等。严重的低钠血症最为常见，常低于120mmol/L；血糖降低，低血糖昏迷时常低于2.5mmol/L；可有贫血或三系减低；合并严重感染者白细胞总数和中性粒细胞计数可明显升高。可有酸中毒。

(2)内分泌功能测定　可用于明确诊断，应在补充激素前检测随机血浓度，但急诊应用有限。垂体危象时垂体促激素和相应靶腺激素水平同时降低。病情稳定后可行兴奋试验进一步明确病因。

3. 急诊思路

如有垂体功能减退的病史(尤其是没有给予正规激素补充治疗者)，有慢性垂体功能不全的临床表现，当出现临床症状突然加重，尤其伴有意识障碍，并存在导致垂体危象的诱因时不难诊断。确诊需激素水平测定和兴奋试验。

4. 鉴别诊断

由于垂体功能减退症涉及多种内分泌激素缺乏，临床表现多样复杂，应注意与其他内分泌重症鉴别如糖尿病合并低血糖昏迷、黏液性水肿昏迷、原发肾上腺病变、尿崩症等；应与脑动脉瘤破裂、脑脓肿、脑炎及脑血管意外相鉴别；此外，高热、休克、合并DIC者还应与重症感染、脓毒性休克鉴别。

【急诊处理】

本症病情危重，一旦疑诊应尽快给予救治。除维持生命体征外，及早补充糖皮质激素是抢救成功的关键，开始应给予足量。若考虑存在甲状腺功能减退症，应在补足糖皮质激素的基础上，由小剂量开始。同时应积极处理原发病因及诱因；积极对症支持治疗；合并感染时应尽快清除病灶，早期应用有效抗生素；垂体卒中存在明显高颅压、昏迷者，宜急诊手术减压；禁用镇静药及麻醉药等。

针对不同表现的垂体危象，具体救治措施如下。

1. 低血糖

强调在补充糖的同时立即给予糖皮质激素治疗。一般先给予 50%葡萄糖 40～60ml 静脉注射，继以氢化可的松 100～300mg 加入 10%葡萄糖注射液 500～1000ml 中静脉滴注，合并感染者可酌情增加，病情好转后激素逐渐减量；为避免因内源性胰岛素分泌再度引起低血糖，可继续静脉补糖。

2. 低体温

保温、升温及防烫伤。在补充糖皮质激素的基础上给予补充甲状腺激素治疗，每 6 小时给予左甲状腺素 25～50μg 口服或鼻饲，也可每 6 小时给予 T_3 25μg 静脉注射，效果更迅速。须注意糖皮质激素的补充先于甲状腺激素；低体温型的糖皮质激素用量不宜过大，以免抑制甲状腺功能导致病情加重；此外，严禁使用氯丙嗪、巴比妥类等中枢抑制剂而加重低温。

3. 低血压、循环衰竭

在充分补充激素的基础上进行，补液量应根据脱水程度而定，一般以补充 5%葡萄糖氯化钠注射液为主，视血压、尿量及患者的心肺功能等调整补液量，必要时给予血管活性药。

4. 低钠血症

一般在补充糖皮质激素后可以逐渐纠正。补钠宜缓慢进行，以防渗透压迅速升高引起脑桥脱髓鞘病变，以每小时升高血钠在 0.5～1mmol/L 为宜，将血钠浓度提高到 120～125mmol/L。

5. 水中毒

可口服泼尼松 10～20mg，每 6 小时一次；或氢化可的松 50～100mg 加入 25%～50%葡萄糖中静脉注射，同时应限制液体入量，保持水的负平衡。

（陈菲　王真）

四、肾上腺危象

【概述】

急性肾上腺皮质功能减退症又称为肾上腺危象。指在慢性肾上腺皮质功能减退的基础上遇到各种应激情况或各种病因引起肾上腺的急性病变时，肾上腺皮质激素（主要为皮质醇）分泌严重不足所致的内分泌急症，延误诊治将危及生命。

【诊断和鉴别诊断】

1. 病因

(1)在原发性慢性肾上腺皮质功能减退（Addison 病）基础上，由于感染、手术、创伤、分娩、劳累以及急性体液丢失（如呕吐、腹泻、大汗）等各种应激情况，原有肾上腺皮质功能减退症的症状迅速加重。

(2) 急性肾上腺皮质出血、梗死和坏死

①严重感染、脓毒血症可引起双侧肾上腺急性出血性损毁，如暴发型流脑（Waterhouse-Friderichsen 综合征）、金黄色葡萄球菌败血症、流行性出血热。

②外伤、手术造成肾上腺的直接损伤。

③凝血障碍合并肾上腺出血　如弥散性血管内凝血（DIC）、白血病、血友病以及应用抗凝药物治疗等。

④肾上腺缺血病变　如高凝状态时（妊娠期、严重烧伤）时由于血流淤滞，可合并肾上腺静脉血栓形成，导致肾上腺缺血性梗死。

(3) 长期应用外源性糖皮质激素治疗　垂体－肾上腺功能已受重度抑制及肾上腺萎缩，骤然减药停药时，可诱发急性肾上腺皮质功能衰竭。

(4) 肾上腺手术　如肾上腺双侧全切、一侧全切另侧 90% 以上次全切手术、单侧肿瘤切除而对侧已萎缩，如术前准备不周、术后激素补给不足可引起本症。

(5) 某些药物　可抑制肾上腺皮质激素的合成（如米托坦、酮康唑）或增强其代谢（如苯妥英、利福平），肾上腺皮质储备低下时服用可诱发危象。

(6) 继发原因　如垂体功能减退（如席汉综合征）在未补充皮质激素的情况下给予甲状腺素、胰岛素时，会使肾上腺皮质激素的需要量增加而诱发肾上腺危象。

2. 临床表现

肾上腺危象的临床表现包括基础疾病的表现以及肾上腺皮质激素缺乏的表现。肾上腺皮质激素缺乏大多为混合性的，即糖皮质激素和盐皮质激素均缺乏。本症表现可呈渐进性或突发性，常不特异。

(1) 全身症状　严重虚弱、疲乏、消瘦、脱水貌（如皮肤松弛、眼球下陷、舌干）、胸背部疼痛等；可有发热（可能同时合并感染），部分患者体温可高达 40℃ 以上；迅速加深的皮肤色素沉着等。

(2) 消化系统症状　较常见，表现为恶心、呕吐、腹痛、腹泻，部分患者可出现严重腹痛，伴肌紧张及反跳痛等急腹症表现，但常缺乏定位体征。肾上腺动静脉血栓形成造成急性缺血梗死时，可骤起腹痛，压痛点位于患侧脐旁肋缘下约 6.5cm。

(3) 神经系统症状　萎靡、淡漠、嗜睡、意识模糊、烦躁不安、精神错乱、谵妄甚至昏迷，有低血糖者出现出汗、震颤、视物模糊及昏迷。

(4) 循环系统症状　血压下降、直立性低血压、头晕甚至晕厥、脉搏细弱、心率加快、四肢厥冷发绀，严重者出现低血容量性休克。

3. 辅助检查

(1) 血电解质异常及酸碱失衡　低血钠常见，盐皮质激素缺乏可出现高钾血症（但有严重呕吐时反而可出现低钾血症和碱中毒），可有高钙血症及轻度酸中毒。

(2) 肾前性肾功能不全　血清尿素氮及肌酐清除率升高。

(3) 低血糖　常反复发生，儿童患者更易发生低血糖。

(4) 外周血细胞异常　可有正常细胞色素性贫血、淋巴细胞和嗜酸粒细胞增多，合并感染时可有白细胞及中性分叶粒细胞增多。

(5) 激素水平异常　血浆皮质醇和 24 小时尿游离皮质醇水平降低；血浆肾素和醛固酮测定盐皮质激素是否缺乏；常伴 TSH 浓度升高（通过抑制下丘脑 TRH 释放所致）；ACTH

兴奋试验用于鉴别原发或继发肾上腺病变。

4. 急诊思路

肾上腺危象的诊断关键在于是否对本症有足够的认识,在临床急诊工作中,如患者存在上述引起急性肾上腺皮质功能减退症的病因和诱因,并具有典型的临床表现和实验室证据,诊断不难成立。

当出现下列情况时应考虑到危象的可能:不能解释的频繁呕吐、腹泻和腹痛;发热、白细胞增高但抗生素治疗无效;顽固性低血压、休克;顽固性低血钠;反复低血糖发作;不能解释的神经-精神症状等。

5. 鉴别诊断

(1)与其他原因的休克鉴别　如脓毒性休克有感染证据,过敏性休克有过敏原证据、有全身和局部过敏表现等可供鉴别。

(2)与其他原因的昏迷鉴别　如糖尿病急性并发症、急性脑卒中、急性中毒等,此类患者有原发病病史及证据、血糖升高或正常、无嗜酸粒细胞增多等可供鉴别。

(3)有明显的消化道症状和严重腹痛患者应与急腹症鉴别　如胃肠穿孔、急性胆囊炎、重症胰腺炎和肠梗阻等。

【急诊处理】

临床怀疑肾上腺危象时应立即开始治疗,无须等待实验室结果确认,除保持气道通畅、维持呼吸、循环功能外,补充皮质激素治疗不宜延迟。

1. 补充皮质激素

首选氢化可的松,推荐溶于5%葡萄糖氯化钠注射液中静脉给药。首次应用时一般即刻给予氢化可的松 100mg 静脉注射,然后给予 200mg 氢化可的松(24 小时连续静脉滴注或每 6 小时给予 50mg 静脉注射)。病情好转则逐日减量直至危象控制,病情稳定后给予口服药物序贯治疗。此过程一般需 1～2 周以上,减量过快易导致病情反复恶化。如给予糖皮质激素后仍有顽固性低钠血症或低血压,可考虑加用盐皮质激素治疗。

2. 补液及纠正电解质紊乱

补液量应根据脱水程度而定,一般以补充 5%葡萄糖氯化钠注射液为主,第 1 天需补充 2500～3000ml 以上,第 2 天后再视血压、尿量等调整补液量。同时注意纠正电解质和酸碱平衡紊乱。有低血糖时可给予 10%～50%葡萄糖液。如经上述补液及激素治疗仍不能纠正循环衰竭时,可给予血管活性药物。

3. 病因和诱因治疗

积极治疗各种原发病,如严重感染应早期足量应用有效抗生素治疗;尽快去除各种应激因素;DIC 的预防及治疗。

4. 对症支持治疗

加强护理、监测吸氧、物理降温等,必要时适当给予镇静剂,但肾上腺皮质功能减退者对吗啡、巴比妥类药物非常敏感,不宜使用。

(陈菲　王真)

第六节 血液系统急症

一、常见血液系统急症

(一) 急性粒细胞缺乏

【概述】

急性粒细胞缺乏是以外周血中粒细胞在短时间内急剧减少为特征的临床急症。急性粒细胞缺乏症常起病急骤，合并严重感染，表现为寒战、高热、全身衰竭，常有急性咽喉炎、颌下淋巴结肿大，广泛黏膜溃疡、糜烂或其他系统严重感染，病情凶险，死亡率高，需按急症抢救治疗。

常见原因如下。

1. 药物

细胞毒药物最为常见，如烷化剂、抗代谢药、生物碱和蒽环类抗肿瘤药等，此类药物引起的粒细胞缺乏与应用剂量有关；其次为特异性药物反应(如解热镇痛药)，某些抗生素、抑酸剂、甲巯咪唑等引起的粒细胞缺乏与应用剂量无关。

2. 感染

病毒感染、细菌感染、立克次体、原虫等均可引起，以病毒感染最为常见。

3. 免疫反应

常见于各种自身免疫病。

【诊断要点】

1. 临床表现

(1)起病急骤，往往以高热、寒战、头痛、咽痛等急性感染症状就诊。

(2)近期有感染史或用药史，特别是细胞毒药物或既往过敏药物应用史。

2. 辅助检查

(1)中性粒细胞绝对值低于 $0.5 \times 10^9/L$，而血红蛋白和血小板正常或轻度降低。

(2)骨髓检查 骨髓粒细胞系统增生减低或成熟障碍，红细胞系统和巨核细胞增生正常。

3. 鉴别诊断

(1)重症再生障碍性贫血 临床症状除感染外还合并严重贫血、出血症状。辅助检查外周血除粒细胞减少外合并红细胞和血小板减少。骨髓检查三系(红细胞、粒细胞、巨核细胞)均增生减低，非造血细胞(浆细胞、组织细胞、单核-吞噬细胞、淋巴细胞、组织嗜碱粒细胞等)增多。

(2)急性造血停滞。

【急诊处理】

祛除病因，预防和治疗感染，促进粒细胞恢复。

1. 询问病史，确定病因，停用可疑药物及所有对造血有影响的药物。

2. 系统检查以确定感染灶，并留取病原学标本，如血、咽拭子、痰、中段尿等培养。根据粒细胞减少程度和感染严重程度评估死亡风险。

3. 保护性隔离，白细胞总数低于 $1.0 \times 10^9/L$ 者最好住层流病房。口服抗生素消除内源性感染。

4. 治疗原发和继发感染，留取病原学标本后联合应用广谱抗生素，此后根据病原学检查结果调换敏感抗生素，积极治疗脓毒症及其并发症。

5. 注射重组人粒细胞集落刺激因子(rh-G-CSF)，$300\mu g/d$，皮下注射，5~7 天，或至白细胞总数大于 $3.0 \times 10^9/L$。

6. 肌苷 $0.2\sim0.4g$，口服，每日 3 次，重症者肌苷注射液 $0.4\sim0.6g/d$ 静脉点滴，至白细胞恢复正常。

7. 特异性药物反应引起者可应用糖皮质激素，但需注意对控制感染的不良反应。

8. 严重的粒细胞缺乏合并严重感染、抗生素不能控制、rh-G-CSF 治疗尚未起效者可考虑粒细胞输注。每次输入粒细胞数应大于 $10^{10}/m^2$，每天一次，连续 5 日以上。粒细胞输注不良反应多，应严格掌握适应证，应用血细胞分离器单采粒细胞，最好经 $1.5\sim2.0Gy$ 照射后输注，以防止发生移植物抗宿主病。输注过程防止输血相关性肺损伤。

(二) 急性造血停滞

【概述】

急性造血功能停滞是由多种原因引起的以急性全血细胞减少为主要表现的一种临床危重情况，又称急性再生障碍危象。其特征为骨髓造血功能急性停滞。约半数患者有慢性溶血病史。治疗得当造血功能可在短期内恢复。

常见病因：

1. 病毒感染，特别是 B_{19} 微小病毒感染，其次为肝炎病毒、EB 病毒等感染。

2. 慢性溶血性贫血基础病合并感染。

【诊断要点】

1. 临床表现

(1)突然出现的中~重度贫血或原有贫血加重，面色苍白，乏力症状明显。

(2)伴有寒战、高热、咽痛等感染症状。

(3)皮肤黏膜有不同程度的出血，表现为出血点或瘀斑。

2. 辅助检查

(1)血常规 全血细胞减少。血红蛋白常低于 $60g/L$，白细胞分类中以淋巴细胞为主，粒细胞缺乏。部分粒细胞可见空泡变性和中毒颗粒。网织红细胞明显减少或消失。

(2)骨髓检查 最好行胸骨穿刺。骨髓增生明显减低，三系造血细胞均明显减少，呈现"一片荒凉"，不伴浆细胞、组织细胞等非造血细胞增多(区别于重症再障)为其特征。骨髓中可有巨原红细胞出现，这是本病的又一特征。

3. 鉴别诊断

急性造血停滞需与重症再障(SAA)、巨幼细胞贫血鉴别。特别是巨幼细胞贫血者合并感染会导致病情加重。鉴别要点见表 3-6-1。

【急诊处理】

急诊处理原则为防治感染及出血，成分输血，促进造血恢复，安全度过造血抑制期。本病可在 2~4 周左右恢复，治疗关键是防止发生致命并发症。

1. 积极预防和治疗感染，针对感染灶和病原体选用敏感抗生素，防止发生严重脓毒症。

表 3-6-1　全血细胞减少的鉴别

	急性造血停滞	重症再障	巨幼细胞贫血
血常规	全血细胞减少，MCV 正常	全血细胞减少，MCV 正常	全血细胞减少，MCV 明显增大
网织红细胞	减少或消失	减少	增多
出血症状	+～++	+++～++++	无或+
黄疸	无或+	无	无或+
血清 LDH 血清叶酸	正常或轻度增高 正常或偏高	正常 正常或偏高	正常或轻度增高 明显降低
骨髓检查	增生减低，不伴非造血细胞增多，可见巨原红细胞	增生减低，伴有非造血细胞增多	增生活跃，典型巨幼细胞改变

注：非造血细胞为浆细胞、组织细胞、单核-吞噬细胞、淋巴细胞、组织嗜碱细胞等。MCV 为平均红细胞体积。

2. 贫血严重可输红细胞，每日一次或隔日一次。

3. 必要时注射重组人粒细胞集落刺激因子(rh-G-CSF)，300μg/d，皮下注射，5～7日，或至白细胞总数大于 $3.0×10^9$/L。

4. 血小板低于 $20×10^9$/L 或有明显出血症状可输血小板悬液，必要时注射重组人血小板生成素(rh-TPO)，300U/(kg·d)，连用 7～14 日。

5. 肌苷注射液 0.4～0.6g/d，静脉滴注。

6. 一般对症支持治疗，维持能量、水电解质平衡。补充 B 族维生素、叶酸等。

(三)急性凝血异常

【概述】

凝血异常是指因为凝血因子缺乏或血浆中存在抗凝物质导致的凝血功能障碍。患者常因自发性出血症状或外伤、拔牙、手术后出血不止就诊。凝血因子缺乏分为先天性和获得性，先天性凝血因子缺乏为遗传所致的血友病甲(Ⅷ因子缺乏)、血友病乙(Ⅸ因子缺乏)、血友病丙(Ⅺ因子缺乏)。获得性凝血因子缺乏多为慢性肝病或急性肝衰竭、长期应用抗生素、维生素 K 摄入或吸收减少和维生素 K 拮抗剂应用导致。抗凝物质导致凝血异常多为抗凝药物(肝素、Ⅹa 抑制剂、直接凝血酶抑制剂、维生素 K 抑制剂等)应用、鼠药中毒(溴敌隆等)、自身免疫病产生的肝素样抗凝物质和狼疮抗凝物质(DIC 导致的凝血异常见相关章节)。

【诊断要点】

1. 临床表现

出血为主要临床表现。

(1)皮肤出血　自发的或轻微磕碰后皮肤瘀点、瘀斑，皮下血肿。

(2)黏膜出血　鼻出血，牙龈出血，口腔颊黏膜、上颚、舌出血点或血疱以及血尿等。

(3)肌肉和关节血肿　运动或用力后引起的轻微肌肉和关节的拉伤出现肌肉和关节血肿，表现为局限性局部疼痛和肿胀。血友病可因反复关节血肿导致关节畸形。

(4)轻微外伤、静脉穿刺或拔牙等小手术后出血不止。

(5)女性可月经过多、淋漓不尽。

(6)长期出血可出现头晕、乏力、面色苍白等贫血症状。

(7) 自发性颅内出血。

(8) 有家族史、既往类似病史或服药史。

2. 实验室检查

(1) 血小板计数多正常。

(2) 凝血项异常　不同病因可分别表现为凝血酶原时间(PT)、活化部分凝血活酶时间(APTT)、凝血酶时间(TT)延长，凝血酶原活动度(PT%)降低，国际标准化比值(INR)增高。

(3) 急慢性肝病导致的凝血异常者肝功能异常。

(4) 怀疑鼠药中毒者毒物检测可确诊。

血小板计数和凝血象检查结果的综合分析和可能的病因见表3-6-2。

表3-6-2　凝血检查和可能的出血病因

PLT	PT/INR	APTT	TT	诊断方向	常见原因
正常	正常	正常	正常	血管因素或局部因素	毛细血管脆性增加，过敏性紫癜，血管炎，局部黏膜炎症、糜烂，血管畸形，高血压
减少	正常	正常	正常	血小板减少相关疾病	特发性血小板减少性紫癜、血栓性血小板减少性紫癜、再生障碍性贫血、白血病等
正常	延长	正常	正常	凝血系统组织因子(外源性)途径异常	肝脏功能异常、抗生素(特别是头孢哌酮)应用、维生素K缺乏、抗凝药物(华法林)应用、鼠药中毒等
正常	正常	延长	正常	凝血系统内源性途径异常	血友病甲、乙、丙，肝素治疗中
正常	正常	正常	延长	存在凝血酶抑制物	直接凝血酶抑制剂如比伐卢定治疗中、肝素治疗中、纤溶亢进FDP增高、狼疮等自身免疫病
正常	延长	延长	正常	凝血共同途径异常	因子V、因子X缺乏(系统性淀粉样变)，严重肝病，维生素K缺乏，华法林治疗中，鼠药中毒
正常	延长	延长	延长	凝血系统多环节异常	肝功能衰竭，肝素治疗中
减少	延长	延长	延长	凝血功能亢进，血小板、凝血因子过度消耗	各种原因导致的DIC

【急诊处理】

治疗原发病，补充凝血因子，应用维生素K促进凝血因子合成，对症治疗。

1. 抗凝药物过量导致应停用抗凝药。

2. 鼠药中毒、华法林过量、肝功能衰竭、抗生素应用引起者，静脉注射维生素K_1 10～20mg/d，至PT正常(因肌内注射可能引起肌肉血肿，应避免肌内注射)

3. 无论何种因素导致PT、APTT延长(包括血友病)，出血症状明显均可输注新鲜冰冻血浆200～400ml/d，直至出血停止。

4. 血友病甲输注新鲜冰冻血浆仍不能止血时应输注冷沉淀物、抗血友病球蛋白、浓缩Ⅷ因子制剂、注射用重组人凝血因子Ⅷ等。

5. 肝病导致肝功能衰竭者积极保肝治疗。

6. 毛细血管脆性增加导致的出血口服芦丁片和维生素C治疗。

7. 加压包扎处理外伤引起的局部活动性出血。

(四) 特发性血小板减少性紫癜

【概述】

血小板减少性紫癜是指由于血小板减少导致的皮肤黏膜出血所表现出的紫癜。急诊常见的有特发性血小板减少性紫癜和血栓性血小板减少性紫癜，临床上以前者多见。特发性血小板减少性紫癜(ITP)为血小板自身抗体导致血小板破坏过多所致，女性多见，部分是自身免疫病(如系统性红斑狼疮)的表现之一。急性发病者部分以上呼吸道感染为诱因。起病急骤，皮肤、黏膜出血症状明显，不积极治疗可能因颅内出血死亡。

【诊断要点】

1. 临床表现

(1)急性起病，多以突发皮肤出血点、牙龈出血、鼻出血就诊。出血情况与血小板减少程度相关。

(2)除非合并感染，一般不伴有发热症状。

(3)部分患者病前有上呼吸道感染史。

2. 辅助检查

(1)血常规　血小板减少，多低于 $50 \times 10^9/L$，血红蛋白正常，白细胞正常或轻度增高。合并其他自身免疫病(如系统性红斑狼疮)时白细胞可降低。

(2)骨髓检查　巨核细胞明显增多，伴颗粒减少、成熟障碍。

(3)血小板抗体检查　血小板抗体明显增高。

3. 鉴别诊断

需与过敏性紫癜鉴别（表3-6-3）。

表3-6-3　紫癜的鉴别诊断

	过敏性紫癜	特发性血小板减少性紫癜(ITP)	血栓性血小板减少性紫癜(TTP)	Evans 综合征
皮疹	出血性皮疹，高于皮肤，四肢伸侧明显	皮肤出血点，黏膜出血、血疱	皮肤出血点	皮肤出血点，黏膜出血，血疱
神经系统症状	无	无(脑出血除外)	有，多样、多发	无(脑出血除外)
尿常规	正常或血尿、蛋白尿	正常	血尿、蛋白尿、管型	血红蛋白尿
血小板计数	正常	减少	减少	减少
红细胞计数	正常	正常	减少	明显减少
网织红细胞	正常	正常	增高	明显增高
碎裂红细胞	无	无	增多，>1%	无
红细胞自身凝集	无	无	无	有
血生化检查	正常	正常	胆红素增高，乳酸脱氢酶增高，肌酐、尿素氮增高	胆红素增高，乳酸脱氢酶增高
Coombs 实验	阴性	阴性	阴性	阳性
血小板抗体	正常	明显增高	正常	增高
ADAMTS-13 活性	正常	正常	降低	正常

过敏性紫癜是由过敏原(细菌、病毒、药物、食物、化学物等)导致的抗原-抗体复合物沉积在皮肤和其他器官的小动脉和毛细血管壁并激活补体引起的过敏性血管炎。

(1)过敏性紫癜血小板数量正常。

（2）皮肤表现为出血性皮疹，皮疹略高于皮肤，四肢为主，对称分布，特别是肢体伸侧为著。

（3）可伴有关节红肿、疼痛（关节型），腹痛（腹型），尿中红细胞、蛋白（肾型）等混合型。

（4）诱因为过敏物质接触史，部分诱因为上呼吸道感染。

（5）抗过敏治疗有效。

【急诊处理】

1. 特发性血小板减少性紫癜的主要治疗为肾上腺糖皮质激素。强的松 1mg/(kg·d)，口服。严重者可先静脉用药，地塞米松 10mg/d，连用 2～3 日，病情控制住后改口服。

2. 病情严重、合并感染者加用大剂量静脉用丙种球蛋白静脉注射，400mg/(kg·d)，连用 5 天。

3. 症状控制不理想加用免疫抑制剂，长春新碱 1～2mg 缓慢静脉滴注，每周一次，4～6 周为一疗程。

4. 上述治疗无效可改用达那唑 0.2g 口服，每日 3 次。

5. 治疗困难者可以考虑脾切除。

6. 同时预防和治疗感染。

7. 血小板低于 $20×10^9$/L，颅内出血风险大时，可考虑血小板输注。

8. 如有系统性红斑狼疮综合征等自身免疫病，治疗原发病。

（五）血栓性血小板减少性紫癜

【概述】

血栓性血小板减少性紫癜（TTP）是一种严重的微血管血栓-出血综合征，临床以发热、血小板减少性紫癜、微血管病性溶血性贫血、多变的神经系统的症状和体征以及肾功能损害等五大特征为典型表现。死亡率高达 90%。该病分为遗传性和获得性两种，遗传性发病机制为基因突变致 vWF 裂解蛋白酶（ADAMTS13）活性降低或缺乏，常在感染、妊娠等情况下诱发。后天获得性又分为特发性和继发性两种。特发性 TTP 因患者体内存在抗 ADAMTS13 自身抗体（抑制物）而导致 ADAMTS13 活性降低或缺乏；继发性 TTP 由感染、药物、肿瘤、自身免疫病等因素引发，ADAMTS13 活性可正常。

【诊断要点】

1. 临床表现

临床表现多样，以多变的神经系统症状和体征、血小板减少、微血管病性溶血性贫血、肾功能损害、发热为典型的五联征。

（1）神经系统症状特点为发作性、多样、多变，可表现为头痛、精神异常、意识障碍、失语、感觉异常、偏盲、共济障碍和偏瘫等，可自行缓解，类似 TIA。

（2）血小板减少导致出血，多为皮肤、黏膜出血，严重者后期可有内脏或颅内出血。

（3）微血管病性溶血性贫血多为轻～中度贫血，部分患者可伴有轻度黄疸。

（4）肾脏受累时可有蛋白尿、血尿、少尿，严重者导致急性肾损伤。

（5）发热，体温超过 38℃。

肾脏损害和发热并非所有患者会出现。

2. 辅助检查

（1）血常规　血小板计数减少，伴有轻～中度贫血，50%患者白细胞增高（需与白血病鉴别）。网织红细胞增多。

(2)外周血涂片镜检见碎裂红细胞增多，＞1%。

(3)尿常规 可有尿蛋白(+)，红细胞(+)，管型(颗粒管型、细胞管型)等。

(4)血生化 胆红素增高，以间接胆红素增高为主。乳酸脱氢酶增高。肾功能受累时血肌酐、尿素氮增高。

(5)有条件进一步检查 vWF 裂解酶(ADAMTS–13)活性及 ADAMTS–13 抑制物，ADAMTS–13 活性下降或 ADAMTS–13 抑制物阳性支持 TTP 诊断。

(6)凝血检查基本正常。

(7)Coombs 实验阴性。

3. 鉴别诊断

Evans 综合征是由自身抗体导致的红细胞和血小板破坏过多而引起的自身免疫性溶血性贫血(AIHA)伴免疫性血小板减少，并能引起紫癜等出血性倾向的一种病症。

Evans 综合征与 TTP 鉴别的要点如下。

(1)有典型的血红蛋白尿：浓茶色、酱油色、葡萄酒色尿，尿常规潜血(++～++++)，RBC(−)。

(2)贫血症状明显，不积极治疗血红蛋白进行性下降。

(3)不伴有神经系统症状和体征(颅内出血者除外)。

(4)不合并感染情况下一般无发热或仅低热。

(5)红细胞自身凝集现象明显，可能导致配血困难。

(6)Coombs 试验阳性。

(7)初期肾功能多正常，后期因大量血红蛋白尿可导致急性肾损伤。

【急诊处理】

TTP 处理原则：清除体内促血小板聚集物，阻止血小板聚集，改善器官循环。

1. 血浆置换是急性 TTP 的首选治疗

置换血浆量 40～80ml/(kg·d)，至症状缓解、血小板及乳酸脱氢酶恢复正常，逐渐延长置换间隔。

2. 抗血小板治疗及抗凝治疗

阿司匹林、双嘧达莫、氯吡格雷等抗血小板药物均可应用，并应两种以上联合应用，剂量应大于常规剂量。低分子右旋糖酐对部分患者有效。肝素治疗效果不确定。

3. 新鲜血浆或新鲜冰冻血浆输注

无条件行血浆置换的遗传性 TTP 患者可考虑新鲜血浆输注，推荐剂量为 20～40ml/(kg·d)，也适合于慢性或复发的 TTP。

4. 特发性 TTP(ADAMTS–13 抑制物阳性)

肾上腺皮质激素单用 10%左右有效，急性发作期甲泼尼龙 200mg/d 或地塞米松 10～15mg/d 静脉注射 3～5 天后改用泼尼松片，剂量为 1mg/(kg·d)。配合血浆输注可以提高疗效。

5. 难治的特发性 TTP 或伴有高滴度 ADAMTS–13 抑制物的患者

其他免疫抑制剂、大剂量静脉用丙种球蛋白、CD20 单抗或脾切除在上述治疗无效时可以考虑。

（六）急性溶血性贫血

各种原因导致红细胞短时间内破坏增加所表现出的急性贫血、血红蛋白尿等临床急症为急性溶血性贫血。急性溶血往往导致急性贫血、组织器官缺血缺氧和急性肾衰竭等一系列临床危重情况。常见的急性溶血有先天性红细胞膜酶缺陷(葡萄糖-6-磷酸脱氢酶缺乏最为常见)、自身免疫性溶血性贫血、血型不合的输血等(输血导致的急性溶血见输血相关问题)。

（七）先天性葡萄糖-6-磷酸脱氢酶(G-6-PD)缺乏症

【概述】

先天性红细胞酶缺陷中以 G-6-PD 缺乏(X 性染色体不完全显性遗传)最为常见,华南地区发病率较高。急性溶血发作病情表现较为凶险,预后良好。食入蚕豆、氧化作用的药物、感染等均可诱发。诱发溶血的常见药物有抗疟类药物、解热镇痛类药物,磺胺类和呋喃类抗菌药物。

【诊断要点】

1. 临床表现

(1)短时间内出现面色苍白或萎黄、乏力、倦怠、头晕等贫血症状。严重者可出现意识障碍。

(2)发热、腹痛、腰背疼痛、恶心、呕吐等与急性溶血相关的症状。

(3)尿色为酱油色或葡萄酒色。

(4)青少年可合并有肝、脾大。

(5)发病前有食用蚕豆或药物史。

(6)有家族史或既往类似病史支持诊断。

2. 辅助检查

(1)红细胞计数和血红蛋白下降,严重者红细胞减少与血红蛋白下降程度不匹配(溶血导致游离血红蛋白增加)。网织红细胞明显增加。白细胞增多伴核左移(应激状态)。

(2)尿常规　血红蛋白尿［潜血(++～++++),红细胞(-)］,少数尿胆原、尿胆红素增高,有时可见红白细胞和颗粒管型。

(3)血生化　总胆红素增高,以间接胆红素增高为主,乳酸脱氢酶增高。合并急性肾损伤(血红蛋白尿导致)者肌酐、尿素氮增高。

(4)Coombs 试验阴性。

(5)高铁血红蛋白还原试验　高铁血红蛋白还原率降低或阳性间接反映 G-6-PD 的活性降低。

【急诊处理】

溶血为自限性,急性期治疗原则为器官保护。

1. 补液,水化,碱化尿液,改善循环,保护肾功能。

2. 贫血严重者输注红细胞悬液 1～2U,纠正重度贫血,改善心脑供血。

3. 停用可疑药物,感染诱发者积极控制感染。

（八）自身免疫性溶血性贫血

【概述】

自身免疫性溶血为自身抗体介导的红细胞破坏增加。根据自身抗体作用于红细胞所需的温度分为温抗体型(温度在 37℃时抗体作用最活跃)和冷抗体型(温度低于 20℃时抗体作用最活跃，又称冷凝集素综合征）。诱因有感染、自身免疫病、肿瘤和药物等。

【诊断要点】

1. 临床表现

(1) 面色苍白或萎黄、乏力、倦怠、头晕等贫血症状。病情进展迅速者可出现意识障碍。

(2) 寒战、发热、腹痛、腰背疼痛、恶心、呕吐等与急性溶血相关的症状。

(3) 尿色为浓茶色、酱油色或葡萄酒色。

(4) 冷凝集综合征静脉抽血肉眼可见红细胞自身凝集。

(5) 冷凝集综合征常继发于支原体感染或 EB 病毒感染。

2. 辅助检查

(1) 红细胞计数和血红蛋白下降　严重者红细胞减少与血红蛋白下降程度不匹配（溶血导致游离血红蛋白增加）。网织红细胞明显增加。白细胞增多伴核左移（应激状态）。

(2) 尿常规　血红蛋白尿 [潜血(++～++++)，红细胞(−)]，少数出现尿胆原、尿胆红素增高，有时可见红、白细胞和颗粒管型。

(3) 血生化　总胆红素增高，以间接胆红素增高为主，乳酸脱氢酶增高。合并急性肾损伤（血红蛋白尿导致）者肌酐、尿素氮增高。

(4) Coombs 试验阳性（温抗体型），冷凝集素试验阳性（冷抗体型）。

(5) 血沉明显增快。

(6) 红细胞自身凝集现象　载玻片上滴生理盐水 1～2 滴，再滴入患者外周血 1 滴，略晃动后肉眼可见红细胞凝集，严重者导致配血困难。

【急诊处理】

1. 主要治疗　肾上腺皮质激素，严重者可先静脉用药甲泼尼龙（100～200mg/d）或地塞米松（10～15mg/d），病情控制后改口服泼尼松 1mg/(kg·d)，口服。病情严重且合并感染者静脉输注丙种免疫球蛋白，400mg/(kg·d)，连用 5 天。症状控制不理想加用免疫抑制剂（如环磷酰胺，1～2mg/d）口服。

2. 补液，水化，碱化尿液，改善循环，保护肾功能。

3. 重度贫血者需输注红细胞悬液改善心脑重要脏器的供氧。配血困难时以输注洗涤红细胞为宜。

4. 激素治疗效果不好，可换用达那唑、环孢素 A 治疗。

5. 上述治疗仍无效可以考虑脾切除。

6. 同时预防和治疗感染。

7. 如有系统性红斑狼疮等自身免疫病，治疗原发病。

8. 合并急性肾衰竭时透析或床旁持续性血液净化（CRRT）至肾功能恢复。

（夏鹄　朱继红）

二、弥散性血管内凝血

【概述】

弥散性血管内凝血（DIC）是一种发生在很多疾病基础上，由组织损伤、血管内皮损伤、血小板损伤、红细胞破坏等致病因素通过不同途径激活凝血和纤溶系统，导致全身微血栓形成、凝血因子大量消耗并继发纤溶亢进，引起全身出血及微循环衰竭的综合征。本病分急性和慢性两类，急性病势凶险，进展迅速，死亡率高；慢性者症状常隐匿，临床不易发现。

发生 DIC 的基础疾病几乎遍及临床各科，其中最常见的是感染，其次为恶性肿瘤、严重创伤和病理产科，而医源性的原因如药物的使用，放、化疗，手术及医疗操作也逐渐增多，要引起重视。少见的原因有恶性高血压、肝病、肺源性心脏病、急性胰腺炎、大量输血和输血反应、系统性红斑狼疮、中暑和脂肪栓塞等。

【急诊要点】

(一) 临床表现

1. 存在易引起 DIC 的基础疾病

2. 有下列两项以上的临床表现

(1) 严重或多发性出血倾向　全身不同部位出血，皮肤表现为瘀点、瘀斑、穿刺针孔处大片出血；黏膜出血主要表现为呕血、便血、血尿；子宫出血表现为手术部位创面出血、广泛性渗血。

(2) 不能用原发病解释的微循环衰竭或休克　休克程度常和出血量不成正比，表现为低血压或休克，肢体湿冷、少尿、呼吸困难、发绀及神志改变。

(3) 多发性微血管栓塞的症状和体征　如皮肤、皮下、黏膜栓塞性坏死及早期出现的肾、肺、脑等脏器功能不全。

(4) 微血管病溶血　表现为进行性贫血，贫血程度和出血量不成比例，可以出现黄疸和血红蛋白尿，一般黄疸较轻微，外周血检查可见畸形或破碎红细胞。

(二) 辅助检查

1. 主要诊断标准同时有以下三项以上异常

(1) 血小板 $<100 \times 10^9/L$ 和（或）进行性下降，白血病及肝病患者 $<50 \times 10^9/L$。

(2) 血浆纤维蛋白原含量 $<1.5g/L$，或进行性下降，或 $>4g/L$，白血病及其他恶性肿瘤 $<1.8g/L$，肝病 $<1g/L$。

(3) 3P 试验阳性或血浆 FDP $>20mg/L$，肝病 FDP $>60mg/L$，或 D-二聚体水平升高 $>5mg/L$（5000μg/L）。

(4) 凝血酶原时间 (PT) 长 3 秒以上或呈动态变化，肝病时凝血酶原时间延长 5 秒以上或活化部分凝血活酶时间 (APPT) 缩短或延长 10 秒以上。

2. 疑难病例有下列一项以上异常

(1) 纤溶酶原抗原含量及活性降低。

(2) AT 含量活性及 vWF 水平降低 (不适用于肝病)。

(3) 血浆凝血因子Ⅷ：C 活性 $<50\%$（肝病必须具备）。

(4) 血浆凝血酶-抗凝血酶复合物 (TAT) 浓度增高，或凝血酶原碎片 $1+2(F_{1+2})$ 水平升高。

(5) 血浆纤溶酶-纤溶酶抑制物复合物 (PIC) 浓度升高。

(6) 血浆维蛋白肽 A (FPA) 水平增高。

【急诊处理】

积极治疗原发病及替代治疗，是治疗 DIC 的最基本原则。

(一) 治疗基础疾病及去除诱因

控制感染，治疗肿瘤，病理产科的积极处理如清除子宫内死胎、胎盘等，外伤处理，纠正缺血、缺氧及酸中毒，纠正血容量不足、低血压、休克以及加强器官功能支持治疗等。

(二) 抗凝治疗

抗凝治疗应在处理基础疾病的前提下，与凝血因子补充同步进行。

1. 肝素

治疗 DIC 的主要抗凝药物，常用普通肝素或低分子肝素。

(1) 肝素使用指征　①DIC 早期(高凝期)；②血小板及凝血因子进行性下降，微血管栓塞表现(如器官衰竭)明显；③消耗性低凝期但病因短期内不能去除者，在补充凝血因子情况下使用。

(2) 肝素慎用指征　①手术或损伤创面未经良好的止血；②近期有严重出血，如咯血、颅内出血、消化道出血等；③蛇毒所致的 DIC；④DIC 晚期，患者有多种凝血因子缺乏及明显纤溶亢进。

(3) 剂量　普通肝素急性 DIC 10000～30000U/d，一般 12500/d 或 10U/(kg·h)，每 6 小时用量不超过 5000U，静脉滴注，根据病情可以连续使用 3～5 日。低分子肝素 75～150U/(kg·d)，一次或分两次皮下注射，连用 3～5 日。

(4) 监测　APTT 作为普通肝素使用过程中的血液学监测指标，正常值(40±5)秒，肝素治疗使其延长 60%～100%为最佳剂量。过量出血可以用鱼精蛋白中和，鱼精蛋白 1mg可以中和肝素 100U。肝素治疗过程中血小板逐渐减低，肝素应减量或停药。

2. 其他抗凝及抗血小板药物

复方丹参注射液、低分子右旋糖酐、抗凝血酶Ⅲ(AT-Ⅲ)、噻氯匹定、双嘧达莫、重组人活化蛋白 C 等可以使用。

(三) 补充血小板和凝血因子

对于有明确实验室指标提示有血小板或凝血因子减少，已进行病因治疗及抗凝治疗，DIC 未能得到良好控制的，可以酌情选用新鲜血浆、血小板悬液、纤维蛋白原。血小板计数低于 $20×10^9$/L，疑有颅内出血或其他危及生命的出血者，需输注血小板悬液，使血小板计数＞$20×10^9$/L。严重肝病合并 DIC 时可考虑使用凝血因子Ⅷ和凝血酶原复合物。

(四) 纤溶抑制药物

纤溶抑制剂阻断 DIC 代偿功能，妨碍组织灌注恢复，只有在确实存在纤溶亢进的特殊病例时才使用。某些易伴纤溶亢进的疾病(如急性早幼粒细胞白血病、羊水栓塞、卵巢癌、前列腺癌)伴严重出血者可在肝素抗凝基础上给予小剂量纤溶抑制剂，常用的有 6-氨基己酸、氨甲苯酸、氨甲环酸。

(五) 其他治疗

糖皮质激素不作为常规应用，下列情况可予以考虑：①基础疾病需糖皮质激素治疗者；②感染中毒性休克并且 DIC 已经有效抗感染治疗者；③并发肾上腺皮质功能不全者。

(郭杨)

三、急诊输血与输血反应

输血是外科手术、创伤、血液病及各种急危重者重要的治疗措施之一，成分输血是临床输血的主要形式，按照"缺什么补什么"的原则实现输注高浓度、高纯度、低容量血液成分，不仅可以充分利用全血，而且可以减少各种输血反应。

（一）输血与成分输血

1. 全血

全血，包括血液的全部成分。国内一般以 200ml 为 1U。输入新鲜全血可增加有效循环血容量，改善心排血量，提高红细胞携氧能力，增加凝血因子，提高凝血功能，并能补充血浆蛋白，维持血液渗透压，血液中含有各种抗体，能改善机体的免疫功能。输全血的主要适应证是：①出血、创伤、手术、烧伤等致使血容量减少 30%以上或临床伴有休克时；②应用于体外循环及血液透析患者，最好用新鲜血(因体外循环装置能使血小板减少 50%～70%)；③有全血细胞减少，如再生障碍性贫血或急性白血病等。由于输注全血有较多的不良反应，成分输血已逐步替代全血输注。

2. 红细胞输注

红细胞输注用于：①补足血容量恢复有效的血液循环。②纠正贫血时的缺氧状态。贫血时输血应个体化：通常无缺血危险因素，Hb 在 60～80g/L，无须预防性输注红细胞；手术患者需要输注红细胞的阈值为 80g/L；老人、儿童及有心肌缺血、心肌梗死、心力衰竭、慢性肺部疾患和慢性肾病等，输血阈值为 100～110g/L。常用红细胞制品如下。

(1)浓缩红细胞　全血去部分血浆而制得，含有全血中的全部红细胞，血细胞比容(Hct)0.70～0.80。适应证：①各种贫血；②心、肾、肝功能不全需要输血者；③小儿和老年人需要输血者；④妊娠后期并发贫血需要输血者；⑤急性出血或手术失血低于 1500ml 的患者可在应用胶体及晶体液补足血容量的基础上输注浓缩红细胞。

(2)悬浮红细胞　含全血中的血细胞和约 30ml 的血细胞添加剂，总量约 130ml，有浓缩红细胞的优点且保存期较长(35 天)，血黏度低。适应证同浓缩红细胞。

(3)洗涤红细胞　用生理盐水反复洗涤浓缩红细胞，除去补体、抗体，去除 80%以上的白细胞和 99%的血浆，仅留下至少 80%的红细胞。在洗涤中同时去除了钾、氯、乳酸、抗凝剂和微小凝块等，血小板亦随血浆被移出，可显著降低输血不良反应。适应证：①免疫因素溶血性贫血，如自身免疫性溶血性贫血和阵发睡眠性血红蛋白尿需输血者；②新生儿溶血性贫血；③输入全血或血浆后发生过敏反应或发热者；④高钾血症及肝、肾功能障碍需要输血者；⑥由于反复输血或妊娠对白细胞、血小板产生抗体需要输血者；⑥IgA 缺乏有抗 IgA 抗体者。

(4)冰冻红细胞　在－80℃条件下可冰冻保存 10 年以上。不含白细胞、血小板和血浆。适应证为：①对稀有血型的人储存红细胞；②对具有多种红细胞同种抗体的人进行自身输血；③对准备器官和骨髓移植的患者，降低组织相容性抗原的同种免疫作用。

(5)辐照红细胞　经 25～30Gy 的 γ 射线照射，以破坏有免疫活性淋巴细胞的有丝分裂能力，预防输血相关移植物抗宿主病的发生。供免疫缺陷患者、骨髓或器官移植后输血用。

(6)少白细胞的红细胞　将浓缩红细胞中的白细胞除去 90%以上而制得。适应证：①发热，有严重过敏性输血反应者；②由于多次妊娠或反复输血已产生白细胞或血小板抗体引起输血反应的患者；③准备骨髓或器官移植者。

(7) 年轻红细胞　成熟程度在网织红细胞与成熟红细胞之间的红细胞，含有高度的新生红细胞，输入人体后存活时间比普通红细胞长，携氧能力比一般红细胞强，是需要长期输血的患者最为理想的血液制品(如重型 β – 地中海贫血、慢性严重的再生障碍性贫血)，以便延长输血的间隔时间、减少输血次数、减少铁负荷过多的发生。

3. 血小板输注

(1) 治疗性血小板输注　即血小板数量减少或功能低下引起出血时输注血小板。

(2) 预防性血小板输注　即为预防出血实施的血小板输注。但预防性血小板输注并不能保证预防出血。血小板输注的禁忌证为血栓性血小板减少性紫癜、溶血性尿毒症综合征、输血后紫癜和肝素诱导性血小板减少症。

目前临床上使用的血小板制品有单采血小板和含有较多血浆成分的浓缩血小板，但以前者为主。

(1) 单采血小板　1 个单位即为 1 个治疗量，含血小板数为 $(2.0\sim2.5)\times10^{11}$ (约为浓缩血小板 12U)，白细胞和红细胞的污染率很低。其特点为纯度高、浓度高，所以能有效地减少因输注血小板而产生的同种免疫反应。

(2) 浓缩血小板　1U 含血小板约 2×10^{10} 个，还含有相当数量白细胞和极少量的红细胞。

特制的血小板制剂尚有：①少白细胞血小板，用于有 HLA 抗体者；②辐照血小板，用于有严重免疫损害的患者，以预防 GVHD。

4. 血浆及血浆蛋白制品输注

(1) 新鲜冰冻血浆　200ml 的 FFP 含有血浆蛋白 60～80g/L、纤维蛋白原 2～4g/L 及其他凝血因子。适应证：凝血因子缺乏引起出血的患者，补充血容量或血浆蛋白的患者。

(2) 冷沉淀　1U 含有因子Ⅷ 80～100U，纤维蛋白原 250～300mg，另含有纤维结合蛋白及纤维蛋白稳定因子。适应证：①获得性(DIC、大量输血等引起)或先天性因子Ⅷ缺乏(甲型血友病)患者；②先天性或获得性纤维蛋白原缺乏患者；③Von – Willebrand 病及严重创伤、肝脏疾病等。

冷沉淀虽然在袋上标明献血者的 ABO 血型，但通常不做血型配合试验，也不要求 ABO 同型输注；冷沉淀融化时的温度不宜超过 37℃，以免引起因子Ⅷ活性丧失。

(3) 因子Ⅷ浓缩剂　用于甲型血友病患者出血的防治。因不含 vWF，不宜用于血管性假血友病患者。通常轻度出血给 10～15U/kg。中度出血给 20～30U/kg，重度出血者给 40～50U/kg。需要做手术者，一般小手术的术前给 32U/kg，大手术给 50U/kg。出血维持用药 3～14 天，手术维持 7～21 天或创口愈合后停药。

(4) 凝血酶原复合物　内含凝血酶原、因子Ⅶ、Ⅸ、Ⅹ，可用于上述任何一种有关因子缺乏所致的出血性疾病。

(5) 白蛋白　有三种规格，分别含 5%、20% 和 25% 的蛋白。主要用于低蛋白血症、脑水肿、烧伤、休克等，并能使肾小球滤过量增加，促进利尿。

(6) 纤维蛋白原　用于治疗罕见的遗传性或获得性纤维蛋白原缺乏症以及 DIC。用纤维蛋白原制剂 1g 可提高血浆中纤维蛋白原 0.25g/L，可以此作为补充剂量的大致估计。

(7) 免疫球蛋白(丙种球蛋白) ①肌内注射的免疫球蛋白主要含 IgG，也含有不定量的 IgA、少量的 IgM，同时还含有较多的免疫复合物及少量的 IgG 碎片。主要用于接触某些传染病(如麻疹、病毒性肝炎)以提供被动抗体保护。②静脉用免疫球蛋白是血浆免疫球蛋白纯化处理后制成的。含有 95%～98% 的 IgG 和 1%～2% 的 IgA 和 IgM。由于该制品已除去了 IgG 免疫复合物，故可供静脉输注，按输注剂量可分为小剂量和大剂量两种：小剂量通常用来预防病毒和细菌的感染，每次剂量为 0.1～0.2g/kg，2～4 周一次，可大剂量用于免疫性血小板减少性紫癜、免疫性白细胞减少症、中性粒细胞减少的骨髓移植后严重感染、输血后紫癜以及预防习惯性流产。剂量为 0.4g/(kg•d)，连用 5 天，总剂量为 2g/kg，以后每 2～4 周再用单剂量一次。

(8) 特异性免疫球蛋白含大量特异性抗体，由有关疾病恢复期患者血浆制备而成。如抗乙型肝炎的人血清免疫球蛋白可预防乙型肝炎，抗 Rh(D) 免疫球蛋白能预防新生儿溶血病等。

(9) 其他血浆蛋白制品抗凝血酶Ⅲ、α_2-巨球蛋白、蛋白 C 制剂等已在临床应用。

(二) 输血反应

输血反应是指在输血过程中或输血后受血者发生的不良反应或后果。输血反应按发生的时间，可分为在输血当时和输血 24 小时内发生的即发反应和在输血后几天甚至几个月发生的迟发反应。按发生的机制可分为两大类。①输血引起的免疫性反应：包括发热、过敏反应、溶血反应、输血相关急性肺损伤、输血后紫癜和移植物抗宿主病等；②输血引起的非免疫性反应：包括非免疫性溶血、细菌污染、输血传播疾病、循环负荷过重、出血倾向、低体温和肺微血管栓塞等。输血前使用抗过敏药和糖皮质激素不能降低免疫性输血反应的发生，不宜常规使用。

1. 溶血性输血反应

(1) 急性溶血性输血反应 是指在输血中或输血后数分钟至数小时内发生的溶血性输血反应。引起 AHTR 的原因有：①供、受血者血型不合(ABO 血型或其亚型不合，Rh 血型不合)；②血液保存、运输或处理不当；③受血者患溶血性疾病等。引起 AHTR 的抗体大多为 IgM，少数为补体结合性 IgG。轻者有发热、一过性的血红蛋白尿或轻度黄疸，有时仅观察到输血效果不佳，贫血反趋严重。溶血反应重者在输血早期即出现显著寒战、高热，随之有腰部疼痛、胸闷、呼吸急促、大汗淋漓、心率增快以及血压下降、烦躁不安等休克症状，称为溶血性休克期，休克期后即出现血红蛋白尿及黄疸，也称休克后期，随后可有急性肾衰竭。

一旦疑有 AHTR，应立即停止输血，抢救重点在于抗休克、维持循环功能、保护肾脏。应用大剂量糖皮质激素，碱化尿液，利尿，补充血容量和维持水电解质平衡，纠正低血压，防治肾衰竭和 DIC，必要时行透析、血浆置换或换血疗法等。

(2) 迟发性溶血性输血反应 DHTR 一般发生于输血后 24 小时～1 周，以血管外溶血为主。多见于稀有血型不合、首次输血后致敏产生同种抗体、再次输该供者红细胞后发生同种免疫性溶血。抗体性质多为 IgG，不需要结合补体。最常见的临床表现为输血后血红蛋白下降，其他表现有发热、黄疸，但比 AHTR 轻，偶见血红蛋白尿、肾衰竭和 DIC。

DHTR 大多无需特殊治疗，但为预防 DHTR，不能使用配血时有弱凝或有冷凝集发生的血制品；DHTR 患者如需输血要用抗原阴性的红细胞或输血前用血浆置换去除同种抗体。

（3）非免疫性溶血　非免疫性溶血的原因有：机械瓣膜、体外循环、用小孔径输液针头快速输血、血袋中误加非等渗溶液；不适当加温、冷冻等可能引起输入的红细胞破坏；输入大量 G-6-PD 缺乏的红细胞亦可发生急性溶血；患者自身红细胞缺陷，如 PNH 患者的红细胞对补体非常敏感，输入不相容的血浆或白细胞时可能激活补体，导致自身红细胞破坏；发生非免疫性溶血时会出现高钾血症、血红蛋白尿及一过性肾损害，但很少出现 AHTR 的其他表现。

2. 非溶血性发热性输血反应

发热是最常见的输血反应，发生率约 0.5%～1.0%。引起发热的原因有：①血液或血制品中有致热原；②受血者多次受血后产生同种白细胞或血小板抗体；③输血后循环动力改善，可使受血者对原有病灶的毒素吸收加速，也可致发热反应。

一旦出现症状，应即减慢输注速度或立即停止输血。畏寒时保暖，口服或肌内注射解热镇痛药，如患者烦躁不安可肌内注射异丙嗪 25mg。若发热疑为免疫因素所致者，可静脉滴注氢化可的松 100～200mg 或静脉注射地塞米松 5mg。对有抗白细胞或血小板抗体的受血者应输给无白细胞及血小板的洗涤红细胞悬液。

3. 过敏性输血反应

大多发生在输血后期或即将结束时，一般为局限性或广泛性的皮肤瘙痒或荨麻疹，可伴有发热、头痛、淋巴结肿大、关节酸痛、嗜酸粒细胞增多，常在数小时后消褪。较重者可发生平滑肌痉挛，表现为喉头水肿、哮喘，甚至发生血管神经性水肿；极重者发生过敏性休克。对局部皮肤表现，不需特殊处理，如发生大片荨麻疹可给抗组胺药物，反应严重者立即停止输血，并给予异丙嗪、肾上腺皮质激素；若出现哮喘、呼吸困难，应立即肌内或皮下注射肾上腺素 0.5～1mg。有过敏反应史的受血者，应在输血前预防性使用抗组胺药，选用洗涤红细胞输注。为预防严重的过敏反应，有抗 IgA 抗体者宜用无 IgA 的血浆或洗涤红细胞。

4. 输血相关性急性肺损伤

指输血中或输血后 6 小时内新出现的急性肺损伤，是目前输血相关疾病发病和死亡的首要原因。临床表现类似急性呼吸窘迫综合征（ADRS），表现为输血后突然发生呼吸困难、泡沫痰、严重肺水肿、心慌，可伴发热。治疗除立即停止输血外，其他措施与 ARDS 类同。肾上腺皮质激素可能有效。如能及时诊断与有效治疗，24～96 小时内临床症状和病理生理学改变都将明显改善，肺功能完全恢复。

5. 输血后紫癜

是指输血或输血小板后 1 周出现全身紫癜和严重血小板减少，女性多见，系同种异基因血小板抗体所引起。泼尼松疗效较差，血浆置换或大剂量静脉注射人免疫球蛋白疗效好。

6. 输血相关性移植物

抗宿主病好发于接受近亲新鲜血者和免疫功能低下患者接受放化疗移植过程中、免疫缺陷患者接受输血后。输血后 3～30 天出现临床症状（发热、皮疹、黄疸、腹泻及肝功能异常），死亡率达 90%。供者免疫活性淋巴细胞输入后未被宿主排斥，在受者体内植活并扩增即可引起 GVHD。治疗可选用肾上腺皮质激素、ALG 或其他免疫抑制剂，避免近亲输血，免疫低下人群用辐照血可以预防 TA–GVHD 的发生。

7. 细菌污染的输血反应

血液多被嗜冷的革兰阴性杆菌污染，引起死亡的原因多为内毒素休克，并可导致 DIC。治疗上应立刻停止输血，同时行抗感染和抗休克为主的抢救。尽早使用广谱抗生素，以大剂量静脉滴注为宜。在细菌种类未明确前，以针对革兰阴性杆菌为主。抗休克综合措施有补充血容量、应用血管活性药物与肾上腺皮质激素等，注意水、电解质平衡。

8. 输血后疾病传播

主要疾病是病毒性肝炎、疟疾，其他的病原体有 EB 病毒、巨细胞病毒、艾滋病病毒、梅毒螺旋体等。预防措施是严格筛选供血者。

9. 大量输血反应

一般认为成人 24 小时内输血量超过 2500ml，称为大量输血，大量输血的不良反应如下。

(1)出血倾向　大量输血后出血倾向的可能原因是：血小板、凝血因子减少，输血后有溶血反应者以及大量枸橼酸随输血进入体内导致钙缺乏。预防措施是每输入 600～1000ml 贮存血应及时补充新鲜血浆或凝血因子及浓缩血小板；每输入 1000ml 血制品应补充葡萄糖酸钙 1g，防止因枸橼酸盐同血钙螯合所引起的低钙血症。

(2)输血后循环负荷过重　较多见的临床表现是急性肺水肿，常在输血中或输血后 1 小时内突然发生；较少见是缓慢起病的心力衰竭，伴有进行性气急及肺底部啰音，持续 12～24 小时。治疗措施为应立即停止输血，按肺水肿和充血性心力衰竭紧急处理。预防在于掌握输血适应证，控制输入速度及血量，常规输血速度是 2～4ml/(kg·h)，对有心肺疾患及老幼患者应减至 1ml/(kg·h)，输血量一次不宜超过 300ml。严重贫血者输注红细胞悬液可预防循环负荷过重。

(3)输血后心肺功能不全　由于库存抗凝血中血小板、白细胞、纤维蛋白等都倾向发生微聚集物，从而在肺部血管发生阻塞病变，表现为肺功能不全、肺栓塞及呼吸窘迫综合征等。采用微孔滤器过滤输血要比标准过滤器更为安全。

(4)枸橼酸中毒　中毒症状有手足搐搦、出血倾向、血压下降、心室颤动甚至心脏停搏。预防措施是每输 600～1000ml 枸橼酸抗凝血，应静脉注射 10%葡萄糖酸钙或氯化钙 10ml；对已发生中毒者，应立即进行钙补充及相应措施。氯化钙注射后，几乎全部游离，而葡萄糖酸钙须经代谢分解才释放钙离子，故前者作用较后者可靠。

(5)高钾血症　血液库存在 ACD 中，红细胞内钾离子每日流出约 1mmol/L，少尿及肾功能不全患者输给大量库存血时极易发生高钾血症，应设法避免。

10. 长期输血反应

450ml 红细胞含铁 200～250mg，输 50U 红细胞即可引起含铁血黄素沉着症。患者可因铁超负荷形成铁负荷过多，患者出现皮肤色素沉着、糖尿病、肝大和肝硬化、心脏扩大和心律失常等。需长期输血者(如再生障碍性贫血、骨髓增生异常综合征等)，应在输血早期使用去铁胺排除体内超负荷的铁。

(朱继红)

第七节　泌尿系统急症

一、急性肾衰竭

【概述】

所谓急性肾衰竭(ARF)是由各种原因引起的肾功能短时间内突然下降而出现的氮质代谢产物滞留和尿量减少综合征，表现为肾小球功能明显下降所致氮质血症、肾小管重吸收和排泌功能障碍所致水、电解质和酸碱平衡失衡及全身各系统并发症。然而，ARF 这一术语虽被广泛应用却缺乏统一标准。报道的诊断标准就有至少 35 种之多。概念不统一则诊疗无法达成共识。更重要的是 ARF 的概念忽视了肾脏损伤早期的病理生理变化，而待肾功能下降到较重程度才进行识别和干预，可能为时已晚。于是，新的急性肾损伤(AKI)概念应运而生。

AKI 是多种病因所致肾功能突然下降，从而引起一系列危及生命并发症的临床综合征。涵盖了从肾损伤危险到肾损害严重阶段的全过程，强调了肾功能从轻微病变到肾衰竭的完整动态演变过程。

【诊断要点】

根据 KDIGO 标准：

1. AKI 诊断标准

(1) 在 48 小时内，血肌酐升高≥0.3mg/dl(26.4μmol/L)。

(2) 已知或推测 7 天内，血肌酐升高至基线的 1.5 倍以上。

(3) 尿量<0.5ml/(kg·h)，持续>6 小时。

满足以上任意一条，可诊断为 AKI。

注意：(1) 1 周或 48 小时的时间期限是针对 AKI 诊断而不是严重程度分期。

(2) 不同于血肌酐、尿量等这些肾脏功能性指标，一些肾脏结构性损伤指标即血尿生化标志物(如中性粒细胞明胶酶相关脂质运载蛋白、血清抑制素 C、肾损伤分子-1、肝脏脂肪酸结合蛋白、白介素-18 等)将来有望与其联合用来诊断并预测 AKI 的预后。

2. AKI 严重程度分期

(1) 判断 AKI 严重度分期的时间期限是 AKI 发生的整段期限(表 3-7-1)。

(2) 确定血肌酐基线水平的方法

①医院数据库中获取。

②入院时血肌酐水平。

③入院期间更低的血肌酐水平。

④使用 MDRD 研究方程式估计血肌酐基线水平(表 3-7-2)(当没有慢性肾脏病的证据和病史，不能确定血肌酐基线水平时)。

表 3-7-1 AKI 严重程度分期

分期	血肌酐	尿量
1	增加至≥基线 1.5~1.9 倍或 增加 0.3mg/dl(26.4μmol/L)	尿量<0.5ml/(kg·h)，持续 6~12 小时
2	增加至≥基线 2.0~2.9 倍	尿量<0.5ml/(kg·h)，持续≥12 小时
3	增加至≥基线 3.0 倍，或血肌酐增加至≥4mg/dl(354μmol/l)， 或行肾脏替代治疗 年龄<18 岁，EGFR 下降至<35ml/(min·1.73m²)	尿量<0.3ml/(kg·h)，持续≥24 小时或无尿≥12 小时

表 3-7-2 估计的血肌酐基线水平

年龄(岁)	黑人男性 [mg/dl(μmol/L)]	其他男性 [mg/dl(μmol/L)]	黑人女性 [mg/dl(μmol/L)]	其他女性 [mg/dl(μmol/L)]
20~24	1.5(133)	1.3(115)	1.2(106)	1.0(88)
25~29	1.5(133)	1.2(106)	1.1(97)	1.0(88)
30~39	1.4(124)	1.2(106)	1.1(97)	0.9(80)
40~54	1.3(115)	1.1(97)	1.0(88)	0.9(80)
55~65	1.3(115)	1.1(97)	1.0(88)	0.8(71)
>65	1.2(106)	1.0(88)	0.9(80)	0.8(71)

3. AKI 的分类

(1) 按肾脏作用部位分类如下 ①肾后性：泌尿道不同部位的完全梗阻所致 AKI，包括尿道、双侧输尿管和膀胱梗阻。②肾性：各种病因引起的肾脏实质性病变所致 AKI，包括急性肾小管坏死、急性肾间质病变、急性肾小球病变、肾血管性病变和肾小管内梗阻等。③肾前性：肾脏低灌注所致 AKI，包括有效循环血容量不足(细胞外液丢失、细胞外液隔离、心排血量降低、外周血管扩张)和血管因素(肾动脉阻塞、栓子、主动脉壁夹层、严重肾血管收缩)。

(2) 按病因分类 ①缺血相关性 AKI。②脓毒症相关性 AKI。③造影剂相关性 AKI。④药物相关性 AKI。⑤手术相关性 AKI。⑥横纹肌溶解综合征相关性 AKI。⑦心肾综合征。⑧肝肾综合征等。

4. AKI 并发症

见表 3-7-3。

表 3-7-3 AKI 的并发症

液体平衡紊乱：容量超负荷，包括肺水肿、心功能不全、组织水肿、胸腔积液、腹腔积液等

电解质紊乱：高钾血症、低氯血症、高磷血症、低钙血症、高镁血症、低镁血症等

代谢性酸中毒

消化系统表现：恶心、呕吐、呃逆、腹泻、厌食、消化道出血等

呼吸系统表现：胸闷、呼吸困难、咳嗽、咳痰

心血管系统表现：充血性心力衰竭、高血压、心律失常、心包炎等

神经系统表现：倦怠、眩晕、意识淡漠、嗜睡、昏睡、昏迷、谵妄、癫痫、木僵、精神错乱等

血液系统表现：贫血、血小板减少、凝血功能异常

营养代谢异常表现：高分解代谢状态、肌肉质量减少

免疫系统表现：低免疫反应，增加感染机会

【急诊处理】

1. AKI 的预防

及早识别 AKI 的易患因素和暴露因素。根据易患因素和可能的暴露因素对 AKI 的危险进行分层并做出相应处理，防止 AKI 的发生，已发生 AKI 时，防止 AKI 向更严重的程度发展；对于 AKI 风险增加的患者，进行血肌酐和尿量监测以利早期发现。

(1) AKI 的暴露因素 脓毒症、危重疾病、创伤、烧伤、循环休克、心脏手术、非心脏大手术、肾毒性药物、造影剂、有毒植物或动物。

(2) AKI 的易患因素 女性、高龄、脱水(容量耗竭)、慢性肾脏病、慢性疾病〔心(左心功能不全等)，肺(COPD、辅助通气)，肝(慢性肝病)〕、糖尿病和贫血。

2. AKI 的综合治疗

(1) 寻找和治疗导致 AKI 的病因，特别是可逆病因并及时予以纠正。

(2) 血流动力学监测和优化 对患者血容量、肾血流和全身组织灌注状态进行评估。以干燥的皮肤黏膜、沟裂舌、每日体重变化、有创血压、中心静脉压、心排指数、全心舒张末容积、每搏量变异指数、脉压变异指数、下腔静脉超声、500ml 晶体液输液试验和下肢被动抬高试验等来评估血容量状态；以腹内压监测、肾血流多普勒波形分析测定肾阻力指数来评估肾灌注；以血乳酸、混合血氧饱和度或中心混合血氧饱和度等来评估组织灌注。

优化血流动力学，谨慎的液体管理(补足血容量又要防止过负荷)，改善组织灌注，特别是肾灌注。

①补充液体时首先等渗晶体液，而不是白蛋白或羟乙基淀粉等胶体液。

②精细使用和调整血管活性药物。不建议使用多巴胺治疗 AKI。

③不使用利尿剂，除非液体过负荷。

④程序化的优化草案如脓毒症休克的早期目标导向性治疗(EGDT)等。

(3) 血糖管理及营养支持

①重症合并 AKI 者，使用胰岛素控制血糖在 6.1～8.3mmol/L 之间。

②首选胃肠内营养，保证足够能量摄入 20～30kcal/(kg•d)。适量蛋白摄入(非高分解且未行肾替代(RRT)者：0.8～1.0g/(kg•d)；间断 RRT 者：1.0～1.5g/(kg•d)；高分解代谢及持续 CRRT 治疗者：最大可至 1.7g/(kg•d)。脂肪热量补充为非蛋白热量的 40%～50%。监测电解质和微量元素，适时补充，特别是钙和维生素 D。

(4) 治疗并发症

①纠正容量超负荷 利尿剂，效果不佳选择 RRT。

②电解质紊乱

a. 高钾血症 10%葡萄糖酸钙 10～20ml 缓慢静脉注射；5%碳酸氢钠 100ml 静脉注射；葡萄糖液加胰岛素缓慢静脉注射；襻利尿剂：如呋塞米；RRT：血钾>6.5mmol/L，应尽早进行。

b. 低钙或高磷血症 补充钙片；低钙血症伴抽搐用 10%葡萄糖酸钙液 10～20ml 缓慢静脉注射；高磷血症以预防为主，如避免高磷饮食、供给足够热量、减少蛋白质分解等。

c. 代谢性酸中毒 碳酸氢钠片剂、5%碳酸氢钠溶液，严重者 RRT。

d. 贫血 输注红细胞，促红细胞生成素(EPO)，补充缺乏的铁、叶酸或维生素 B_{12}。

e. 其他 尿毒症脑病、血小板减少、免疫反应降低考虑 RRT。

（5）肾脏替代治疗（RRT）　通过某种净化装置对体外循环中的患者血液进行净化，清除溶剂或（和）溶质成分，如水、体内代谢产物、异常血浆成分、药物（毒物）、致病生物分子等，调节体液电解质及酸碱平衡，纠正内环境紊乱，保护并支持肾脏。RRT 不仅是"肾脏替代"，更重要的是"肾支持或内环境支持"。RRT 的模式包括：持续性肾脏替代治疗（CRRT）、间歇性肾脏替代治疗（IRRT）和杂合式肾脏替代治疗（HRRT），广义上腹膜透析（PD）也包括在内。关于时机问题尚无统一标准，但当出现危及生命的紧急情况时需要紧急开始 RRT，包括严重电解质紊乱（高钾血症：$K^+ > 6.5mmol/L$、钠离子紊乱：$115mmol/L < Na^+ < 160mmol/L$）、严重的代谢性酸中毒（pH<7.1）、液体超负荷（肺水肿等）和其他尿毒症相关并发症（尿毒症脑病、心包炎等），而根据急性肾损伤标准（如 KDIGO 标准），应该在其 2 期还是 3 期开始肾替代治疗，目前尚无定论。

（郭治国　郑亚安）

二、急性泌尿系统感染

【概述】

泌尿系统感染又称尿路感染，是肾脏、输尿管、膀胱和尿道等泌尿系统各个部位感染的总称。尿路感染是尿路上皮对细菌入侵的炎症反应，通常伴有菌尿和脓尿。尿路感染是常见病，常见于女性，50 岁以后，男性由于前列腺疾病发病率增加，尿路感染发病率与女性接近。尿路感染可引起严重并发症如败血症和感染性休克，少数反复发作或迁延不愈，导致肾衰竭。尿路感染是仅次于呼吸道和消化道的感染性疾病，其诊治花费大量人力、物力，是人类健康所面临的最严重的威胁之一。

【诊断和鉴别诊断】

1. 尿路感染的分类

见表 3-7-4。

表 3-7-4　尿路感染的分类

按感染部位分类	按两次感染之间的关系分类	按发生时的尿路状态分类
上尿路感染（主要为肾盂肾炎）	孤立或散发感染	单纯性尿路感染（单纯下尿路感染、单纯上尿路感染）
下尿路感染（主要为膀胱炎）	反复发作性感染（再感染、细菌持续存在—复发）	复杂性尿路感染（尿路感染＋获得感染的疾病及治疗失败风险包括导管相关的感染等）
		尿脓毒血症（尿路感染临床表现＋全身炎症反应征象）
		男性生殖系统感染（前列腺炎、附睾炎、睾丸炎、精囊炎等）

2. 尿路感染的常见病因

（1）致病菌　最常见为肠道革兰阴性杆菌（如大肠埃希菌），多见于初发及单纯尿路感染。复杂性尿路感染还可见变形杆菌、克雷伯菌、铜绿假单胞菌、黏质沙雷菌和肠球菌。引起尿脓毒血症的致病菌主要是革兰阴性菌，且真菌感染比率逐渐上升。

（2）感染途径　上行感染、血行感染、淋巴管感染和直接感染。

(3) 易感因素　尿路梗阻、尿路畸形及结构异常；机体抵抗力下降；遗传因素；尿道口周围、女性生殖器官炎症；妊娠与分娩；膀胱输尿管反流；前列腺炎及医源性因素等。

3. 临床表现

(1) 单纯性尿路感染　①急性单纯性膀胱炎：临床表现为尿频、尿急、尿痛、耻骨上膀胱区或会阴部不适、尿道烧灼感。常见终末血尿，体温正常或仅有低热。门诊尿路感染就诊患者 95% 为急性膀胱炎。②急性单纯性肾盂肾炎：患者同时具有尿路刺激征、患侧或双侧腰部胀痛等泌尿系统症状和全身症状，包括寒战、发热、腰痛、恶心、呕吐等。

(2) 复杂性尿路感染　可伴或不伴有临床症状(如尿急、尿频、尿痛、排尿困难、腰背部疼痛、肋脊角压痛、耻骨上疼痛和发热)。除了泌尿系疾病之外，复杂性尿路感染常伴随其他疾病，如糖尿病(10%)和肾衰竭。复杂性尿路感染的后遗症较多，最严重和致命的情况一是尿脓毒症，二是肾衰竭。

(3) 尿脓毒血症　包括尿路感染(如尿频、尿急、尿痛，腰痛，脓尿等)、伴随的其他潜在疾病(如糖尿病)和感染性休克三方面。感染性休克的临床表现如下。①早期：寒战、体温骤升或骤降，脉搏有力，心跳加快，血压正常或稍偏低，脉压小，皮肤温暖，周围毛细血管扩张，唇轻度发绀，呼吸深而快，尿量减少；②中期：低血压和酸中毒，呼吸浅快，心率快，心音低钝，烦躁不安、嗜睡；③晚期：血压持续偏低或测不出，可发生弥漫性血管内凝血，表现为皮肤、黏膜和内脏出血，常同时出现肺、肾、心、肝、脑等多器官功能损害和衰竭。

4. 查体要点

(1) 肾区检查　急性肾盂肾炎患者可有腰部胀痛、肋脊角明显压痛或叩击痛，特异性较高。

(2) 腹部检查　急性膀胱炎患者可有耻骨上区压痛，但缺乏特异性。

(3) 除一般查体外，应进行全面的泌尿系统体检，男性患者行外生殖器和直肠指诊检查。盆腔和直肠检查对鉴别是否同时存在的合并疾病有意义。女性慢性、复发性、难治性尿路感染必须行盆腔检查。

(4) 发热、心动过速、肋脊角压痛对急性肾盂肾炎的诊断特异性高。当患者存在不明原因的发热、严重的低血压、感染中毒性休克时，要考虑存在尿脓毒血症的可能。

5. 辅助检查

(1) 尿常规检查　尿生化检查中与尿路感染相关的常用指标如下。①亚硝酸盐：阳性(尿液中细菌数 $>10^5$/ml) 见于大肠埃希菌等革兰阴性杆菌引起的尿路感染。②白细胞酯酶在尿路感染时为阳性。尿沉渣显微镜检：白细胞 >5 个/HP，红细胞 $>3\sim10$ 个/HP，有症状的女性患者尿沉渣显微镜检诊断细菌感染的敏感性 $60\%\sim100\%$，特异性 $49\%\sim100\%$。尿检没有 WBC 不能除外上尿路感染。尿常规可有蛋白尿(阴性或微量)，甚至是肉眼血尿，部分肾盂肾炎患者尿中可见白细胞管型。

(2) 尿培养　治疗前的中段尿标本培养是诊断尿路感染最可靠的指标。①尿标本可有排尿标本、导尿标本(患者无法自行排尿)、耻骨上穿刺抽吸尿标本(如脊髓损伤患者、新生儿、截瘫患者)。②临床诊断的基础上，并符合下述四个条件之一即可诊断尿路感染：清洁中段尿或导尿留取尿液(非留置导尿)培养革兰阳性球菌菌数 $\geq10^4$CFU/ml、革兰阴性杆菌菌数 $\geq$ 10^5CFU/ml；新鲜尿标本经离心应用相差显微镜检查(1×400)在每 30 个视野中有半数视野见到细菌；无症状性菌尿症患者虽无症状，但在近期（通常为 1 周）有内镜检查或留置导尿史，尿液培养革兰阳性球菌菌数≥10^4CFU/ml、革兰阴性杆菌菌数≥10^5CFU/ml 应视为尿路感染；耻骨上穿刺抽吸尿液细菌培养只要发现细菌即可诊断尿路感染。非导尿或穿刺尿液标本细菌培养结果为两种或两种以上细菌，应考虑污染可能。

（3）血液检查　血液白细胞计数和中性粒细胞升高，血沉增快。若怀疑伴有肾功能不全、糖尿病、免疫缺陷等潜在性疾病，必须进行相关的血液学检查。当患者出现脓毒血症先兆症状时，还需进行血液细菌培养和药敏试验。

（4）影像学检查　泌尿系超声作为首选项目，可以发现合并的尿路梗阻、积脓、结石等病变。在超声有阳性发现时，螺旋 CT 是进一步明确病变的有效检查，优于 MRI。尿路平片和静脉尿路造影可以发现上尿路结石和畸形。

6. 鉴别诊断

（1）女性有尿路感染症状时应考虑是否存在阴道炎、生殖器溃疡或淋病。通过妇科检查可以明确，如果患者存在阴道分泌物或外阴炎症常可鉴别，盆腔双合诊可以除外盆腔肿块和盆腔炎。

（2）有下尿路症状并存在脓尿，但尿培养阴性的患者应考虑有无淋病双球菌感染或支原体感染。

（3）对有下尿路症状但没有感染证据的女性患者，应与引起下尿路症状的其他疾病如膀胱过度活动等相鉴别。

（4）青年男性的尿路感染症状需与前列腺炎引起的下尿路症状相鉴别，中老年男性需与前列腺增生等疾病引起的下尿路症状相鉴别。

（5）缺乏充分感染依据的膀胱刺激征患者应除外有无膀胱原位癌的存在。

（6）对一般抗菌药物治疗无效的尿路感染应除外有无泌尿系结核。

【急诊处理】

1. 详细询问病史

明确上、下尿路感染及可能的病因。

2. 观察

轻症患者可回家治疗或暂留急诊观察室治疗，症状较重患者要留观察室做进一步检查处理或住院治疗。

3. 一般治疗

症状明显的患者嘱其卧床休息，多饮水，勤排尿，调整生活方式，发热者给予易消化、富含热量和维生素饮食，胃肠道症状明显者，可静脉补充葡萄糖、电解质和维生素等对症治疗。

4. 各类型尿路感染的治疗

（1）绝经前非妊娠妇女急性单纯性膀胱炎的治疗　①短程疗法：可选择采用呋喃妥因、喹诺酮类、第二代或第三代头孢菌素抗菌药物。绝大多数急性单纯性膀胱炎患者经单剂疗法或 3 日疗法治疗后，尿菌可转阴。②碱化尿液、缓解膀胱痉挛、多饮水等对症治疗。

（2）绝经后女性急性单纯性膀胱炎的治疗　治疗方案同绝经期前非妊娠妇女的急性单纯性膀胱炎，可在妇科医师的指导下应用雌激素替代疗法。

（3）非妊娠妇女急性单纯性肾盂肾炎的治疗　对仅有轻度发热和（或）肋脊角叩痛的肾盂肾炎或 3 日疗法治疗失败的下尿路感染患者，应口服有效抗菌药物 14 日。如果用药后 48～

72 小时仍未见效，则应根据药敏试验选用有效药物治疗。治疗后应追踪复查，如用药 14 日后仍有菌尿，则应根据药敏试验改药，再治疗 6 周。对发热超过 38.5℃、肋脊角压痛、血白细胞升高等或出现严重的全身中毒症状、怀疑有菌血症者，首先应予以胃肠外给药(静脉滴注或肌内注射)，在退热 72 小时后，再改用口服抗菌药物(喹诺酮类、第二代或第三代头孢菌素类等)完成 2 周疗程。药物选择：①第三代喹诺酮类如左氧氟沙星等；②半合成广谱青霉素，如哌拉西林、磺苄西林等对铜绿假单胞菌有效；③第三代头孢菌素类，如头孢他啶、头孢哌酮等对铜绿假单胞菌有较好的疗效；④氨基糖苷类抗菌药物，但应严格注意其不良反应。

(4) 男性急性单纯性泌尿道感染的治疗　通常只需接受 7 天治疗方案。但合并前列腺感染、其他发热性泌尿道感染，如肾盂肾炎、反复感染或怀疑存在复杂因素导致感染的成年患者，推荐使用喹诺酮类药物 2 周，并排除其他致感染的危险因素。

(5) 复杂性尿路感染的治疗　除了根据尿培养和药敏试验结果选择敏感抗菌药物治疗外，还需要纠正泌尿系统的解剖或功能异常以及治疗合并的其他潜在性疾病。伴有下尿路症状的患者，抗菌药物治疗时间通常为 7 天，有上尿路症状或脓毒症患者通常为 14 天。并且在治疗结束后 5～9 天以及 4～6 周必须进行尿培养。

(6) 尿脓毒血症的治疗　早期诊断及治疗对阻止疾病的进展和降低死亡率起着关键的作用，包含以下 4 个基本策略。

①复苏、支持治疗(稳定血压和维持呼吸通畅)　扩容使中心静脉压达到 8～12mmHg，尿量 0.5ml/(kg·h) 以上，65mmHg≤平均血压≤90mmHg；如果平均血压不能到达 65～90mmHg，应该应用血管活性药物。氧输送达到中心静脉血氧饱和度≥70%；如果中心静脉血氧饱和度不能达到≥70%，应该输注红细胞使血细胞比容≥30%。

②抗菌药物治疗(脓毒血症诱发低血压 1 小时内)　留取标本后，立即进行静脉输注经验性的抗菌药物治疗。如患者是社区感染，大肠埃希菌和其他肠杆菌科可能是主要的病原体。对于院内尿路感染引起的继发性尿脓毒症患者(尤其是泌尿外科介入操作以后或长期留置导尿管者)，如果治疗反应欠佳，应使用抗铜绿假单胞菌的第三代头孢菌素或哌拉西林(他唑巴坦)或碳青霉烯类。

③控制和去除合并因素　首先采取微创治疗手段(如置入膀胱引流管、双 J 管或经皮肾穿刺造瘘)控制合并因素。尿脓毒血症症状缓减后，应用合适的方法完全去除合并因素。

④脓毒血症的特殊治疗　肾上腺皮质功能相对不足的患者可应用氢化可的松，严重的脓毒血症患者可应用重组激活蛋白 C。

(7) 妊娠期妇女急性膀胱炎的治疗　推荐根据尿培养和药敏试验结果给予 7 天抗菌药物治疗，如果来不及等待药敏试验结果可给予二代头孢菌素、三代头孢菌素、阿莫西林、呋喃妥因或磷霉素治疗。治疗后 1 周应再行尿培养检查了解治疗效果。若反复发作急性膀胱炎推荐每日睡前口服抗菌药物直至产褥期，以预防复发。

(8) 妊娠期妇女急性肾盂肾炎的治疗　其发生率为 1%～4%，多发生于妊娠后期。推荐首先根据尿培养或血培养及药敏试验结果给予抗菌药物静脉输液治疗，如果来不及等待药敏试验结果可选择二代头孢菌素、三代头孢菌素、氨苄西林加 β–内酰胺酶抑制剂治疗。症状好转后应继续口服抗菌药物至少 14 天。如合并肾积水，则留置 D–J 管直至分娩。

(赵丽)

三、尿石症

【概述】

尿石症是急诊泌尿外科的常见疾病，人群患病率约为 2%～3%，肾结石治疗后在 5 年内约有 1/3 患者会复发。成石机制尚未完全明了，主要由于某些因素造成尿中部分晶体物质浓度升高或溶解度降低，呈过饱和状态，析出晶体，并在有机基质参与下异常聚集在肾脏、膀胱等部位。肾和输尿管结石称为上尿路结石，膀胱及尿道结石为下尿路结石，我国上尿路结石的发病率远高于下尿路结石。

【诊断要点】

1. 临床表现

(1)疼痛　肾绞痛是上尿路结石的特征症状，表现为突然发作的腰、背或腹部剧烈疼痛，可沿输尿管放射至膀胱甚至睾丸。多为阵发痛，发作时患者疼痛难忍、大汗淋漓、烦躁不安，疼痛可持续数分钟至数小时，发作停止疼痛可完全缓解。输尿管管腔压力增高，可伴发恶心、呕吐。膀胱结石可仅表现为下腹痛，由于结石的"球阀"样作用，典型症状为排尿突然中断，疼痛放射至远端尿道及阴茎头部，伴排尿困难和膀胱刺激症状。尿道结石多表现为会阴部疼痛，并出现急性排尿困难、点滴状排尿，重者发生急性尿潴留。

(2)血尿　发作性疼痛伴发血尿是尿石症的特征性表现，一般为镜下或肉眼血尿。但有少数患者仅出现血尿，疼痛不明显。

(3)其他症状　小儿上尿路结石以尿路感染为重要表现，应予以注意。部分患者可以合并尿潴留、肾积水或肾功能损伤。

2. 病史

询问病史对于诊断尿石症十分重要。当腰痛与血尿相继出现时，应该首先考虑肾结石；出现输尿管绞痛并伴有血尿，首先考虑输尿管结石。如有尿砂排出史，则基本可以确诊。还需要认真询问患者饮食习惯、服药史、疾病史、感染史及家族史等。

3. 查体

患侧肾区可有叩击痛，结石部位可有深在压痛。即使在绞痛发作期，腹部体征与症状亦不成比例，通常没有腹膜刺激征。查体主要是排除其他可引起腹痛的疾病如急性阑尾炎、异位妊娠、卵巢囊肿扭转、急性胆囊炎和胆石症等。

4. 急诊常用辅助检查

(1)实验室检查　血常规、尿常规、肾功能和离子水平，根据需要可完善尿酸、甲状旁腺激素等及进行泌尿外科专科检查(如尿液分析、结石分析等)。

(2)B超　是尿石症筛选及随诊性检查手段，可以发现结石高回声区伴声影，还能检出 X 线透光结石，并能了解肾积水、多囊肾和输尿管膨出症等。对造影剂过敏、孕妇、无尿或肾功能不全者，不能做排泄性尿路造影，而 B 超可作为首选诊断方法。B 超诊断输尿管中下段结石或较小的上段结石敏感性较低，需要结合病史或其他检查以明确诊断。

(3)CT 平扫　检查分辨率比泌尿系平片高，可发现直径 1mm 结石。16 层螺旋 CT 行 5mm 层厚扫描对结石诊断的特异度及敏感度接近 100%。

(4)泌尿系平片(KUB)　能发现 90% 以上的结石，多为高密度影。无条件行 CT 检查时可考虑此项检查。

5. 泌尿外科专科辅助检查

(1)静脉性尿路造影(IVU)　能够确定结石是否位于尿路之中,同时可以全面了解肾功能、肾积水程度及其他潜在泌尿系统异常。

(2)逆行性尿路造影(RP)　是对 IVU 的一种补充性形态学检查,仅用于不宜行 IVU 或 IVU 显影不满意者。

(3)输尿管镜检查　仅用于以上方法检查不能确诊情况下,如发现结石可行一期碎石或取石。输尿管镜技术可用于诊断妊娠期输尿管结石的治疗。

【急诊处理】

(一)急诊保守治疗

尿石症诊断初步确定后,需评估尿石部位、大小、数目,评估感染、梗阻、肾功能损害、凝血功能障碍、妊娠、出血性疾病、严重心脑血管病等并发症情况及评估尿石可能成因等。结石直径小于 4mm,95%可自行排出;直径为 5~10mm 的结石自然排石率随体积的增大从 68%下降至 47%;对于直径大于 7mm,通常需要取石或碎石治疗。

1. 水化疗法

短期适量输液并大量饮水是防治泌尿系结石简单而有效的方法。通常每日需饮水 2500~4000ml,每日保持排尿>2000ml。

2. 止痛

(1)可给予非甾体抗炎药物　如双氯芬酸钠、吲哚美辛等。

(2)平滑肌解痉药　如间苯三酚。

(3)阿片类镇痛药物　如哌替啶,阿片类药物不应单独使用,一般与 M 型受体阻滞药联合应用,如哌替啶联合阿托品。

(4)α 受体阻滞剂　如坦索罗辛。

(5)激素类　如黄体酮,孕妇首选。

(6)钙离子通道拮抗剂　如硝苯地平。

3. 抗感染治疗

尿石症合并泌尿道感染时。

(二)专科治疗

如出现直径大于 7mm 的输尿管结石、持续的输尿管梗阻尤其合并脓毒症、排石过程无明显的进展或出现无缓解趋势的肾绞痛发作,需要进行外科干预取石治疗。

1. 体外冲击波碎石术(ESWL)

大多数上尿路结石可采用此方法治疗,且逐步提高能量可以减少肾损伤。成功率可达 90%左右。

2. 内镜取石

分为经皮肾镜碎石取石(PCNL)、经输尿管镜取石(URS)及腹腔镜输尿管取石(LU)。

3. 开放手术

包括肾切开取石、输尿管切开取石术及膀胱切开取石等开放术式。

(李显庭)

第八节 妇产科急症

一、子痫和先兆子痫

【概述】

妊娠期高血压疾病包括妊娠期高血压、子痫前期、子痫、慢性高血压并发子痫前期及慢性高血压合并妊娠，其中妊娠期高血压、子痫前期、子痫是妊娠期特发疾病。本病发生于妊娠 20 周以后，主要病变为全身小动脉痉挛。大部分孕妇高血压为暂时性的且不合并蛋白尿，25%左右的患者可出现蛋白尿，即发展成先兆子痫和子痫。

【诊断要点】

1. 临床表现

先兆子痫分为轻度先兆子痫和重度先兆子痫。

(1)轻度先兆子痫　满足以下条件可诊断。妊娠 20 周以后出现收缩压≥140mmHg 和(或)舒张压≥90mmHg，伴尿蛋白≥300mg/24 小时或随机尿蛋白(+)。

(2)重度先兆子痫　血压和尿蛋白持续升高，发生母体脏器功能不全或胎儿并发症。满足以下条件中任何一项项或以上可诊断。①妊娠 20 周以后收缩压≥160mmHg 和(或)舒张压≥110mmHg；②尿蛋白≥5.0g/24 小时或随机尿蛋白定性≥＋＋＋；③持续性头痛或视觉障碍或其他神经系统症状；④持续上腹部疼痛，肝包膜下血肿或肝破裂症状；⑤肝功能异常，肝酶 AST 或 ALT 升高；⑥肾功能异常，少尿(24 小时尿量＜400ml 或每小时尿量＜17ml)或血清肌酐升高＞106μmol/L；⑦低蛋白血症伴胸腔积液或腹腔积液；⑧血液系统异常，血小板持续下降并＜$10×10^7$/L，血管内溶血、贫血、黄疸或 LDH 升高；⑨合并其他脏器功能异常，如肺水肿、心功能衰竭等；⑩胎儿生长受限或羊水过少。先兆子痫可由妊娠期高血压发展而致，也可在慢性高血压基础上合并先兆子痫。

子痫是全身小动脉痉挛加重脑部病变的表现，典型表现为全身小肌肉痉挛强直性抽搐，发作前常有血压明显升高，剧烈头痛等先兆症状。子痫根据发病时间可分为产前子痫、产时子痫和产后子痫(在胎儿胎盘娩出后至产后 7 天内发生，发生在产后 48 小时者约为 25%)。典型表现为口角抽动，头扭向一侧，眼球固定，可持续数秒钟。接着出现头向后仰，双臂屈曲，双手紧握，牙关紧闭，全身肌肉强直性收缩状态，四肢抖动，全身剧烈震颤，可咬破舌尖，面色青紫，口吐白沫。持续约 1～1.5 分钟，期间患者无呼吸动作，抽搐停止后呼吸恢复，进入昏迷状态，最后意识恢复，但烦躁、易激惹。有时会再次抽搐。

2. 辅助检查

血常规检查，明确有无血液浓缩；肾功能生化指标，检查尿酸、尿素氮等了解肾脏功能；肝功能测定；电解质测定，凝血功能检测；尿液检查，24 小时尿蛋白定量；眼底检查，明确有无眼底视网膜小动脉变化；动脉血气分析；心电图检查及其他(如脑部 MRI、肝、胆、胰、脾、肾脏超声、心脏超声等)；胎心监测；B 超检查，胎儿、胎盘、羊水。

【院前处理】

镇静、止痉、降压、合理扩容、必要时利尿，尽快联系妇产科住院治疗，适时终止妊娠。

【急诊处理】

妊娠期高血压或慢性高血压合并妊娠患者出现持续血压升高、加重或出现尿蛋白，必须入院治疗，并进行全面检查评估病情，如监测血压、尿蛋白、血小板计数、血浆肌酐等，并定期超声检查估计胎儿大小、成熟度及羊水量。

1. 镇静、止痉

硫酸镁（国内用法）25% $MgSO_4$ 10～20ml（2.5～5g）加入 10%葡萄糖 20ml 静脉缓慢推注（15～20 分钟完成），或 25% $MgSO_4$ 20ml 加入 5%葡萄糖 100ml 静脉滴注（1 小时内滴完），而后将 25% $MgSO_4$ 60ml 加入 25%葡萄糖 1000ml 静脉滴注（以 1.5～2.0g/h 的速度滴注），必要时夜间可加用 2.5～5.0g 肌内注射。第一个 24 小时总量为 25～30g，疗程 24～48 小时。同时若收缩压≥160mmHg 或（和）舒张压≥110mmHg，应将血压降至收缩压 140～155mmHg，舒张压 90～155mmHg。应用硫酸镁后应警惕硫酸镁中毒，监测患者一般情况、血压、神经反射（膝跳反射存在），呼吸频率≥16 次/分，尿量≥400mg/24h 或≥17ml/h。若发现中毒反应，停用硫酸镁，并用 10%葡萄糖酸钙 10ml 缓慢静脉推注（5～10 分钟完成）。

2. 抽搐控制

当子痫发作时，必须立即控制好抽搐。用地西泮 10mg 缓慢静脉推注，同时将硫酸镁 2.5g 加入 10%葡萄糖 20ml 静脉缓注，随后以 1～2g/h 速度静脉点滴硫酸镁。若硫酸镁难以控制，可予冬眠合剂 1 号（哌替啶 100mg、氯丙嗪 50mg、异丙嗪 50mg）1/3～1/2 量肌内注射或加入 5%葡萄糖 250ml 静脉滴注。另外注意护理：口腔内置压舌板，保持避光避声，密切监测血压、呼吸、脉搏、尿量及出入量；密切关注呼吸道的管理，当出现呼吸抑制时，可行高级气道管理。

3. 控制血压，纠正心衰

必要时治疗脑水肿、肺水肿。

4. 协同妇产科管理好患者

必要时终止妊娠。

（何新华　刘军）

二、异位妊娠

【概述】

异位妊娠指受精卵着床于正常子宫体腔以外的任何部位。异位妊娠可危及生命，是一种常见妇科急症。发病率约为总妊娠数的 2%，并有逐年增加趋势。目前由于 B 超的广泛应用、血 β-hCG 测定及腹腔镜诊断广泛使用，80% 异位妊娠可以在未破裂前得到诊断。异位妊娠分为输卵管妊娠、卵巢妊娠、宫颈妊娠、腹腔妊娠和阔韧带妊娠等，以输卵管妊娠最常见（90%～95%）。

【诊断要点】

1. 临床表现

异位妊娠流产或破裂可导致腹腔内大出血，具有典型症状及体征时临床诊断多无困难，但仅占 18%左右。

（1）典型临床表现　①停经：输卵管壶腹部多有 6～8 周停经史，输卵管间质部妊娠停经时间较长，但也有 20%～30%患者因合并不规则出血误以为月经而没有明显停经史，故对有腹痛与月经不规则出血的生育期妇女，即使无停经史亦需排查异位妊娠。②阴道出血：占 60%～80%。多为少量且不规则。③腹痛：95%以上输卵管妊娠患者以腹痛就诊，多为隐痛或胀痛，若出现撕裂样剧痛，考虑输卵管妊娠破裂。注意患者是否出现肛门坠胀感，警惕内出血。④晕厥和休克：部分患者由于腹腔内急性出血及剧烈腹痛，出现失血性休克表现。

(2)体征 ①生命体征：腹腔内出血少时生命体征无异常，当出现大量腹腔内出血时则表现为血压下降、心率增快、被迫体位、皮肤苍白湿冷等休克体征。②腹部体征：出血量不多时，患侧下腹压痛、反跳痛、肌紧张；出血量较多时可见腹膨隆，全腹压痛及反跳痛，移动性浊音(+)。③盆腔体征：可见阴道少量出血，阴道后穹窿触痛，宫颈举痛明显；子宫增大但小于停经孕周、宫体变软、腹腔内出血量多时触诊有子宫漂浮感；附件区可扪及压痛性肿物。

2. 辅助检查

(1)影像学诊断 超声诊断异位妊娠的准确性可达 70%～92.3 %，其最大优势在于可以发现或排除宫内孕。若发现有宫内孕，则患者出现异位妊娠的可能性很小，因为宫内宫外复合妊娠的发生率仅 1∶30000，相当罕见。对诊断输卵管妊娠有决定性意义的是"输卵管环"，超声图像为位于卵巢外的直径 1～3cm 的环型结构，壁厚约 2～4mm，由绒毛组织及输卵管壁组成，反射高于正常卵巢或妊娠黄体，中心为囊性无回声区(孕囊)。大约 10%～20%异位妊娠由于子宫内膜有蜕膜变化，宫腔内有积血，超声显像图上亦可见椭圆形的液性暗区，称为假孕囊。5%～20%在子宫外可见到孕囊、胚芽及胎心搏动。超声检查结合血 hCG 测定可提高对异位妊娠的诊断率。腹部超声见到孕囊时血 β-hCG 应高于 6500mIU/ml，阴道超声见到孕囊时血 β-hCG 应高于 2000mIU/ml，若血 β-hCG 高于 6500mIU/ml 而宫内未见孕囊或见到宫内有囊腔而血 β-hCG 持续低于 2000mIU/ml，均应考虑有异位妊娠的可能。阴道超声的优越性在于孕 5 周时即可见到妊娠囊，对异位妊娠包块的辨别能力也高于腹部超声。彩色超声子宫内膜及肌层无局限型血流增加也提示有异位妊娠的可能，还可以静脉注射增强剂使滋养细胞组织周围环状血流更容易辨认，提高超声诊断的敏感性。

(2)妊娠试验 尿妊娠试验(+)。正常妊娠时大约在排卵后 7～10 天开始能在血液中测到 hCG 值升高，最初 3 周内 hCG 分泌量增加较快，血 hCG 值约每 1.7 天增加一倍，第 4～10 周约每 3 天增加一倍，孕 5 周时血 hCG 达 1000mIU/ml 以上，孕 8～10 周达高峰。动态观察血 hCG 水平，正常情况下应每 2 天增加 66%以上。异位妊娠血 hCG 水平低且倍增时间(doubling time)延长约为 3～8 天，平均 7 天，但 hCG 水平较低或倍增时间延长还见于先兆流产或难免流产，因此单纯的血清 hCG 值不应被用于诊断异位妊娠，应结合患者的病史、症状和超声检查结果判断。

(3)诊断性刮宫 因简单易行，在异位妊娠的诊断中仍起重要作用。诊断性刮宫的主要目的在于发现宫内孕，尤其是滋养叶细胞发育较差、hCG 分泌较少以及超声检查未发现明显孕囊的先兆流产或难免流产等异常妊娠。对血 hCG 水平低于 2000mIU/ml 有终止妊娠要求的可疑异位妊娠(presumed ectopic pregnancy)患者，均应行诊断性刮宫，刮出物肉眼检查后送病理检查，若找到绒毛组织，即可确定为宫内妊娠，无需再处理。若刮出物未见绒毛组织，刮宫术次日测定血 hCG 水平无明显下降或继续上升则诊断为异位妊娠。

(4)后穹窿或腹腔穿刺 是常用的判断是否存在腹腔内出血的方法。当经阴道后穹窿或腹腔穿刺获得不凝血时考虑存在腹腔内出血，此项检查也有助于临床医生决策是否需要进行腹腔探查。

3. 诊断流程

美国妇产科医师协会（ACOG，2004 年）提出的临床决策可供参考。

(1) 血清 β-hCG 值≥1500 IU/L 时，结合阴道 B 型超声综合结果分析。

①阴道 B 型超声结果：子宫外见妊娠囊、胚芽或原始心管搏动，可以诊断输卵管妊娠。

②阴道 B 型超声结果：子宫内未见妊娠囊等、附件处见肿块，可诊断输卵管妊娠；子宫内未见妊娠囊等、附件处无肿块，可考虑 2 日后重复血清 β-hCG 及阴道 B 型超声检查。若子宫内仍未见妊娠囊，而血清 β-hCG 值增加或不变，也可考虑输卵管妊娠。

(2) 血清 β-hCG 值＜1500IU/L，阴道 B 型超声未见子宫内与子宫旁妊娠囊等，未见附件肿块，可考虑 3 日后重复测定血清 β-hCG 值及阴道 B 型超声检查。

①若 β-hCG 值未倍增或下降、阴道 B 型超声仍未见子宫内妊娠囊等，可考虑即使宫内妊娠，也无继续存活可能（如囊胚停止生长、枯萎卵），可按输卵管妊娠处理。

②若 β-hCG 值倍增，则可等待阴道 B 型超声检查见子宫内妊娠囊或子宫旁妊娠囊等。

【院前处理】

测量生命体征，警惕失血性休克发生。若出现内出血增多，应开放静脉、吸氧、配血、补充血容量等抗休克治疗，并尽快联系手术。

【急诊处理】

1. 监测生命体征，持续心电监护，吸氧。

2. 开放静脉，输注晶体液与胶体液，联系配血。

3. 完善化验 血型、配血、血常规、尿常规、凝血功能和生化功能等术前化验。

4. 联系妇科医生，做好急诊手术准备。

（何新华 刘军）

三、卵巢输卵管囊肿蒂扭转

【概述】

卵巢输卵管囊肿蒂扭转是卵巢及输卵管肿瘤的并发症，常发生于中等大小、囊实性不均质、瘤蒂较长、活动度较大的肿瘤。卵巢囊肿蒂扭转更为常见，文献报道为 1%～5%，妊娠期卵巢囊肿扭转发生率较非妊娠期增加 3～5 倍。

卵巢囊肿蒂扭转多发生于中等大小的多种肿瘤，如畸胎瘤、黏液性及浆液性囊腺瘤。这些肿瘤的重心常偏于一侧，瘤体易于受肠道蠕动或体位变动影响而转动。扭转的蒂包括同侧输卵管、卵巢系膜和卵巢血管韧带。常在急剧体位变化后发病，主要表现为进行性加重的下腹痛，疼痛先局限为一侧，一般无放射性疼痛，疼痛剧烈时同时伴有恶心、呕吐。扭转不及 360° 时为不全扭转，有自然松解恢复的可能；扭转 360° 及以上为完全扭转，一般不能恢复。扭转后可出现血流障碍，扭转最初为静脉受压，动脉持续供应，致使肿瘤充血肿大，呈紫色。随病情进展肿瘤内动脉血管也受压，可发生循环阻断，继而肿瘤发生坏死并可继发感染。

【诊断要点】

1. 病史采集

盆腔包块病史、诱因（如剧烈运动、外伤、性交等）、疼痛性质及位置。

2. 查体

腹部检查下腹一侧可有不同程度压痛、反跳痛或肌紧张，部分患者可在腹部触及肿块。妇科检查示下腹有增大的附件区包块，子宫与肿块交界处即蒂扭转处触痛明显，部分患者可有体温升高。

3. 辅助检查

血常规可见白细胞计数及中性粒细胞比例升高，血沉可略增快。B超提示附件区包块。腹腔镜下可见扭转及附件包块呈紫红色改变，诊断明确。

4. 鉴别诊断

需与各种卵巢、输卵管急诊及阑尾炎鉴别（表3-8-1）。

表3-8-1 卵巢输卵管囊肿蒂扭转的鉴别诊断

	卵巢输卵管囊肿蒂扭转	输卵管妊娠破裂	卵巢黄体破裂	卵巢巧克力囊肿破裂	急性阑尾炎
既往史	附件包块	不育、慢性盆腔炎、宫内节育器	无特殊	附件包块或子宫内膜异位症	慢性阑尾炎
诱因	体位变化、生理活动后	早孕	性交、创伤	无特殊	无特殊
发病与月经关系	—	停经或少量不规则阴道出血	月经周期后半期	经期或月经后半期	—
腹痛	下腹一侧、疼痛进行性加重	下腹一侧—全下腹—全腹	下腹一侧—全下腹—全腹	下腹一侧—全下腹	转移性右下腹痛
休克	少见	多见	部分患者有	少见	少见
腹部体征	一侧压痛，有时可及包块	饱满、压痛、反跳痛阳性	饱满、压痛、反跳痛	下腹明显压痛及反跳痛	麦氏点压痛及反跳痛
肌紧张	患侧	轻度，全腹	轻度，全腹	下腹	右下腹
移动性浊音	无	常有	常有	常无	无
妇科检查	附件包块，蒂部压痛	阴道后穹窿饱满伴触痛，宫颈举痛，子宫增大质软，附件区包块及压痛	阴道后穹窿饱满伴触痛，宫颈举痛，子宫正常大小质中，附件可无肿块但压痛(+)	阴道直肠窝触痛性结节，子宫质硬、宫旁压痛、附件包块伴压痛	常无变化
后穹窿穿刺	—	常有不凝血	常有不凝血	黏稠咖啡样液体	—
体温	多正常，24～48小时后可略升	多正常，有时低热	多正常	稍高	升高，一般不超过38℃
白细胞	正常或稍高	正常或稍高	正常或稍高	略升高	升高
贫血	—	常有	出血多时有	偶有	—
妊娠试验	—	阳性	—	—	—

（何新华 刘 军）

【院前处理】

1. 初步采集病史，关注停经史及既往附件包块史，进行初步诊断。

2. 对疑似卵巢输卵管囊肿蒂扭转的患者应尽量制动，避免因活动导致完全扭转阻断血流供应，亦避免扭转回复后血栓脱落游动到全身血液循环。

3. 急查血或尿 hCG。

4. 监测生命体征，转运至有手术条件的医院。

【急诊处理】

1. 监测生命体征，开放静脉，吸氧，制动，安抚患者焦虑情绪。

2. 行术前常规化验及 B 超检查，立即行急诊手术治疗。

3. 手术中需先探查患侧附件是否已出现坏死，尤其对于年轻患者若判断卵巢输卵管尚未坏死，复位后器官功能可恢复性大者应尽量采取保守性手术。对于已出现明确性坏死者需要切除患侧附件，术中先钳夹扭转的蒂部，然后切断，切勿先恢复扭转的蒂，以防血栓脱落。切除肿物前先探查对侧卵巢输卵管。切除肿瘤后常规剖视，必要时行快速冰冻切片，以确定手术范围。

4. 对妊娠期发病患者，应监测宫缩及胎心。术中操作应轻柔，尽量避免对子宫的刺激。如出现先兆流产或先兆早产可行保胎治疗。

四、卵巢囊肿破裂

【概述】

卵巢囊肿破裂是卵巢囊肿常见的并发症，是引起妇科急腹症的原因之一。囊肿破裂分为外伤性和自发性两种。外伤性破裂主要由腹部外伤、分娩、性交、妇科检查及穿刺引起；自发性破裂常因肿瘤过速生长所致，多数为肿瘤浸润性生长穿破囊壁。

常见的囊肿破裂包括肿物破裂、黄体囊肿破裂和卵巢巧克力囊肿破裂。在月经周期后半期即黄体血管化时期，是黄体破裂高发期。内部出血引起囊内压力增加，引发破裂和出血。此外，外伤、盆腔炎症、卵巢子宫充血等其他因素均可导致黄体破裂，对于子宫内膜异位症患者，异位的子宫内膜在卵巢组织中周期性出血，使卵巢不断增大而形成囊肿即为卵巢巧克力囊肿。此类囊肿常为双侧，囊壁厚，常与周围组织有紧密粘连。每次月经周期囊腔内均有较多出血，囊肿迅速增大，可自然破裂或在外力影响下破裂。

急性下腹痛是卵巢囊肿破裂最常见的症状，不同性质的囊肿破裂引起的腹痛程度可能不同，其症状轻重取决于破裂口大小以及流入腹腔囊液的性质和量。

【诊断要点】

1. 病史采集

(1) 卵巢黄体破裂 常见于育龄期女性，发生于月经周期第 20～27 天，突发下腹疼痛，有恶心、呕吐、里急后重，部分患者出现口干、心慌、头晕和晕厥等休克症状。

(2) 卵巢巧克力囊肿破裂 常有卵巢内膜异位症史，但无停经史或阴道不规则出血，经期或经后突发下腹剧痛，开始于一侧，继而盆腔疼痛，伴恶心、呕吐。部分患者出现血压下降和休克症状。

2. 查体

(1) 卵巢黄体破裂 贫血貌，脉率快，血压下降。下腹压痛，腹腔内出血量大时移动性浊音阳性。妇科检查：阴道内无出血，后穹窿饱满，触痛；宫颈举痛；子宫正常大小，一侧可触及界限不清包块，触痛明显。

(2) 卵巢巧克力囊肿破裂 腹部有明显腹膜刺激症状，有明显肌紧张、压痛、反跳痛。偶有移动性浊音。妇科检查：阴道内无出血，阴道直肠陷窝可及触痛性结节，子宫大小正常，质地偏硬，于盆腔一侧或双侧可触及边界不清的包块，常与子宫后壁粘连，活动性差，有触痛。

3. 辅助检查

（1）卵巢黄体破裂　血常规示血红蛋白下降。血或尿 hCG 阴性，如为妊娠黄体破裂，hCG 为阳性。超声示患侧卵巢增大，腹腔积液。后穹窿穿刺可见不凝的暗红色血液。腹腔镜探查可见卵巢黄体破裂有活动性出血。

（2）卵巢巧克力囊肿破裂　血或尿 hCG 阴性，血 CA125 可轻度升高。部分患者后穹窿穿刺可见陈旧巧克力样黏稠液体。超声提示附件区囊肿，囊内可见密集点状回声。腹腔镜探查可见腹腔内陈旧巧克力样液及卵巢巧克力囊肿破裂。

【院前处理】

1. 初步采集病史，关注月经史、痛经史及附件包块史，进行初步诊断。

2. 监测生命体征，转运至有手术条件的医院。

【急诊处理】

1. 监测生命体征，对于出血少，无休克症状的患者，可予卧床休息及止血药物治疗，并予营养支持。对于出血多、出现休克症状的患者，应开放静脉，行补液及输血治疗维持血流动力学稳定，同时积极完善术前化验，行急诊手术准备。

2. 手术应注意保留卵巢功能，术中彻底清洗盆腹腔。必要时术中可对切除囊肿行冰冻切片，以决定肿物性质，确定手术范围。

3. 术后予纠正贫血及抗感染治疗。

（何新华　刘军）

五、黄体破裂

【概述】

黄体破裂是妇科常见的急腹症之一，可以发生于育龄各个阶段。卵巢在排卵后形成黄体，正常成熟黄体直径 2～3cm。若黄体腔内有大量的积液，直径大于 3cm 称之为黄体囊肿。黄体破裂对人的危害因人而异，临床症状及表现也有很大差别。部分患者有轻微突发下腹痛，后自行愈合，流出的少量血液也可自行吸收。部分患者则可能发生剧烈难忍的腹痛，为继发黄体内的血管破裂，血液流向腹腔，造成持续性腹痛，严重者可因此发生出血性休克，表现为大汗淋漓、头晕、头痛、血压下降和四肢冰冷等，如治疗不及时可危及生命。

黄体破裂的原因可能与以下因素有关：①黄体囊肿的形成。正常的黄体小于 2cm，且为非囊性，黄体囊肿形成是黄体破裂的好发因素之一。97%黄体破裂患者具有黄体囊肿。②外力。妇科检查挤压或性交有可能导致卵巢黄体破裂。文献报道黄体破裂多发生于右侧卵巢，左侧较少见，可能与乙状结肠保护左卵巢免受外力影响有关。③凝血机制异常，如慢性抗凝治疗后，亦可诱发黄体破裂。

【诊断要点】

1. 临床表现

患者无停经史，可发生在已婚或未婚女性，以生育年龄女性多见。发病往往在月经周期第 20～27 天，性交后发病。突发下腹痛、恶心、呕吐、大小便频繁感，严重者出现休克症状。

(1)体征　①腹部体征：出血量不多时，患侧下腹压痛、反跳痛、肌紧张；出血量较多时可见腹膨隆，全腹压痛及反跳痛，移动性浊音(+)。②盆腔体征：宫颈举痛明显，子宫常大；附件区可扪及压痛性肿物。

(2)黄体破裂常发生于右侧，但缺乏典型症状，应与急性阑尾炎、输卵管妊娠破裂或流产相鉴别。

2. 辅助检查

(1) 超声显示患侧卵巢增大、腹腔积液。

(2) 血或尿 hCG 阴性。

(3) 血红蛋白下降。

【院前处理】

监测生命体征，警惕失血性休克发生。若出现内出血增多，应开放静脉、吸氧、配血、补充血容量等抗休克治疗，并尽快联系手术。出血少患者可用保守治疗：卧床休息，应用止血药物。

【急诊处理】

1. 监测生命体征，持续心电监护，吸氧。

2. 开放静脉，输注晶体液与胶体液，联系配血。

3. 完善化验　血型、配血、血常规、尿常规、凝血功能和生化功能等术前化验。

4. 联系妇科医生，做好急诊手术准备。

(何新华　刘　军)

六、急性盆腔炎

【概述】

盆腔炎是妇女常见疾病，包括子宫内膜炎，输卵管炎，输卵管、卵巢脓肿以及炎症扩散后产生的盆腔腹膜炎和肝周围炎。美国疾病控制和预防中心(CDC)将其称为盆腔炎性疾病(PID)。CDC 提出的 PID 定义主要指盆腔的急性炎症，一般多因产后、剖宫产后、流产后以及妇科手术后细菌进入创面感染而发病，也可因下生殖道的性传播疾病及细菌性阴道疾病上行感染至上生殖道而造成。常见致病菌为葡萄球菌、链球菌、大肠埃希菌、消化链球菌和脆弱球菌等，多反复发作，据统计 25%的 PID 患者可再次急性发作，严重者可因败血症、脓毒血症和感染性休克而危及生活，其后遗症可导致不育，增加宫外孕的危险。

【诊断要点】

1. 病史

产后、剖宫产后或流产后，月经期性交，近期妇科手术操作(如人工流产、防止宫内节育器、输卵管通液试验等)。患者年龄、是否有活跃的性生活和是否用节育器避孕等都具有提示意义。

2. 临床表现

轻者症状轻微或无症状，重者可有发热(最高可达 39～40℃)，同时伴有急性下腹痛，少数可有膀胱刺激症状。

3. 体格检查

因炎症轻重及范围大小有不同临床表现。病情严重时可出现急性病容，发热、脉速、唇干。腹痛为持续性，活动或性交后加重。若合并腹膜炎可出现恶心、呕吐、腹胀、腹泻等。伴有泌尿系统感染可有尿急、尿痛、尿频症状。妇科检查：阴道分泌物增多伴或不伴异味，阴道穹窿触痛(+)；宫颈口可有脓性分泌物，举摆痛(+)；子宫压痛明显，双侧附件增厚、压痛。若炎症播散成盆腔腹膜炎，则可有整个下腹痛压痛、反跳痛。

4. 辅助检查

血白细胞增多，血沉增快，C-反应蛋白升高，宫颈分泌物培养致病菌阳性等。

附：2010 年美国疾病控制中心盆腔炎诊断标准

1. 性活跃女性和其他患性传播疾病危险患者

有子宫触痛、附件触痛或子宫颈举痛又无其他病因，可考虑为盆腔炎进行治疗。

2. 附加诊断标准

发热(≥38.3℃)，阴道或宫颈黏液脓性分泌物，阴道分泌物盐水湿片镜检发现大量白细胞、血沉增快、C-反应蛋白升高和特异性病原体(如淋病奈瑟菌或沙眼衣原体阳性)

3. 特异诊断标准

(1)子宫内膜活检发现子宫内膜炎的组织学证据。

(2)经阴道超声检查或磁共振显像显示输卵管壁增厚、管腔积液、合并或不合并盆腔积液或输卵管、卵巢脓肿。

(3)腹腔镜检查有符合 PID 的异常发现。

【院前处理】

除外外科及妇科其他急腹症原因，抗感染、降温、对症治疗，禁止无保护性生活。

【急诊处理】

1. 全身治疗

重症者应卧床休息，与高蛋白流食或半流食，头高脚低位，补充液体，纠正电解质紊乱和酸碱平衡，高热时予物理降温，适当给予止痛药，避免无保护性交。

2. 抗生素治疗

(1)口服抗生素　一般选用同时对需氧菌、厌氧菌和非特异性感染有效的抗生素。

推荐方案：头孢曲松 250mg，单次肌内注射；加强力霉素 100mg，口服 2 次/日，共 14 天；加或不加甲硝唑 500mg，口服，2 次/天，共 14 天；或头孢西丁 2g，单次肌内注射；加丙磺舒 1g，单次口服；加强力霉素 100mg，口服，2 次/天，共 14 天；加或不加甲硝唑 500mg，口服，2 次/天，共 14 天；或其他三代头孢如头孢噻肟或头孢唑肟；加强力霉素 100mg，口服，2 次/天，共 14 天；加或不加甲硝唑 500mg，口服，2 次/天，共 14 天。

(2)静脉抗感染至少 48 小时　推荐方案 1：头孢替坦 2g 静脉滴注，12 小时一次，或头孢西丁 2g 静脉滴注，6 小时一次。均加用强力霉素 100mg 静脉注射，12 小时一次。病情改善后继续用强力霉素，100mg 口服，每日 2 次至 14 天。

推荐方案 2：克林霉素 900mg 静脉滴注，8 小时一次，加庆大霉素 2mg/kg(负荷量)，静脉滴注或肌内注射，之后以 1.5mg/kg 静脉滴注或肌内注射，8 小时一次，或每日应用庆大霉素 3～5mg/kg 单次剂量。

住院治疗指征：

(1) 有外科急症表现，如阑尾炎和异位妊娠不除外。

(2) 患者为孕妇。

(3) 经门诊口服抗生素无效。

(4) 不能遵循或不能耐受门诊口服抗生素治疗的患者。

(5) 病情严重，恶心、呕吐、高热。

(6) 盆腔脓肿。

（何新华　刘军）

第九节　皮肤科急症

一、急性荨麻疹

荨麻疹是一种暂时性、瘙痒性、血管反应性皮肤病，以皮肤黏膜潮红和风团为特征，发病与感染、过敏、自身免疫及假性变态反应等多种因素有关。

【诊断要点】

1. 皮损为发作性的皮肤黏膜短暂肿胀，表浅的真皮肿胀形成风团，深部的皮肤黏膜肿胀称为血管神经性水肿。单一风团多在 24 小时内消褪，消褪后不留痕迹。自觉瘙痒。累及消化道者，可出现腹痛、里急后重、黏液稀便等类似急性胃肠炎症状；如累及鼻黏膜可表现为卡他性鼻炎；累及喉头者，可有喉头水肿、呼吸困难、窒息。病情严重者可伴心悸、恶心、呕吐、血压下降及过敏性休克症状。

2. 根据风团出现是否需要物理等因素诱发分为自发性荨麻疹和非自发性荨麻疹，后者包括物理性荨麻疹和其他类型荨麻疹。

3. 自发性荨麻疹中每周发病超过 2 天，病史在 6 周以内者为急性荨麻疹，6 周以上者为慢性荨麻疹。发作间隔较长，非每周发病者为间歇性荨麻疹。

4. 物理性荨麻疹

(1) 人工性荨麻疹　表现为皮肤瘙痒，搔抓后出现线状风团，皮肤划痕症阳性。

(2) 寒冷性荨麻疹　分为获得性和遗传性两种。获得性者表现为受冷后数分钟出现风团，可用冰块试验诊断，即将小冰块放置于前臂皮肤上 5 分钟，如局部诱发出风团可确诊；遗传性者为家族性常染色体显性遗传，女性多见，常于幼年开始发病，于受冷后数小时出现泛发性风团，可伴畏寒、发热、头痛、关节痛和粒细胞升高，被动转移试验阴性。

(3) 压力性荨麻疹　皮肤受压数小时后受压部位出现风团，持续 8～12 小时消褪，多见于臀部及足部。

(4) 热性荨麻疹　由局部受热诱发。

(5) 日光性荨麻疹　由日光照射诱发。

5. 其他类型荨麻疹　包括接触性荨麻疹、蛋白胨性荨麻疹、胆碱能性荨麻疹、肾上腺能荨麻疹、运动源性荨麻疹、水源性荨麻疹和振动性荨麻疹。

6. 排除荨麻疹性血管炎和伴有风团的其他疾病。

【急诊处理】

1. 去除诱发及加重因素。

2. 药物治疗　可用第二代非镇静 H$_1$ 受体拮抗剂治疗，一种药物效果不好，可合并 2 种药物。

3. 皮损广泛者可予 10%葡萄糖酸钙 10ml 加维生素 C 1.0g 于 250ml 液体中静脉滴注。如伴腹痛，可予解痉药(如阿托品)。如有低血压或呼吸困难，应吸氧，皮下注射 0.1%肾上腺素 0.3～0.5ml，必要时 15 分钟内可重复。支气管痉挛者可静脉滴注氨茶碱 200mg 及氢化可的松琥珀酸钠 200mg。

4. 如有喉头水肿、呼吸困难窒息者可立即气管切开，观察血压及心电图变化。

（张春玲　张新超）

二、药物疹

药物疹指药物通过各种途径进入人体后所引起的皮肤黏膜急性炎症反应，严重者可影响到机体其他系统。发病机制可分为变态反应和非变态反应。

【诊断要点】

1. 明确用药史，皮疹多在用药后 4～20 天内发生。

2. 瘙痒是药物疹最常见和最明显的自觉症状，其他全身症状可有恶寒、发热、头痛、恶心和乏力等。

3. 皮损表现多种多样，包括发疹型、肢端红斑型、荨麻疹型、血清病样综合征型、过敏性休克型、固定性药物疹、急性泛发性发疹性脓疱病及多形性红斑型药物疹等；重症药物疹包括重症多形红斑型药物疹、中毒性表皮坏死松解型药物疹及剥脱性皮炎型药物疹。

4. 重症多形性红斑型药物疹的皮损广泛，表皮剥脱占体表面积 10%以下，2 处以上皮肤黏膜交界处发生大疱及糜烂，如睑缘、口周、阴部及肛周，疼痛剧烈，多伴高热、肺炎和肝、肾功能障碍等。

5. 中毒性表皮坏死松解型药物疹的皮损为弥漫性紫红或暗红色斑片，触痛显著，有大小不等松弛性水疱，尼氏征阳性。黏膜糜烂明显，发生在角膜的损害可导致角膜穿孔。

6. 剥脱性皮炎型药物疹表现为弥漫水肿性红斑，尤以面部、手足为重。2 周后，全身皮肤呈鳞片状或落叶状脱屑。手足呈手套、袜套状剥脱，头发、指(趾)甲也可脱落。口腔可发生糜烂，影响进食、呼吸等。眼部可表现结膜充血、畏光、分泌物增加，重时可发生角膜溃疡。全身淋巴结可肿大。

7. 血白细胞、嗜酸粒细胞升高或白细胞、红细胞、血小板下降，亦可出现蛋白尿、血尿以及肝、肾功能异常，也可出现心电图异常。

8. 应与其他所有类似皮损的皮肤病鉴别，鉴别诊断困难时可做皮肤活检。

【急诊处理】

1. 停用一切可疑致病药物及结构类似的药物。多饮水或静脉补液，促进药物排泄。

2. 病情轻微者可酌情选用抗组胺类药物、维生素 C 和钙剂等。

3. 病情较重且病因明确者需要早期全身应用糖皮质激素治疗以控制过敏反应性炎症造成的皮肤黏膜及其他脏器损伤。

4. 重症患者全身状况极差者可以输新鲜血或血浆或静脉滴注丙种球蛋白，注意及时纠正水和电解质紊乱情况。做好床旁隔离，避免感染，保持室内适当温度和湿度，加强营养。

5. 继发感染时选用适当抗生素。

6. 局部以抗感染、止痒、安抚、保护皮肤黏膜和防止继发感染为原则。

（张春玲　张新超）

三、带状疱疹

由水痘–带状疱疹病毒感染引起，该病毒具有亲神经特性，初次感染后可长期潜伏于脊髓神经后根神经节内，当宿主免疫功能减退时，病毒活跃而引起发病。

【诊断要点】

1. 常见皮损为在红斑或正常皮肤上出现群集丘疹及水疱，常单侧发病，沿神经呈带状排列。

2. 神经痛为本病的特征之一，可在发疹前或伴随皮疹出现。部分患者在皮损消失后可遗留神经痛。

3. 可有发热、患部附近淋巴结肿大。

4. 老年体弱或免疫功能低下者，病程较长，皮损可出现血疱、大疱甚至坏死，并可泛发。不全型或顿挫型带状疱疹可以仅出现红斑、丘疹而不发生水疱或只发生神经痛而不出现任何皮损。

5. 三叉神经受累时可合并角膜炎、结膜炎，甚至全眼炎；累及膝状神经节可影响运动及感觉神经纤维，可引起面瘫、耳痛及外耳道疱疹三联征。

6. 病程约 2~4 周。愈后在出现免疫功能低下时，可再次发作。

【急诊处理】

以抗病毒、抗感染、止痛和预防并发症为原则。

1. 抗病毒药物　阿昔洛韦、泛昔洛韦或伐昔洛韦等口服或静脉滴注，肾功能不全者需减量。

2. 可用维生素 B_1、B_{12} 等营养神经，必要时使用止痛药。

3. 病情较重或体弱者可加用干扰素或丙种球蛋白等。

4. 局部以干燥、抗感染为主，可外搽炉甘石洗剂、阿昔洛韦或贲昔洛韦软膏、酞丁胺搽剂或软膏，继发细菌感染时外用抗生素软膏。

5. 氦氖激光照射、紫外线照射、频谱电疗及针刺等，有一定的抗感染和止痛效果，有助于恢复。

（张春玲　张新超）

第十节　儿科急症

一、热性惊厥

【概述】

热性惊厥(FS)是儿童惊厥最常见的原因。具有年龄依赖性，多见于 6 月～5 岁，患病率为 3%～5%。2011 年美国儿科学会(AAP)将 FS 定义为一次热程中(肛温≥38.5℃，腋温≥38℃)出现的惊厥发作，无中枢神经系统感染证据以及引起惊厥的其他原因，既往也没有无热惊厥史。FS 通常发生于发热 24 小时内，如发热≥3 天才出现惊厥发作，应注意查找其他导致惊厥发作的原因。部分 FS 患儿以惊厥起病，发作前监护人可能未察觉到发热，但发作时或发作后立即发现发热，临床上应注意避免误诊为癫痫首次发作。

【诊断要点】

1. FS 的临床类型

根据临床特征，FS 可分为单纯性 FS 和复杂性 FS，其中单纯性 FS 占 70%～80%，复杂性 FS 占 20%～30%，具体分类方法如表 3-10-1 所示。

表 3-10-1　FS 的分类

	单纯性热性惊厥(必须符合所有标准)	复杂性热性惊厥(符合以下一项或多项)
发病年龄	6 月～5 岁	<6 月或>5 岁
发作类型	全面性发作，通常为全面性强直或阵挛发作	部分性发作
惊厥持续时间*	<15 分钟	>15 分钟
一次热性病程惊厥发作次数	1 次	大于等于 2 次
起病前神经系统	无异常	有异常
惊厥发作后病理性异常	无	可有，如 Todd 麻痹等

*FS 持续状态是指 FS 发作时间>30 分钟或反复发作、发作间期意识未恢复达 30 分钟及以上。但目前，国际抗癫痫联盟(ILAE)将超过 5 分钟的全身强直性阵挛发作定义为惊厥持续状态。

2. FS 常见的病因与发病机制

病毒感染是引起 FS 的主要原因，常见病因包括急性上呼吸道感染、中耳炎、鼻炎、肺炎、出疹性疾病、急性胃肠炎、尿路感染及部分非感染性的发热疾病等。

FS 的确切发病机制不明确，可能与患儿脑发育未完全成熟、髓鞘形成不完善、遗传易感性及发热等多方面因素相互作用等有关。研究及临床实践证实，FS 具有明显的年龄依赖性及家族遗传倾向，常为多基因遗传或常染色体显性遗传伴不完全外显。对首发年龄小、发作频繁或有家族史者建议必要时行遗传学检测。

3. 鉴别诊断

FS 应与发热寒战、婴幼儿屏气发作和晕厥等鉴别。本病是排除性诊断，应与癫痫、中枢神经系统感染、中毒性脑病、急性中毒、代谢紊乱或遗传代谢病等其他病因所致惊厥发作相鉴别。

4. 辅助检查

辅助检查目的为明确病因，排除引起惊厥的其他疾病，并评估 FS 复发及发生继发癫痫的可能性，为进一步治疗提供依据。

(1) 常规实验室检查 包括血常规、血生化、尿常规及便常规，如夏秋季突发频繁惊厥者应及时检查便常规，以除外中毒性细菌性痢疾。小婴儿发热应完善尿常规，除外泌尿系统感染。

(2) 脑脊液检查 绝大多数 FS 无须行脑脊液检查，但以下情况时，应考虑完善脑脊液检查。

①存在原因不明的嗜睡、呕吐或脑膜刺激征和(或)病理征阳性者。

②6～12 月龄未接种流感疫苗、肺炎链球菌疫苗或预防接种史不详者。

③已给予抗生素治疗，尤其是＜18 月龄者，原因系该年龄段患儿发生脑膜炎（脑炎）的症状和体征不典型，且抗生素治疗可能掩盖脑膜炎（脑炎）症状。

④复杂性 FS 患儿应密切观察其症状与体征，必要时完善脑脊液检查除外中枢神经系统感染。

(3) 脑电图检查 单纯性 FS 患儿不常规进行脑电图检查。有下述特征者应完成脑电图检查并随访：局灶性发作、神经系统发育异常、复杂性 FS、惊厥发作次数多或一级亲属有特发性癫痫病史。由于发热及惊厥发作后均可影响脑电图背景电活动，并可能出现非特异性慢波或异常放电，因此建议热退后至少 1 周后再检查。以上情况为继发癫痫的危险因素。

(4) 神经影像学检查 对首次单纯性 FS 发作者，不建议常规进行头颅 CT 或磁共振成像(MRI)检查。以下情况推荐头颅 CT 或 MRI 检查寻找病因：头围异常、神经系统发育缺陷、局灶性神经体征、惊厥发作后神经系统异常持续数小时及皮肤异常色素斑。FS 患儿在急性期可能存在海马区肿胀，远期可能发生海马萎缩，并可能发生颞叶癫痫，可复查头颅 MRI。

【急诊处理】

1. 大多数 FS 呈突然短暂发作，持续时间 1～3 分钟，不必急于使用止惊药。

(1) 保持呼吸道通畅，防止跌落或受伤；勿刺激患儿，切忌掐人中、撬开牙关、按压或摇晃患儿、往患儿嘴里塞物品等，以免引起其进一步伤害。

(2) 抽搐期间分泌物较多，可让患儿平卧头偏向右侧或右侧卧位，及时清理口鼻腔分泌物，避免窒息。

(3) 建立静脉通路，监测生命体征、保证正常心肺功能，必要时吸氧，积极退热。

若惊厥发作持续＞5 分钟，应药物止惊。

苯二氮䓬类是国际上公认的一线药物。有静脉通道时，首选地西泮 0.3～0.5mg/kg(≤10mg/次)，速度 1～2mg/min，如 5 分钟后惊厥发作仍未控制或控制后复发，可相同剂量重复使用一次。苯二氮䓬类第 1 次给药有效率约 70%，第 2 次给药有效率仅 16.7%，故原则上不再第 3 次重复给药。如尚未建立静脉通路，可肌内注射咪达唑仑 0.1～0.3mg/kg(体重＜40kg者，最大剂量不超过 5mg/次；体重＞40kg 者，最大剂量不超过 10mg/次)或 100g/L 水合氯醛溶液 0.5ml/kg 灌肠止惊。

如仍不能控制，按惊厥持续状态处理。推荐静脉给予磷苯妥英、苯妥英钠或苯巴比妥[15mg/(kg·次)]，但国内大部分医院前两种静脉制剂。故还可予静脉用丙戊酸(国外用量为

20～40mg/kg，国内说明书为15mg/kg)静推，至少持续 5 分钟，然后以 1mg/(kg·h)静脉泵维持。如惊厥仍无控制，可选择咪达唑仑或丙泊酚静脉泵维持。咪达唑仑起始速度 1～2μg/(kg·min)，根据情况可每 15 分钟增加 1～2μg/(kg·min)，直至惊厥控制，最大剂量可达 12μg/(kg·min)。发作时间长者需注意保持气道畅通、持续心电监护、吸氧、监测血糖和电解质等。

不推荐使用苯巴比妥肌内注射作为 FS 发作时的初始治疗。因为苯巴比妥起效慢，约 20～60 分钟脑组织药物浓度才达峰浓度，不适合作为惊厥发作初始治疗，只作为二线甚至三线用药。

2. 留院观察或住院指征

(1) 既往有单纯性 FS 病史或年龄＞18 月龄首次单纯性 FS 发作者，发热病因明确且临床症状及体征平稳者，无须留院观察或住院治疗，但需告知家长密切观察病情变化。

(2) 以下情况需留院观察或住院治疗 ①首次发作＜18 月龄，尤其是已使用抗生素治疗者；②有嗜睡等神经系统症状和(或)异常体征者；③复杂型 FS 或惊厥持续状态患儿；④无明确家族史者；⑤FS 的感染原因不明或感染较为严重者。

(武 洁 王 荃)

二、急性上气道梗阻

【概述】

上气道梗阻(UAO)是指多种原因引起的环状软骨以上呼吸道发生狭窄或阻塞所引起的呼吸困难。急性上气道梗阻是儿科临床常见的危急重症之一。与成人相比，儿童尤其是婴幼儿气道狭小、气道顺应性低、呼吸储备不足，更容易发生上气道梗阻，如不及时明确病因做相应的处理常常可出现呼吸衰竭而危及生命。急诊科医生应能正确认识上气道梗阻，准确判断梗阻的病因和部位，及时正确处理。

【诊断和鉴别诊断】

1. 急性上气道梗阻的病因

上气道梗阻常见原因包括先天发育异常、炎症、肿瘤、异物及创伤等。儿童上气道梗阻的病因多为急性感染所致，而新生儿多为先天发育异常(例如先天性鼻后孔闭锁、Pierre Robin 综合征、各种占位病变、喉软化及声带麻痹等)。具体病因如下。

(1) 感染性疾病 感染是儿童急性上气道梗阻最常见病因，如急性喉气管支气管炎(伪膜)、急性会厌炎、白喉、扁桃体炎或周围脓肿、咽后壁脓肿及颌下蜂窝织炎等。

(2) 异物 鼻、咽、喉、声门下、气管异物，以声门下异物最为危险。

(3) 先天畸形或发育异常 先天性鼻后孔闭锁、Pierre Robin 综合征、喉蹼、先天性喉软骨软化、先天性囊肿(舌根囊肿、甲状舌骨囊肿、喉囊肿)、先天性声门下狭窄、气管或主支气管软化、巨舌症、颅面部发育畸形和脑脊膜膨出等。

(4) 局部占位 鼻咽部恶性肿瘤、喉息肉、喉部乳头状瘤、血管瘤或淋巴管瘤等。

(5) 创伤 如严重的颌面部创伤、喉外伤、烧伤(烫伤)、化学灼伤、环状软骨断裂、冷冻疗法、喉部放射疗法的反应以及喉部手术损伤等。

(6) 声带麻痹 单侧声带麻痹者喉梗阻不重或无梗阻现象，先天性心脏病常伴左侧喉返神经麻痹，新生儿可因分娩时损伤颈部迷走神经导致此症。双侧声带麻痹者声带固定不动，吸气时声门无法打开，可发生严重上气道梗阻。

(7) 其他　过敏、血管环畸形、气管插管后声门下狭窄或水肿、肉芽形成、喉痉挛和神经、肌肉疾病等。此外，较大的纵隔肿瘤或颈部淋巴管瘤(血管瘤)、颈部动脉瘤等均可压迫或阻碍喉部血流循环而发生水肿引起上气道梗阻。

2. 引起急性上气道梗阻病因的年龄分布

(1) 新生儿　先天性发育异常为主，如鼻后孔闭锁、Pierre-Robin 序列征、喉软化、先天性囊肿、声带麻痹、声门下血管瘤或其他肿物、血管畸形、先天性心脏病以及脑脊膜膨出等。

(2) 婴儿　先天发育异常、感染(如急性喉气管支气管炎、咽后壁脓肿)和异物等。

(3) 幼儿　感染及异物为主，此外可见化学性损伤或烧、烫伤等。

(4) 学龄前或学龄期儿童　感染、异物吸入、扁桃体和(或)腺样体肥大、肿瘤压迫等。

3. 临床症状和体征

上气道梗阻病情轻重取决于梗阻的部位、程度、梗阻进展速度以及患儿基础心肺功能和全身状态。临床所见的大多数上气道梗阻为不完全性梗阻，具体表现如下。

(1) 患儿常表现为咳嗽、烦躁、哭闹和声音嘶哑等。

(2) 不同程度的呼吸困难(呼吸功增加)　吸气性呼吸困难及喉喘鸣是主要体征，患儿可出现呼吸急促、脉搏增快、吸气性三凹征、呼吸不规则、点头或张口呼吸、口周青紫、鼻翼扇动以及面色苍白等表现，严重者可呼吸音减低、意识改变。部分患儿还可出现鼾音，主要系鼻咽梗阻所致，见于咽后壁脓肿、咽部肿物、腺样体和(或)扁桃体肿大等。会厌炎患儿可出现"嗅花位"特殊体位。

(3) 声音嘶哑　如病变原因在喉内可出现声音嘶哑，甚至失声，如声带麻痹。喉外病变声门以上部位病变常出现声音低沉，但无声音嘶哑。

完全梗阻时，患儿则呈突然窒息或极度呼吸困难，面色发绀，不能说话，无效咳嗽，呼吸音消失，随时可能死亡。

梗阻病情评估分度如下。

Ⅰ度梗阻：安静时无呼吸困难，活动或哭闹时可有轻度吸气性呼吸困难、鼻翼扇动、吸气性喉喘鸣及轻度三凹征。

Ⅱ度梗阻：安静时出现轻度吸气性呼吸困难和喉鸣，活动时加重，心率增快，但不影响睡眠和进食，肺部听诊可闻及喉鸣。

Ⅲ度梗阻：吸气性呼吸困难明显，吸气性三凹征显著，出现缺氧症状，如烦躁不安、发绀、不易入睡、拒食、脉搏加快等，双肺呼吸音减低。

Ⅳ度梗阻：呈衰竭状态，意识障碍，呈昏睡甚至昏迷状态，呼吸极度困难，面色苍白发灰，定向力丧失，肺部听诊呼吸音几乎消失，心音低钝，心律失常或心率缓慢，血压下降，可出现大小便失禁。若不及时抢救，可因窒息、呼吸衰竭、心脏停搏而死。

4. 急诊检查要点

(1) 血常规、C-反应蛋白。

(2) 病原学检查。

(3) 影像学检查：胸片、胸透、肺 CT，根据病情选择增强 CT 等。

（4）纤维喉镜或纤维支气管镜有助于了解有无异物吸入、气道软化、发育畸形、局部占位和外压狭窄等情况，并可在镜下直接取出异物解除梗阻。

5. 鉴别诊断

临床上可以喘鸣的特征作为鉴别诊断依据。喘鸣是因为鼻和气管之间的上呼吸道发生部分梗阻，产生一股或多股气体湍流而致。儿童的气道并非一内径固定的管道，且相对成人而言较软，管腔的横断面随压力不同而变化。气道内径变小时，气流会减慢并分裂，从而产生喘鸣。胸外气道梗阻时产生吸气性喘鸣，胸内气道梗阻时产生呼气性喘鸣。较大的病变可产生吸气和呼气性双相气流梗阻，出现双相喘鸣，双相喘鸣往往提示病情严重。喉是一固定性结构，内径不随呼吸发生明显变化。婴儿喉腔最窄部位在声门下，横断面积为 $14\sim15mm^2$，该部位黏膜水肿仅 1mm 时，即可使气道面积减少 65%。喉部病变多产生双相喘鸣。此外，喉软骨软化的喘鸣为吸气性、高调喘鸣，声门梗阻亦产生高调喘鸣，而声门上病变常为低调、浑厚的喘鸣，鼾声常为鼻咽部梗阻的表现。

发音的特征对上呼吸道梗阻的病因也能提供部分诊断线索，如声音嘶哑常见于急性喉炎、喉气管炎、声带麻痹、白喉或喉乳头状瘤病；声音低沉或失音则常见于喉蹼、喉部异物和会厌炎等。口腔脓肿和会厌炎的患儿可出现语音含糊不清。

由于上气道与食管相毗邻，因此上气道梗阻也可引起进食困难。婴儿鼻咽梗阻时，由于鼻通气障碍常引起进食困难伴吸气性呼吸困难。口咽梗阻，特别是舌根部病变及声门上喉部病变均影响吞咽。咽后壁脓肿及声门上腔炎症、会厌炎、食管或咽部异物等，患儿可出现不愿吞咽、流涎。

【急诊处理】

治疗方法的选择须根据其病因和严重程度而定。严重上气道梗阻应紧急处理，解除呼吸道阻塞，挽救生命。

1. 一般治疗

保持安静，避免患儿躁动，开放气道，氧疗(吸氧、无创通气、有创通气)，维持安全、舒适的体位，心电监护。

2. 病因治疗

（1）急性喉气管支气管炎　激素有抗炎及抑制变态反应的作用，治疗喉炎、喉气管支气管炎效果良好。凡有明显呼吸困难者可应用激素治疗，可选用泼尼松、地塞米松、氢化可的松或甲泼尼龙等。Ⅱ度梗阻者可口服泼尼松，每次 1mg/kg，每 4~6 小时口服一次，一般口服 6~8 次后，喉鸣及呼吸困难多可缓解。对于严重者可静脉滴注地塞米松(每次 0.1~0.3mg/kg)、氢化可的松 5~10mg/(kg·次)或甲泼尼龙［1~2mg/(kg·次)］，根据患儿情况酌情调整。同时，布地奈德雾化吸入可减轻喉部水肿。如化验结果提示存在细菌感染时，应及时、早期选用适当、足量的抗生素控制感染。

（2）过敏　严重过敏可致喉头水肿引起急性上气道梗阻，需快速评估气道、呼吸、循环和病史。若患儿已发生心跳呼吸骤停，需立即开始心肺复苏，并确保尽快获得进一步生命支持，不应因缺乏完整病史和明确诊断而延误抢救。药物方面首选肌内注射肾上腺素，其起效快，10 分钟达峰浓度，比静脉用药更安全、且作用时间更长。肌内注射最佳部位选择股外侧肌(大腿外侧)，剂量为 1:1000 肾上腺素 0.01ml/kg(单次最大剂量为 0.5mg)，每隔 5~10 分钟可以重复此剂量，直至患者状况稳定。部分患儿如肌内注射肾上腺素无效或存在循环衰竭，可用静脉泵维持肾上腺素，建议剂量为 $0.1\mu g/(kg \cdot min)$。糖皮质激素具有非特异性抗过敏、抗休克作用，有助于预防或减轻进一步过敏反应，为二线药物，可应用甲泼尼龙 $1\sim2mg/(kg \cdot 次)$ 静脉输注。吸入 β_2 受体激动剂能辅助治疗由严重过敏反应引发的支气管痉挛，但须注意的是严重急性支气管痉挛时药物可能很难抵达气道。由于 H_1 受体拮抗剂不能防止或减轻呼吸道梗阻，且起效缓慢，故不建议将抗组胺药作为严重过敏反应的初始治疗。

(3)异物吸入

①完全梗阻(现场立即处理)：意识丧失者：仰卧位，立即实施 CPR 并呼救，随时准备清除异物，每次打开气道时需注意查看咽喉部有无异物，若有，须小心取出。意识清醒者：可立即采用手法去除异物,即背部叩击-胸部按压法(1岁以内)或Heimlich手法(1岁以上)。

②不完全梗阻(医院处理)：氧疗、心电监护，有条件者完善肺部影像学检查(如 X 线片、透视、肺 CT、气道重建)，尽早安排纤维喉镜或纤维支气管镜检查协助取出异物。

(4)伪膜性喉气管炎　积极抗感染并取伪膜。

(5)咽喉壁脓肿或扁桃体周围脓肿　抗感染并切开排脓。

(6)肿瘤、喉蹼、血管畸形等　手术治疗。

(7)局部息肉或插管后瘢痕形成　可纤维支气管镜介入治疗。

3. 按梗阻分级情况治疗

(1)Ⅰ度、Ⅱ度梗阻　明确病因，积极进行病因治疗。如系感染所致，使用足量有效抗生素、酌情使用糖皮质激素以及雾化吸入。如为异物，及时应用纤维喉镜或纤维支气管镜取出异物。咽喉部脓肿，尽早切开引流即可解除梗阻。

(2)Ⅲ度、Ⅳ度梗阻　由感染引起、梗阻时间较短者，在密切观察下可积极使用药物治疗，并做好气管插管或气管切开准备。若药物治疗未见好转，全身情况较差时宜及早行气管插管或气管切开。对于短时间内无法除去原因的严重喉梗阻(如喉肿瘤、喉外伤、双侧声带麻痹)应早期行气管插管或气管切开术。通常，患儿情况允许时尽量首选气管插管，后根据患儿原发病择期选择是否气管切开；若病情十分紧急时可立即行气管切开或环甲膜穿刺术。

(武洁　王荃)

第十一节　传染病急症

一、急诊传染病的防治原则

在医院的急诊科，传染病较常见，尤其是新发和突发的传染病病例，疾病扩散风险明显增加。为适应防控形势的变化，进一步做好防控工作，切实维护人民群众身体健康和生命安全，根据《中华人民共和国传染病防治法》《传染病法律法规》和《急诊科诊疗常规》形成治疗方案。

【急诊思路】

1. 明确目的　不同地域、不同季节发生的传染病不同，传播途径也不尽相同，使用一种切实有效的方法，预防所有传染病是做不到的。在急诊科，实施防控传染病的措施，第一步就需要明确防控措施目的。

2. 规范防控措施的适用范围，严格执行急诊科传染病的诊疗常规。执行传染病的预防规范。

3. 完善传染病疫情报告、调查和密切接触者管理流程，防止疫情扩散蔓延。

【急诊科传染病防治原则】

1. 加强组织领导

高度重视传染病疫情的防控工作。各级领导加强对本部门防控工作的指导，组建防控技术专家组，按照"预防为主、防治结合、科学指导、及时救治"的工作原则，组织制订并完善相关工作和技术方案，规范开展防控工作。

2. 建立健全病例的监测体系

急诊科的医务人员在日常诊疗活动中，应提高对传染病病例的诊断和报告意识，对传染病发生的地区和发生时间有明确认知，认真询问流行病学史，书写急诊病历。做好诊断和鉴别诊断。完善实验室检查，帮助医生做出诊断。传染病病例在病程早期临床表现可能不典型，如有基础性疾病或免疫缺陷者，可能早期仅出现基础疾病的症状，应该引起注意。

3. 病例报告

发现传染病疑似病例、临床诊断病例、确诊病例及无症状感染者时，具备网络直报条件的医疗机构应当在规定的报告时间内进行网络直报（"无症状感染者"选择"隐性感染者"类别）；不具备网络直报条件的，应当以最快的通信方式（电话、传真）向当地县区级疾控机构报告。网络直报同时寄送出传染病报告卡，县区级疾控机构在接到医院报告后立即进行网络直报。

4. 标本采集与检测

标本采集与检测参照中国疾控中心制订的检测技术指南进行。有实验室检测条件的医疗机构要对病例进行实验室检测；不具备实验室检测条件的，应当在确保生物安全的情况下，按照规定将标本送邻近的具备检测条件的医疗机构进行检测，或协助县区级疾控机构采集标本，由县区级疾控机构送省级疾控机构或具备检测能力的地市级疾控机构进行检测。根据实验室检测结果及时对病例分类进行订正。

5. 密切接触者的追踪和管理

对确诊病例和临床诊断病例的密切接触者实施医学观察。医学观察时间视疾病的潜伏期、传播途径、传播能力而定。医学观察期内，一旦出现临床症状时，应当立即对其进行诊断、报告、隔离及治疗。医学观察期满，如果未出现临床症状，可解除医学观察。对疑似病例的密切接触者，要及时进行登记并开展健康随访，告知本人一旦出现症状，要立即通知当地开展健康随访的卫生计生部门。密切接触者医学观察期间，如果其接触的疑似病例排除诊断，该病例的所有密切接触者解除医学观察。

6. 医务人员的防护

对临床诊断和确诊病例实行隔离治疗的同时，对参与救治的医护人员实施有效的防护措施（标准预防、飞沫传播预防、接触传播预防）。病例管理和感染防护具体要求参见国家卫生部门印发的相关传染病病例诊疗方案和医院感染预防与控制技术指南。

7. 对病例管理及保障

传染病病例救治的急诊科，应做好医疗救治所需的人员、药品、设施、设备和防护用品等保障工作。

8. 宣传教育与风险沟通

积极开展舆情监测，普及疫情防控知识。急诊科及时记录和书写第一手真实、通俗易懂的科普文章，向公众答疑解惑，回应社会关切，做好疫情防控的健康教育和风险沟通工作。

9. 加强急诊科全员培训

全员开展传染病的病例的发现与报告、流行病学调查、标本采集、实验室检测、医疗救治、感染防控、风险沟通等内容的培训，提高防控能力。

附 法定传染病（2013修订版）

甲类传染病是指：鼠疫、霍乱。

乙类传染病是指：传染性非典型肺炎、艾滋病、病毒性肝炎、脊髓灰质炎、人感染高致病性禽流感、麻疹、流行性出血热、狂犬病、流行性乙型脑炎、登革热、炭疽、细菌性和阿米巴性痢疾、肺结核、伤寒和副伤寒、流行性脑脊髓膜炎、百日咳、白喉、新生儿破伤风、猩红热、布鲁菌病、淋病、梅毒、钩端螺旋体病、血吸虫病及疟疾。

丙类传染病是指：流行性感冒、流行性腮腺炎、风疹、急性出血性结膜炎、麻风病、流行性和地方性斑疹伤寒、黑热病、棘球蚴病、丝虫病，除霍乱、细菌性和阿米巴性痢疾、伤寒和副伤寒以外的感染性腹泻病。

（李俊红）

二、急诊中心呼吸道传染病急症的防控规范

呼吸道传染病是指病原体从人体的鼻腔、咽喉、气管和支气管等呼吸道感染侵入而引起的有传染性的疾病，常见有流行性感冒、麻疹、水痘、风疹、流行性脑脊髓膜炎、流行性腮腺炎和肺结核等。病原体主要有病毒、细菌、支原体和衣原体、流感病毒、麻疹病毒、脑膜炎球菌和结核杆菌等。呼吸道与外界相通，受各种病原体侵袭的机会较多，冬、春季是呼吸道传染病的高发季节，天气骤变的情况下也易发病。儿童、老年人、体弱者、营养不良或慢性疾病患者、过度劳累者、精神高度紧张者等人群易患呼吸道传染病。呼吸道传染病急症为肺炎、肺水肿和急性呼吸窘迫综合征等，治疗原则同呼吸道急症诊疗规范，但是，这组疾病在急诊中心的防控规范有特殊性。

【急诊思路】

1. 应当根据呼吸道传染病的一定流行病学特点，针对传染源、传播途径和易感人群三个环节，结合医院急诊中心的实际情况，制订医院感染防控预案和工作流程。

2. 需要加强对急诊人员的培训，提高急诊人员对就诊患者的医疗安全及医院感染预防和控制的意识，做到早发现、早隔离、早诊断、早报告、早治疗。

3. 应当严格落实预检分诊及首诊医师负责制，发现疑似、临床诊断或确诊病例，应当按照相关卫生部门的要求，做好相应处置工作。

4. 重视消毒、隔离和防护工作。为医务人员提供充足的防护用品，确保诊疗区域的工作环境达到切断呼吸道传播途径的防护标准，保护医护人员安全救治患者的需求。

5. 严格按照《医疗机构消毒技术规范》，做好医疗器械、污染物品、物体表面和地面等

的清洁与消毒；按照《医院空气净化管理规范》要求进行空气消毒。

6. 合理安排急诊人员的工作，避免过度劳累，并及时对其健康情况进行监测，注意监测医务人员的体温和呼吸系统的症状。

7. 救治呼吸道传染病患者过程中产生的医疗废物，应根据《医疗废物处理条例》和《医疗卫生机构医疗废物管理办法》的有关规定进行处置和管理。

【呼吸道传染病的防控规范】

1. 急诊中心的建筑布局、空气流通和消毒以及传染病工作流程应当符合上级卫生计生行政部门的设置条件及《医院隔离技术规范》等有关要求。

2. 根据其传播途径采取飞沫隔离、空气隔离。

3. 应当配备数量充足、符合要求的消毒用品和防护用品。

4. 医务人员在诊疗工作中应当遵循标准预防和额外预防相结合的原则。急诊医务人员在诊疗呼吸道传染病患者时，应当戴外科口罩。诊疗按甲类管理的疑似、临床诊断或确诊传染病患者时，应当戴相应的医用防护口罩或面屏。戴口罩前和摘口罩后应当进行洗手或手卫生。

5. 对疑似呼吸道传染病病例应当进行单间隔离，经实验室确诊的相同感染病例可以将多人安置于同一房间。

6. 病情允许时，呼吸道传染病患者应当戴外科口罩。培训患者在咳嗽或者打喷嚏时用纸巾遮掩口鼻，在接触呼吸道分泌物后应当使用流动水洗手，手上没有肉眼可见的污染时可使用快速手消毒剂进行卫生手消毒。

7. 听诊器、温度计、血压计等医疗器具和物品必要时专人专用。重复使用的医疗器具应当定期消毒去污染后。医疗废物的处置遵循《医疗废物管理条例》的要求。

8. 呼吸道传染病患者不设陪护，若必须陪护时，应当严格按照规定做好陪护者的防护。患者转出后应当按照《医疗机构消毒技术规范》要求对病房进行终末消毒。

（李俊红）

三、艾滋病

【概述】

艾滋病，即获得性免疫缺陷综合征（AIDS），其病原体为人类免疫缺陷病毒（HIV），亦称艾滋病病毒。HIV 是一种能攻击人体免疫系统的病毒。它把人体免疫系统中最重要的 CD_4 T 淋巴细胞作为主要攻击目标，大量破坏该细胞，使人体丧失免疫功能，因此，人体易于感染各种疾病，并可发生恶性肿瘤，病死率较高。

HIV 属于反转录病毒科慢病毒属中的人类慢病毒组，是一种变异性很强的病毒，各基因的变异程度不同。HIV 需借助易感细胞表面的受体进入细胞，包括第一受体（CD_4，主要受体）和第二受体（CCR_5 和 $CXCR_4$ 等辅助受体）。HIV 感染人体后，选择性地吸附于靶细胞的 CD_4 受体上，在辅助受体的帮助下进入宿主细胞，通过环化整合、转录翻译等过程，形成成熟病毒颗粒，导致感染。最终导致人体细胞免疫功能缺陷，引起各种机会性感染和肿瘤的发生。

患者和无症状携带者是本病主要传染源，主要通过性接触、血液传播及母婴传播。

HIV 在外界环境中的生存能力较弱，对物理因素和化学因素的抵抗力较低。一般消毒剂如碘酊、酒精、过氧乙酸、戊二醛和次氯酸钠等对 HIV 都有良好的灭活作用。HIV 对热很敏感，对低温耐受性强于高温。56℃处理 30 分钟可使 HIV 在体外对人的 T 淋巴细胞失去感染性，但不能完全灭活血清中的 HIV；100℃处理 20 分钟可将 HIV 完全灭活。

【诊断要点】

1. 临床表现

从初始感染 HIV 到终末期是一个较为漫长复杂的过程，在这一过程的不同阶段，与 HIV 相关的临床表现也是多种多样的。根据感染后临床表现及症状严重程度，HIV 感染的全过程可分为急性期、无症状期和艾滋病期。

(1) 急性期　通常发生在初次感染 HIV 后 2～4 周。部分感染者出现 HIV 病毒血症和免疫系统急性损伤所产生的临床症状。大多数患者临床症状轻微，持续 1～3 周后缓解。临床表现以发热最为常见，可伴有咽痛、盗汗、恶心、呕吐、腹泻、皮疹、关节疼痛、淋巴结肿大及神经系统症状。

此期在血液中可检出 HIV RNA 和 P24 抗原，而 HIV 抗体则在感染后数周才出现。CD_4^+T 淋巴细胞计数一过性减少，CD_4^+/CD_8^+T 淋巴细胞比值亦可倒置。部分患者可有轻度白细胞、血小板减少或肝功能异常。

(2) 无症状期　可从急性期进入此期，或无明显的急性期症状而直接进入此期。此期持续时间一般为 6～8 年。其时间长短与感染病毒的数量和型别、感染途径、机体免疫状况的个体差异、营养条件及生活习惯等因素有关。在无症状期，由于 HIV 在感染者体内不断复制，免疫系统受损，CD_4^+T 淋巴细胞计数逐渐下降，同时具有传染性。

(3) 艾滋病期　为感染 HIV 后的最终阶段。患者 CD_4^+T 淋巴细胞计数多＜200 个/μl，HIV 血浆病毒载量明显升高。此期主要临床表现为 HIV 相关症状、各种机会性感染及肿瘤。

HIV 相关症状：主要表现为持续 1 个月以上的发热、盗汗、腹泻，体重减轻 10%以上。部分患者表现为神经-精神症状，如记忆力减退、精神淡漠、性格改变、头痛、癫痫及痴呆等。另外还可出现持续性全身性淋巴结肿大，其特点为：①除腹股沟以外有两个或两个以上部位的淋巴结肿大；②淋巴结直径≥1cm，无压痛，无粘连；③持续时间 3 个月以上。

2. 辅助检查

①HIV 抗体；②HIV 病毒载量；③继发性机会感染者，进行相关病原学检查，如血液、痰液、脑脊液培养，真菌培养，墨汁染色查隐球菌，巨细胞病毒，EB 病毒，结核抗体等；④可能合并肿瘤者，完善影像学及病理学相关检查。

3. 诊断原则

HIV/AIDS 的诊断需结合流行病学史（包括不安全性生活史、静脉注射毒品史、输入未经抗 HIV 抗体检测的血液或血液制品、HIV 抗体阳性者所生子女或职业暴露史等）、临床表现和实验室检查等进行综合分析，慎重做出诊断。

成人及 18 个月龄以上儿童，符合下列一项者即可诊断：①HIV 抗体筛查试验阳性和HIV 补充试验阳性（抗体补充试验阳性或核酸定性检测阳性或核酸定量大于 5000 拷贝/ml）；②分离出 HIV。

18 个月龄及以下儿童，符合下列一项者即可诊断：①HIV 感染母亲所生和 HIV 分离试验结果阳性；②为 HIV 感染母亲所生和两次 HIV 核酸检测均为阳性（第 2 次检测需在出生

4 周后进行)。

(1)急性期的诊断标准　患者近期内有流行病学史和临床表现,结合实验室 HIV 抗体由阴性转为阳性即可诊断，或仅根据实验室检查 HIV 抗体由阴性转为阳性即可诊断。

(2)无症状期的诊断标准　有流行病学史,结合 HIV 抗体阳性即可诊断，或仅实验室检查 HIV 抗体阳性即可诊断。

(3)艾滋病期的诊断标准　有流行病学史、实验室检查 HIV 抗体阳性,加下述各项中的任何一项，即可诊断为艾滋病；或者 HIV 抗体阳性，而 $CD_4^+ T$ 淋巴细胞数＜200 个/μl，也可诊断为艾滋病。

①不明原因的持续不规则发热 38 ℃以上，＞1 个月。

②腹泻(粪便次数多于 3 次/日)，＞1 个月。

③6 个月之内体重下降 10%以上。

④反复发作的口腔真菌感染。

⑤反复发作的单纯疱疹病毒感染或带状疱疹病毒感染。

⑥肺孢子菌肺炎(PCP)。

⑦反复发生的细菌性肺炎。

⑧活动性结核或非结核分枝杆菌病。

⑨深部真菌感染。

⑩中枢神经系统占位性病变。

⑪中青年人出现痴呆。

⑫活动性巨细胞病毒感染。

⑬弓形虫脑病。

⑭马尔尼菲青霉病。

⑮反复发生的败血症。

⑯皮肤黏膜或内脏的卡波西肉瘤、淋巴瘤。

【急诊处理】

1. 一般治疗

对 HIV 感染者或获得性免疫缺陷综合征患者均无须隔离治疗。对无症状 HIV 感染者,仍可保持正常的工作和生活。应根据具体病情进行抗病毒治疗，并密切监测病情的变化。对艾滋病前期或已发展为艾滋病的患者，应根据病情注意休息，给予高热量、多维生素饮食。不能进食者，应静脉输液补充营养。加强支持疗法，包括输血及营养支持疗法，维持水、电解质平衡。

2. 抗病毒治疗

鸡尾酒疗法，指"高效抗逆转录病毒治疗"(HAART)，是通过 3 种或 3 种以上的抗病毒药物联合使用来治疗艾滋病。该疗法的应用可以减少单一用药产生的抗药性，最大限度地抑制病毒的复制，使被破坏的机体免疫功能部分甚至全部恢复，从而延缓病程进展，延长患者生命。

对于急性感染期患者、HIV 血清阳转在 6 个月之内的人以及所有出现艾滋病临床症状的患者应给与鸡尾酒疗法，而对于处在无症状期的患者来说，治疗应分析其利弊。在开始HAART 前，一定要取得患者的配合和同意，教育好患者服药的依从性；如患者存在严重的机会性感染和既往慢性疾病急性发作期，应控制病情稳定后开始治疗。

初治患者推荐方案为 2 种 NRTIs＋1 种 NNRTIs 或 2 种 NRTIs＋1 种增强型 PIs(含利托那韦)。开始治疗推荐的一线方案见表 3－11－1。

表 3－11－1　推荐成人及青少年初治患者抗反转录病毒治疗方案

一线治疗推荐方案：	
TDF(ABC)＋3TC(FTC)	＋基于 NNRTI：EFV
或基于 PI：LPV/r 或 ATV	
或其他：RAL	
替代方案：	
AZT＋3TC	＋EFV 或 NVP 或 RVP

注：TDF 替诺福韦；ABC 阿巴卡韦；3TC 拉米夫定；FTC 恩曲他滨；AZT 齐多夫定；NNRTI 非核苷类反转录酶抑制剂；EFV 依非韦伦；PI 蛋白酶抑制剂；LPV/r 洛匹那韦/利托那韦；ATV 阿扎那韦；RAL 拉替拉韦；NVP 奈韦拉平；RPV 利匹韦林。

3. 并发症相关治疗

(1)肺孢子菌肺炎(PCP)　首选复方磺胺甲噁唑(SMZ－TMP)。

(2)结核病　正规抗结核治疗一线药物：异烟肼(H)、利福平(R)、利福布汀(LB)、乙胺丁醇(E)、吡嗪酰胺(Z)，根据情况也可选用对氨基水杨酸钠(PAS)、阿米卡星(A)、喹诺酮类抗菌药物及链霉素(S)等。

(3)非结核分枝杆菌感染　主要为鸟分枝杆菌(MAC)感染，首选方案：克拉霉素或阿奇霉素＋乙胺丁醇，同时联合应用利福布汀可提高生存率和降低耐药。

(4)巨细胞病毒(CMV)感染　CMV 可侵犯患者多个器官系统，包括眼睛、肺、消化系统和中枢神经系统等。首选药物为更昔洛韦，也可使用膦甲酸钠，病情危重或单一药物治疗无效时可二者联用。

(5)单纯疱疹和水痘带状疱疹病毒感染　主要治疗药物包括阿昔洛韦、泛昔洛韦、伐昔洛韦和膦甲酸钠，不同部位和类型的感染，治疗疗程不同。

(6)弓形虫脑病　治疗方案，第一次乙胺嘧啶；此后乙胺嘧啶 50mg，磺胺嘧啶 1000mg，甲酰四氢叶酸 10～25mg；替代治疗：SMZ－TMP 加或不加克林霉素。

(7)真菌感染　临床上常见的是假丝酵母菌感染和新型隐球菌感染，除此之外在南方或潮湿多雨地区马尔尼菲青霉也较常见。假丝酵母菌首选氟康唑或伊曲康唑，新型隐球菌诱导期治疗经典方案为两性霉素 B＋5－氟胞嘧啶，诱导治疗期至少 2 周，在脑脊液培养转阴后改为氟康唑(400mg/d)进行巩固期治疗。

(8)马尔尼菲青霉菌轻型感染的治疗　伊曲康唑；重型感染的治疗：两性霉素 B 脂质体或两性霉素 B 静脉滴注 2 周，而后改为伊曲康唑。

【预防】

目前尚无预防艾滋病的有效疫苗，因此最重要的是采取预防措施。

1. 树立健康的性观念，正确使用安全套，采取安全性行为。

2. 严禁吸毒，不与他人共用注射器。

3. 普及无偿献血，对献血员进行 HIV 筛查，不要擅自输血和使用血制品，要在医生的指导下使用。

4. 不要借用或共用牙刷、剃须刀、刮脸刀等个人用品。

5. 加强医院管理，严格执行消毒制度，控制医院交叉感染，预防职业暴露感染。

6. 要避免直接与艾滋病患者的血液、精液、乳汁和尿液接触，切断其传播途径。

7. 控制母婴传播。

8. 与 HIV（AIDS）患者共用注射器的静脉药物依赖者以及 HIV（AIDS）患者所生的子女，进行医学检查和 HIV 检测，为其提供相应的咨询服务。

（马刿芳）

四、结核病

【概述】

结核病是严重危害人类健康的一种传染性疾病，据世界卫生组织（WHO）估计，全球约 1/3 人口感染结核分枝杆菌。2016 年全球有 1040 万人患有结核病，死亡 170 万例。我国是世界结核病高发国家之一，据 2010 年全国结核病流行病学调查，全国约有肺结核患者 500 万人，耐药肺结核患者的增多，是我国乃至世界结核病疫情难以控制的原因。异烟肼和利福平是主要的抗结核药物，我国患者同时对异烟肼和利福平耐药的发生率是 6.8%，其中初治患者耐多药率为 5.4%，复治患者多药率为 15.4%。肺结核耐药的主要原因是用药不规律、化疗方案不合理、单一用药。因此，结核病的早期诊断，遵循早期、规律、联用、适量、全程的用药原则尤为重要。

【诊断要点】

结核病的诊断包括细菌学诊断、影像学诊断、免疫学诊断、分子生物学诊断和活体组织检查。

1. 细菌学诊断

结核分枝杆菌（Mtb）细菌学诊断是结核病临床诊断的重要依据之一，包括涂片、培养和抗结核药物敏感度试验（简称"药敏"），涂片法可快速检测出标本中的抗酸杆菌，是全世界应用最广泛的结核病实验室诊断技术，也常用来监测治疗效果。虽然荧光染色的敏感度和特异度要高于 Ziehl-Neelsen 染色法，但检出率仍偏低；抗结核药物药敏试验是临床医生指导结核病患者用药、制订治疗方案的重要依据，WHO 把比例法作为药敏检测的"金标准"，而传统的改良罗氏培养法培养及药敏试验需 4～6 周才能完成，耗时过长。近年来，相继问世的含各种指示剂的 Bactec-460 系统、BactecMGIT960 系统、Alert-3D 系统、MB-Redox 系统和 MGIT 系统、ESPII 系统可缩短报告时间，提高阳性率，还可用于结核及非结核分枝杆菌的血培养，但污染率高于改良罗氏法。

2. 影像学诊断

近年来，影像学检查及诊断技术的不断发展，影像检查结核痰菌的检查对结核病的诊断准确率得以提高，高分辨率 CT 的应用，提高了肺结核诊断的准确性。一般来说，原发性肺结核的主要影像为肺部原发病灶和肺门、纵隔淋巴结肿大，血行播散性肺结核表现为双肺大小、密度、分布较均匀的粟粒性结节影，继发性肺结核常以上叶为主的多形态混合病变。但肺结核的影像学表现不是一成不变的，需结合临床、细菌学及其他辅助检查进行诊断。氟代脱氧葡萄糖正电子发射计算机体层摄影术-计算机体层摄影术在肿瘤诊断、分期和疗效评价方面得到广泛应用。为肺结核与肺癌的鉴别诊断提供了依据，而 MRI 的应用成为肺外结核（如结核性脑膜脑炎、骨结核）诊断的重要方法。

3. 免疫学诊断

既往对结核病的潜伏感染、菌阴肺结核及肺外结核常采用结核菌素试验（TST）但其存在很多局限性。TST 中使用的纯蛋白衍生物的某些抗原成分与卡介苗和环境中的非结核分枝杆菌的抗原成分相同，可发生交叉反应，使 TST 出现了较高的假阳性率，其对于免疫抑制的患者，尤其是合并 HIV 感染、重症疾病、营养不良、长期应用激素及免疫抑制剂者常表现为阴性。近年来，很多报道以 ESAT-6、CFP-10、38KDa 等为抗原刺激体外孵育中的患者外周血单个核细胞后γ-干扰素释放水平上升可作为结核病的辅助诊断，还有采用 ELISPOT 技术检测并计数γ-干扰素分泌细胞的研究也取得了进展，不少作者报道了γ-干扰素释放试验在潜伏结核感染、菌阴肺结核、肺外结核的诊断均有重要意义。

4. 分子生物学检测

包括 PCR、多重 PCR、分子探针、基因芯片等技术。近年来临床应用 Xpert MTB/RIF 检测，提高痰菌阴性的肺结核及肺外结核的确诊率，并可在 24 小时内报告利福平的药敏结果，而 Hain 实验是一项利用分子探针杂交技术进行结核病诊断、菌种鉴定和药物敏感性分析技术，可以快速对异烟肼、利福平的耐药进行诊断。

5. 活体组织检查

活体组织检查不仅对结核病的诊断和鉴别诊断提供了病理学依据，还可进行抗酸染色、免疫组化、核酸探针杂交原位杂交法等检查。可经纤支镜、B 超或 CT 定位引导下经皮活检。近年来许多单位已开展的支气管内镜超声引导下经支气管针吸活检术（EBUS-TBNA）是一项集超声、支气管镜以及针吸活检相结合的新技术，使超声在胸部疾病的应用从体表扩大到肺内，将支气管镜探查范围延伸至气道壁外，可以用于探查纵隔、肺门、气管支气管周围肿大淋巴结及占位性病变，并经超声引导进行穿刺，EBUS-TBNA 最初是用来对肺癌进行淋巴结分期的，近年来此项技术在纵隔、肺门淋巴结核的诊断价值也日益受到重视。以往结核性胸膜炎的诊断在临床上比较困难，缺乏病理学的证据，原有的胸膜活检术阳性率不高，有时需要诊断性治疗来鉴别，常出现漏诊和误诊，近年来应用半硬质胸腔镜（又称"内科胸腔镜"），在胸膜疾病临床诊断中发挥越来越重要的作用。

【急诊处理】

（一）结核病的化学治疗

1. 抗结核药物分组

传统的抗结核药物分类为一线和二线药物，一线抗结核药包括异烟肼、乙胺丁醇、利福平和利福喷丁等，吡嗪酰胺、链霉素、喹诺酮类药物、阿米卡星、乙硫异烟胺、丙硫异烟胺、环丝氨酸、特立齐酮和对氨基水杨酸钠等为二线抗结核药。为便于耐多药结核病的治疗，WHO 对抗结核药又重新进行了分组，中国根据 WHO 出版的《耐药结核病规划管理指南》发布了我国《耐药结核病化学指南 2010 版》，在这个指南中，结核病药物分为五组，遵从了 WHO 的标准，这种分组是根据药物种类和疗效进行分类的，以利于抗结核治疗方案的设计（3-11-2）。

表 3-11-2　抗结核药物分组

组别	药物分类	药物名称
1	一线抗结核药物	异烟肼、乙胺丁醇、吡嗪酰胺、利福平、利福喷丁、利福布汀
2	注射用抗结核药物	链霉素、卡那霉素、阿米卡星、卷曲霉素
3	氟喹诺酮类药物	氧氟沙星、左氧氟沙星、莫西沙星
4	口服抑菌抗结核药物	乙硫异烟胺、丙硫异烟胺、环丝氨酸、特立齐酮、对氨基水杨酸钠
5	疗效不确切的抗结核药物	氯法齐明、利奈唑胺、克拉霉素、氨硫脲亚胺培南/西司他丁、氨苄西林/克拉维酸钾、高剂量异烟肼

初治结核病选择第 1 组抗结核药物，肺结核强化期 2～3 个月，巩固期 6 个月，强化期采用异烟肼、乙胺丁醇、利福平、吡嗪酰胺治疗，巩固期选用异烟肼、利福平；合并糖尿病、免疫系统疾病的肺结核及肺外结核的治疗疗程达 18～24 个月，巩固期 6 个月；老年人、合并肝肾功能不佳的患者常根据其器官功能状况，进行个体化治疗；合并 HIV（AIDS）的结核患者，在两病均需治疗的情况下，选用利福类抗结核药时，要选用利福布汀，因为利福类药物能加速蛋白酶抑制剂的代谢，利福平可使抗病毒药阿普那韦吸收量减少 82%，而利福布汀只使之减少 15%。结核患者长期服药治疗，约 10%～20%的患者会出现药物不良反应，要监测药物不良反应，一旦出现，应及时处理或停药。

2. 耐药结核病的药物治疗

结核病治疗失败的主要原因是耐药的产生，耐药的实质是基因的突变，人为因素是促成耐药发生的主要原因。未接触过药物的结核菌引起的临床结核病例，体内结核菌的主体菌群是敏感菌，当接触单一有效药物时，敏感菌被消灭，少量存在的突变耐药菌生长繁殖，最后成为主体菌群，该病例就成为对该药耐药的病例。不合理的联合用药、间断用药或药物浓度不足，造成实际上的单一用药，是耐药结核病的成因。

（1）耐药结核病的概念

单耐药：结核患者感染的结核杆菌体被证实对一种一线抗结核药物耐药。

多耐药：结核患者感染的结核杆菌体外被证实对不包括异烟肼、利福平在内的一种以上的一线抗结核药物耐药。

耐多药（MDR-TB）：结核患者感染的结核杆菌体外被证实至少对异烟肼、利福平耐药。

广泛耐药：除耐多药结核之外对任何氟喹诺酮药物以及三种二线注射药物（卷曲霉素、卡那霉素和阿米卡星）中至少一种具耐药性。

（2）耐药结核病的化学治疗原则　耐药结核病的化疗方案的制订应以耐药监测的资料和既往用药史为依据，选择至少 4 种以上有效和可能有效的药物组成方案，（使药物达到 5～7 种，至少保证 4 种有效），组成注射期 6 个月、非注射期 18 月、总疗程＞24 个月的方案。注意选择新药、敏感药，在对每一类别药物进行挑选时，需注意选择级别较高的药物，同时尽量避免药物不良反应对患者器官功能的损害。

3. 抗结核新药的研制与应用

由于耐药结核病在全球的流行，亟待研制与开发抗结核治疗的新药，但抗结核药物的研发周期长、进展缓慢。

（1）贝达喹啉　二芳基喹啉类药物，通过靶向作用于结核分枝杆菌的 ATP 合成酶抑制细菌产能而发挥作用。贝达喹啉有助于痰菌阴转，防止耐药产生，可用于治疗 MDR－TB。贝达喹啉的不良反应主要是 Q－T 间期延长、肝毒性风险增加以及更高的死亡率。贝达喹啉成为近年来首个具有全新作用机制的抗结核药物，同时也是有史以来首个明确用于 MDR－TB 治疗的药物。2012 年 12 月或美国 FDA 审批通过，2016 年 12 月，我国批准将富马酸贝达喹啉片作为联合治疗的一部分，用于成人耐多药肺结核的治疗。

(2)PA－824　是对结核分枝杆菌有较高活性的硝基咪唑类新化合物，具有抑制细胞壁脂质和蛋白合成的双重作用机制。PA－824 的 Ⅱ 期临床试验在痰菌阳性对药物敏感的结核病患者中进行，结果显示：PA－824 在每日 100～200mg 剂量范围内是安全有效的，患者耐受性良好，且没有明显不良反应报道。

(3)利奈唑胺(Linezolid)　利奈唑胺是第一个被批准用于临床的噁唑烷酮类药物。体内外均显示有抗结核活性，近年作为第五组抗结核药物用于耐药结核病的治疗。有报道证实利奈唑胺能透过血－脑屏障，可作为耐多药结核性脑膜炎治疗的药物。利奈唑胺也被推荐在印度等结核病疫情严重的国家应用于 MDR－TB 和 XDR－TB 患者的治疗。

(4)莫西沙星　在研究新药的探索中，氟喹诺酮类药是最活跃的领域之一，其中左氧氟沙星(Levofloxacin，LVFX)已作为临床广泛使用的有效二线抗结核药物。莫西沙星(Moxifloxaci，MXFX)是一种新氟喹诺酮类抗生素，因其附加的甲基侧链而增加抗菌活性，其作用机制是干扰细菌的 Ⅱ、Ⅳ 拓扑异构酶，阻止细菌的 DNA 复治和修复。对现有氟喹诺酮类敏感性较差的结核杆菌等也显示有较强的抗菌活性，且具有消化道吸收好、组织分布好、渗透性强、消除半衰期长、生物利用度高等优点，为现今耐药结核病治疗中有希望的抗结核药物。

此外，OPC－67683、PNU100－480、SQ－109 作为新的抗结核药物也正在临床试验阶段，其有效性、安全性尚需临床应用后进一步评价。

(二)呼吸内镜介入性治疗在结核病中的应用

气管支气管结核，尤其是气管结核及中心气道结核，常合并所属气道狭窄、闭塞及软化，恰当选择介入手段，可以促进局部病变的吸收，改善患者的生活质量。中华医学会结核病学分会、《中华结核和呼吸杂志》编辑委员会邀请结核病学及呼吸病学专家，共同编写了《气管支气管结核诊断和治疗指南(试行)》(以下简称《指南》)。《指南》对介入治疗措施进行了进一步规范，重点强调了全身正规抗结核药物化学治疗是治疗气管支气管结核的根本原则，经支气管镜气道内局部给药、冷冻术、球囊扩张术、热消融疗法、气道内支架置入术等介入治疗措施的选择应针对气管支气管结核不同分型、分期而有所侧重，有时需采取多种措施联合应用的综合介入治疗。

(三)结核病的外科治疗

外科手术治疗曾是结核病治疗的唯一手段，随着抗结核药物在临床的广泛应用，结核病外科治疗的适应证也有所改变，主要是针对那些内科治疗不能获得良好效果的难治性结核患者。近年来，耐药结核病尤其是 MDR－TB 的流行与传播，给结核病的内科治疗带来了很大的困难，在没有更高效的抗结核药物出现之前，手术治疗被再次赋予厚望。

首先要通过内科治疗控制患者全身结核中毒症状，使结核病变处于稳定或相对稳定状态。任何扩大结核外科治疗范围及仓促手术均不可取，否则，会产生较多或严重的并发症。诸如肺结核合并大咯血、脊柱结核合并截瘫的患者宜及早手术，但对于肺结核造成的不可逆病变或可疑肺癌者、肺结核合并曲霉菌球、空洞性病变、结核性脓胸和支气管狭窄等患者应择期手术；对于肺结核合并糖尿病、营养不良等患者要调整机体状态，待适宜时再考虑外科介入。对于几乎所有抗结核药物均耐药的患者，通常在治疗 1～2 个月内即可接受手术治疗，以避免结核病变迅速蔓延至对侧甚至全身给手术治疗造成困难。肺结核合适的手术时机是化疗后 4～6 个月后，此时痰菌多能转阴，或者即使痰菌仍呈阳性，但结核分枝杆菌计数会降低到适当水平，在此段时间内，大部分可逆性病变多已愈合或消退。建议对术中标本行结核菌培养及药敏试验，根据药敏结果，对 MDR-TB 患者手术后进行抗结核治疗，直至 12～24 个月。

总之，结核病的治疗应以药物化学治疗为主，辅以免疫治疗、营养支持治疗，根据患者情况，选择合适的时机进行内镜下介入治疗，必要时采用外科手术切除病灶，为患者提供最大的治愈可能以及最小的复发概率。

（张静）

第四章 创 伤 急 诊

第一节 创伤现场急诊救治

【概述】

广义的创伤是指各种物理、化学和生物等外源性致伤因素作用机体，导致体表皮肤、黏膜和(或)体内组织器官结构完整性的损害以及同时或相继出现一系列功能障碍和精神障碍。

狭义的创伤是指机械力能量传给人体后所造成的机体结构完整性的破坏和(或)功能障碍。

【诊断要点】

1. 分类

(1)按致伤原因分类　致伤原因与创伤病理改变密切相关，如刺伤、烧伤、冻伤、切割伤、挫伤、挤压伤、擦伤、撕裂伤、火器伤和冲击伤等。

(2)按部位分类　人体各部位的组织器官各有结构和功能特点，受伤后病理改变不同，可分为颅脑伤、胸部伤、腹部伤和肢体伤等。诊治时更需进一步区分受伤的组织器官，如软组织损害、骨折、脱位和内脏破裂等。

(3)按伤后皮肤是否完整区分　皮肤尚保持完整无缺者，称闭合性创伤，闭合性伤常见的有挫伤、挤压伤、扭伤、震荡伤、关节脱位、闭合性骨折和闭合性内脏伤。凡有皮肤破损，称开放性创伤，有伤口或创面，受到不同程度的污染，常见的开放性创伤有擦伤、撕裂伤、切伤、砍伤和刺伤等。

(4)按创伤轻重区分　即区分组织器官的破坏程度及其对全身的影响大小。如有胸内、腹、骨、颅内的器官损伤，呼吸、循环、意识等重要生理功能发生障碍，均属重伤。

2. 创伤现场急诊救治的原则

(1)创伤现场急诊救治的目的

①挽救生命、有效止血、预防休克。

②正确包扎、预防感染、保护伤口。

③固定骨折、减轻疼痛、预防二次损伤。

④快速搬运、安全转送医院。

(2)确保现场环境安全为第一原则，即在现场环境评估安全的前提下救治患者见图4-1-1，图4-1-2。

①识别现场危险和潜在危险。

②标准个人防护措施，如手套、口罩等。

③确认现场患者总数。

④是否需要额外的增援与帮助。

(3)在突发事件时，应优先处理危及生命的伤情为原则。

①初步检查评估伤情。

②快速有效止血。

③按头部、颈部、胸部、腹部、四肢的顺序检查处置伤情。

（4）脊柱损伤时，有效脊柱固定后再搬运患者。

（5）创伤现场急救时，应快速、准确、有效，防止加重损伤、减轻患者痛苦。

初次评估	初步检查 一般印象 意识状态 气道 呼吸 循环
	现场全身快速检查 （是否需要立即转运患者）
二次评估 （现场或救护车上）	
途中评估	
到达医院	

图 4-1-1　创伤现场急诊救治流程

患者现场评估

现场环境评估

标准防护措施

患者总数；额外的增援与帮助；识别危险；进入现场

受伤机制

初步检查

一般印象

年龄、性别、身高、体重、面部表情、体位、能否自主活动

皮肤颜色、有无明显外伤

有无活动性大出血

意识状态

主诉、症状

气道评估

（进行颈椎固定）

呼吸评估

（有无、频率、深浅、幅度）

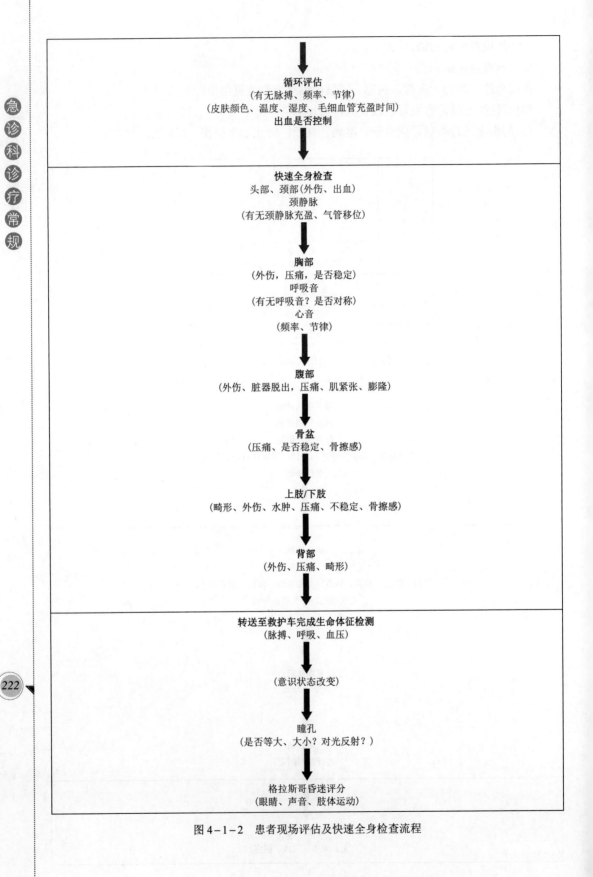

循环评估
(有无脉搏、频率、节律)
(皮肤颜色、温度、湿度、毛细血管充盈时间)
出血是否控制

快速全身检查
头部、颈部(外伤、出血)
颈静脉
(有无颈静脉充盈、气管移位)

胸部
(外伤、压痛,是否稳定)
呼吸音
(有无呼吸音?是否对称)
心音
(频率、节律)

腹部
(外伤、脏器脱出,压痛、肌紧张、膨隆)

骨盆
(压痛、是否稳定、骨擦感)

上肢/下肢
(畸形、外伤、水肿、压痛、不稳定、骨擦感)

背部
(外伤、压痛、畸形)

转送至救护车完成生命体征检测
(脉搏、呼吸、血压)

(意识状态改变)

瞳孔
(是否等大、大小?对光反射?)

格拉斯哥昏迷评分
(眼睛、声音、肢体运动)

图 4-1-2　患者现场评估及快速全身检查流程

3. 创伤评分

(1)格拉斯哥昏迷评分 格拉斯哥昏迷评分(GCS)是 1974 年由 Teasdale 等为了评价伤者的意识程度而提出的头伤分类方法。主要根据运动反应、言语反应和睁眼反应计分来评定，总分为 15 分，分值越低，伤情越重(表 4 - 1 - 1)。

表 4 - 1 - 1 格拉斯哥昏迷评分

睁眼反应		言语反应		动作反应	
	得分		得分		得分
自然睁眼	4	说话有条理	5	可依指令动作	6
呼唤会睁眼	3	应答混乱	4	对疼痛有明确定位	5
疼痛刺激睁眼	2	发出不恰当的单词	3	疼痛刺激时肢体会退缩	4
无反应	1	发出不能理解的声音	3	疼痛刺激时肢体会屈曲	3
		无反应	1	疼痛刺激时肢体会过伸	2

轻度昏迷：13～15 分。
中度昏迷：9～12 分。
重度昏迷：8 分以下。

(2)院前指数 院前指数(PHI)是通过创伤的各种生理数据用计算机分析处理后制订，它包括收缩压、脉搏、呼吸和意识四个方面。每方面 0～5 分，最后总分 0～3 分为轻伤；4～20 分为重伤。如有胸、腹穿透伤，总分另加 4 分(表 4 - 1 - 2)。

表 4 - 1 - 2 院内指数

参数	级别	分值
呼吸	正常	0
	费力或浅	3
	<10 次/分或插管	5
收缩压	>100mmHg	0
	85～100mmHg	1
	75～85mmHg	2
	0～75mmHg	5
脉率	≥120 次/分	3
	51～119 次/分	0
	<50 次/分	5
神志	正常	0
	混乱或好动	3
	不可理解语言	5

(3)创伤指数 创伤指数(TI)是根据受伤部位、损伤类型、循环状态、呼吸状态和意识

五个方面进行评分。总分越大，伤情越重。总分<9分为轻伤或中度伤；10~16分为重度伤；>17分为极重度伤(表4-1-3)。

表4-1-3 创伤指数

	分值			
	1	3	5	6
受伤部位	四肢	背部	胸部	头、颈、腹部
损伤类型	撕裂伤或挫伤	刺伤	钝器伤	穿透伤
循环状态	外出血	血压<100mmHg	血压<80mmHg	血压测不到
心率		100~140次/分	>140次/分	<50次/分
呼吸状态	胸痛	呼吸困难	发绀	无呼吸
意识	嗜睡	恍惚	半昏迷	深昏迷

(张进军)

第二节 创伤性休克

【概述】

1. 创伤性休克概念

创伤性休克是由于机体遭受暴力作用后，发生了重要脏器损伤、严重出血等情况，使患者有效循环血量锐减、微循环灌注不足，加上创伤后的剧烈疼痛、恐惧等多种因素综合形成的机体代偿失调的综合征。

2. 休克血压特点

休克是低灌注，不仅仅是低血压。低血压是失代偿后，休克的晚期表现。

3. 正常组织灌注条件

完整的血管系统、肺组织正常通气及换气功能、充足血容量、正常心脏泵功能。

【诊断要点】

1. 创伤性休克的临床常见类型及原因

(1) 低血容量性休克(绝对低血容量) 由各种严重创伤导致的出血，见于创伤导致大出血、骨折，一般当严重创伤患者发生休克时，首先考虑失血性休克。

(2) 相对低血容量休克 由脊髓损伤、迷走神经离断引起血管扩张，导致血液在扩大的血管腔内重新分布。

(3) 机械性休克(心源性或梗阻性) 由心脏挫伤或心脏充盈受阻(心包压塞、张力性气胸)。

(4) 严重多发伤患者可能以上类型并存。

2. 临床表现

(1) 创伤性休克时血压的变化

①成人肱动脉收缩压低于90mmHg和(或)较基础血压降低30mmHg以上和(或)脉压小于30mmHg。

②改变体位后出现的直立性低血压。

③休克指数大于 0.5。

(2) 组织器官灌注不足表现

①四肢末梢湿冷。

②皮肤苍白、花斑或黏膜发绀。

③外周脉搏细数或不能扪及。

④脑灌注不足　神志改变，如：开始烦躁、易激惹，加重时则致淡漠、嗜睡、昏迷。

⑤肾灌注不足　尿量少于正常人(约 50ml/h)。

(3) 交感神经兴奋

①心率增加：一般大于 100 次/分，脉率增快是休克的第一体征。

②精神紧张、兴奋、焦虑。

③过度换气。

④出汗。

(4) 神经源性休克(脊髓休克)

①不出现苍白(血管收缩)、心动过速及多汗。

②心率可能正常或减慢，皮肤温暖、干燥、粉红。

③即使伴随有出血，也不会出现失血性休克的典型症状。

④常伴有瘫痪、感觉缺失、男性阴茎勃起。

3. 急诊评估

(1) 快速初步识别创伤性休克类型如图 4-2-1 所示。

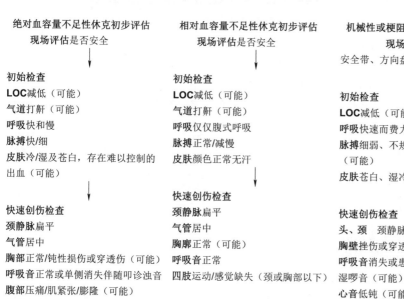

图 4-2-1　快速初步识别创伤性休克类型

(2) 评估创伤性休克程度见表 4-2-1。

表 4-2-1 评估创伤休克程序

	意识状态	心率(次/分)	收缩压/脉压(kPa)	中心静脉压(cmH₂O)	呼吸(次/分)	尿量(ml/h)	出血量估计
轻度休克	正常或不安	80~100	(9.3~12.0)/(2.6~4.0)	6~10	<25	减少	<20%
中度休克	烦躁不安表情淡漠	100~140	(6.7~9.3)/(1.3~2.6)	<6	>25	15~25	20%~40%
重度休克	不安或昏迷	>140	0~6.7	<25	不规律	0~15	>40%

4. 辅助检查

(1) 心电监测　心率、血压、脉搏血氧饱和度及二氧化碳监测。

(2) 监测中心静脉压、肺动脉嵌压。

(3) 动态监测血常规。

(4) 动态监测血气分析，注意碱剩余及乳酸情况以明确代谢性酸中毒发生。

(5) 监测凝血功能，预防创伤性凝血病发生。

(6) 监测肝、肾功能，防止相应并发症。

(7) 床边心电图。

(8) 急诊 FAST 超声检查　心包压塞，肝、脾破裂，血气胸。

【院前处理】

(1) 保证气道通畅、必要时给予高浓度吸氧。

(2) 尽可能控制活动性出血　直接压迫或止血带或加压配合局部止血药。

(3) 采用安全、迅速方式快速转运至有救治能力医院。

(4) 有序协调急救、转运及收治医院之间的配合。

(5) 转运途中尽快建立有效静脉通路(16G 口径以上，如不能可考虑骨髓腔通路)。

(6) 限制性液体复苏　0.9%生理盐水<500ml。

(7) 氨甲环酸(1g) 应尽早用于有出血的证据的所有(3 小时内受伤，收缩压小于110mmHg、心率>110 次/分)创伤患者。

(8) 持续、反复评估患者。

【急诊处理】

1. 急救原则

"黄金时间"内给予确定性处理。

(1) 立即启动急诊创伤救治预案和创伤救治团队。

(2) 给予阶梯式气道管理和有效通气支持。

(3) 优先处理张力性气胸、心包压塞。

(4) 尽快建立静脉通路，以中心静脉为优先。

(5) 尽快止血，强调存在持续出血或怀疑持续内出血的必须尽快手术介入或手术探查以有效止血。

2. 急诊治疗

(1) 保持呼吸道通畅及充分供氧　危重患者有呼吸困难者需立即进行气管插管或气管切开，$PaCO_2 \geq 8.0kPa(60mmHg)$ 时应做机械通气，用呼吸机维持呼吸，必要时维持

$PaO_2 > 9.3kPa(70mmHg)$，但不超过 $13.3kPa(100mmHg)$。

（2）创伤控制性复苏　对那些合并重度失血性休克、有持续出血和凝血病征象的严重创伤的患者以及严重凝血病、低体温、酸中毒、难以处理的解剖损伤、操作耗时、同时合并腹部以外的严重创伤患者可实施创伤控制性复苏。该技术包括时间限制性的可允许性低血压、控制出血后迅速结束手术、持续积极的 ICU 复苏、大量输血协议、使用氨甲环酸和再次确定性手术。其目的：救命、保全伤肢、控制污染、避免生理潜能进行消耗，为计划确定性手术赢得时机，可以有效提高生存率。2016 年 NICE 指南规定为：在大出血控制之前建议应将收缩压维持在 $80\sim90mmHg$，对于合并严重颅脑损伤 GCS<8 的失血性休克患者，应维持平均动脉压至少 80mmHg 以上。允许性低血压的关键是，必须限定时间，通过手术或介入放射学尽可能早地控制可能出血的损伤。

（3）液体复苏及大量输血的推荐意见　对低血压创伤患者，建议避免使用大量使用 0.9%生理盐水。严重颅脑外伤患者，避免用低渗溶液，建议限制使用胶体。失血性休克患者在大量输血时，需要启动大量输血方案，一般定义住院的第一个 24 小时内输 PRBCs>20 单位为大输血。推荐持续大量输注血液新鲜冰冻血浆、血小板以及红细胞的最佳比率 1:1:1。

（4）复苏时药物使用

①血管活性药物　不能代替容量复苏，在容量复苏后不能维持血压情况下建议用去甲肾上腺、多巴胺、多巴酚丁胺。

②碱性药物　纠正代谢性酸中毒时，当 pH<7.1 时，建议考虑碱性药物。

③抗生素　开放性创伤时，建议使用广谱抗生素预防感染。

④氨甲环酸　抗纤溶治疗，防治创伤性凝血病。

（刘红升　赵晓东）

第三节　创伤高级生命支持

【概述】

1. 创伤高级生命支持

创伤高级生命支持（ATLS）是由受过专门训练的人员对严重创伤患者，在基础创伤生命支持基础上，通过应用辅助设备、特殊技术和药物进行快速安全有效的救治措施，以减少危重创伤的死亡与伤残。包括下列主要内容。

（1）快速并准确的评估创伤患者病情。

（2）按优先顺序对创伤患者进行复苏和稳定生命体征的操作和急救。

（3）确定哪些患者超出了本医疗机构或医生处理的能力，尽快转诊。

（4）合理安排创伤患者的院内转运。

（5）在创伤患者评估、复苏和转运过程中给予最理想的治疗，以获得最佳的治疗效果和预后，而且不因为操作不当给患者带来二次损伤。

2. 黄金时间

是从创伤到给予确定性处理（通常是在手术室）的理想时间，包括黄金时间内输入理想液体、固定不稳定骨盆，切除破裂的脾脏或引流血气胸等，目的是稳定生命体征。

3. 创伤后死亡高峰期

(1) 第一个高峰　创伤后数秒至数分钟内，约占50%，称为现场死亡。主要见于脑、脑干、高位脊髓、心脏、主动脉和大血管损伤。

(2) 第二个高峰　创伤后数分钟至数小时内，约占30%，称为早期死亡。多见于脑、胸、腹内血管或实质脏器破裂、严重多发伤、严重骨折引起的大失血。这类患者是创伤救治的主要对象，也是急诊工作者日常大量遇到的危重创伤患者。健全创伤救治体系，"黄金时间"内给予确定性处理有望将死亡率降低10%。

(3) 第三个高峰　创伤后24小时后，常在伤后1~4周内，约占10%~20%，称为后期死亡。死亡原因为创伤后感染、器官功能衰竭和MODS等严重并发症。

4. 创伤诊断常用名词定义

(1) 复合伤　人体同时或相继受到2种或2种以上致伤因素作用而引起的损伤。如核爆炸所致的放射性复合伤和烧冲复合伤等。

(2) 多发伤　由同一机械因素作用下，导致人体同时或相继出现2个以上解剖部位的损伤，其中至少1个部位损伤可以威胁生命。多发伤严重程度视ISS值而定，ISS>16分为多发伤的量化标准。

(3) 穿透伤　按体腔(颅腔、胸腔、腹腔、关节腔)是否与外界相通，分为非穿透伤和穿透伤。

(4) 开放性创伤　是指表皮和体表黏膜的损伤，可有细菌侵入；在一些特殊部位，损伤较重。对于没有穿透体腔的损伤称为非穿透伤。

(5) 闭合性创伤　尽管机体的骨骼或其他组织发生损伤，但是机体的表皮与体表黏膜是完整无损的，但是胃肠道的损伤同样可以造成细菌对机体的侵入。

(6) 多部位伤　指两个或两个以上解剖部位的损伤，多用于表述软组织伤，如对胸、背、四肢软组织伤诊断为多部位软组织伤。

(7) 多处伤　指同一个部位有两处或两处能上的损伤，如肝脏多处裂伤、多处骨折(两个以上解剖部位骨折)。

(8) 多发骨折　人体分为24个部位，即头面部、胸部、骨盆、脊柱、双侧肩、肱骨干、肘、尺骨干、桡骨干、腕、手、髋、股骨干、膝、胫骨干、腓骨干及踝足等，凡有两个或两个部位以上发生骨折脱位者，均称为多发骨折脱位。同一解剖骨骼两处以上骨折称为多段骨折。

(9) 联合伤　指同一因素导致的两个相邻部位的连续性损伤。常用于描述胸腹联合伤、眶颅联合伤等。

(10) 挤压伤　人体肌肉组织受重物长时间挤压(1~6小时以上)造成以肌肉为主的软组织创伤，其坏死逐渐由结缔组织代替而发生挛缩，还可发生挤压综合征，即以肌红蛋白尿和高钾血症为特征的急性肾功能损伤。挤压伤与挤压综合征是一种创伤的不同严重程度的表现。

(11) 批量伤　致伤因素导致一次性损伤人数达到3个或3个以上。

5. 创伤的危重度分类

(1) Ⅰ级创伤　严重创伤患者，伴有生理紊乱或脏器部位损伤，需要急诊手术或抢救处理。

①SBP≤90 和(或)在送往医院途中接受输血。

②GCS≤12 或进一步恶化的 GCS。

③8＜RR＜30。

④RTS(校正的创伤积分)≤11。

⑤头部枪伤。

⑥开放性骨盆骨折。

⑦邻近膝盖或肘关节的穿透性损伤。

⑧肢端无脉搏。

⑨创伤性瘫痪。

⑩气道异常或气管插管患者。

⑪连枷胸。

(2) Ⅱ级创伤　中度创伤患者，伴有潜在的生命危险或肢体威胁，需要密切监护并积极处理。

①11＜GCS≤14。

②5 岁≤年龄≤65 岁。

③坠落高度＞6 米。

④汽车对行人创伤、驾驶室内的创伤。

⑤邻近手腕或邻近踝关节切割伤。

⑥创伤伴随烧伤。

⑦多处骨折或开放性骨折。

⑧骨盆骨折或挤压受伤。

⑨出现喷射性(倾翻性)呕吐。

⑩医院之间转诊，创伤发生≤24 小时。

⑪使用华法林的创伤患者或妊娠的创伤患者。

(3) 非创伤服务收治　医院收治的无生命危险的、个别器官的创伤性损伤。患者不存在常规的外科手术需求，只是常规处理(但可能存在创伤升级可能)。

6. ATLS 必须掌握的抢救技术

(1) 首次和二次评估。

(2) 实施有效的气道管理。

(3) 成人和婴儿的经口腔(鼻腔)气管插管。

(4) 环甲膜切开术。

(5) 脉搏血氧定量和呼气末二氧化碳测定。

(6) 休克患者的评估和处理，特别是威胁生命的出血的识别。

(7) 深静脉穿刺术或静脉切开术。

(8) 胸腔穿刺和胸腔置管行胸腔减压术。

(9) 心包压塞的识别和心包穿刺术。

(10) 胸外伤在临床和影像学上的识别。

(11) 腹腔灌洗、超声和 CT 对腹部病变的评价。

(12) 合并颅脑损伤患者的评估和治疗　包括 Glasgow 昏迷指数的使用和 CT 在颅脑损伤

中的应用。

(13) 头颅和面部外伤的体格检查。

(14) 脊髓保护以及脊髓损伤的临床和影像学评估。

(15) 骨骼肌肉系统损伤的评估和处理。

(16) 烧伤面积和深度的评估和容量复苏。

【急诊思路】

1. 创伤处理三个优先原则

(1) 优先处理 A(air)，B(breath)，C(circulation) 原则。

(2) 不必因诊断不明确而延误有效的治疗的原则。

(3) 对急性创伤患者的评估开始时不需要详细病史。

2. 复苏原则

(1) 把抢救生命放在首位。

(2) 尽可能保存或修复损伤的组织与器官，并恢复其功能。

(3) 积极防治全身与局部各种并发症。

3. 首次评估分类中应注意特殊人群优先处理

(1) 儿童　所需输血量、输液量、药物剂量小，相对体表面积大。

(2) 孕妇　存在解剖结构和生理功能的改变。

(3) 老人　生理功能的储备减少。存在糖尿病，慢性心力衰竭，冠心病，限制性或阻塞性肺病，肝病，出、凝血疾病，周围血管疾病及合并用药史。

4. 分类与首次评估与优先处理原则相结合

(1) 尽快发现即刻(潜在)的生命威胁。

(2) 按照优先顺序：气道(呼吸)、休克(外出血)、脑出血、颈椎创伤。

(3) 强调病情呈动态变化，在诊疗过程中患者任何情况的突发恶化，都必须使程序转入"ABCDE"程序。

5. ATLS 的基本程序

(1) 院内准备。

(2) 分类与首次评估。

(3) 复苏。

(4) 首次评估及复苏相关辅助检查。

(5) 二次评估。

(6) 二次评估相关辅助检查。

(7) 复苏后处理及生命体征监测。

(8) 专科治疗。

6. 复苏后处理及生命体征监测

(1) 维持循环功能。

(2) 维持呼吸功能。

(3) 维持水、电解质平衡及酸碱平衡。

(4) 监测肾功能。

(5) 胃肠系统保护。

(6) 监测颅压。

【急诊处理】

（一）首次评估

1. 现场检伤与分类

见创伤现场急诊救治原则。

2. 急诊科初期评估

仍然需要按照"ABCDE"的原则来实施。

A：气道维持及颈椎保护　对气道梗阻进行快速评估，观察是否有异物，是否有颜面、下颌骨、气管、咽喉部的撕裂及骨折，确定开放气道。同时考虑什么原因导致了呼吸道的伤害，什么是明确的气道控制适应证。需要气道保护的情况见于：意识丧失、GCS≤8 严重的颌面部骨折、吸引器、呕吐出血气道梗阻等。需要通气的情况则见于：呼吸暂停、神经－肌肉麻痹、意识丧失、呼吸肌力不足、呼吸急促、缺氧、高碳酸血症、发绀、严重闭合性头部外伤伴过度通气等。

B：呼吸和通气　通过查体的视诊：暴露颈部和胸部明确呼吸节律和深度；触诊和听诊：明确气管偏斜或对称、胸部运动、辅助呼吸肌肉损伤的征象、皮下气肿等；叩诊：浊音、过清音，可以在初次检测中鉴别张力性气胸、连枷胸伴有肺部挫伤、大量胸腔积血和开放性气胸等。

C：循环与出血控制　通过意识水平、脉搏(质量，频率，节律)、皮肤、毛细血管再灌注和血压初步判断。颈动脉搏动存在，SBP≥60mmHg；股动脉搏动存在，SBP≥70mmHg；桡动脉搏动存在，SBP≥80mmHg。熟练掌握造成急性循环障碍的原因：外(内)出血伴有低血容量性休克、大量血胸和心包压塞。运用急诊所特有方法鉴别外出血的来源和内出血的潜在来源，同时注意，老年人、儿童、运动员和其他慢性病患者，对容量丢失的反应不敏感。

D：失能　残疾评估：神经系统意识丧失分级用 AVPU 标准。

E：暴露（环境）　为更好发现伤情应该将患者衣物完全脱去，但要避免低体温。

3. 首次评估中的辅助检查

(1) 心电监测以明确生命体征。

(2) 检测　动脉血气、脉搏、血氧、血压。

(3) 导尿管和胃管以计算出入量。

(4) 测量中心静脉压，立即实施床旁实验动脉血气。

(5) 辅助检查 X 线片　胸部 X 线片、骨盆、颈椎。

(6) 诊断性腹腔灌洗。

(7) FAST 超声检查。

（二）初期处理

1. 院前急救和转运

见创伤现场急诊救治原则。

2. 院内准备

在院内准备阶段，所有准备都必须适用于创伤患者的快速复苏治疗。

(1) 立即启动专门的复苏的区域　合适的气道设备、加温的静脉用晶体液、合适的监护设备和良好的防护设施。

（2）快速启动创伤救护组和创伤团队 "创伤团队"由多学科医师组成，全程负责严重创伤患者急诊复苏、紧急手术、ICU 监护、稳定后的确定性手术，甚至包括早期直接康复重建。一个高效的创伤团队，通常配备急诊科医师、麻醉师、团队负责人和矫形外科医生，甚至配备放射科医生、神经外科医生和重症监护医师。

（3）队长职责 必须具备救治的整体观念，及时、快速根据创伤患者的某些重要症状、体征、生理等参数，量化评估创伤者的严重程度，调动团队，协调团队，以快速正确救治。

3. 急诊科复苏

Ⅰ、Ⅱ级创伤患者面临气道、呼吸、循环衰竭的巨大风险，医师首次接诊患者后均要给予初次评估并重复"ABC"法则。急诊复苏术的组成部分：基本生命支持，紧急液体复苏，骨折固定，急诊胸、腹探查等都是极其关键步骤。对存在持续出血或由于循环衰竭持续存在考虑内出血的创伤患者必须强调尽快手术或手术探查止血或介入止血，绝对不建议"生命体征平稳后再行手术"的观念。

（1）A——气道维持及颈椎保护 确保患者气道通畅第一优先。要明确判断颈椎损伤应该根据受伤机制而不是症状和体征，因此颈部检查不能除外颈椎损伤，所以对严重创伤患者须固定颈椎直到除外颈椎损伤。通过抬起下颌（推下巴）、清除呼吸道异物、插入口咽管（鼻咽管）、手术环甲软骨切开等方法来建立确定的人工气道。当建立呼吸通道时，手法固定颈椎于一个适合的位置是十分必要的。创伤患者气道有效管理的核心就是提供有效的通气、足够的组织氧合和防止胃内容物、组织碎片或血液等异物误吸。根据需要、时机和方法确保气道通畅非常具有挑战性。虽然经验丰富的临床评估将有助于确定需要明确气道的安全性及其是否需要干预的紧迫性，但气道管理的任何决策、计划和准备，包括的计划失败都应该与创伤团队其他成员共同协商。管理气道的医师必须具备过硬的气道管理技能，完全熟悉各种困难气道（如插管不成功、不能通气等等情况），并有一整套相应对的策略。

（2）B——呼吸和通气 由于创伤因素，因此对所有创伤患者均应该监测脉搏血氧饱和度，并给予对于初期评估中发现的下列可以立即威胁生命的胸部创伤急诊处理。张力性气胸：立即行穿刺及胸腔闭式引流术，危急时甚至针刺减压。开放性气胸：可用敷料形成单向活瓣覆盖伤口，既可以有效通气，又可以避免发生张力性气胸，确定治疗时可行手术。连枷胸伴有肺部挫伤：需要行气管内插管和呼吸机辅助呼吸。大量胸腔积血：需要立即胸腔放置粗口径引流管引流。注意事项：胸导管需要经常检查，应该进行胸部 X 光片检查，如果通气问题是由于气胸导致，进行插管会导致病情恶化。因为这个过程本身会导致气胸。

建议急诊科医生利用呼吸系统支持的阶梯化管理，采用不同侵入程度的支持手段达到呼吸支持的目的。无创第一阶梯的徒手法，即为保持呼吸道通畅，尽快开放气道，当患者无颈椎损害时，可手法开放气道，但如有颈部创伤时，则必须小心可能的继发性医源损害；无创第二阶梯的氧疗支持阶梯，即包括用鼻塞、鼻导管吸氧及面罩类给氧上呼吸道支持方法，但在临床工作中，一旦自主呼吸或用呼吸囊-面罩控制通气发生困难甚或无法进行时，就需要给予气管插管（氧疗）的下呼吸道支持方法，目前经口气管插管通气仍然是有效改善呼吸功能的"金标准"，但是临床严重创伤导致患者不能开口或开口度受限者、呼吸道本身损伤气管插管操作有引起呼吸道组织和结构进一步损伤的可能者，就需要急诊医师考虑进入第三阶梯的有创伤阶梯，即创伤患者出现急性喉阻塞，尤其是声门区阻塞时的应急呼吸道管理的有效措施时，立即实施环甲膜(气管)穿刺、气管切开或气管穿刺导入气管套管术。在各种原因引起的喉梗阻以及呼吸系统原发伤中，应尽可能使用能够快速管理患者气道、相应并发症少的有创技术，以减少对危重创伤患者的干扰。最后是第四阶梯的机械通气阶梯——人工通气、呼吸器、简易呼吸机、无创呼吸机和常规呼吸机类。

(3) C——循环维持及出血控制　严重创伤患者发生低血压时首先考虑出血，迅速建立静脉通道和尽快止血极为关键，甚至是伤者能否成功救治的决定条件。静脉通道建立对于创伤患者必不可缺，选择静脉的原则如下。四肢静脉通路：原则上避开受伤的肢体。有骨盆骨折或腹腔外伤应该优选上肢。中心静脉的选择：因为股静脉的各种弊端(如护理、易感染、更易形成血栓等原因)尽量不选用，但如胸部严重外伤导致血管损伤时可选用。多选用颈静脉或锁骨上、下静脉，优先选择胸部有血气胸、要做胸腔闭式引流的一侧。

初期评估中造成急性循环障碍原因：外(内)出血伴有低血容量性休克、大量血胸、心包压塞等需要被立即处置。外(内)出血伴有低血容量性休克时，在外出血部位采用直接加压法，通常使用棉垫压迫止血，切忌盲目夹闭损伤的血管和神经。通常四肢的伤口可以直接应用压力止血(如止血带或充气止血带)，一般止血效果均较好，需要明确的是止血带开始使用的时间必须清楚地记录在案，以避免完全性血管阻断导致永久性血管神经、肌肉损伤。往往有些患者的伤口位于腹股沟或腋窝处，使得这些患者可能需要戴手套探入伤口内压迫止血，然后行紧急手术控制出血，另外内出血需要判定是否手术干涉。必须熟练掌握创伤引起可能导致大出血原因，闭合性骨折可以导致不同量失血，一根肋骨骨折失血量 100～200ml；胫骨骨折失血量 300～500ml；股骨骨折失血量 800～1000ml，大腿骨折的失血可达 1000ml；骨盆骨折失血量大于 1000ml，常伴随有腹膜出血后血肿，此时要及时行骨折固定术或介入止血，因为骨盆出血源可源于骨折处的静脉、骨质，甚至合并动脉出血，还可能伴有创伤性凝血病导致的灾难性出血，这与早期系统性抗凝和纤溶亢进机制有关，因此骨盆前环外支架固定、腹膜前间隙的骨盆填塞、髂内动脉造影、栓塞止血术都可应用。时间是关键，最理想的措施是患者可以直接从CT 室转到手术室或介入室，而不是重回急诊室。心包压塞伴血流动力学不稳定患者，可行超声引导下心包穿刺术，抽出 15～20ml 血液以稳定病情，然后行剖胸止血术以挽救患者生命。另外危及生命的出血可能来自体腔内部脏器，识别此类出血极具挑战性，对于此类患者则应在限制性液体复苏同时尽快剖腹探查止血。对于持续低血压患者，除失血性休克外，还需要考虑其他可能的休克类型(心源性休克、神经源性休克、感染性休克)。

(三) 生命体征平稳后的处理

1. 二次评估

当患者生命体征平稳后，为明确诊断(伤部、伤型、伤因、伤情)可行二次评估，内容如下。

(1) 询问病史　向患者的亲属、现场救治人员询问病史和创伤发生的情况，包括：受伤原因、时间、地点、姿势、受伤机制、伤后局部和全身表现、处理经过等。需特别注意"AMPLE"：A——过敏史；M——药物使用史；P——既往病史(妊娠史)；L——最后用餐情况；E——与创伤相关的环境及事件。

(2) 查体　全身检查：从头到脚的检查方法可明确诊断(伤部、伤型、伤因、伤情)。先检查伤者的神志、呼吸、脉搏、血压等生命体征，然后对各系统做全面仔细检查。

局部检查：注意局部形态改变、解剖差异、功能丧失等情况，确定损伤部位、性质、程度和范围，对闭合伤要查明深部重要组织器官有无损伤，对开放伤要了解伤口的形状、大小、深度、出血情况、污染程度、有无异物存留以及深层重要组织器官损伤情况。

(3) 完善评分系统　创伤严重度的评分系统：为了提高创伤患者危重程度的可比性，目前使用的创伤评分系统。AIS 法：以解剖学损伤为基础的损伤严重度分级方法(AIS 评分表)，其只对解剖学损伤程度进行分级，而不管这些损伤对人体的生理影响是否一致；只评定伤情本身而不评定损伤造成的后果，不能单纯地用于预测伤者死亡分级。创伤严重程度记分法(ISS)：多发伤 6 个部位中 3 个最高值的平方和，13 以上均列为重伤。

2. 必须强调反复重新评估

对受伤的患者必须不断地进行重新评估，以免忽略新出现的情况。

3. 辅助检查

检查项目：脊柱和四肢骨的 X 线检查；头、胸、腰、腹部的 CT 对比；泌尿系造影；血管造影术；支气管镜检；食管镜检查。

不断监测生命体征和尿量是十分必要的，检查动脉血气、心脏功能、脉搏和血氧等。

(四) 各部位创伤高级生命支持

1. 颅脑、颜面部与颈部外伤

颅脑损伤易造成伤者的死亡和残疾。颅脑损伤死因主要是颅内出血和脑挫裂伤，这两者相互关联，发展形成脑疝。脑出血的疗效优于脑挫裂伤，硬膜外血肿疗效最佳，抢救及时可完全恢复，脑疝形成 2～3 小时则可造成伤者致残，时间越长，抢救成功的机会越少。因此在对于颅脑外伤的患者，必须根据受伤机制，严密观察患者的神志、瞳孔、呼吸等并及时完善头颅 CT，及时发现颅脑受伤的情况，果断处理，最大限度地保证脑功能恢复。

颈部外伤主要涉及颈椎及血管，严重挫伤患者均应该考虑颈椎伤害可能，尤其是锁骨以上损伤，颈椎 CT 及 5 种视角平片检查需要完善，颈部血管创伤如静脉出血要防止空气栓塞可能；其次止血以压迫为主，切忌直接探查及试图取出异物，以免出血不可控，血栓脱落，如形成大血肿可能应尽早插管，对于没有禁忌证(颅内挫伤和出血)的患者需要抗凝。

2. 胸部创伤

在创伤初次评估中，需要对严重胸部创伤(如心包压塞、张力性气胸、开放性气胸、血胸)紧急处理，但对隐匿损伤更应该提高认识(食管穿孔、主动脉夹层、气管及支气管破裂、膈肌损伤等)，需要根据受伤机制、临床症状反复评估，并及时行相应检查(胸片、胸部 CT、超声心动图、支气管镜、食管造影等)，以免发生漏诊。

3. 腹部创伤

腹部创伤分为钝性损伤与穿透伤，钝性损伤是最常见的发病机制，有时会出现联合伤。由于腹部解剖特点：后腹膜腔区域离体表较远，即使存在内出血时也不表现出腹壁膨隆；另外在后腹膜腔、盆腔部位，有髂血管走行，创伤可引起其以及分支损伤，发生大出血但局部症状并不明显，因此造成评估困难。即使经验丰富的急诊外科医生或重症医生，都不能确保腹部外伤不漏诊，但腹部创伤是引起死亡的主因之一，因此必须尽快评估与处理。要明确腹部查体及使用各种现有的诊疗手段 [如腹部 CT、X 线、腹部超声检查(FAST 检查)、诊断性腹腔灌洗]，而且反复评估极为重要。在除外胸、四肢和骨盆原因后，血流动力学不稳定的患者，即使上述检查均为阴性仍不是阻止剖腹探查的证据。

4. 骨盆与四肢骨折

在初步评估及急诊复苏中对于骨盆及四肢损伤已有较明确的处置，在专科诊疗中，需要进一步明确继发性损伤(如骨盆复杂骨折导致的泌尿系、直肠继续性损伤)。进一步诊疗手段：骨盆 X 线、CT 核磁评估韧带、关节损伤，超声及 CT 血管造影等。

(刘红升　赵晓东)

第四节　口腔颌面部外伤的处理

【概述】

口腔颌面部外伤的处理关系到患者的生命安全，所以需要早期明确诊断并给予紧急处理。口腔颌面部外伤包括软组织外伤和硬组织外伤。对患者进行全面检查，根据轻重缓急决定救治顺序，首先及时处理威胁生命的损伤，再进行口腔专科治疗。口腔颌面部血管丰富，因伤口大量出血导致的出血性休克，因血肿、误吸血凝块和分泌物、撕裂组织的移位而导致的急性上呼吸道梗阻甚至窒息是导致患者死亡的主要原因。

1. 口腔颌面部外伤的类型

见图 4-4-1。

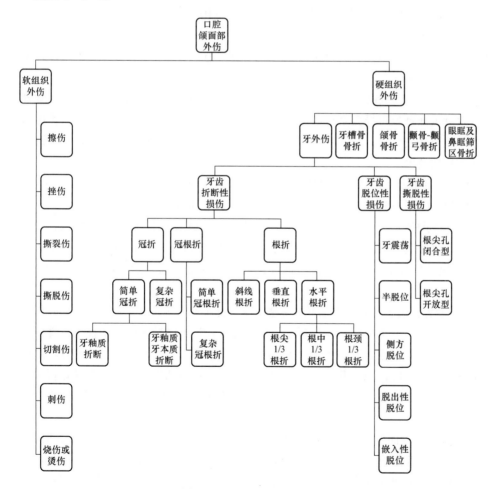

图 4-4-1　口腔颌面部外伤类型

235

2．口腔颌面部外伤的常见病因

（1）运动损伤。

（2）暴力事件。

（3）交通伤。

（4）动物咬伤。

（5）火器伤　包括火焰等烧伤或烫伤。

（6）化学烧伤。

（7）利器割伤。

【诊断要点】

1．病史及查体要点

（1）了解外伤原因、伤后时间和到其他医院就诊情况。

（2）询问有无伤及颅脑，有无头晕、呕吐、恶心等不适，有无一过性意识丧失；如伤者就诊时有昏迷史或正在昏迷中，则应会同神经外科医师共同诊治或转至神经外科治疗。

（3）询问有无伤及全身其他重要脏器，有无胸腹部疼痛和四肢疼痛等情况。

（4）详细询问既往病史、家族病史和相关治疗史。

（5）查体要仔细认真，注意动态查体，关注体征变化。

2．急诊检查要点

（1）全身情况检查　包括患者呼吸、血压、脉搏、意识、瞳孔和神经反射的情况，迅速判断呼吸道是否通畅。

（2）血凝块、呕吐物和唾液分泌物等的误吸可诱发窒息；口底、舌根、颈部、咽喉部软组织广泛水肿或血肿也可导致窒息；撕裂组织的移位、上下颌骨多发性骨折导致舌根后坠或软腭下垂也可诱发窒息，应观察患者有无呼吸困难，注意不要使口腔综合治疗椅过度后仰，预防窒息的发生。

（3）出血大量患者在密切监测血压的同时，应及时开放静脉通路预防失血性休克。

（4）如怀疑颈椎损伤，则不要搬动颈部以防发生进一步损伤。

（5）颌骨、牙槽骨和牙齿折断应进行 X 线检查；上颌骨骨折需要拍摄 X 线瓦氏位、柯氏位平片和 CT 可以明确诊断。下颌骨骨折可以拍 X 线平片、曲面断层片和 CT 明确诊断。颧骨颧弓骨折拍 X 线瓦氏位、柯氏位平片、颧弓轴位、颧弓切线位或 CT 明确诊断。

（6）牙槽骨骨折的表现为外伤后殆关系紊乱、牙龈撕裂、多个牙一起移动。如外伤引起上颌骨或下颌骨骨折，主要体征有骨折处压痛、肿胀、骨折段异常活动和移位；骨折移位则临床表现为殆关系紊乱，开口受限；如骨折部位靠前可查及骨台阶、骨动度等。颧弓骨折可见局部血肿或水肿，患者开口受限，肿胀消失后可见局部塌陷畸形。颧骨骨折可见颧面部塌陷畸形，局部可有血肿，眼眶可出现淤血，开口受限，也可出现复视等症状。

【院前处理】

1．窒息是口腔颌面部外伤最紧急的并发症。若出现完全性梗阻，应在最短时间内打开呼吸通道，通过气管插管或环甲膜或气管切开解除。不完全梗阻时，应迅速判断梗阻原因，可手动清除异物、血块和分泌物；将舌牵出即可解除梗阻或将上颌骨向上复位解除梗阻。

2．颌面部软组织开放性损伤常导致出血，止血措施要根据出血部位、出血性质和救护现场条件决定。尽量在可视状态下进行血管结扎止血。指压止血法、包扎止血法、填塞止血法、药物止血法等可联合使用。在止血的同时进行抗休克治疗，主要是补充血容量及补液。

3. 牙齿撕脱伤应寻找离体牙后，第一时间再植回牙槽窝。

【急诊处理】

1. 软组织清创缝合术

包括冲洗伤口、清理伤口和关闭伤口三个步骤。

2. 特殊结构损伤的处理

唇损伤：缝合时应注意唇缘轮廓线即红白唇交界处的正确衔接。唇组织缺损小于 1/4 时可直接拉拢缝合。舌损伤：缝合时应采用大针、粗线，大针距缝合，多带些组织，缝合时应尽量保证舌体的长度和活动度，应做纵向缝合。腭损伤：软腭穿通伤应分别缝合鼻侧黏膜、肌肉和口腔侧黏膜。腮腺及导管损伤：涎腺组织裂开时应严密缝合术后加压包扎。面神经损伤：尤以额支和下颌缘支重要。导管和神经断裂：还应行吻合术。

3. 动物咬伤

应常规行狂犬病疫苗注射。开放性伤口清创缝合后均应常规注射破伤风。

4. 颌骨骨折

可行手法复位骨折至合关系正常，然后上下颌栓结牙弓夹板，颌间橡皮筋牵引固定 1 个月，有条件者可行内固定治疗。

5. 牙齿折断性损伤治疗原则

冠折：根据折断线是否涉及牙髓决定是否牙髓治疗，断冠粘接或树脂修复缺损，年轻恒牙可行牙髓切断术保留根髓活性。冠根折：根管治疗后断冠粘接，也可用冠延长法或外科方法或正畸方法将牙根牵至龈上。根折：复位固定后定期随访观察牙髓活力。

6. 牙齿脱位性损伤治疗原则

嵌入性脱位：牙根未形成的年轻恒牙等待患牙自然萌出是首选的方法，观察 3 周，如患牙无位置改变，则建议使用正畸牵引使患牙复位；牙根完全形成的恒牙首选正畸牵引或外科的方法，尽快复位患牙。如牙髓坏死，需要根管治疗，建议使用氢氧化钙根管封药。半脱位、脱出性脱位和侧方脱位建议尽早复位固定，定期观察牙髓状态。

7. 牙齿撕脱伤治疗原则

尽早再植复位固定。根尖孔未发育完全的年轻恒牙，期望牙髓血管再灌注；如有牙髓坏死可行根尖诱导成形术或牙髓血管再生术。根尖孔发育完全的恒牙，伤后 7~10 天即夹板拆除前行根管治疗术，根管封药使用氢氧化钙制剂；离体超过 60 分钟并保存条件差的患牙，可体外根管治疗后尽早再植。

（张昕）

第五章 急性中毒

第一节 急性中毒总论

【概述】

毒物突然进入机体，短时间内使机体产生一系列病理、生理变化，出现症状甚至危及生命的过程，称为急性中毒。毒物的种类包括工业毒物、农业毒物(农药及杀鼠剂)、药物过量及天然毒物等。前三种常通过化学手段获得，即为化学毒物；后者常存在于动植物体内。随着生产的发展和生活的多样化，导致中毒的化学物质及动植物品种日渐增多，急性中毒的发病率亦较前明显增加。急性中毒的病情多急骤、凶险，如不及时救治，常常危及患者的生命。急性中毒救治成功与否，取决于两个因素：①正确的诊断，即确定中毒的毒物与数量；②及时、恰当的救治措施。

【病因】

经不同途径接触毒物是导致中毒最基本的原因，通常情况的中毒病因为以下几种。

1. 生活性中毒

在误食、误服、意外接触毒物、用药过量、自杀或投毒等情况下，过量毒物进入机体导致中毒。

2. 职业性中毒

在生产过程中，因某些原料、辅料、中间产物及成品自身有毒；如不注意适当的保护，与毒物密切接触时可发生中毒。另外，在有毒物品的保管、使用、运输、储藏等环节中，如不按照操作规范执行，即有导致中毒的可能。

【常见毒物分类】

随着工业技术的迅猛发展，新型的毒物品种及数量日渐繁多，按其使用范围和用途可分为下列几种。

(1)工业性毒物　包括工业原材料，如化学溶剂、油漆、重金属汽油、氯气、氰化物、甲醇和硫化氢等。

(2)农业性毒物　各种农药、化学除草剂、杀鼠剂和化肥等。

(3)药物过量中毒　许多药物过量均可导致中毒，如地高辛、抗癫痫药、退热药、抗精神病药和抗心律失常药等。

(4)动物性毒物　毒蛇、蜂类、鱼胆、河豚和新鲜海蜇等。

(5)食物性毒物　过期或霉变食品、腐败变质食物和有毒食品添加剂。

(6)植物性毒物　毒蕈类、野菜、乌头和白果等。

(7)其他　强酸、强碱、一氧化碳、化妆品、洗涤剂和灭虫药等。

【急诊思路】

急性中毒的诊断主要根据患者的病史、临床表现，参考实验室检查，有条件做毒物分析及现场调查；最后经综合分析，并做好鉴别诊断后，方能做出较为正确的诊断。

完整的诊断应包括引起中毒的毒物品种、病变性质及严重程度等。急性中毒是机体吸收毒物后产生的病变，因此要明确病因（毒物）与疾病（中毒）的因果关系。通过诊断可以掌握机体吸收毒物的证据，包括毒物的种类、中毒途径、中毒时间及可能吸收毒物的数量等。

如患者中毒史明确，并伴有特征性的中毒表现，则易诊断；反之，仅有一些临床表现，诊断则很困难。特别是中毒的症状和体征与常见的内科疾病相似，不同毒物中毒的临床表现可能相近或重叠，同种毒物中毒个体表现又可能不尽相同。因此，明确的病史可有助于正确诊断；临床检查及实验室检查，有助于了解毒物引起病变的脏器、性质及严重程度等，最后做毒物分析才能确定诊断。

采集详尽的中毒病史是诊断的首要环节。对生产性中毒者应重点询问职业史、工种、生产过程、接触毒物种类、数量、途径及同伴发病情况；对非生产性中毒者，要了解中毒者的精神心理状态、本人或家人经常服用的药物；对所有中毒者都要了解主要临床症状、发病过程和初步处理经过，包括用过的治疗药物、剂量及对治疗的反应等。

采集中毒史还包括：了解中毒环节，收集中毒者的剩余食物、呕吐物、大小便、药袋及剩余毒物。群体中毒时，调查现场情况，核实毒物种类、中毒途径。呼吸道中毒者，了解中毒时空气中毒物的浓度、风向、风速、中毒者的位置与毒源的距离等。

1. 临床诊断中毒的思维模式

(1) 难以解释的精神改变。

(2) 外伤特别是青年人难以解释的摔伤。

(3) 年轻患者不明原因的心律失常或胸痛。

(4) 火场救下来的患者或与毒物接触者出现临床症状。

(5) 不明原因的代谢性酸中毒。

(6) 儿童出现难以解释的嗜睡、精神症状或其他奇怪行为。

2. 为明确毒物中毒，询问病史

(1) 谁中毒？有大批中毒患者时，应排除心因性因素。

(2) 何种毒物中毒？注意混合毒物中毒。

(3) 何时中毒？了解发生中毒的时间。

(4) 如何中毒？了解中毒的途径和毒物数量。

(5) 经何处理？用过的治疗措施、治疗药物、剂量及对治疗的反应。

由于毒物种类繁多，不同类毒物中毒表现不尽相同，表现复杂，应熟悉具有诊断意义的临床表现，抓住其临床特征，并以此作为建立诊断的关键线索。临床检查可以在询问病史前或同时进行。毒物中毒常有其特殊的临床表现，在紧急情况下，根据中毒患者的临床表现和简单中毒病史，即可初步诊断，迅速采取相应的救治措施。同时对中毒者的生物标本、残剩毒物及其容器等进行毒物筛查；特异性检查措施可迅速明确毒物，如有机磷中毒时胆碱酯酶活性低下、亚硝酸盐中毒时高铁血红蛋白增高等；非特异性的检查，如肝肾功能、电解质、血气分析等，有助于评价患者的功能状态。

【急诊处理】

急性中毒救治总体原则：积极支持生命体征，对症治疗；尽早清除毒物，减少毒物吸收；准确应用解毒剂。

1．积极支持生命指征，对症治疗

首先迅速、准确地评估患者的呼吸、循环、神经系统功能状态，对症治疗为优先考虑的治疗方法。

(1) 确保气道通畅，进行有效通气，必要时气管插管、人工通气。

(2) 监测血压、心电图，末梢循环状态和尿量，评估患者循环功能，维持循环稳定。

(3) 立即建立静脉通道，确保急救药品使用。

(4) 对神志改变、昏迷、抽搐的患者，予吸氧，必要时催醒或控制惊厥。

(5) 检测血电解质和血气分析，维持血电解质和酸碱平衡稳定。

2．尽早清除毒物，预防或减少毒物吸收，应依据中毒方式而定

(1) 经呼吸道吸入中毒　立即移离有毒场所，呼吸新鲜空气，清除呼吸道分泌物。必要时吸氧、气管插管、人工通气，特别是昏迷或喉水肿存在时。

(2) 经皮肤、黏膜吸收中毒　立即脱去衣物，肥皂彻底清洗皮肤；毒物进入眼内者，用生理盐水反复、彻底清洗；强酸、强碱等腐蚀性毒物忌用中和剂。

(3) 经胃肠摄入中毒　常用方法包括稀释、催吐、洗胃、活性炭吸附毒物等。

(4) 血液净化治疗　包括血液透析、血浆置换、血液灌流等，一定根据毒物本身的相关特性，选取相应的血液净化措施，加速毒物的排泄。

3．准确使用特效解毒剂

毒物中毒的特效解毒剂较少，在使用前必须明确毒物类别，判定毒物中毒程度，合理使用抗毒药物的种类及剂量，及时观察治疗效应，牢记在观察中使用，在使用中观察。

（彭晓波　邱泽武）

第二节　有机磷农药中毒

【概述】

有机磷农药是当今生产和使用最多的农药，多呈油状或结晶状，色泽由淡黄至棕色，稍有挥发性且有蒜味，剂型有乳剂、油剂和粉剂等。常用有机磷农药有数十种，毒性强弱不等，主要有敌敌畏、乐果、甲拌磷、辛硫磷等，因自杀或操作不慎中毒者甚多，在我国农药中毒病例中约占 70%～80%。有机磷农药经呼吸道、皮肤和消化道等途径染毒。有机磷毒物进入机体后主要表现为对乙酰胆碱酯酶和丁酰胆碱酯酶的活性具有强力的抑制作用，使胆碱酯酶失去水解神经递质乙酰胆碱的能力，致使组织中神经-肌肉接头处乙酰胆碱过量蓄积引起中毒，导致先兴奋后衰竭的一系列的毒蕈碱样、烟碱样和中枢神经系统等症状。如处理不及时或不合理，患者可因昏迷和呼吸衰竭而死亡。

【诊断和鉴别诊断】

(一) 临床表现

有机磷农药经皮肤吸收中毒，一般在接触 2～6 天内发病，口服中毒在 10 分钟至 2 小时内出现症状。一旦中毒症状出现后，病情迅速发展。依据其摄入毒物量的多少、毒性的强弱及就诊时间的早晚，其临床表现有所差异。主要有以下表现。

1. 急性胆碱能危象

(1) 毒蕈碱样症状 多数腺体分泌、平滑肌收缩及括约肌松弛。腺体分泌表现为多汗、流涎、流泪、鼻溢、痰多及肺部湿啰音。平滑肌收缩表现为胸闷、气短、呼吸困难、瞳孔缩小、视物模糊、恶心、呕吐、腹痛、腹泻和肠鸣音亢进等。括约肌松弛表现为尿、便失禁。

(2) 烟碱样症状 交感神经节和肾上腺髓质兴奋，表现为皮肤苍白、心率增快、血压升高；作用于骨骼肌神经－肌肉接头，表现为肌颤、肌无力、肌麻痹等；呼吸肌麻痹可致呼吸停止。

(3) 中枢神经系统症状 轻者头晕、头痛、情绪不稳；重者抽搐(有机磷农药中毒较少见)、昏迷；严重者呼吸、循环中枢抑制，因呼吸、循环衰竭而死亡。

2. 中间期肌无力综合征

在急性胆碱能症状缓解后和迟发性神经病发病前，一般在急性中毒后1～4天突然出现以呼吸肌、脑神经运动支支配的肌肉以及肢体近端肌肉无力为特征的临床表现，称"中间期肌无力综合征"。其发病机制与胆碱酯酶受到长期抑制，影响神经－肌肉接头处突触后的功能有关。患者有声音嘶哑、吞咽困难、复视、抬头力弱、睁眼困难、眼球活动受限、吞咽呛咳等，最后因呼吸肌麻痹可出现呼吸困难、辅助呼吸肌参与呼吸运动、呼吸运动不协调、呼吸浅慢至停止，因进行性缺氧可表现焦虑、烦躁不安、大汗、发绀和意识障碍等，应立即给予气管插管，进行人工机械通气，直至恢复自主呼吸。

3. 迟发性神经病

有机磷农药急性中毒后一般无后遗症。个别患者在急性中毒症状消失后2～3周可发生迟发性神经病，这种病变不是由胆碱酯酶受抑制引起，可能与有机磷农药抑制神经靶酯酶并使其老化所致。首先累及感觉神经，逐渐发展至运动神经；开始多见于下肢远端部分，后逐渐发展，有时可累及上肢。最初表现为趾(指)端麻木、疼痛等感觉异常，逐步向近端发展，疼痛加剧，脚不能着地，手不能触物。约2周后，疼痛减轻转为麻木，运动障碍开始表现为肢体无力，逐渐发展为弛缓性麻痹，出现足(腕)下垂、腱反射消失。少数可发展为痉挛性麻痹，较重者出现肢体肌萎缩，有时伴有自主神经功能障碍。

4. 其他表现

敌敌畏、敌百虫、对硫磷、内吸磷等接触皮肤后可引起过敏性皮炎，并可出现水疱和脱皮，严重可出现皮肤化学性烧伤，影响预后。有机磷农药滴入眼部可引起眼结膜充血和瞳孔缩小。

(二) 诊断依据

有机磷农药中毒的诊断主要依靠三个方面。

1. 明确的有机磷农药接触史

如口服、生产中皮肤接触或吸入有机磷农药雾滴等。中毒发病时间与毒物种类、剂量和侵入途径密切相关。皮肤吸收中毒，一般在接触2～6天内发病，口服中毒在10分钟至2小时内出现症状。

2. 临床症状

患者出现皮肤黏膜潮湿、大汗、流涎、肌肉颤动、肺部湿啰音、呼吸困难、瞳孔缩小及血压升高等症状，呕吐物及呼出气体有蒜臭味。皮肤接触中毒起病慢，症状不典型，可检查有无皮肤红斑和水疱。

3. 实验室检查

胆碱酯酶活性测定是有机磷农药中毒的标志酶，但酶的活性下降程度与病情及预后不完全一致。如有条件，早期血液、尿液及胃液中毒物定性、定量检测对诊断及治疗有指导价值。

（三）临床分级

有机磷农药中毒通常分轻度、中度和重度，其具体标准如下。

1. 轻度中毒

有头晕、头痛、恶心、呕吐、多汗、胸闷、视物模糊、无力、瞳孔缩小。胆碱酯酶活力一般在 50%～70%。

2. 中度中毒

除轻度症状外，伴有肌纤维颤动、瞳孔明显缩小、轻度呼吸困难、流涎、腹痛、步态蹒跚，意识清楚。胆碱酯酶活力一般在 30%～50%。

3. 重度中毒

除中毒症状外，出现昏迷、肺水肿、呼吸肌麻痹、脑水肿。胆碱酯酶活力一般在 30% 以下。

（四）鉴别诊断

需与氨基甲酸酯类、拟除虫菊酯类、有机氮类农药作鉴别诊断，这些农药与有机磷农药中毒的鉴别要点除接触史和临床表现不同外，有机磷农药中毒者体表或呕吐物一般有蒜臭味，而其他农药一般无蒜臭味。胆碱酯酶检测，有机磷农药下降明显且恢复慢，氨基甲酸酯类农药胆碱酯酶恢复甚快，其余胆碱酯酶无降低。

（五）病情评估

有机磷农药中毒病情轻重，主要依靠临床症状、体征及实验室检查来评价，尤其特别注重患者生命体征是否平稳，脏器损害是否严重来评估。胆碱酯酶活性的高低，不能完全代表病情的轻重，应根据患者具体情况判断。呼吸衰竭是患者死亡的主要因素，应及早发现，行机械通气治疗。患者意识障碍伴难以纠正的低血压时，也是有机磷农药中毒死亡的原因之一。

【院前处理】

1. 有机磷农药中毒一旦明确，立即开始进行急救处理。

2. 呼吸、心跳停止者立即现场心肺复苏。

3. 尽快送往有条件救治的医院，途中对重度中毒患者给予心电监护、呼吸和循环支持。

4. 在等待急救车过程中如现场有条件应尽早开始以下处理。

（1）阻断与毒物的接触　呼吸道中毒者，立即脱离现场；皮肤接触者，脱去污染的衣物，用肥皂水清洗污染皮肤、毛发和指甲。

（2）清除胃内毒物　口服中毒者如清醒，可使用物理刺激法催吐，必要时温水洗胃。

（3）眼部污染　用 2%碳酸氢钠溶液或生理盐水冲洗。

（4）尽早使用抗胆碱能药物及胆碱酯酶复能剂药物。

【急诊处理】

1. 快速评估

快速观察生命体征，准确判断患者病情，果断决定救治程序。

2. 洗胃

毒物摄入 6 小时内应给予洗胃，直至无味，可给予导泻药物加速排泄。

3. 抗毒药物使用

主要用抗胆碱能药和胆碱酯酶复能剂，二者并用具有协同加强作用。原则上应早期、足量、联合、重复用药。

（1）抗胆碱能药 阿托品和长托宁（盐酸戊乙奎醚）的用法与用量 抗胆碱能药物的使用的原则是早期、足量，给药剂量及间隔时间应根据病情而定，维持"阿托品化"直至胆碱酯酶活力恢复到正常值的 60% 以上。注意防止过量引起严重的不良反应。目前主要有阿托品和长托宁。长托宁是新型抗胆碱药物，与阿托品相比，长托宁使用简便、安全、长效和疗效确实，并可显著减少中间综合征的发生。两者用量分别见表 5-2-1 和表 5-2-2。

表 5-2-1 有机磷农药中毒时阿托品的用法与用量

	轻度中毒	中度中毒	重度中毒
给药途径	肌内注射	肌内注射	肌肉或静脉注射
首次给药剂量	1～2mg	3～5mg	5～10mg
重复给药剂量	0.5～2mg	1～5mg	3～10mg
给药间隔时间	30 分钟以上	15～30 分钟以上	5～10 分钟以上
停药指征	毒蕈碱样症状如瞳孔缩小、流涎、出汗、腹痛、肠鸣亢进、腹泻、肺湿性啰音等消失，出现瞳孔扩大、轻度口干、皮肤干燥、面色稍潮红、心率稍快（90～100 次/分）时逐步撤药		

表 5-2-2 有机磷农药中毒时长托宁的用法与用量

	轻度中毒	中度中毒	重度中毒
给药途径	肌内注射	肌内注射	肌内注射
首次给药剂量	1mg	1～2mg	2～3mg
重复给药剂量	1mg	1～2mg	1～2mg
注意事项	（1）首次给药后 30 分钟如中毒症状未明显消失和全血胆碱酯酶活力低于 50%时，重复用药 （2）中毒症状消失和全血胆碱酯酶活力恢复至 60%以上可停药观察 （3）"阿托品化"指标为：口干、皮肤干燥、心率 80 次/分左右 （4）该药清除半衰期为 10～35 小时，用药早期生命体征变化不明显，应注意重复用药的用量和间隔时间，切忌盲目大剂量重复用药		

（2）胆碱酯酶复能剂的用法与用量 全血胆碱酯酶活力在正常的 60%以下时，应根据症状轻重早期足量持续给胆碱酯酶复能剂。胆碱酯酶复能剂有氯解磷定、碘解磷定、双复磷及双解磷等，我国最常用的是前两种。氯解磷定的用法见表 5-2-3。

表 5-2-3 有机磷农药中毒时氯解磷定的用法

	轻度症状	中度症状	重度症状
给药途径	肌内注射	肌内或静脉注射	肌内或静脉注射
首次给药剂量	0.5～1.0g	1.0～1.5g	1.5～2.5g
重复给药剂量		0.5～1.5g	1.0～2.0g
给药间隔时间		6～8h	
停药指征	全血胆碱酯酶活力达正常的 60%以上，烟碱样症状如肌颤、肌无力、肌麻痹消失		

4. 中间期肌无力综合征的治疗

中间期肌无力综合征致命的是呼吸肌麻痹，一旦出现，应立即给予气管插管，进行人工机械通气，直至恢复自主呼吸。

5. 血液净化

在治疗重度有机磷农药中毒时，必要时可使用血液灌流、血液透析及血浆置换等协助治疗，可清除血液中和组织中释放入血的有机磷农药及部分炎性介质，提高治愈率。

6. 对症治疗

有机磷农药中毒主要的死因是肺水肿、呼吸肌麻痹或呼吸中枢衰竭，休克、急性脑水肿、心肌损害及心脏停搏等亦是重要死因。因此，对症治疗应以维持正常呼吸功能为重点。例如保持呼吸道通畅，给氧或应用人工呼吸器；肺水肿用阿托品；休克用升压药；脑水肿应用脱水剂和肾上腺糖皮质激素；以及按情况及时应用抗心律失常药物等。危重患者可用输血疗法。为了防止病情复发，重度中毒患者中毒症状缓解后应逐步减少解毒药用量，直至症状消失后停药，一般至少观察 1 周左右。

（彭晓波　邱泽武）

第三节　急性酒精中毒

【概述】

酒精的化学名为乙醇，是一种无色、易挥发的液体。急性酒精中毒是指由于短时间摄入大量酒精或含酒精饮料后出现的中枢神经系统功能紊乱状态，多表现行为和意识异常，严重者损伤脏器功能，导致呼吸循环衰竭，进而危及生命，也称为急性乙醇中毒。中毒量 75～80g，致死量 250～500g，幼儿致死量 25g。

【诊断要点】

1. 诊断依据

发病前有过量饮酒史；呼出气或呕吐物有较浓的酒精味；呼出气或胃液或血液中可测得高浓度的酒精含量。

2. 临床表现

患者的症状轻重与饮酒数量、个体敏感性有关，临床分为轻、中、重三期。

(1) 轻度（即兴奋期）　血中乙醇＜500mg/L，神志清楚、仅有情绪、语言兴奋状态的神经系统表现，如语无伦次但不具备攻击行为，能行走，但有轻度运动不协调，嗜睡能被唤醒，简单对答基本正确，神经反射正常存在。

(2) 中度（即共济失调期）　血中乙醇 500～1500mg/L，神志或清或模糊，语无伦次、言语不清，步履蹒跚，动作迟缓笨拙；具有错、幻觉或惊厥发作；常有代谢性酸中毒、低血钾症、低血糖；可伴有各种心律失常、心肌损伤、上消化道出血及胰腺炎等。

(3) 重度（即抑制期）　血中乙醇≥2500mg/L，神志不清，皮肤湿冷、面色苍白、呼吸表浅；体温降低、心率快、血压下降或测不到，呈休克状态；瞳孔散大，呼吸缓慢带鼾声；严重者伴明显酸中毒、低钾血症、低血糖，大小便失禁、抽搐、昏迷，此情况如果持续 8～12 小时，可因呼吸衰竭而死亡。

3. 辅助检查

(1)胃液、血中可检测出乙醇。

(2)心电图 可有心肌缺血和早搏，甚至继发心肌梗死的心电图改变。

(3)少数中毒患者可诱发急性胰腺炎，血、尿淀粉酶及脂肪酶升高。

4. 鉴别诊断

(1)详细询问病史，尤其是昏迷患者应明确酒后有无外伤史。

(2)完善毒检、血糖、血氨、电解质、心肌酶、血气分析、头颅 CT 等检查以除外工业酒精中毒、镇静催眠药中毒、急性心肌梗死、一氧化碳中毒、低血糖、肝性脑病或脑血管意外和双硫仑反应等。

【院前处理】

1. 轻度中毒者，制止其再次继续饮酒或可迅速催吐。

2. 共济失调者，严格限制活动，由专人陪护，以免发生外伤。

3. 昏迷者，保持气道通畅，侧卧位，以防误吸呕吐物，注意保暖，及时送医院救治。

【急诊处理】

处于昏迷和中毒的重症患者，注意保暖的同时，应给予足够的热量，预防肝脏损伤。酒精中毒常常因误吸窒息而死，务必严加防范。酒精饮用后吸收很快，2 小时后洗胃和导泻基本无效。

1. 促醒药物

纳洛酮能解除酒精中毒的中枢抑制，缩短昏迷时间。中度中毒首剂用 0.4～0.8mg 加生理盐水 10～20ml，静脉推注，必要时加量重复；重度中毒时则首剂用 0.8～1.2mg 加生理盐水 20ml，静脉推注，用药后 30 分钟神志未恢复可重复 1 次，或 2mg 纳洛酮加入 5% 葡萄糖或生理盐水 500ml 内，以 0.4mg/h 速度静脉滴注或微量泵注入，直至神志清醒为止。盐酸纳美芬是具有高度选择性和特异性的长效阿片受体拮抗剂，已应用于急性酒精中毒的临床救治。如果血乙醇浓度超过 4000～5000mg/L 或昏迷时间较长(2～4 小时)时可以考虑血液净化。

2. 加速乙醇代谢

美他多辛常用于中、重度中毒特别伴有攻击行为、情绪异常的患者。每次 0.9g，静脉滴注给药，哺乳期、支气管哮喘患者禁用。适当补液及补充维生素 B_1、维生素 B_6、维生素 C 有利于乙醇氧化代谢。

3. 镇静剂应用

急性酒精中毒伴烦躁不安或过度兴奋，特别有攻击行为可肌内注射地西泮，并观察呼吸和血压；躁狂者首选氟哌啶醇，其次为奥氮平等，避免用氯丙嗪、吗啡、苯巴比妥类镇静剂。

4. 胃黏膜保护剂

H_2 受体拮抗剂或质子泵抑制剂常规应用于重度中毒特别是消化道症状明显的患者，质子泵抑制剂有更好的胃黏膜保护效果。

5. 重症患者

如出现呼吸、循环衰竭，应立即给予呼吸、循环支持，积极液体复苏和生命指征监测。

6. 并发症处理

上消化道出血建议持续泵入质子泵抑制剂，必要时联用生长抑素；吸入性肺炎，严重者给予纤维支气管镜治疗；并发急性心肌梗死者，给予充分镇静镇痛的同时，请心脏专科积极救治。

（白丽丽　邱泽武）

第四节　一氧化碳中毒

【概述】

一氧化碳(即 CO)是一种无色、无味的气体，它是由含碳物质燃烧不完全所产生的，经呼吸道吸入中毒。当人体吸入大量一氧化碳后，因一氧化碳与血红蛋白的亲和力比氧与血红蛋白的亲和力高 240 倍，所以极易与血红蛋白结合形成碳氧血红蛋白(HbCO)，使血红蛋白丧失携带氧的能力，从而导致组织缺氧而产生急性中毒，尤其对大脑皮质的影响最为严重。

高浓度的一氧化碳还能与细胞色素氧化酶中的二价铁离子相结合，直接抑制细胞内呼吸造成内窒息。对缺氧最敏感的脑组织和心肌首先受累，可引起细胞间水肿、血栓形成、脑缺血软化和脱髓鞘变性等。一氧化碳中毒主要包括职业中毒和生活性中毒，前者主要是因设备故障导致一氧化碳泄漏所致，而日常生活中最常见的原因是家庭中煤炉取暖、煤气热水器和煤气泄漏，火灾也可产生大量一氧化碳引起中毒。

【诊断要点】

1. 一氧化碳接触史

尤其是冬季要询问室内及室外近距离有无煤火接触。集体发病更有助诊断。无原因的昏迷伴皮肤水疱者要考虑一氧化碳中毒的可能。

2. 临床表现

(1) 轻度中毒　表现明显头痛、头晕，恶心、呕吐，少数可有一过性意识障碍。

(2) 中度中毒　在轻型中毒症状的基础上，可出现虚脱或昏迷。皮肤和黏膜呈现煤气中毒特有的樱桃红色。呼吸和血压可有变化。

(3) 重度中毒　呈现深昏迷或去大脑皮质状态，可并发脑水肿、休克、心肌损害、呼吸衰竭，部分患者可并发挤压综合征和筋膜间隙综合征。一般昏迷时间越长，预后越严重，常留有痴呆、记忆力和理解力减退、肢体瘫痪等后遗症。

(4) 迟发性脑病　表现为患者在经过 2～60 天的"假愈期"后出现精神障碍、偏瘫、痴呆、失语、失明和帕金森病。

3. 实验室检查

(1) 碳氧血红蛋白定量测定　采用分光光度计法，轻度中毒<10%，中度中毒<30%，重度中毒>50%。

(2) 心电图　可有心肌缺血和期前收缩。

(3) 脑电图　可见弥漫性 δ 低波幅慢波。

(4) CT　双侧基底节区见对称性低密度改变——"猫眼征"表现。

(5) 磁共振　双侧基底节区见对称性高信号表现，迟发性脑病时可见脱髓鞘改变。

4. 鉴别诊断

完善血糖、血氨、电解质、血气分析、头颅 CT 等检查以除外糖尿病酮症酸中毒、肝性脑病和脑血管意外等。

【院前急救处理】

1. 打开窗户，通风换气，立即将中毒者移离现场。

2. 保持呼吸道通畅，解开衣服，静卧保暖。

3. 症状不缓解立即送医院急诊科治疗。

【急诊处理】

1. 纠正缺氧　轻度中毒面罩给氧，中、重度中毒者若无禁忌则予高压氧舱治疗。

2. 出现呼吸衰竭的患者立即行气管插管，应用呼吸机辅助呼吸。

3. 积极治疗脑水肿，降低颅内压　可应用甘露醇、利尿剂和糖皮质激素。

4. 保护重要脏器，营养支持，维持水、电解质和酸碱平衡。

5. 应用脑组织赋能剂改善脑代谢　给予 ATP、辅酶 A、维生素 C、B 族维生素、细胞色素 C、依达拉奉和丁苯酞保护脑功能。

6. 人工冬眠治疗　对昏迷时间长，发热 39℃ 以上并有抽搐的危重患者，可实行人工冬眠治疗。

7. 预防和控制感染。

8. 积极治疗并发症　合并挤压综合征，应早期切开减张、减低组织坏死，必要时积极行血液净化治疗等。

9. 迟发性脑病治疗　给予长程高压氧治疗，配合神经细胞营养药和神经康复治疗。

（白丽丽　邱泽武）

第五节　百草枯中毒

【概述】

百草枯化学名为 1，1'-二甲基-4，4'-联吡啶二氯化物，又称克无踪、对草快。是目前使用最广泛的除草剂之一。纯品百草枯为白色结晶，不挥发，易溶于水，酸性条件下稳定，遇碱水解，与阴离子表面活性剂接触易失去活性。常用的为 20%百草枯水剂，在碱性溶液中水解，接触土壤后较快失去活性。我国自 2016 年 7 月 1 日起停止百草枯水剂在国内销售和使用，但是百草枯粉剂仍在使用。

百草枯可经消化道、呼吸道及皮肤接触中毒。百草枯虽属中等毒类，但对人毒性很高，成人致死量 20%水溶液约为 5～15ml 或 40mg/kg 左右，皮肤长期暴露百草枯溶液中也可致死，是人类急性中毒致多脏器衰竭死亡率最高的除草剂。

百草枯口服吸收率为 5%～15%。几乎不与血浆蛋白结合，口服 2 小时后即达血浆浓度峰值，15～20 小时后血浆浓度缓慢下降。

百草枯中毒是多层次、多机制的作用，可引起人体多器官损害。超大剂量的百草枯中毒患者多在短期内死于多器官功能衰竭，中、重度中毒如能度过急性期，部分患者因出现难逆转的肺纤维化而死于肺功能衰竭；部分存活者可不遗留任何后遗症。其中毒机制尚未完全阐明，普遍认为主要与活性氧过度脂质过氧化反应所产生的脂质过氧化物以及谷胱甘肽含量减少有关。

【诊断要点】

（一）诊断依据

1. 毒物接触史

仔细询问有无口服百草枯史或进食染毒食物史或职业接触史；或根据患者本人及知情者描述；或找到服用百草枯的证据(遗书、包装百草枯容器、残留毒物等)。

2. 临床表现

(1) 局部刺激症状　皮肤污染接触性皮炎，表现为红斑、水疱、溃疡和坏死等；眼部污染出现羞明、流泪、眼痛、结膜充血和角膜灼伤等病损；呼吸道吸入出现喷嚏、咽痛、刺激性咳嗽；经口服者，口腔、咽喉、食管黏膜可有红肿、腐蚀和溃烂。

(2) 全身各系统的临床表现　大量口服重度中毒者较快出现多脏器功能衰竭，短期内(1～3 天)即可死亡，中度中毒者病程大多呈渐进式发展，约 1～3 天内肺、肾、肝、心脏、胰腺等均可出现损伤，服毒量越大出现脏器损伤时间越短，随着病情进展部分患者可发展至呼吸衰竭死亡，病程长者可发展至肺纤维化(约 2 周左右)，终致呼吸衰竭死亡。部分患者度过急性期后肺部病变可逐渐吸收至痊愈。

①消化系统　早期口唇、咽喉、上腹部烧灼性疼痛，伴恶心、呕吐、口咽部溃疡、腹痛、腹泻及血便；可见黄疸、肝功能异常，甚至肝坏死；患者可有血淀粉酶及脂肪酶的升高，合并胰腺炎时伴明显腹痛。

②呼吸系统损害　肺是百草枯毒性作用的主要靶器官。轻者胸痛、咳嗽、气急，部分患者常合并有自发性气胸或皮下气肿；重者呼吸窘迫、发绀，严重者呼吸困难、肺水肿，直至呼吸衰竭；部分患者发展至肺纤维化最终出现呼吸衰竭。

③泌尿系统　出现血尿、蛋白尿、脓尿；多在中毒后 2～3 天发生急性肾损伤。

④循环系统重症者有中毒性心肌炎，出现心肌损害、血压下降、心电图 S-T 段和 T 波改变或伴有心律失常甚至心包出血等。

⑤神经系统　包括精神异常、嗜睡、手震颤、面瘫、脑积水和出血等，严重中毒者，临床中发现中毒后合并脑梗死病例。

3. 辅助检查

(1) 血液检查　白细胞数及中性粒细胞明显升高；大部分患者丙氨酸氨基转移酶、尿素氮、肌酐升高；可有低钾血症、低钙血症、高血糖表现；部分出现代谢性酸中毒。

(2) 动脉血气分析　患者 PO_2 下降，PCO_2 升高不明显，部分患者出现呼吸性碱中毒。

(3) 毒物检测　第一时间内收集血、尿及残余液标本，进行百草枯定性和定量的检测。

4. 影像学检查

(1) X 线胸片检查　中毒早期(3 天～1 周)呈弥漫性改变，肺纹理增多，肺间质炎性改变，可见点、片状阴影，肺部透亮度减低或呈毛玻璃状。中期(1～2 周)出现肺部实变、纵隔气肿或气胸，同时出现部分肺纤维化。后期(2 周后)，以肺间质改变为主，出现肺纤维化、肺不张及蜂窝状改变。

(2) 胸部 CT 检查　百草枯中毒所致肺 CT 征象是一个连续的过程。①肺纹理增多；②磨玻璃征；③肺实变；④胸腔积液；⑤肺纤维化；⑥支气管扩张及囊性变，与肺纤维化同时出现在中后期；⑦肺气肿或纵隔气肿。

（二）诊断思路

明确的百草枯服毒史及毒物接触史，诊断较容易。在临床上，经常遇到患者急性低氧血症与临床症状或肺部影像学结果不一致；在排除肺部慢性疾病及传染性疾病后，结合咽喉及胸骨后疼痛，肝、肾功能损害及胸片及胸部 CT 动态演变特征时，应考虑百草枯中毒的可能，可进一步询问病史，协助明确诊断。

（三）病情评估

(1) 对于有明确百草枯接触者，都应该高度重视，必须留观 1～3 天。如出现以下情况提示为重症中毒且预后不良。

(2) 白细胞及中性粒细胞显著增加。

(3) 肝、肾功能损害早而重。

(4) 明显的胸闷、气急、烦躁等症状。

(5) 胸片或胸部 CT 提示病变范围大、气胸、纵隔气肿。

(6) 重症患者多需呼吸机维持呼吸功能，但即便如此，目前临床上也未见明显改善预后的效果。

如果患者未出现上述重症的表现则提示预后较好。

【急诊处理】

百草枯中毒无特效治疗，尽早(6 小时内)开始合理处理可降低死亡率。

（一）治疗原则

尽早彻底清除毒物，减少百草枯吸收、加速排泄、消除化学性炎性损害及对症治疗。

（二）一般处理

1. 现场洗消

应在第一时间内进行。

(1) 接触性染毒者　皮表染毒者应脱除污染衣物，用肥皂水彻底清洗后再用清水洗净；眼部污染用 2%～4%碳酸氢钠液冲洗 15 分钟后再用生理盐水洗净。

(2) 经口服者　应立即服用肥皂水，也可用 30%白陶土(又称漂白土)或皂土，若无白陶土或皂土，亦可用普通黏土用纱布过滤后，服用泥浆水，并反复催吐。

2. 彻底洗胃

反复洗胃，每次 200～300ml，洗胃以洗出液中不再有浅绿色为准。

3. 导泻

中毒 6 小时内洗胃液中应加入吸附剂及泻剂，方法：20%漂白土悬浮液 300ml 和活性炭 60g，同时以硫酸镁 15g，或者 20%甘露醇 200ml，口服或通过鼻饲管注入导泻。

（三）血液净化治疗

近年来关于应用血液净化治疗百草枯中毒的方式及方法的研究报道很多，普遍认为有效，且临床应用广泛。目前认为早期血液灌流(HP)效果优于血液透析(HD)，连续性静脉静脉血液滤过(CVVH)亦是目前应用较广且效果较好的血液净化方式。HP 应尽早进行，对于重度中毒患者，HP 治疗后早期开始 CVVH 治疗效果更好。

（四）药物治疗

1. 糖皮质激素与免疫抑制剂

糖皮质激素可维护细胞膜的稳定性，产生强大的抗炎、对抗脂质过氧化的作用可减轻中毒性肺损伤，目前认为早期给予大剂量激素，甲泼尼龙 500～1000mg/d，持续使用 2～3 天，后渐减量至停用。早期使用环磷酰胺可能影响细胞内所有成分及自身免疫，减轻炎症反应，环磷酰胺 200～400mg/d，加入 5%葡萄糖液 500ml 中静脉滴注，持续使用 3～5 天即可。应该注意的是，在大剂量应用糖皮质激素的同时，应注意预防其不良反应，需要联用保护胃黏膜药物、钙剂等配套治疗。

2. 抗氧化及抗自由基治疗

百草枯的毒性作用是通过氧化应激，并产生大量的自由基对组织细胞产生损伤，及早、大量应用自由基清除剂是必要的。在抗自由基药物中，维生素 C、维生素 E、还原性谷胱甘肽的抗氧化作用已基本得到公认。N-乙酰半胱氨酸是谷胱甘肽的前体，也广泛应用于临床救治百草枯中毒患者。目前的动物实验及临床研究表明：血必净注射液对清除百草枯中毒后的活性氧自由基，减轻其介导的脂质过氧化有一定的效果，血必净在临床救治百草枯中毒得到了广泛应用。

3. 竞争剂

普萘洛尔(心得安)可与结合于肺组织的毒物竞争，使其释放出来，可以联合血液净化时，加强毒物的清除。有报道维生素 B_1 与百草枯的化学结构式同为季胺类型，推测有拮抗作用，早期有采用大剂量维生素 B_1 成功救治过百草枯中毒病例的报道。

(五) 肺移植与干细胞治疗

国外报道曾在 1997 年为 1 例 17 岁患者在百草枯中毒后第 44 天进行了肺移植并获得成功，也为中毒晚期的肺纤维化患者提供了一个可行的治疗方案。曾报道 1 例 24 岁百草枯中毒患者成功行双肺移植，现术后 5 年存活良好。也有报道在患者进行肺移植后，再发纤维化，数天后死亡，可能与移植的时机选择有关。短时间内(百草枯蓄积在体内其他组织)蓄积在其他组织中的百草枯会再次释放，是否会再次损害移植肺，发生纤维化，是否有满意的长期预后效果，尚需更多的临床依据来证实。目前正进行干细胞动物实验及临床病例观察，其疗效有待进一步验证。

(六) 对症处理

1. 谨慎氧疗

给氧有增加自由基形成的作用，原则上禁用氧疗，在明显缺氧时可低浓度、低流量给氧。仅在 $PaO_2 < 40mmHg(5.3kPa)$ 或出现 ARDS 时才用 >21%氧气吸入或用呼气末正压呼吸机给通气，从目前临床来看，经呼吸机救治的百草枯患者几乎无存活。

2. 营养支持治疗

消化道腐蚀性损伤时应禁食，可给予肠外营养补充，并注意维持水电解质及酸碱平衡，有效保护心、肝、肾等重要脏器功能。

3. 针对脏器损伤给予相应的保护剂

并维持其生理功能。

4. 注意观察患者出血倾向

严防 DIC 的发生。

5. 必要时可选用广谱、高效抗生素

以预防和治疗继发细菌感染。

(鲁晓霞　邱泽武)

第六节　抗凝血灭鼠剂中毒

【概述】

抗凝血灭鼠剂共有三十余种，从抗凝血灭鼠剂的发展历程分为第一代和第二代。第一代抗凝血灭鼠剂包括华法林、敌鼠钠、克灭鼠、杀鼠迷、立克命和氯敌鼠等；第二代抗凝血灭鼠剂的半衰期较长且毒性更强，又称超级华法林，包括溴敌隆（乐万通）、溴鼠灵（大隆）等。人类通过消化道、呼吸道及皮肤接触等途径中毒。这类灭鼠剂属间接作用的抗凝剂，中毒机制是因其分子结构与维生素 K 相似，在人体内成为维生素 K 的竞争性抑制剂，抑制维生素 K 环氧化物还原酶而切断维生素 K 的循环利用，影响凝血因子 Ⅱ、Ⅶ、Ⅸ、Ⅹ 及凝血酶原的合成，使凝血酶原时间延长或不凝而出血。因抗凝血杀鼠剂只对未活化的凝血因子产生作用，故只有当体内维生素 K 依赖性凝血因子耗竭后，才导致凝血时间延长。凝血因子 Ⅱ、Ⅶ、Ⅸ、Ⅹ 的血浆半衰期分别是 $60\sim70$ 小时、$6\sim8$ 小时、$12\sim24$ 小时、$48\sim72$ 小时，故此类毒物中毒的潜伏期一般为 $3\sim7$ 天。另外此类药物在体内的代谢产物亚苄基丙酮还可直接损伤毛细血管，使其通透性和脆性增加，加重出血。

近年来，由于对华法林耐药鼠的出现，第二代抗凝血灭鼠剂其作用缓慢、前期症状轻、适口性好，目前已成为国内外鼠害防治中运用最广及最为有效的"武器"。从而使抗凝血杀鼠剂投毒、自杀、误服所致的中毒事件日益增多。由于抗凝血杀鼠剂中毒起病隐匿，临床表现复杂，容易误诊、误治，故需要临床医生提高对该病的认识及警惕性，对临床中遇到的不能解释的凝血功能障碍伴出血的疾病，要考虑可能为抗凝血杀鼠剂中毒，避免误诊、误治。

【诊断要点】

1. 诊断依据

抗凝血杀鼠剂中毒的诊断依据主要凭借毒物接触史、临床表现以及相关化验检查：①有明确或可疑毒物接触史；②临床表现有多部位出血的症状；③凝血功能异常，以凝血酶原时间（PT）、活化部分凝血活酶时间（APTT）延长为显著；④运用维生素 K_1 治疗有效；⑤凝血因子 Ⅱ、Ⅶ、Ⅸ、Ⅹ 活性减低；⑥送检血标本、尿液、食物或呕吐物中检测到抗凝血杀鼠剂成分。满足上述 $1\sim3$ 条即可拟诊，加第 4 条可临床诊断，加第 5 和（或）6 条可明确诊断，另外，血中检测到维生素 $K-2,3$ 环氧化物有利于早期诊断。

2. 诊断思路

如提供明确的抗凝血灭鼠剂接触史，则诊断明确；当临床遇到不明原因多部位出血，单一部位出血治疗效果不佳，最常见为血尿伴血红蛋白下降的患者（尤其是来自于农村、郊区），化验 PT、APTT 明显延长，血小板、纤维蛋白原和 D - 二聚体正常，要考虑抗凝血灭鼠剂中毒的可能，进一步仔细询问病史，进行血常规、凝血因子、肝功能、腹部 B 超、毒物检测；对于基层单位，如不能检测凝血因子及毒物检测，可进行维生素 K 试验性治疗，诊断思路见图 $5-6-1$。

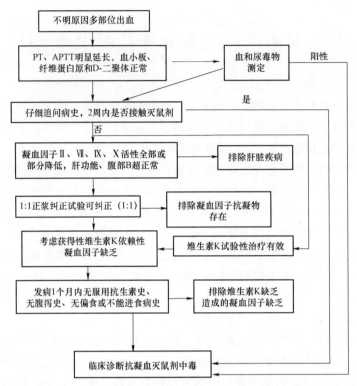

图 5-6-1　无明确毒物接触史抗凝血灭鼠剂中毒诊断思路

3. 病情评估

对于有明确毒物接触史，无出血表现的患者，也要及时评估凝血功能。首次化验无异常，必须于 48~72 小时重复检测 PT。有出血表现的，要对患者血压、神志、血红蛋白进行评估；病情严重者，如消化道大出血、失血性休克、脑出血应入抢救室抢救。目前尚无明确的急性抗凝血杀鼠剂中毒严重程度相关评分标准，可根据急性中毒严重程度评分标准对其病情和预后初步判断。

【院前处理】

1. 催吐，服用药物 6 小时内进行催吐。

2. 皮肤接触者，清洗皮肤。

3. 口服活性炭。

4. 有明确毒物接触史，有严重危及生命的出血，予维生素 K_1 40mg 静脉滴注，滴注速度不超过 1mg/min。

【急诊处理】

1. 减少毒物吸收

口服 6 小时以内者，催吐，不配合催吐者，洗胃；硫酸镁导泻；皮肤接触者，清洗皮肤；口服活性炭吸附毒物。

2. 药物治疗

维生素 K 是特效解毒药，最常使用维生素 K_1 注射液。具体使用方法如下。

(1)维生素 K_1 起效时间　起效时间 1~2 小时，3~6 小时止血效应明显；治疗后凝血酶原时间 12~14 小时(儿童资料显示 4 小时)恢复正常。当患者服毒量大，体内因维生素 K 依赖因子严重缺乏而出血时，短期应用本药常不能立即生效。

（2）维生素 K 剂量及疗程　维生素 K_1 的用量和用药疗程决定于患者的凝血功能恢复时间及体内的毒物排泄情况，目前尚无统一明确的标准。国内报道大多使用 20～100mg/d，重症患者可用到 300mg/d。可给予维生素 K_1 注射液 10～30mg 加到 5%葡萄糖 100ml 或 40～100mg 加到 5%葡萄糖 250ml 中缓慢滴注，1～3 次/日，在 1～3 天内凝血功能基本恢复正常。临床发现维生素 K_1 注射液经稀释后静脉滴注，不良反应明显减少。

毒物检测对该病的诊断、病情评估、停药时间有显著意义。临床上通常停药时维生素 K_1 平均用量为 10mg，停药时体内毒物浓度平均为 10ng/ml。在临床中发现个别病例体内毒物浓度低于 10ng/ml 时仍有抗凝血作用，故在实际工作中还应注意个体差异性。在抗凝血杀鼠剂治疗中应完全清除体内毒物，维生素 K_1 用量仍较大时，因凝血功能正常而突然停药，容易导致患者病情反复。

我国维生素 K_1 口服制剂刚进入市场，购买渠道不太顺畅，使用维生素 K_1 口服制剂有效替代静脉或肌内注射剂量效应尚无可靠经验。初步资料显示，静脉注射 1mg 维生素 K_1 注射液可用 5mg 维生素 K_1 口服制剂来替代。极少一部分患者在院外自行口服维生素 K_1 注射液来维持正常凝血功能，其口服剂量约为静脉用药剂量的 1～2 倍，无明显不良反应，但口服维生素 K_1 注射液为超说明书途径用药，进入体内的生物利用率和不良反应尚不明确。

抗凝血杀鼠剂在体内代谢极慢，半衰期长。溴鼠灵人体内半衰期为 243～1656 小时，溴敌隆的半衰期 10～24 天，重度中毒的患者需要长期、大量维生素 K_1 维持凝血功能，可达数月至 1 年。故在抗凝血杀鼠剂中毒的治疗过程中维生素 K_1 应足量、足疗程。

3. 血液制品的应用

目前血液制品仍为一种相对稀缺资源，不应作为抗凝血杀鼠剂中毒患者长期治疗方案。在临床上，如出现凝血功能严重障碍且存在危及生命的出血症状，而短时间内维生素 K_1 不能维持正常凝血功能时，可应用新鲜冰冻血浆、凝血酶原复合物等血液制品。

4. 血液灌流

可降低抗凝血杀鼠剂中毒患者体内毒物浓度，缩短总的治疗时间，尤其对血中毒物浓度较高的患者效果明显。

治疗的关键在于：①尽早维持凝血功能正常或接近正常；②加快清除体内毒物；③定期监测凝血功能，用尽可能少的维生素 K_1 维持凝血功能至正常范围，并逐渐停药；④有条件尽早行毒物检测，必要时复查；⑤对于重度贫血患者，予以输注悬浮红细胞，提高组织氧输送，对出血症状严重，维生素 K_1 需要量大者或紧急情况下，也可输注凝血酶原复合物（PCC，含凝血因子Ⅱ、Ⅶ、Ⅸ、Ⅹ）、新鲜冰冻血浆（FFP），快速补充所缺乏的凝血因子。

（董建光　邱泽武）

第六章 理化因素急症

第一节 烧 伤

【概述】

烧伤又称灼伤,是指热力所引起的组织损害,主要是指皮肤和(或)黏膜,严重者也可伤及皮下或(和)黏膜下深部组织。由于电能、化学物质、放射线等所致的组织损害和临床过程与热力烧伤相近,因此临床上习惯均归在烧伤一类。实际上它们不仅与热力烧伤,而且各自之间是有一定区别的。烧伤不仅造成皮肤的毁损,而且会引起严重的全身性反应,如高分解代谢、全身炎症反应、多脏器功能损伤等,尤其是大面积烧伤,全身反应甚为剧烈,可出现休克、脓毒症、MODS 等危及生命情况。

最常见的是热力烧伤,占 90%以上,如沸水、火焰、热金属、沸液、蒸汽等;其次为化学烧伤,占 7%,如强酸、强碱、磷、镁等;再次为电烧伤,占 4%;其他还有放射性烧伤、闪光烧伤等。其中生活上的烫伤和火焰烧伤占 84%。

【诊断要点】

(一) 病史

了解患者的受伤原因、受伤时间、受伤经过、周围环境、伤后接受过的治疗和转运工具。了解途中时间和补液情况,包括液体的内容、量和尿量。询问患者时听其声音是否嘶哑,判断是否有气道梗阻如三凹征征象等。判断烧伤面积和深度、是否有合并伤、有无延迟复苏、是否复苏充分、是否有吸入性损伤等。

(二) 伤情判断

烧伤严重程度主要依据烧伤面积、深度和特殊部位的烧伤情况判断,也与伤者的年龄、体质强弱、有无并发症、有无慢性疾病以及救治时是否已经发生休克等因素综合判断。

1. 烧伤面积估计

应用中国新九分法和手掌法。中国新九分法适用于大面积烧伤的面积估计。手掌法适用于小面积和特大面积烧伤的估计。临床上两种方法常相互配合使用。

(1) 九分法 将全身体表面积划分为若干 9%的倍数来计算。成人:头颈 9%;双上肢各占 9%;躯干前后(各占 13%)及会阴部(1%)占 3×9%;臀部及双下肢占 5×9%+1%。小儿:躯干和上肢所占体表面积的百分率与成人相同,头大下肢小,并随着年龄增大而改变,12岁以下儿童烧伤面积可按下列简化公式估算:头面颈部面积%=9+(12-年龄),臀部及双下肢面积%=46-(12-年龄)。

(2) 手掌法 成人与小儿均适用。伤者手指并拢,"全手掌面"面积约为全身体表面积的 1%。对小面积的烧伤直接以手掌法来计算,特大面积烧伤则以手掌法减去未烧伤的面积,使用较为方便。

估计烧伤面积的注意事项:

(1)估计烧伤面积时应将一度、浅二度、深二度及三度烧伤面积分别计算,以便于治疗参考。一般情况下，在估计烧伤严重程度时，一度烧伤不计入烧伤总面积。

(2)不论使用哪一种方法估计，应力求近似，并用整数记录，小数点后数字四舍五入。

(3)如果烧伤面积过大时，为了便于计算，也可估计健康皮肤面积，然后在总体表面积中(100%)减去健康皮肤面积百分数即可。

(4)吸入性损伤伤者另行注明，但不计入烧伤面积。

(5)九分法及手掌法评估烧伤面积，相对快捷、简便，但相对粗略，且受接诊医生主观因素影响较大，目前临床已有应用计算机扫描技术来较精确计算患者的烧伤面积的尝试。计算机扫描技术可能会是未来烧伤创面测量的主流方式。

2. 烧伤深度的识别

根据烧伤的临床表现（颜色、水疱、湿润度、血管纹理、感觉、湿度、愈合过程），我国多年沿用"三度四分法"，即一、二、三度，二度又分为浅二度和深二度。临床上为表达方便，将一度和浅二度称为浅烧伤，将深二度和三度烧伤称为深烧伤。

(1)一度烧伤　又称红斑性烧伤，病变最轻，一般为表皮层损伤。临床可见局部疼痛、微红肿、温度微增、无水疱。常于短期内(3～5天)脱屑痊愈，不留色素沉着和瘢痕。

(2)二度烧伤　又称水疱性烧伤。根据伤及皮肤结构的深浅又分为浅二度烧伤和深二度烧伤。

①浅二度烧伤

a. 病变范围包括真皮浅层(整个表皮直至生发层或真皮乳头层)的损伤，临床可见局部红、肿、剧痛明显，有大小不等的水疱形成。

b. 去除水疱表皮后，可见红润而潮湿的创面；质软，疼痛敏感，渗出多，有充血的毛细血管网。

c. 如无继发感染，可于伤后2周内愈合，可不遗留瘢痕，但在一段时间内可能有色素沉着。

②深二度烧伤

a. 病变范围达真皮深层，生发层完全被毁，仅残存毛囊、汗腺、皮脂腺或部分真皮。

b. 可有或无水疱，表皮去除后，创面微湿，微红或白中透红、红白相间或可见细小栓塞的血管网，创面渗出多，水肿明显，质地较韧，痛觉迟钝，拔毛试验微痛。

c. 如无感染，则可依靠其残存皮肤附件的上皮细胞再生而修复创面。

d. 愈合时间一般需要3～5周，愈合后多遗留瘢痕；如发生感染，则愈合时间延长，甚至可由于皮肤附件或残存上皮岛破坏，创面加深而成三度，需植皮才能愈合。

(3)三度烧伤　又称焦痂性烧伤，为全层皮肤损伤。有时烧伤可深达皮下脂肪、肌肉，甚至骨骼、内脏等，故三度烧伤的范围较广，代表的严重程度也不一致。临床可见：局部苍白、黄褐或焦黄，甚至炭化，表面干燥，知觉丧失，发凉，质韧似皮革，透过焦痂常可见粗大的栓塞的皮下血管网。毛发易拔除，拔除时无疼痛。烫伤的三度创面可呈苍白而潮湿，除甚小面积可靠周围健康皮肤的上皮汇合而自愈外，均需要植皮才能愈合。愈合后留有瘢痕，甚至畸形。

三度烧伤创面中，有的深度伤及深部肌腱、骨骼、内脏等，不能通过保守换药或植皮修复，往往需皮瓣、组织瓣修复甚至截肢。因其修复措施及预后均与其他深度的创面有所不同，中华医学会烧伤专业委员会将烧伤创面深度分类修改为"四度五分法"；上述这类"深三度"创面,定义为四度创面。

3. 烧伤部位

面部、手部和足部是身体的外露部分,为最常见的烧伤部位。所谓特殊部位烧伤是指面、手、足、会阴部的烧伤,呼吸道烧伤及眼球烧伤,因为这些部位很重要,直接影响生命或功能的恢复。

(三) 烧伤严重程度的分类

影响烧伤严重程度的因素众多,最主要的是烧伤面积和深度,具体分类见表6-1-1。

表6-1-1　烧伤严重程度分类

程度	总面积	三度面积	注意:
轻	<10%	0	a. 小儿病情估计时面积减半
中	10%~30%	<10%	b. 老人病情估计时向上浮动一等级
重	30%~50%	10%~20%	c. 有吸入性损伤、休克、合并创伤及中毒,伴发心、脑、肾、
特重	≥50%	≥20%	胃合并症者均为重度以上

(四) 烧伤病程(病期)

1. 休克期

组织烧伤后的即刻反应是体液渗出,一般要持续36~48小时。小面积浅度烧伤,体液的渗出量有限,通过人体的代偿,不致影响全身的有效循环血量。烧伤面积大而深者,由于体液的大量渗出和其他血流动力学的变化,可急剧发生休克。伤后48小时内主要威胁患者生命的是休克,所以临床习惯称为休克期。液体复苏是早期处理最重要的措施。

2. 水肿回吸收期

伤后48小时开始,渗出于组织间的水肿液开始回吸收,临床表现为血压趋向稳定,尿液开始增多。局部渗液重吸收,若大量坏死组织分解产物与细菌毒素入血,患者可表现全身中毒症状和内环境紊乱。

3. 感染期

烧伤水肿回吸收期一开始,感染就上升为主要矛盾。浅度烧伤如早期创面处理不当,此时可出现创面周围炎症;严重烧伤由于经历低血容量甚至休克的打击,全身免疫功能处于低下状态,对病原菌的易感性很高,早期暴发全身性感染的概率也高,且预后也最严重。

4. 修复期

组织烧伤后,炎症反应的同时,组织修复也已开始。浅度烧伤多能自行修复;深二度靠残存的上皮岛融合修复;三度烧伤靠皮肤移植修复。修复期应注意对一些关节、功能部位进行防挛缩、畸形的措施与锻炼。大面积深度烧伤的康复过程需要较长的时间,有的还需要做整形手术。

【院前处理】

1. 迅速脱离致伤原因与急救

火焰烧伤后应迅速离开火区,尽快脱去着火衣服,灭火后可将烧(烫)伤局部浸泡在冷水中 0.5～1 小时，以减轻疼痛和损伤程度。热力致伤者，可行"创面冷却疗法"，天冷时注意保暖。

2. 危及患者生命的合并伤

大出血、窒息、开放性气胸、急性中毒等，应迅速进行急救处理。

3. 烧伤创面现场急救

不予特殊处理，不涂任何药物，尤其是龙胆紫一类有色的外用药。

4. 补水

口渴者，可口服淡盐水，但不可大量饮用，以免发生呕吐。不宜单纯喝白开水，防止发生水中毒。严重烧伤患者，如有条件，应尽快进行静脉输液。

5. 记录患者的伤情

包括初步估计烧伤面积和深度以及现场的急救措施，便于分类和进一步治疗时参考。

6. 转运

对中小面积烧伤，原则上应就近组织抢救，以便及时治疗，减轻痛苦。严格掌握转送时机，注意合并症(吸入性损伤、骨折、大出血、眼损伤和中枢神经损伤)。早期的严重烧伤患者，应到就近的有条件的医疗单位治疗。原则上在未恰当处置前不宜长途转运，否则，极易发生休克。对于大面积烧伤患者，因不具备诊疗条件需要转院时，可参考转运时间(h)=(1−烧伤面积%)×10+(2～4h)；最好能在伤后 4 小时内送达目的地。如不能此时间送到，应就地抗休克，待休克基本平稳后再转送，转送途中要求呼吸道通畅、休克基本控制、无活动性出血等，并应设法输液，给予镇静剂，减少颠簸。当无条件进行抗休克治疗，尤其在战时，可边复苏边后送；随着未来烧伤救治技术的提高和运输工具、通信条件的改善，适当放宽转运时间是可能的。

【急诊处理】

(一)小面积浅度烧伤的治疗

轻度烧伤主要为创面处理：包括剃净创周毛发，清洁健康皮肤，一般多在门诊给予清创、包扎等处理。原则：保护创面、预防感染，促进上皮生长。创面污染重或有深度烧伤者，均应注射破伤风抗毒血清，并用抗生素治疗。

(二)大面积深度烧伤的治疗

1. 中、重度烧伤因可造成全身损害，应按下列程序处理

(1) 简要了解受伤史后，记录血压、脉搏、呼吸，注意有无休克、呼吸道烧伤及其他合并伤，严重呼吸道烧伤或面颈部深度烧伤后喉头水肿呼吸困难者需及早行气管切开、给氧。

(2) 立即建立静脉输液通道，开始输液配血。

(3) 酌情给予止痛剂。休克严重者止痛剂应自静脉注射。

(4) 留置导尿管，观察每小时尿量、比重、pH，并注意有无血红蛋白尿。

(5) 清创，估算烧伤面积、深度(应绘图示意)；特别应注意有无三度环状焦痂的压迫，其在肢体部位可影响血液循环，躯干部位可影响呼吸，应在血流动力学稳定后切开焦痂减压。

(6) 按烧伤面积和深度制订第一个 24 小时的输液计划(参后)。有休克或休克先兆者，制订初步输液计划，输液愈早愈好。

(7) 广泛大面积烧伤一般采用暴露疗法。

(8) 选用抗菌药物。注射破伤风抗毒素。

2. 大面积深度烧伤的抗休克补液疗法

烧伤休克的防治原则：烧伤后体液渗出速度一般以伤后 6~8 小时为最快(严重烧伤渗出持续时间一般为 36~48 小时)。防治休克的根本问题是及早进行输液，迅速恢复循环血量。

(1) 常用补液公式

①二、三度　烧伤面积(%)×体重(kg)×1.5~1.8(ml)＋2000~4000(ml)=烧伤后第一个 24 小时的补液总量(ml)。

②胶体液和晶体液之比一般为 1:2。三度烧伤面积较为广泛者，可按 1:1 掌握。

(2) 具体要求

①烧伤后第一个 8 小时，输入计划总量的半量；后两个 8 小时，各输入计划总量的 1/4 量。

②伤后第二个 24 小时所需补充的胶体液和晶体液为第一个 24 小时的半量，仍需补给基础水分 2000ml。

(3) 监测指标

按公式计算出的补液量是作为起始补液的依据，补液的质、量和速度是否掌握得当，要看治疗中患者的反应，如精神状态、心率、脉搏、血压和尿量，应尽量保证成人排尿量达到 0.5ml/(kg·h)；小儿排尿量达到 1ml/(kg·h)。由于补液过度可能诱发肺水肿，对于重度烧伤患者应在条件具备的情况下放置中心导管做血流动力学参数监测。

(4) 有研究认为，采用双静脉或多静脉通道，晶体液和胶体液分开输入，而不是以一条通路交替输入的方式，可避免血浆渗透压不稳定，减少生命体征波动，并有利于增加尿量。

3. 预防及控制感染

脓毒症是烧伤患者的主要死亡原因之一，危重烧伤患者在休克期平稳度过后，预防及控制感染将成为治疗的重中之重。

(1) 坚持严格的消毒隔离制度。

(2) 及时积极纠正休克，维护机体的防御功能，保护肠黏膜的组织屏障。

(3) 正确处理创面，特别是深度烧伤创面，可应用磺胺嘧啶银等外用药物覆盖创面，银离子可破坏细菌的 DNA 和物质传递，有一定的抑菌作用。

(4) 抗生素的应用和选择

合理使用抗菌药物是防治感染的重要手段。

①抗生素的选择应针对致病菌，及早用药。流行病学显示，烧伤感染的主要致病菌以 G⁻杆菌为主，以铜绿假单胞菌最为常见。因此，选用抗生素应当至少覆盖铜绿假单胞菌。

②一般烧伤创面的病菌多为多菌种，耐药性较其他病区为高，病区内应避免交叉感染。

③对严重患者并发全身性感染时，可联合应用抗生素，抗菌谱尽量覆盖可能致病菌，静脉滴注，待细菌学结果出来后，再予调整抗生素。

④选用抗生素应注意患者的肝、肾功能状态，以防止和避免大剂量用药的不良反应。

(5) 营养与支持疗法是防治感染的基础　营养支持，水、电解质紊乱的纠正，脏器功能的维护等综合措施均很重要。营养支持可经肠内或肠外营养。应尽可能早期应用肠内营养法，严重烧伤患者早期实施肠道复苏不仅可改善机体营养状况、降低高代谢反应，同时具有维持肠黏膜屏障从而减少全身感染的作用。欧洲营养支持指南（ESPEN，2006），提出在有胃肠道功能的危重患者，血流动力学稳定后应在 24 小时以内给予肠内营养；美国营养指南（ASPEN，2009）指出肠内营养应该在伤后第一个 24～48 小时内实施。

4. 创面处理与修复治疗

烧伤创面既是重要的感染途径，也是重要的感染源。深度烧伤由于坏死组织多，组织液化、细菌定植难于避免，应正确选择外用抗菌药物。目前证实有效的外用药有 1%磺胺嘧啶银霜剂、碘伏等，外用抗菌药物只能一定程度地抑制细菌生长。烧伤组织由开始的凝固性坏死经液化到与健康组织分离，需要 2～3 周，在这一过程中，随时都有侵入性感染的威胁。早期切痂或削痂，并立即皮肤移植。尽快修复创面，是大面积烧伤患者救治成功的必要环节。

5. 其他治疗

(1) 重视合并眼烧伤和眼角膜继发损伤的治疗。

(2) 注意畸形的预防和矫正，减少和减轻残疾，以提高患者愈后生存质量。

(3) 提高对烧伤后心理疾病的认识，积极预防和治疗，促进患者早日回归社会。

(4) 烧伤后的镇痛治疗　阿片受体激动药是烧伤镇痛时最常用的止痛药，经静脉患者自控性镇痛法(PCA)使用的阿片类药物镇痛效果确切，并且可以根据不同时机来调整药物用量。抗焦虑药联合阿片类镇痛药的使用可增加镇痛疗效，但对于有吸入性损伤且有窒息风险的患者，在确保切实有效的气道畅通之前，对于有潜在呼吸抑制的止痛药物，宜慎用。近些年来止痛药物研究的进展，有的非甾体类止痛药物疗效也相当好，也可酌情选用。

(5) 重症烧伤患者由于存在高分解代谢、横纹肌溶解、休克低灌注等，极易合并肾功能不全，应用 CRRT(continuous renal replacement therapy)治疗严重烧伤患者可能有助于改善患者应激反应、高分解代谢及持续清除毒素、维持内环境稳定，从而稳定患者临床状态及改善预后。但是烧伤患者应用 CRRT 治疗的指征、开始时机与停止时机的问题，目前尚无循证医学依据，且面临着导管感染、抗凝及药物剂量调整等一系列问题，因而，应用 CRRT 更多地依赖于医生的临床经验及医疗单位的技术能力。

（关岚　刘肖　赵斌）

第二节　中　暑

【概述】

中暑是指在暑热天气、湿度较大以及无风的环境条件下，以体温调节中枢功能障碍、汗腺功能衰竭和水、电解质丢失过多为特征的疾病，主要表现为中枢神经系统和心血管系统功能障碍，是一种威胁生命的疾病，若不及时治疗，可引起抽搐、永久性脑损害甚至死亡。颅脑疾病患者、老年体弱及产妇因耐热能力差尤易发生中暑。核心体温达 41℃提示预后不良，体温超过 40℃的严重中暑病死率为 41.7%，若超过 42℃，病死率可达 81.3%。

【诊断和鉴别诊断】

1. 中暑的类型

中暑的临床表现多样。根据其严重程度分为轻、中、重度中暑。

(1) 轻症中暑　包括热痉挛、热水肿和热疹等，常表现为暴露于高温环境或剧烈运动后出现头痛、头晕、口渴、多汗、肢端水肿、皮肤潮红、出疹，常因继发于电解质紊乱(如低钠血症)而引起四肢肌肉痉挛。如及时转移到阴凉通风处，补充水和盐分，抬高肢体，短时间内即可恢复。

(2) 中度中暑　包括热晕厥和热衰竭两种类型。热晕厥是指热应激后出现的一过性意识丧失，常可自行缓解，体温可以处于正常范围。热衰竭常发生于老年人、儿童和慢性疾病患者，是由于体液和钠丢失过多引起循环容量不足所致。临床表现为多汗、乏力、头晕、头痛、恶心、呕吐和肌肉痉挛，可有明显脱水征(心动过速、直立性低血压或晕厥)，体温可以正常或轻度升高(但小于 40℃)，无明显中枢神经系统损伤表现。实验室检查可见血细胞比容增高、高钠血症、轻度氮质血症和肝功能异常。热衰竭可以是热痉挛和热射病的中介过程，治疗不及时，可发展为热射病。

(3) 重度中暑　又称为热射病。是一种致死性疾病。主要表现为高热(直肠温度大于 40℃)和神志障碍。根据发病机制分为两种类型：劳力性和经典型(非劳力性)热射病。

①劳力性热射病　是体力活动导致内源性产热过多引起的。多在高温、湿度大和无风天气进行重体力劳动或剧烈运动时发病。患者在从事重体力劳动或剧烈运动数小时后发病，约 50%患者大量出汗，心率可达 160～180 次/分，脉压增大。可发生横纹肌溶解、急性肾衰竭、肝衰竭、DIC 或多器官功能衰竭，病死率高达 10%～33%。

②经典型热射病　暴露于高温环境下，各种病因(如汗腺功能障碍，皮肤瘢痕)引起的散热减少所致。多见于在高温环境下居住在拥挤和通风不良的城市老年体衰居民。其他高危人群包括精神分裂症、帕金森病、慢性酒精中毒及偏瘫或截瘫患者。表现为皮肤干热和发红，84%～100%病例无汗，直肠温度常在 40℃以上，最高可达 46.5℃。病初表现行为异常或癫痫发作，继而出现谵妄、昏迷和瞳孔对称缩小，严重者可出现低血压、休克、心律失常及心力衰竭、肺水肿和脑水肿。约 5%病例发生急性肾衰竭，可有轻、中度 DIC，常在发病后 24 小时左右死亡。

2. 诊断要点

(1) 病史　仔细询问是否存在热暴露史及体力活动情况。仔细询问环境温度、湿度、空气流通及降温设备(如空调)使用情况。询问其体力活动情况，评估体力活动强度及活动时间。注意药物使用情况，一些药物如抗胆碱能药、β 受体阻滞剂、利尿药和三环抗抑郁剂等药物均可以诱发中暑的发生。

(2) 查体　评估神志状态，监测血压、心率、脉搏、腹部体征、皮温、皮肤出汗情况以及尿量。注意呼吸频率及肺部啰音情况，警惕肺水肿。

(3) 辅助检查　根据不同的病情轻重，可有白细胞总数和中性粒细胞升高，严重病例常出现氨基转移酶升高，蛋白尿、管型尿，血肌酐和尿素氮升高，肌酸激酶(CK)和乳酸脱氢酶(LDH)升高，血液浓缩，水、电解质平衡紊乱，混合性酸碱平衡失调，凝血机制异常和心电图改变等。怀疑颅内出血或感染时，应行脑 CT 检查。

3. 鉴别诊断要点

中暑的临床表现多样，且没有特异性检查明确诊断。因此应与脑炎、脑膜炎、中毒性细菌性痢疾、糖尿病高渗性昏迷伴感染、脑血管意外、甲状腺危象、伤寒及抗胆碱能药物中毒等疾病相鉴别。

【院前处理】

1. 一般急救及降温

迅速将患者搬离高温环境，户外者选择通风良好的阴凉处，有条件者选择 20～25℃的空调房。解开衣领或者脱去上衣，取平卧位，头偏向一侧，有休克者，取中凹卧位。保持呼吸道通畅，防止舌根后坠和误吸。轻者饮含盐冰水或清凉饮料，也可服用人丹、十滴水和藿香正气水等中药。中暑高热患者有条件时首选颈部以下冰水浸浴，无条件者给予放置冰袋、冰水、冷水或酒精进行全身擦浴，并使用空调或电扇吹风，加速散热。直至体温降至 38.6℃，停止降温，避免低温损害。如果出现血压降低，可用 5%葡萄糖盐水或生理盐水静脉滴注，及时补足血容量。年老体弱者要适当控制补液速度，以防出现左心功能不全。

2. 促醒

患者若已失去知觉，可指掐人中、合谷等穴位，使其苏醒，注意保护气道。

3. 转送

对于重症中暑患者，必须立即送医院诊治。搬运患者时应用担架运送，途中尽可能用冰袋敷于患者额头、颈部、腋窝及大腿根部，积极进行物理降温后转送。

【急诊处理】

1. 积极降温

对于重度高热者，降温速度决定预后。尽快在 30 分钟内使直肠温度降至 38.6～38.8℃。

（1）体外降温　首选冰水浸浴（小于 3℃），颈部以下冰水浸浴，降温速度可达 0.12～0.35℃/min。如条件有限，可采用冰帽、电子冰帽（温度调至 4℃），或将冰袋紧贴两侧颈动脉处及双侧腹股沟区。全身降温也可使用冰毯（温度调至 4℃）或用 95%乙醇加等量冰水擦拭皮肤，可以同时使用电风扇或空调促进蒸发散热。

（2）体内降温　单用 4℃冰盐水输注效果欠佳，但与体外降温联合使用可以改善预后。开始静脉输注时速度宜慢，以免引起心律失常；另外，可以用 4℃冰盐水进行胃或直肠灌洗或用低温透析液（10℃）进行血液透析，也可用 4℃冰盐水进行腹膜腔灌洗。

（3）药物降温　通常药物降温无效。患者出现寒战时可应用氯丙嗪 25～50mg 加生理盐水 500ml 中静脉输注 1～2 小时，用药过程中应严密监测血压。

2. 加强监测和对症治疗

降温期间应每 10～15 分钟连续监测体温变化；放置 Foley 导尿管，监测尿量，应保持尿量＞30ml/h；监测动脉血气和凝血功能；中暑高热患者，动脉血气结果应予校正；体温超过 37℃时，每升高 1℃，PaO_2 降低 7.2%，$PaCO_2$ 增加 4.4%，pH 降低 0.015。

重症监护治疗：

（1）保持呼吸道通畅，防止胃液误吸，必要时气管插管。

（2）休克应用升压药物。应用血管收缩药物影响皮肤散热，可考虑静脉滴注异丙肾上腺素升高血压；心力衰竭用快速效应的洋地黄制剂。

（3）纠正水电解质酸碱平衡紊乱。

（4）怀疑有脑水肿者应给予甘露醇脱水，有抽搐发作者，可静脉输注地西泮。

（5）应用 H_2 受体拮抗药或质子泵抑制剂预防上消化道出血；防治肝肾功能不全，必要时床旁血液滤过治疗。

（6）发生弥散性血管内凝血时在充分补充凝血底物后，应用肝素治疗。

(7) 必要时使用抗生素预防感染。

（曹秋梅）

第三节 电 击 伤

【概述】

电击伤是指人体与电源直接接触后电流进入人体，造成机体组织损伤和功能障碍，临床上除表现在电击部位的局部损伤，尚可引起全身性损伤，主要是心血管和中枢神经系统的损伤，严重电击可导致心跳呼吸停止。除了一般交、直流电击伤，雷击也可以引发高压、高强度静电造成雷电损伤。电击伤的严重程度多取决于通过人体的电流强度和性质（交流或直流、频率）、电压、接电部位的电阻、接触电流的时间长短和电流在体内流经路径等因素。随着电流强度、电压的增加，接电时间的延长，可以从一过性的局部麻刺感，发展为肌肉痉挛剧痛、呼吸困难、心律失常甚至呼吸停止、心脏停搏。当电流流经心脏、脑、延髓、脊髓等重要组织器官时，常可以迅速导致致命性的损伤。

【诊断要点】

电击伤的诊断要点是触电或被电击的病史及被电击伤的临床表现。

1. 局部表现

通常有两个或以上烧伤创面，为电流的入口和出口，入口损伤较明显，还有电流通过人体线路上的组织损伤。伤面的外表表现较轻微或仅为白色或黄色的烧焦皮肤的斑点，中心部稍低陷、不肿不痛、无炎性反应，但实际破坏可深及肌肉、神经、血管及骨骼，很难准确判定损伤的范围和严重程度。在伤后随病程的进展而逐渐表现出来（如坏死、感染、出血等），而且损伤愈合慢，病程长。创面早期多呈灰黄色或形成焦痂，严重者组织可以碳化、凝固成裂口，水肿不重，疼痛较轻。由于血管内膜易受电的损害，因而常形成血栓，继发组织坏死、肢体坏死以及伤口出血，出血重者如不及时处理，可危及生命。继发性出血多见于伤后 2～3 周。

2. 全身表现

被电击伤的人主要是神经中枢，特别是自主神经系统受抑制。表现为皮肤苍白、口唇发绀和肌肉疼痛。甚至有短暂的抽搐，重者昏迷不省人事。

（1）由低压电流引起心室纤维颤动时，皮色苍白，听不到心音，触不清脉搏，但尚有呼吸，往往由于缺氧而加深，数分钟后呼吸亦停止。

（2）高压电流引起呼吸中枢麻痹时，患者昏迷，呼吸停止，但心跳仍存在，血压下降，皮色青紫。如不立刻施行人工呼吸，可于 10 分钟左右死亡。如心脏与呼吸中枢同时受累，多立即死亡。

（3）由于肢体的急剧抽搐动作，可致骨折。如触电时间较短，可有暂短的昏迷，醒后头晕、头痛、心悸、恶心、呕吐及周身疲乏、疼痛。有时出现部分肢体的瘫痪、麻痹，是电流影响脊髓所致，往往需较长时间才能恢复。

3. 并发症

电击伤后，可以出现多种并发症。

（1）中枢神经系统的损伤可以遗留失明、耳聋，少数伤者可以发生白内障，甚至出现短期精神异常。

（2）早期由于肌肉损伤、红细胞破损可以导致肌红蛋白及血红蛋白尿，继之损害肾功能。

（3）可因脊髓损伤出现肢体运动功能障碍或瘫痪。

（4）血管损伤导致继发出血或供血障碍。

（5）创面感染可引发 MODS。

（6）触电时如有跌落等，可以造成头、胸、腹外伤或肢体骨折。

【急诊处理】

1. 急救

使用各种安全方法使伤者迅速脱离电源。如有呼吸、心跳停止，立即进行心肺复苏。

2. 全身治疗

（1）积极补液，纠正水、电解质和酸碱平衡失调。电击伤导致肌肉组织损伤、红细胞破裂，释放大量肌红蛋白和血红蛋白入血，应该更多补液，并适当使用利尿剂，碱化尿液，促进毒素排出，以防止急性肾衰竭。

（2）注射破伤风抗毒素。

（3）使用抗生素预防感染。

（4）积极进行生命体征监测及支持疗法，对重症患者应防治脑水肿、肺水肿、MODS、"创伤致死三联征（酸中毒、低体温、凝血机制障碍）"及应激性溃疡。

（5）根据需要进行高压氧治疗。

3. 创面局部治疗

（1）一般处理同其他烧伤，通常采用暴露疗法。

（2）如果肢体水肿严重应该尽早行筋膜切开减压术，防止肢体缺血坏死。

（3）应该尽早切除坏死组织并酌情采用植皮或皮瓣移植治疗。如难以一次切除或不能立即植皮，可以浸泡抗菌素液的纱布包扎或暂用异体皮、人造皮覆盖创面，待创面肉芽新鲜时，再行植皮术。

（4）对于血管的损伤，应该在健康部位予以结扎，并常规床旁备止血带。

（5）如果肢体组织广泛坏死，应该及时在健康平面截肢治疗。

（张蕴）

第四节　溺　水

【概述】

国际复苏联盟（ILCOR）定义溺水为一种淹没或浸没于液体中而导致呼吸障碍的过程。人淹没于水中，液体充塞呼吸道及肺泡或反射性引起喉痉挛发生窒息和缺氧，吸收到血液循环的水引起血液渗透压改变、电解质紊乱和组织损害，救治不及时造成呼吸和心脏停搏的临床死亡状态称为致命性溺水。如果未造成呼吸和心脏停搏，则称为非致命性溺水。

溺水是世界上意外死亡的常见原因之一，全世界每年因溺水而死亡者约几十万人，溺死者中 20 岁以下约占 50%，其中 35% 是游泳意外，还有极少数病例是不慎跌入粪坑、污水池和化学物质储器者。溺水多见于 5 岁以下儿童和 15～29 岁年轻人，男女比例约(3～4):1。所有成人溺死者中约 45%伴有酒精中毒。溺水常见于夏季，约 90%发生于淡水。

吸入淡水者，大量的低渗液进入血液循环，稀释血液，引起低钠、低氯和低蛋白血症；血中的红细胞在低渗血浆中破碎，引起血管内溶血，导致高钾血症甚至心脏停搏；游离血红蛋白堵塞肾小管，可引起急性肾衰竭。

吸入海水者，海水中含 3.5%氯化钠及大量钙盐和镁盐，对肺泡上皮细胞和肺毛细血管内皮细胞有化学损伤，促使血浆液向肺间质和肺泡腔内渗出，引起急性非心源性肺水肿。高钙血症可导致心律失常，甚至心脏停搏。高镁血症可抑制中枢和周围神经，导致横纹肌无力、扩张血管和血压降低。

冷水(水温＜20℃)可减慢身体代谢，仅为正常的 1/2，因此水越冷，存活的机会越大。心脏停搏后 60 分钟不宜轻易放弃复苏。

【诊断要点】

1. 临床表现

临床表现的严重程度取决于溺水持续时间长短、吸入液体量及性质以及重要器官损害程度及范围，可有头痛、视觉障碍、剧烈咳嗽、胸痛、呼吸困难、咳粉红色泡沫样痰，也可有寒战和发热，溺入海水者口渴感明显。

查体可见颜面肿胀、球结膜充血、发绀、口鼻充满泡沫或泥污、烦躁不安、抽搐、昏睡、昏迷和肌张力增加；呼吸表浅、急促或停止，肺部干湿啰音；心律失常、心音微弱或消失，腹部膨隆，四肢厥冷；常有低体温、头颈部及四肢外伤等。

如患者存活 12 小时以上，可合并有肺部感染。重者 24～48 小时后出现肺水肿、脑水肿、ARDS、溶血性贫血、急性肾衰竭和弥漫性血管内凝血(DIC)等。

2. 实验室和辅助检查

白细胞轻度增高，可出现血液稀释或浓缩，甚至红细胞溶解，血钾升高，血和尿中出现游离血红蛋白；轻度高钠血症或高氯血症，重者出现 DIC 的实验室监测指标异常；动脉血气分析约 75%病例有明显混合性酸中毒；几乎所有患者都有不同程度的低氧血症。

心电图常见表现有窦性心动过速、非特异性 ST 段和 T 波改变，数小时内恢复正常。出现室性心律失常、完全性心脏传导阻滞时提示病情严重。

胸部 X 线检查常显示斑片状浸润，有时出现典型肺水肿征象，住院 12～24 小时吸收好转或发展恶化。约有 20%病例胸片无异常发现。疑有颈椎损伤时，应进行颈椎 X 线检查；神志障碍者，应行头颅 CT 检查。

【院前处理】

快速有效的现场急救是治疗成败的关键所在。有资料表明，在超过 6℃的水中超过 30 分钟或者在低于 6℃的水中超过 90 分钟，患者存活的可能性显著下降。恢复有效通气和组织护送到医院是现场急救的主要任务。

1. 水中营救

没有接受过正规水中救援训练的人员应避免进入水中或直接接触溺水患者，可寻求其他方法来进行营救。例如，向溺水者投递救援设施(如木棍、木板、绳索、救生圈等)或者借助于浮力救援设备或船接近溺水者。

接受过水中救援训练的人员下水时应尽量携带救援设备，如无，救护者应保持镇静，下水前尽可能脱去外衣裤，尤其要脱去鞋靴，迅速游到溺水者附近。对于筋疲力尽的溺水者，救护者可从头部接近；对神志清醒的溺水者，救护者应从背后接近，用一只手从背后抱住溺水者的头颈，另一只手抓住溺水者的手臂游向岸边。救援时要注意防止被溺水者紧抱缠身而双双发生危险，如被抱住，应放手自沉，从而使溺水者手松开，以便再进行救护。

2. 水中复苏

水中复苏(IWR)是指向仍在水中的溺水者仅仅提供通气的复苏方式，通常，受训人员在漂浮救援设施的支持下可决定是否进行尝试，如患者无脉搏或对 IWR 无反应则不应延误上岸进一步救治的时机。

3. 岸上心肺复苏

救上岸后，除去患者湿冷衣物，保温，不需进行控水处理。必要时，清除口腔呕吐物、泥沙、藻类等保持呼吸道通畅。

对呼吸、心跳停止者应立即按通气优先原则实施标准基本生命支持(BLS)程序，即A—B—C 而非 C—A—B。首次通气可给予 5 次吹气。

虽然脑缺氧是溺水患者的主要病因，但低氧性心肌损伤也可能发生。溺水患者通常会经历窦性心动过速，然后是心动过缓和无脉性电活动。心室颤动(VF)是罕见的，但有可能是导致溺水的原因或结果，因此复苏早期使用自动体外除颤器(AED)可能是有益的，但应避免延迟通气和按压。

4. 转运

现场急救后，即使溺水者自主心跳及呼吸已恢复，但因缺氧的存在，仍需送医院进一步观察 24～48 小时。

溺水者发生脊髓损伤的可能性一般非常小。如果不是浅水跳水、使用水滑道、滑水运动、风筝冲浪、赛舟或有明显的创伤迹象，那么一般无需实施脊柱防范措施。

【急诊处理】

评估和监护治疗，采取综合措施支持呼吸、循环功能，防止并发症的发生。对监护 24～48 小时无低氧血症或神经系统并发症者可出院随访。有症状者应收入 ICU 进行 24 小时监护，进行生命支持，预防 ARDS。

1. 氧疗

呼吸困难伴血氧饱和度降低者，可行无创通气支持，通气模式可选 CPAP，必要时行气管插管机械通气，维持血氧分压大于 60mmHg。颅内压升高者慎用呼吸末正压(PEEP)。

2. 液体复苏

淡水溺水者，如血压基本稳定时，应早进行利尿脱水，以减少血容量，减轻心脏负荷，防止肺水肿和脑水肿。血压不能维持又急需脱水者，可输入 2%～3%氯化钠溶液 500ml 或全血、浓缩红细胞悬液、浓缩血浆或白蛋白等纠正血液稀释和防止红细胞溶解。淡水溺水所致的溶血一般不需要特殊治疗，严重溶血时可采用换血疗法，每次静脉换血量不超过总量的 5%～20%，以免发生低血压。海水溺水者，由于大量体液渗入肺组织，血容量偏低，需及时补充液体，可用 5%葡萄糖溶液、低分子右旋糖酐和血浆等，严格控制氯化钠溶液。

3. 脑复苏

对颅内压升高者，可使用 20%甘露醇或呋塞米静脉注射或白蛋白静脉滴注，不仅有防治脑水肿的作用，而且也有预防治疗溺水中常出现的肺水肿的作用，但应警惕甘露醇快速静脉滴注可诱发或加重肺水肿；也可用高压氧舱治疗，对溺水造成的组织缺氧，尤其是脑缺氧有较好的疗效；有意识障碍者，可予促进脑组织代谢、保护脑细胞的药物。

4. 复温

体温低于 30℃，采用体外或体内复温，如果体温≥30℃不宜复温。体外复温是指鼻导管吸入或经呼吸机吸入加温的氧气。体内复温是指用 40℃生理盐水持续膀胱灌洗或静脉输注，严重低体温者需应用 40℃生理盐水行腹膜腔灌洗，溺水者体温未恢复到 30℃不能放弃复苏。

5. 对症支持治疗

治疗惊厥、心律失常、ARDS、应激性溃疡等，防治急性肾功能不全、肺部感染和水电解质酸碱平衡紊乱。

6. 辅助检查

疑似颈椎损伤和颅脑损伤、闭合性腹腔内脏器损伤以及骨折可能时，应进行相关体格检查和 X 线、B 超和头颅 CT 等辅助检查。必要时请相关专科医师会诊，以免漏诊。

（胡为民）

第五节　动物咬伤与蜇伤

一、毒蛇咬伤

【概述】

全世界的毒蛇约有 650 种左右，能致死的毒蛇约 200 种，我国现有蛇类近 200 种，其中毒蛇有 50 多种，隶属于 4 科 25 属，其中具有剧毒能致死的约有 10 种。

蛇类大多数喜爱在丘陵、山坡、山涧、溪边、坟地、田野、村边、灌木丛、小河边、塘池、石块堆、草丛中和菜地等地活动或休息。属于冷血动物的蛇在炎热的季节是它最活跃的时候，因此在夏秋季，到以上地方活动时要特别留意，防止被蛇咬伤。

蛇毒及作用机制：毒蛇头部有毒腺，能分泌毒液。毒液成分按其作用原理和临床表现可归纳为两类，在临床上表现为三型。

1. 神经毒

损伤神经系统的神经毒，可损害外周神经和中枢神经系统，尤其对人危害较大的是对外周神经中的神经、肌肉起阻断作用，引起横纹肌麻痹。

2. 血循毒

损害血液循环系统的血循毒，可损害凝血系统和心血管系统。血循毒可引起口渴、恶心、全身酸痛、咽喉痛、寒战、发热、全身出血、休克或昏迷等症状。血循毒对局部咬伤处作用明显，局部症状较重。

3. 混合毒

如兼有神经毒和血循毒的称为混合毒。混合毒侵入人体后所表现的症状包括上述神经毒和血循毒两个方面。

【诊断要点】

有被蛇咬伤史即可考虑诊断。应继续考虑并解决以下问题。

1. 是否为蛇咬伤

被蛇咬伤局部有成对或单一的深牙痕，有时伴有成串的钱牙痕。其他动物也能使人致伤，如蜈蚣咬伤、黄蜂蜇伤，但后者致伤的局部均无典型的蛇伤牙痕，且留有各自的特点，如蜈蚣咬伤后局部有横行排列的两个点状牙痕，黄蜂或蝎子蜇伤后局部为单个散在的伤痕。

2. 是否为毒蛇咬伤

主要靠特殊的牙痕、局部伤情及全身表现来区别。毒蛇咬伤后，伤口局部常留有一对或3～4个毒牙痕迹，且伤口周围有明显肿胀、疼痛或麻木感，局部有瘀斑、水疱或血疱，全身症状也较明显。无毒蛇咬伤后，局部可留两排锯齿形牙痕。不能确定是否为毒蛇时按毒蛇咬伤处理。

3. 是哪一种毒蛇咬伤

准确判断何种毒蛇致伤比较困难，从局部伤口的特点及伤后局部和全身表现，可初步将神经毒的蛇伤和血循毒的蛇伤区别开来，再根据特有的临床表现和参考牙距及牙痕形态，可进一步判断毒蛇的种类。如眼镜蛇咬伤患者瞳孔常常缩小，蝰蛇咬伤后半小时内可出现血尿，蝮蛇咬伤后可出现复视。另外，毒蛇头部略成三角形，身上有色彩鲜明的花纹，上颌长有成对的毒牙，可与无毒蛇相区别。

【院前处理】

1. 首先要保持镇静，坐下或卧倒，不应走动，更不能快速奔跑。

2. 减缓蛇毒吸收与扩散　结扎法。

3. 排除蛇毒　毒蛇咬伤不久(5～10分钟内)可刺破皮肤，排毒；可用盐水、温开水或清水冲洗伤口，将留在伤口表浅处的蛇毒冲走，也可用局部拔火罐法协助排毒。

4. 使用解毒药　口服药片常用的有季德胜蛇药，伤后立即按说明服用。

【急诊处理】

蛇伤处置分为局部、全身处置和住院观察、必要时加强治疗和后期功能恢复。

1. 局部处理

(1) 扩创法　清创院前处置过的伤口；在牙痕之间，切开皮肤全层，不能过深，周围向中心适当挤压排出毒血。如果是血循毒蛇咬伤，不采用此方法。

(2) 胰蛋白酶注射法　胰蛋白酶2000～6000U加0.5%普鲁卡因或利多卡因5～20ml，在牙痕中心周围注射达肌肉层或结扎上端进行套式封闭；根据病情，12小时后仍可重复注射。

(3) 伤口处理　根据肢体肿胀范围选用蛇伤片，用热水调为糊状，外敷伤口周围。

2. 全身处置

(1) 口服蛇药　口服季德胜蛇药。

(2) 抗蛇毒血清　如已明确致伤蛇种，可选择其相应的抗蛇毒血清，应用越早，疗效越好。对致伤蛇种不明者，应根据其局部症状和全身症状判断出其含何种毒素成分，选择相应的抗蛇毒血清。

(3) 破伤风抗毒素　对所有毒蛇咬伤患者有条件都应肌内注射破伤风抗毒素。

(4) 全身支持疗法　可补液、行血、尿常规、生化检查，了解蛇伤严重程度。

(5) 抗生素和清热解毒中药　可选用抗生素治疗或预防感染。

(6) 甘露醇　对于伤肢严重肿胀，有压迫动脉阻塞血流时，可用甘露醇以缓解肿胀保护肢端循环。

(7) 危重患者可进行支持疗法，监护生命体征，补充水、电解质、能量和维生素，纠正酸中毒。

(8) 乌司他丁　能抑制胰蛋白酶等多种水解酶的作用，还有稳定溶酶体膜和抑制溶酶体酶的释放、抑制心肌抑制因子产生和炎症介质的释放等作用。60万单位/日，用3日。

3. 危重蛇伤患者进行加强监护治疗

对于危重蛇伤患者要尽早进入ICU病房，无ICU条件时也要进行加强监护治疗。出现脏器功能不全或衰竭时要采用血液透析、血浆转换、输血、纠正凝血异常和呼吸机支持等综合措施。

二、犬及相关动物咬伤

【概述】

狂犬病又称恐水症，为急性、进行性、几乎不可逆转的脑脊髓炎，临床表现为特有的恐水、怕风、恐惧、兴奋、咽肌痉挛、流涎和进行性瘫痪，最后因呼吸、循环衰竭而死亡，病死率几乎100%，但可以通过主动免疫及被动免疫达到有效预防。被家养或野生哺乳动物咬伤(例如狗、猫、蝙蝠等)，不能确定动物健康时均要按照卫生部门《狂犬病暴露后处置工作规范(2009版)》进行处置。从事狂犬病相关研究、治疗的工作人员要进行暴露前免疫。狂犬病暴露分为3个不同等级，对于初次暴露的患者根据不同等级采取不同的处置原则。

Ⅰ级为接触、喂养动物或完好的皮肤被舔，暴露程度为无，处置原则是确认病史可靠则不需处置。

Ⅱ级为裸露的皮肤被轻咬或无出血的轻微抓伤或擦伤，暴露程度为轻度，处置原则是处理伤口并接种狂犬病疫苗。

Ⅲ级为符合以下情况之一者：单处或多处贯穿性皮肤咬伤或抓伤；破损皮肤被舔；黏膜被动物体液污染。处置原则是立即处理伤口并注射狂犬病疫苗和狂犬病被动免疫制剂。

【诊断要点】

1. 犬及相关动物咬伤史

2. 犬狂犬病的临床表现

其与人狂犬病相似，在前驱期多数表现为对主人似乎异常驯服，但在轻微刺激下就要咬人，大多为陌生人；少数病犬则离群，对主人也淡漠无情。进入兴奋期后，病犬起卧奔跑追逐，呼叫无常，继而出现吞咽困难、声音嘶哑、行动蹒跚、垂尾滴涎，甚至因进行性瘫痪、呼吸衰竭而死亡。全程2～3天。

3. 人狂犬病临床表现

潜伏期视咬伤的部位及伤口的深浅、大小而有所不同。咬伤在颈部以上且伤口又重者，潜伏期可短至数日，咬伤四肢远端伤口轻者，潜伏期较长至几年。

(1) 狂躁型狂犬病　常出现兴奋症状，尤其是恐水，80%的狂犬病属于此型。

(2) 麻痹型狂犬病　又称哑型狂犬病，无明显兴奋症状，一般不出现恐水，不足20%的患者为此型。

【院前处理】

人被犬、猫等宿主动物咬、抓伤后，凡不能确定伤人动物为健康动物的，用 20%肥皂水和清水交替清洗伤口至少 15 分钟，用碘制剂(首选碘伏)消毒伤口，伤者应到当地 CDC 指定的卫生机构就诊，暴露后接种狂犬病疫苗，原则上越早越好。

【急诊处理】

凡不能确定伤人动物为健康动物的，应立即对受伤部位进行彻底清洗和消毒，局部处理越早越好。应按以下步骤进行伤口处理。

1. 彻底冲洗

用 20%肥皂水、清水交替清洗冲洗伤口至少 15 分钟。

2. 严格消毒

在彻底冲洗后，用碘伏消毒伤口。

3. 伤口处置

先用抗狂犬病血清或狂犬病免疫球蛋白浸润伤口，数小时后(不低于 2 小时)再予以缝合和包扎。对较大伤口或比较严重的面部伤口，应在清创消毒后，放置引流条缝合。并使用抗生素和破伤风抗毒素，以控制其他感染。对于严重咬伤头、面部者，在接种狂犬疫苗的同时，应注射抗狂犬病血清或抗狂犬病免疫球蛋白，即用抗狂犬病血清(40IU/kg)或抗狂犬病免疫球蛋白(20IU/kg)浸润咬伤局部及周围。

4. 接种疫苗，越早越好

处理伤口后，立即到县(区)卫生行政部门指定的预防接种单位进行全程接种狂犬疫苗。对于已受伤一段时间而未接种狂犬病疫苗者，也应按接种程序接种疫苗。接种程序为：一般咬伤者于注射当天和第 3、第 7、第 14 和第 28 天各注射一剂狂犬病疫苗，儿童用量相同。注射部位为上臂三角肌。婴幼儿可在大腿前外侧肌内注射。

【防疫方法和上报】

治疗高度怀疑狂犬病患者时必须进行有意识的防污染防范，患者分泌物、体液等要进行归类消毒焚毁。并向相关医疗机构上报，相关人员如果达到Ⅱ级或Ⅲ级暴露，则要严格按《狂犬病暴露预防处置工作规范(2009 年版)》进行处置。

三、毒蜘蛛咬伤

【概述】

蜘蛛属蛛形纲，蜘蛛目，约有 15 万种之多，大多数有毒螯及毒腺用以捕食与自卫，一般对人类无伤害，只有"黑寡妇"蜘蛛、狼蜘蛛和褐蜘蛛等数种蜘蛛能伤害人体。毒蜘蛛含有神经性蛋白毒素。

【诊断要点】

1. 病史

明确的蜘蛛咬伤即可确诊。

2. 局部表现

局部苍白、发红或发生荨麻疹。重者可发生局部组织坏死或全身症状。儿童表现较明显，局部咬处有两个小红点，周围红肿疼痛。

3. 全身表现有

头痛、头晕、呕吐、四肢软弱、发热、谵妄、呼吸增快、出汗、虚脱，甚至死亡。少数患者有腹肌痉挛，颇似急腹症，也有报道毒蜘蛛蜇伤可引起心肌损伤。

4. 化验检查

可见白细胞增高、血红蛋白尿等。

【急诊处理】

保持安静。若伤口位于四肢，其上方用布带或止血带扎紧。躯干伤口，以 0.5%普鲁卡因环形封闭。伤口消毒后局部做"十"字形切开，一般不要过深，用吸吮器或拔火罐等吸抽毒液。中毒症状严重者，可参照蛇伤口及全身管理。

四、蜈蚣咬伤

【概述】

蜈蚣属唇足纲，蜈蚣目，体扁而长，腹背约有 20 节；每一体节有一对脚，第一对脚呈钩状，锐利，钩端有毒腺口，位居口器直后，能排出毒汁。当人被蜈蚣咬伤后，其毒腺分泌出大量毒液，顺腭牙的毒腺口注入被咬者皮下而致中毒。蜈蚣毒液呈酸性，含有两种类似蜂毒的有毒成伤，即组织胺样物质和溶血蛋白质。

【诊断要点】

1. 病史

明确的咬伤即可确诊。

2. 局部表现

蜈蚣咬伤处皮肤上出现两个瘀点，局部发生红肿、疼痛、发痒，严重者可发生坏死、淋巴管炎和淋巴结炎。

3. 全身表现

可有头痛、发热、头晕、恶心、呕吐，甚至谵语、抽搐、昏迷等。蜈蚣越大，注入的毒液越多，症状越重。儿童咬伤后，严重者可危及生命。

【急诊处理】

局部可用 3%氨水、10%碳酸氢钠液和肥皂水等清洗伤口，并给予冷敷；或以鲜桑叶、鲜蒲公英或鱼腥草捣烂外敷；疼痛较剧者，可注射哌替啶、吗啡等止痛剂，或用 0.25%～0.5%普鲁卡因伤口周围封闭，既可止痛也可防止毒液扩散；严重者，参见蛇伤处置；局部坏死感染或有急性淋巴管炎者，应给予抗生素治疗。

五、蝎蜇伤

【概述】

蝎属蛛形纲，蝎目，为一种胎生的节肢动物。蝎有一弯曲而锐利的尾针，与毒腺相通。刺入皮肤后，注入毒液。其主要有毒成分为神经毒。

【诊断要点】

1. 病史

明确的蜇伤即可确诊。

2. 局部表现

被蝎蜇伤处皮肤发生一大片红肿、剧痛，数日后消失。

3. 全身表现

轻者可出现寒战、发热、恶心、流涎、呕吐、头晕、头痛，重者可出现舌和肌肉强直、昏睡、盗汗、呼吸增快、脉搏细弱等，甚至抽搐及发生胃、肠、肺出血、肺水肿和胰腺炎。儿童被蜇后，严重者可因呼吸、循环衰竭而死亡。

【急诊处理】

虽然蝎蜇伤后，多数无碍生命，但蜇后很难判断其预后，尤其是儿童，均应按重症处理。处理原则参照毒蛇咬伤处置。

六、昆虫咬伤

【概述】

能伤害人的昆虫种类多，常见的能叮咬人的昆虫有十多种，如蜂、隐翅虫、蚊、蠓、蚋、白蛉、蜱、虱、蚤、螨、臭虫和毒毛虫等。

【诊断要点】

1. 病史　明确的咬伤即可确诊。

2. 局部及全身表现。

3. 不同种类昆虫咬伤的鉴别

（1）蚊子　野蚊子叮咬后可以形成血疱，奇痒难忍。蚊子叮咬还可以传播疟疾、丝虫病和乙型脑炎等疾病。

（2）蜂　皮肤有大片潮红、水肿、胀痛，如发生在眼周围，眼裂可被封闭，在刺口处可见丘疹、水疱或结痂。群蜂蜇伤时较为严重，可出现头晕、复视、疲倦、胸闷、腹痛、休克、昏迷甚至器官衰竭。

（3）蚋　被叮咬者局部出现梭形风团，又痒又痛，可见出血性瘀点及红色丘疹。

（4）白蛉　被叮咬者局部见瘙痒性丘疹性风团。白蛉还可以传播黑热病。

（5）蜱　被咬者身体局部见瘙痒性风团。蜱可以传播莱姆病。

（6）虱　虱子分为头虱、衣虱和阴虱，分别寄生在人的头皮、内衣和阴毛上，均以吸血为食，叮咬皮肤可引起皮炎、痒痛。

（7）蚤　人蚤唾液中含有毒汁，叮咬人后可引起风团样丘疹。

（8）螨虫　螨虫侵害皮肤可引起皮炎，常寄生在农作物上，常见于接触谷物、棉籽的农民。接触部位或露出部发生丘疹性荨麻疹样损害，表现为黄豆大至花生米大、纺锤形、质硬的红斑，中央有米粒大丘疹，有剧烈的瘙痒。

（9）蠓　俗称小咬，蜇咬后，局部出现瘙痒性疹样小风团，奇痒难忍。好叮咬人小腿和耳郭。

（10）隐翅虫　甲虫的一种，病损为片状、长条状风团样皮炎，又痛又痒，较重的患者可有发热、头痛、头晕、恶心、呕吐等全身症状。

（11）毒毛虫　幼虫全身长有无数针状的毒毛，与之直接或间接接触后能引起局部皮肤红肿发炎，出现丘疹样荨麻疹，有痛痒感及触痛。昆虫叮咬人后又痛又痒，令患者非抓不可，若将皮肤抓破，继发感染，可发生脓疱病、毛囊炎和疖肿，少数继发溶血性链球菌感染，患者则可发生急性肾炎。

【急诊处理】

1. 局部清洁擦干后可外涂清凉油、风油精、酒精及消炎药膏，局部症状重者可适量使用含糖皮质激素的霜剂。蜜蜂蜇伤可用弱碱性溶液(3%氨水、肥皂水、3%碳酸氢钠)外敷，以中和酸性毒素。黄蜂蜇伤则用弱酸性溶液(醋、0.1%稀盐酸等)中和。

2. 观察处置全身症状。

3. 必要时可化验检查了解对全身的损害并做相应处置。

4. 伤处有继发感染者可使用抗生素。如咬伤较重，局部形成丘疹或风团。

5. 过敏体质的人，继往有过敏史，皮疹较严重或明显红肿，可应用抗组胺药物。必要时可静脉注射钙剂，以抗过敏。

(张爱新)

第七章 综合性急症

第一节 休 克

【概述】

各种原因引起的有效循环血容量减少，导致机体器官和组织血流灌注不足和器官功能障碍而出现临床表现的综合征。低血容量性休克、分布性休克(包括感染性、过敏性和神经源性休克)、心源性休克和梗阻性休克是最常见的血流动力学分型。

根据休克时的临床表现，生命体征和化验检查等指标将休克分为 3 期，及时发现早期表现是救治成功的关键。

1. 休克早期

烦躁不安、精神紧张或恐惧；面色和皮肤苍白；心率增快(＞100 次/分)、呼吸急促、肢端厥冷、出冷汗；血压尚正常甚至轻度增高或稍降低，但脉压变小，尿量稍减。

2. 休克期

表情淡漠、反应迟钝、意识模糊或欠清；虚弱无力，脉搏细速而弱或难以扪及、心率＞120 次/分、收缩压＜80mmHg 甚至难以测出、脉压＜20mmHg；面色和皮肤发绀或出现大理石样改变；尿少(＜25ml/h)或无尿。

3. 休克晚期

出现弥散性血管内凝血(DIC)和 MODS 的症状：表现为皮肤、黏膜和内脏广泛出血，多脏器功能衰竭的表现。(例如急性肾衰竭表现为少尿甚至无尿、血清尿素氮和肌酐水平升高、蛋白尿和管型尿、尿比重固定、出现代谢性酸中毒等症状)；急性肝衰竭表现为氨基转移酶升高、黄疸、出血倾向和肝性脑病等；急性肺衰竭表现为呼吸困难、发绀、氧合指数＜300mmHg、双肺呼吸音减低和细湿啰音和急性呼吸窘迫综合征的表现；急性脑衰竭表现为昏迷、抽搐、肢体瘫痪、脑水肿、中枢性呼吸衰竭和脑疝的表现。

【诊断要点】

1. 有诱发休克的病因。

2. 意识异常。

3. 脉搏细数超过 100 次/分或者不能触及。

4. 四肢湿冷，胸骨部位皮肤指压痕阳性(指压后再充盈时间＞2 秒)；皮肤花纹、黏膜苍白或发绀，尿量＜30ml/h 或无尿。

5. 收缩压＜80mmHg。

6. 脉压＜20mmHg。

7. 原有高血压者收缩压较原收缩压降低 30%以上。

符合 1，并且有 2、3、4 中的两项，后者 5、6、7 中的 1 项者，可以诊断为休克。

计算休克指数，即脉率/收缩压(mmHg)，指数=0.5 为正常，＞1.0～1.5 提示休克，＞2.0 为严重休克；低血压不是休克早期诊断的必备条件，因休克早期的血压可以是正常的。

【院前处理】

1. 吸氧、生命体征监测。

2. 开放静脉通路，补充血容量。

3. 针对不同病因实施紧急现场措施(例如止血等)。

【急诊处理】

1. 积极处理原发病。

2. 吸氧和生命体征监护。

3. 补液、扩容治疗。

4. 合理使用血管活性药物。

5. 纠正酸碱平衡失调。

6. 防治 MODS 和 DIC。

一、心源性休克

【概述】

由于心脏泵功能衰竭，心排血量急剧下降引起有效循环血流量减少，灌注不足出现组织器官功能障碍与衰竭表现的临床综合征。急性心肌梗死是最常见的原因。

【诊断要点】

1. 端坐呼吸、大汗、皮肤湿冷、面色惨白；咳粉红色泡沫痰；烦躁不安、濒死感；心率＞110 次/分或不能触及，心尖部可闻及奔马律；双肺满布湿啰音和哮鸣音。

2. 收缩压＜90mmHg，或原有高血压者收缩压降低≥60mmHg。

3. 发作前有持续性胸痛等心绞痛表现，心电图和心肌酶检查提示急性心肌梗死的特征性变化。X 线片提示肺门血管影模糊、蝶形肺门，甚至有弥漫性肺内大片阴影，心影扩大。超声心动图：左心室射血分数(LVEF)明显减低(≤50%)。可能有室壁矛盾运动以及心脏瓣膜的异常等。

4. 肺毛细血管楔压(PCWP)≥18mmHg，心脏指数(CI)≤2.2L/(min·m^2)，低氧血症和代谢性酸中毒。

5. 皮肤发绀、紫色条纹；尿量显著减少(＜20ml/h)甚至无尿；意识模糊逐渐发展至昏迷，提示已经不是早期心源性休克。

出现上述 1、2、3 个条件时即可做出心源性休克诊断。

【院前处理】

1. 吸氧、心电监护、循环和呼吸支持。

2. 开放静脉通路，休克早期血压监测下使用小剂量血管扩张剂及利尿剂减轻心脏负荷，有低血压时可使用多巴胺或去甲肾上腺素静脉滴注。其他措施包括应用氨茶碱和糖皮质激素、减少支气管痉挛和渗出。

3. 如果有焦虑和胸痛可以应用吗啡注射，既可以镇静还可以减轻心脏负荷。

4. 急性心肌梗死并心源性休克的患者应尽可能紧急送往有条件实施急诊 PCI 的医院救治，并尽可能事先通知目标医院。

【急诊处理】

1. 一般措施

包括吸氧和心电监护。

2. 病因治疗

因大面积心肌梗死合并心源性休克死亡率高（>55%），需要及早治疗。有条件的医院应及时行急诊 PCI，否则应将患者转往有条件做急诊 PCI 的医院，如果转运时间超过 1 小时则建议对没有禁忌证者尽早静脉溶栓治疗。

3. 抗休克治疗

包括吸氧监护，建立静脉通路，给予血管活性药物，纠正酸中毒和可能出现的心律失常等。必要时行机械通气治疗。

急性右心室梗死者需静脉快速补液，可应用羟乙基淀粉、低分子右旋糖酐等胶体液或生理盐水 20ml/min 静脉滴注，直至 PCWP 上升至 15～18mmHg，24 小时输液量大约 3500～5000ml。对于充分补液血压仍然低者可给予多巴酚丁胺或多巴胺，此时禁用利尿剂、吗啡和硝酸甘油等血管扩张剂，以免进一步降低右心室充盈压。如果右心室梗死合并广泛左心室梗死，不宜盲目扩容，防止发生急性肺水肿。

4. 主动脉内球囊反搏术(IABP) 和 ECMO

对上述药物支持治疗不能稳定病情，肺水肿、低血压继续加重者，在有条件的医院应考虑 IABP 和或 ECMO，同时积极准备急诊 PCI(IABP 不能根本逆转急性心肌梗死泵衰竭，其作用仅仅是临时支持循环功能)。

5. 其他措施

镇痛药物以及控制严重心律失常，但要注意一般在心肌梗死的最初 24 小时尤其是 6 小时内尽量避免使用洋地黄等制剂。

6. 治疗并发症

最常见的并发症是急性肾功能不全。防止血压过低造成的脏器血流灌注不足。

心源性休克治疗的关键的是早期识别病因(如急性大面积心肌梗死)，在循环支持过程中尽快实施病因治疗(如急性心肌梗死的再灌注治疗，以急诊 PCI 为首选)。

二、低血容量性休克

【概述】

当失液量超过机体代偿能力以至于不能为组织器官提供足够的血流和氧供，出现循环灌注不足的临床表现。常见原因包括创伤、消化道出血和妇科分娩出血、大量抽放胸腹腔积液等。

【诊断要点】

1. 口渴、面色和皮肤苍白；烦躁不安；呼吸急促、心率增快。

2. 收缩压<90mmHg，脉压<20mmHg；尿少（<30ml/h）。

3. 存在有出血和液体丢失征象。

4. 典型休克表现，包括指端湿冷、表情淡漠甚至昏迷；皮肤发绀；无尿等。

5. 休克指数>1.0～1.5 提示有休克，>2.0 为严重休克。休克指数=脉率/收缩压（mmHg）。

存在 1、2、3 项时应考虑出血性休克可能。

【院前处理】

1. 开放静脉通路，静脉快速补充液体。

2. 外伤出血者应及时局部止血。

【急诊处理】

1. 补充血容量，稳定生命体征

对于已经有效止血的患者，计算患者的出血量决定输液量，首先补充生理盐水或平衡液至失血量的 3 倍；如出血量大，补液后血细胞比容＜30%时应输血。可做补液试验，方法是在 30 分钟内给予 500～1000ml 晶体液或 300～500ml 胶体液观察中心静脉压（也可观察血压和心率），如果输液后血压上升或不变，心率不增加，提示患者液体量不足，需要继续补液，如果血压不变，但心率加快，提示心功能不全。

对于未经有效止血或止血效果不佳者，急诊应采取限制性输液原则，允许一定程度的低血压，以减少继续出血的速度，同时及时采取手术止血措施。

出血性休克应保持血红蛋白 70～100g/L、HCT 为 30%为宜；血红蛋白低于 70g/L 可输入浓缩红细胞；血红蛋白在 70～100g/L 之间可根据患者的合并症和代偿能力决定是否输血治疗。

如果经过补液和输血血压仍然低，可加用血管活性药物维持血压，确保组织血流灌注。吸氧和监护（监测中心静脉压、血压、尿量和计算休克指数）；将头部躯干抬高 20°～30°，下肢抬高 15°～20°，保温、保暖。

2. 病因治疗

即刻止血，有脏器破裂持续出血者，应在补充血容量的同时手术止血。肝硬化食管胃底静脉曲张出血可实施急诊胃镜下止血或加用三腔管止血。怀疑有肝功能衰竭或凝血功能障碍者可输新鲜全血。需要外科手术的患者应在适当补充血容量的同时实行手术止血。

三、分布性休克

【概述】

各种原因造成的机体外周血管失张，回心血量锐减导致组织器官灌注不足微循环障碍的病理过程。主要包括感染性休克、过敏性休克和神经源性休克等。

1. 感染性休克

2. 过敏性休克

由于已经致敏的机体与接触的特异性过敏原发生免疫反应，机体产生的活性物质包括组胺、缓激肽、5-羟色胺和血小板激活因子等致全身毛细血管扩张，渗出和心排血量急剧减少，使循环血流量绝对与相对减少，导致组织器官血流灌注不足而表现为功能衰竭综合征。

多数过敏性休克在接触过敏原后 5 分钟内发生，占 80%～90%；少部分在接触过敏原30 分钟之后甚至 24 小时后发生，占 20%～10%。

常见的过敏原包括花粉、药物、血液制品和虫咬等。

【诊断要点】

1. 立即出现的过敏表现　皮肤潮红、瘙痒；严重者可有喉头水肿、鼻塞、支气管痉挛和水肿引起的呼吸困难；可有全腹隐痛、腹泻和或呕吐等。

2. 烦躁不安、脉搏弱、血压下降（急剧下降至 80/50mmHg 以下）；心率增快或缓慢。

3. 如果未能及时处理会出现面色和皮肤苍白、四肢湿冷、发绀和少尿。

4. 有明确的过敏原接触史。

具有 1、2 和 4 项的表现时可立即做出诊断。出现第 3 项时已经十分严重。

【院前处理】

1. 立即与过敏原隔离。

2. 吸氧和生命体征监测。保证呼吸道通畅，缓解喉头水肿、痉挛可加用糖皮质激素；必要时行气管插管术或环甲膜穿刺术。

3. 抗过敏药物治疗，首选 0.1% 的肾上腺素 0.3ml，三角肌皮下注射。

4. 开放静脉通路，快速大量输入等渗盐水。

【急诊处理】

1. 吸氧和生命体征监测。

2. 保证呼吸道通畅，必要时行气管切开术。

3. 快速静脉补充液体，恢复有效血容量。

4. 0.1% 的肾上腺素 0.3～0.5ml，症状无明显改善者可 15 分钟重复一次，糖皮质激素可以缓解过敏、组织水肿和渗出。

5. 顽固性低血压在大量补液的基础上应用升压药物，例如去甲肾上腺素、多巴胺、间羟胺等。

6. 抗过敏药物可加用葡萄糖酸钙静脉滴注治疗，氯苯那敏或异丙嗪肌内注射治疗。

四、神经源性休克

【概述】

常于深度麻醉或强烈疼痛刺激之后或在脊髓高位麻醉或损失时(交感神经传出径路被阻断)出现外周阻力血管瘫痪引起休克。

【诊断要点】

1. 创伤后或脊髓麻醉后。

2. 低血压伴有心动过缓。

3. 无神经支配区域皮肤温暖或潮红。

4. 静脉淤血。

【院前处理】

1. 吸氧和生命体征监测。

2. 颈部外伤者，行颈托固定颈椎。

3. 保持气道通畅，必要时气管插管。

4. 快速静脉补液。

5. 药物支持治疗。

【急诊处理】

1. 吸氧和生命体征监测。

2. 保证呼吸道通畅，必要时行机械通气。

3. 快速静脉补充液体，恢复有效血容量。

4. 输液不能恢复血压则进行药物支持，予以多巴胺或间羟胺维持血压。

5. 外科治疗　如为外生物导致，在脊髓完整的前提下摘除外生物促进恢复。

五、梗阻性休克

【概述】

心脏或大静脉受压等原因引起血流阻塞，阻碍血液回流，导致左心室舒张期不能充分充盈，影响心脏泵功能，使心排血量减少导致休克。原因有急性心包压塞、缩窄性心包炎和肺动脉主干栓塞等。

【诊断要点】

1. 低血压伴心动过速。

2. 少尿。

3. 意识状态改变。

4. 颈静脉充盈。

5. 呼吸困难。

6. 结合 X 线、B 超、CTPA 明确病因。

【院前处理】

1. 吸氧和生命体征监测。

2. 保证呼吸道通畅。

3. 液体复苏。

【急诊处理】

1. 吸氧和生命体征监测。

2. 保证呼吸道通畅。

3. 液体复苏。

4. 病因治疗　肺动脉栓塞溶栓抗凝治疗，张力性气胸行穿刺排气，心包压塞行心包穿刺。

（李凤杰）

第二节　严重脓毒症与抗感染治疗

【概念】

脓毒症：是指因感染引起宿主反应失调而引起危及生命的器官功能障碍。

脓毒性休克：是脓毒症的一种，伴有循环及细胞(代谢)功能异常，有更高的死亡风险。

器官功能障碍：由感染引起的序贯(全身感染相关)器官功能衰竭(SOFA)评分，总分急性改变≥2 分。

【诊断要点】

1. 标本留取

可疑感染规定在使用口服或静脉抗生素同时留取体液标本培养(血、尿、脑脊液、腹腔积液等)，例如已经做了培养，抗生素要求在 72 小时内使用，如果先使用了抗生素，培养要求在 24 小时内。

2. 全身炎症反应综合征

有助于感染的诊断。

SIRS（全身炎症反应综合征）

（1）两个或两个以上器官。

（2）体温＞38℃或者＜36℃。

（3）心率＞90 次/分。

（4）呼吸频率＞20 次/分或者 $PaCO_2$＜32mmHg（4.3kPa）。

（5）白细胞总数＞$12×10^6$/L，或者＜$4×10^6$/L，或者幼稚粒细胞比例＞10%。

3. 脓毒症休克的诊断

其诊断通常依据确诊的脓毒症并伴有持续性低血压，即使接受了充分的容量复苏治疗，仍需要升压药物维持平均动脉压（MAP）≥65mmHg，且血清乳酸水平＞2mmol/L（18mg/dl）。根据这一标准，脓毒性休克的住院病死率超过 40%。

【急诊处理】

1. 持续吸氧和生命体征监测

2. 早期目标导向治疗

（1）对出现低血压或血乳酸升高＞4mmol/L 的脓毒症患者应立即复苏，而不是延迟至入住 ICU 以后才实施。

（2）在最初 6 小时内应达到复苏目标。① 中心静脉压（CVP）：8～12mmHg；② 平均动脉压（MAP）：≥65mmHg；③ 尿量：≥0.5ml/（kg·h）。④ 中心静脉（上腔静脉）氧饱和度 $ScvO_2$ 或者混合静脉氧饱和度 SvO_2 分别≥70%，或者≥65%。

（3）如果在早期液体复苏的 6 小时内 CVP 已达 8～12mmHg，而 $ScvO_2$ 或 SvO_2 仍未达到 70%或 65%，可输注浓缩红细胞使血细胞比容（Hct）≥30%，和（或）输注多巴酚丁胺［最大剂量至 20μg/（kg·min）］以达到复苏目标。

3. 液体复苏

对脓毒症及脓毒性休克患者，在早期液体复苏及随后的血管内容量扩张中首选晶体液，需在前 3 小时内输注至少 30ml/kg 的晶体液，可以使用平衡液或者生理盐水进行液体复苏，当需要大量的晶体液时，可以额外使用白蛋白，不建议使用羟乙基淀粉。治疗目标是使 CVP 至少达到 8mmHg，机械通气患者需达到 12mmHg。

4. 血管活性药物

部分患者通过充分补液并不能纠正休克达到复苏目标，需要使用血管活性药物。推荐首选的升压药为去甲肾上腺素。若患者对去甲肾上腺素治疗效果不佳，可以加用血管加压素（最大剂量 0.03U/min）或者肾上腺素以达到目标平均动脉压。在高选择性患者群体中，我们建议可以使用多巴胺作为去甲肾上腺素的替代血管活性药物（例如快速型心律失常低风险或绝对和相对心动过缓的患者）。若患者需要升压药治疗，应尽可能放置动脉导管监测血压，有利于及时提供准确、连续及可重复分析的血压信息。当患者测量或疑似低心排血量且存在足够的左心室充盈压力（或足够的液体复苏的临床评估）和足够的平均动脉压，多巴酚丁胺是强心药的首选。

5. 抗感染治疗

（1）抗生素治疗　一旦确诊，应在 1 小时内尽快启动静脉抗生素进行治疗。使用抗生素前应留取病原学标本，但不能因此延误抗生素的应用。最初的经验性抗感染治疗应选择一种或者几种广谱抗生素进行治疗，以期覆盖所有可能的病原微生物（细菌及潜在的真菌或者病毒），并且药物必须能渗透到可能导致脓毒症的感染灶中以保证足够的药物浓度。如果初始启动了联合治疗而在之后的几天临床症状好转或感染缓解，应停止使用联合治疗，以上适合于目标性(培养阳性的感染)及经验性(培养阴性的感染)联合治疗。抗生素治疗总的治疗疗程一般为 7～10 天，但是对于临床治疗反应慢、感染病灶没有完全清除或者是包括中性粒细胞减少症在内的免疫缺陷的患者，应当恰当延长其治疗疗程。对于腹腔或者尿路感染相关的脓毒症及解剖上非复杂性肾盂肾炎在感染源得到有效控制而临床症状得到快速缓解的患者，应使用短时程抗生素治疗。检测降钙素原(PCT)的水平，可用于缩短脓毒症患者使用抗生素的疗程，对于初始怀疑脓毒症，但是之后感染证据不足的患者，也可以通过PCT 水平作为支持暂停经验性抗生素使用的证据。

(2) 控制感染源　对一些需要紧急处理的特定部位感染(例如坏死性筋膜炎、弥漫性腹膜炎、胆管炎、肠梗死等)，应尽可能快地在症状出现的 6 小时以内明确诊断。应评估所有脓毒症的患者是否需选择合适的感染源控制措施，如脓肿引流、感染坏死组织清创等。最好采用对生理影响最小的有效干预措施，例如对脓肿进行经皮引流而不是外科引流。当血管内导管可能是感染源时，推荐建立新的血管通路后立即拔除。

6. 糖皮质激素的使用

如果经充分的液体复苏及血管活性药物治疗之后，患者能够恢复血流动力学稳定，不建议静脉使用氢化可的松治疗脓毒性休克。如果无法达到血流动力学稳定，建议静脉使用氢化可的松，剂量为每天 200mg。激素应用存在较大争议，除非患者因内分泌疾病或其他原因需继续使用激素治疗，仅低级别推荐用于成人脓毒性休克患者。

7. 深静脉血栓的预防

建议尽可能采用药物预防联合机械预防 VTE 的策略，对于没有禁忌证的患者，推荐使用普通肝素(UFH)或者低分子肝素(LMWH)进行静脉血栓(VTE)的预防，低分子肝素优于普通肝素，当药物预防 VTE 存在禁忌证时(例如血小板减少、严重的凝血功能障碍、活动性出血、近期脑出血等)，建议使用机械预防 VTE。

8. 血液滤过和肾脏替代治疗

目前没有证据支持不合并肾衰竭的脓毒症患者使用血液滤过治疗。仅建议对严重脓毒症合并急性肾衰竭患者进行肾脏替代治疗，选用持续性肾脏替代治疗与间断性血液透析是等效的，但对血流动力学不稳定的脓毒症患者，持续肾脏替代治疗可以更方便地管理液体平衡。

9. 机械通气治疗

因严重脓毒症和脓毒性休克引起的急性肺损伤和急性呼吸窘迫综合征，推荐采用小潮气量通气治疗，高碳酸血症推荐采用防止呼气末肺塌陷的最低呼气末正压治疗。在没有禁忌证的情况下，如果 $PaO_2/FiO_2<150$，我们推荐使用俯卧位，机械通气患者应抬高床头(30°～45°)以减少误吸的风险和预防呼吸机相关性肺炎。推荐尽量最小化连续性或者间断性镇静，达到一个特定的目标镇静状态，尽量不用神经-肌肉阻滞剂。

10. 营养支持

对于脓毒症和脓毒性休克的患者，在能够耐受肠内营养情况下，应早期启动肠内营养，而不是早期单独使用肠外营养或者肠外联合肠内营养治疗，对于早期肠内营养不耐受，在最初 7 天推荐静脉注射葡萄糖联合可耐受的肠内营养，而不是早期使用全肠外营养或者肠外营养联合肠内营养治疗。不推荐对于脓毒症或者脓毒性休克患者进行静脉补充精氨酸、谷氨酰胺、ω–3 脂肪酸。对脓毒症或者脓毒性休克的危重症患者不建议常规监测胃残余量（GRVs），但是对于喂养不耐受或者存在高误吸风险的患者，建议监测胃残余量（脓毒症或脓毒性休克危重患者指的是非外科患者）。对于脓毒症或者脓毒性休克的危重症患者，如果喂养不耐受，可使用促胃肠动力药物，存在高误吸风险，应留置幽门后喂养管。

11. 其他

（1）当患者血红蛋白小于 70g/L 时，推荐输注红细胞使血红蛋白保持在 70～90g/L；对于血小板计数＜10000/mm³（10×10⁹/L），同时无明显出血征象；或者＜20000/mm³（20×10⁹/L），同时患者存在出血高风险时，应预防性进行血小板输注。对于活动性出血、外科手术或者侵入性操作，血小板计数需要达到≥50000/mm³（50×10⁹/L），对于没有出血或者侵入性操作时，我们不建议使用新鲜冰冻血浆纠正凝血功能。

（2）对于低灌注致高乳酸血症患者，当 pH≥7.15 时不推荐使用碳酸氢钠来改善血流动力学或用于减少血管活性药物的剂量。

（3）重症脓毒症患者可以使用 H_2 受体阻滞剂或质子泵抑制剂 PPI 来预防应激性溃疡导致的上消化道出血，但也要考虑到胃内 pH 升高可能增加呼吸机相关性肺炎的风险。

（4）对于 ICU 脓毒症患者，使用基于规范流程的血糖管理方案，在两次血糖＞180mg/dl（8.3mmol/L）时，应启用胰岛素治疗，使血糖控制在 180mg/dl 以下。每 1～2 个小时监测一次血糖，直到血糖和胰岛素用量稳定后，可每 4 小时监测一次。如果患者有动脉置管，建议使用血糖仪采集动脉血而不是毛细血管血进行血糖测定

（毕宗福　张海燕）

第三节　多器官功能障碍综合征

【概述】

多器官功能障碍综合征（MODS）是严重创伤、休克、感染、外科大手术及缺血–再灌注等急性损伤 24 小时后，同时或序贯出现 2 个或 2 个以上系统或器官功能障碍或衰竭，即急性损伤患者多个器官功能改变不能维持内环境稳定的临床综合征。患者在发生 MODS 前，大多数器官功能良好；发生 MODS 后，如治愈存活，其器官功能大多可恢复正常。

近 20 年研究显示，MODS 的病死率高达 70%左右，病情进一步发展引起多器官功能衰竭（MOF），衰竭器官数目与预后密切相关，超过 3 个器官衰竭者病死率可达 90%以上。因此，MODS 仍是当前急诊、重症医学所面临的巨大挑战。

MODS 的发病机制复杂，失控的炎症反应是 MODS 的病理、生理基础，各种致病因子进入血液循环，激活体内其他炎性细胞并释放更多炎性因子，导致过度的全身炎症反应，致血管弥漫性损伤、凝血紊乱、微循环障碍、组织细胞缺血缺氧，导致 MODS。引起 MODS 的常见病因包括严重创伤、重大手术、脓毒症、各种休克、重症胰腺炎、急性中毒和心肺复苏后等。

MODS 是临床综合征，其临床表现复杂，个体差异很大，在很大程度上取决于原发病及受累器官的种类及严重程度以及各脏器功能不全的相互影响。一般情况下，MODS 病程

281

大约 14～21 天，并经历四个阶段，包括休克、复苏、高分解代谢状态和器官衰竭阶段。

【诊断要点】

MODS 可能累及机体所有的器官或系统，其诊断标准不断地修订和完善。目前，国内外有多个诊断 MODS 的评分标准及评分系统，如欧洲危重病学会制订的序贯器官衰竭评估（SOFA）、加拿大学者 Marshall 制订的 MODS 评分、中国 95 庐山会议制订的 MODS 评分标准等，但目前公认的主要有 SOFA 评分、Marshall-MODS 评分等。

1. Marshall-MODS 评分

Marshall-MODS 评分（表 7-3-1）是 1995 年 Marshall 和 Sibbald 提出的计分法诊断评估系统，是定量、动态评价 MODS 病理、生理过程的较理想手段。操作简单、实用，易于每日对患者进行评估，但由于血压调整性心率（PAR）指标需要测量中心静脉压（CVP），为有创性，因此 Marshall-MODS 标准推广在一定程度上受限。

表 7-3-1　多器官功能障碍综合征 Marshall—MODS 评分系统

器官或系统	器官评分				
	0	1	2	3	4
肺（PaO_2/FiO_2）	>300	226～300	151～225	76～150	≤75
肾（血清肌酐，μmol/L）	≤100	101～200	201～350	351～500	>500
肝（血清胆红素，μmol/L）	≤20	21～60	61～120	121～240	>240
心脏（PAR mmHg）	≤10.0	10.1～15.0	15.1～20.0	20.1～30.0	>30.0
血液（血小板，×10⁹/L）	>120	81～120	51～80	21～50	≤20
脑（格拉斯哥昏迷评分）	15	13～14	10～12	7～9	≤6

注：压力校正心率（PAR）=心率×右心房压（或中心静脉压）/平均动脉压；如应用镇静剂或肌松剂，除非存在神经功能障碍的证据，否则应视为正常计分。

2. 序贯器官衰竭评估（SOFA）系统

SOFA 评分系统（表 7-3-2）是 1994 年由欧洲危重病学会（ESICM）的学者们在巴黎提出。SOFA 方法简单客观，能以连续的形式描述单个器官的功能障碍或衰竭，同时能评价从轻微的功能障碍到重度衰竭的程度。单个器官系统的分值可反映出危重患者器官损害的程度，对脏器重点治疗的方向有非常重要的指导意义。2016 年新颁布的 SEPSIS 3.0，也用 SOFA≥2 分作为脏器功能不全的标准。

表 7-3-2　序贯器官衰竭评估（SOFA）

SOFA 评分	1 分	2 分	3 分	4 分
呼吸系统 PaO_2/FiO_2（mmHg）	<400	<300	<200（机械通气）	<100（机械通气）
凝血系统 血小板（×10⁹/L）	<150	<100	<50	<20
肝脏 胆红素（mg/dl）	20～32 1.2～1.9	33～101 2.0～5.9	102～204 6.0～11.9	>204 >12.0
循环系统 低血压	MAP<70mmHg	Dopa≤5 或 Dobu（无论剂量如何）	Dopa>5 或 Epi≤0.1 或 NE≤0.1	Dopa>15 或 Epi>0.1f 或 NE>0.1

SOFA 评分	1 分	2 分	3 分	4 分
中枢神经系统 格拉斯哥昏迷评分	13～14	10～12	6～9	< 6
肾脏 肌酐(mg/dl)或尿量(ml/d)	1.2～1.9	2.0～3.4	3.5～4.9 或< 500	> 5.0 或< 200

注：MPA 为平均动脉压，Dopa 为多巴胺，Dobu 为多巴酚丁胺，Epi 为肾上腺素，NE 为去甲肾上腺素。

3. 修订的 Fry–MODS 诊断标准

MODS 诊断标准的变化反映了对 MODS 认识的变化。1997 年提出的修正的 Fry–MODS 诊断标准几乎包括了所有可能累计的器官或系统（表 7–3–3），虽未能包括 MODS 的整个病理、生理过程，但避免了繁琐的程度评分，较为简洁，增加了临床实用性。

表 7–3–3 多器官功能障碍综合征诊断标准

系统或器官	诊断标准
循环系统	收缩压低于 90mmHg，并维持 1 小时以上，或需要药物支持才能使循环稳定
呼吸系统	急性起病，动脉血氧分压/吸入氧浓度(PaO_2/FiO_2)≤200mmHg(无论是否应用 PEEP)，X 线正位胸片见双侧肺浸润，肺动脉嵌顿压≤18mmHg 或无左心房压力升高的证据
肾脏	血肌酐>2mg/dl 伴有少尿或多尿，或需要血液净化治疗
肝脏	血胆红素>2mg/dl，并伴有氨基转移酶升高，大于正常值 2 倍以上或已出现肝性脑病
胃肠道	上消化道出血，24 小时出血量超过 400ml，或胃肠蠕动消失不能耐受失误，或出现消化道坏死或穿孔
血液	血小板<50×10^9/L，或降低 25%，或出现 DIC
代谢	不能为机体提供所需的能量，糖耐量降低，需要胰岛素；或出现骨骼肌萎缩、无力等表现
中枢神经系统	Glasgow 评分<7 分

【急诊处理】

1. 控制原发病

控制原发病是治疗 MODS 的关键。治疗中应早期去除或控制诱发 MODS 的病因，避免机体遭受再次打击，对于严重感染的患者，必须积极地引流感染灶和使用抗生素。脓毒症是导致 MODS 的最主要的原因之一。积极寻找并处理感染病灶、及时抗生素治疗是控制感染及 MODS 病情进展的根本措施。明确诊断为全身严重感染后，ICU 应在 1 小时后内采用光谱抗生素治疗，并积极寻找病原学证据。

2. 改善氧代谢，纠正组织缺氧

氧代谢障碍是 MODS 的特征之一，纠正组织缺氧是 MODS 重要的治疗目的。改善氧代谢障碍、纠正组织缺氧的主要手段包括增加全身氧输送、降低全身氧需和改善组织细胞利用氧的能力等。

3. 脏器功能支持与保护

改善循环功能、呼吸功能、肾替代治疗、肝功能支持、胃肠功能障碍的处理和脑功能保护等。

4. 代谢支持与调理

MODS 的患者处于高度应激状态，导致机体出现分解代谢明显高于合成代谢为特征的代谢紊乱。因此在 MODS 早期，代谢支持与调理的目标应当是试图减轻营养底物不足，防止细胞代谢紊乱，支持器官、组织的结构功能，参与调控免疫功能，减少器官功能障碍的产生。而在 MODS 后期，代谢支持与调理的目标是进一步加速组织的修复，促进患者康复。

5. 抗凝治疗

MODS 易于合并凝血功能的紊乱，尤其对于严重全身性感染及由此导致 MODS 的患者。患者早期阶段的炎症反应表现为促凝活性，伴随着高凝的发展，血小板、各种凝血因子和抗凝物质均被严重消耗，凝血功能紊乱推动 MODS 病情进一步进展和恶化。因此抗凝治疗十分必要。

6. 免疫调节治疗

基于炎症反应失控是导致 MODS 的本质性原因这一认识，抑制 SIRS 有可能阻断炎症反应进展，最终可能降低 MODS 的病死率。

7. 维持内环境稳定

根据监测结果及时纠正水电解质、酸碱紊乱，调整血糖和渗透压。MODS 患者血糖往往偏高，常规应给予胰岛素持续静脉滴注治疗，控制血糖在 8.3mmol/L 左右，避免高血糖导致的高渗透压。钾离子和钠离子的变化在 MODS 患者中变化不一，钠离子变化幅度每 24 小时应小于 10mmol/L，应尽量避免钠离子急剧波动而导致脑神经细胞功能受损。

（王涛　王晶）

第四节　急性感染性疾病

【概述】

急性感染是急诊最常见的疾病，占急诊疾病的首位。相当一部分急诊疾病的诱发原因往往有感染因素参与其中。在急诊可以见到各种各样的急性感染性疾病，这些感染可以是局限于某一个器官组织的感染，也可以是由局限感染进展播散至全身的重症感染。同一致病微生物感染对于不同的机体可以产生不同的结果和预后，即使是同一个体，在不同时期感染同一致病微生物时结局也有很大不同。现有的感染相关指南及共识很难具体恰当地指导临床的具体抗感染实践。

1. 概念范围广泛

任何致病微生物(包括朊毒体、病毒、衣原体、支原体、立克次体、细菌、螺旋体、真菌、寄生虫)进入机体，通过不同方式与人体发生相互作用并产生相应临床症状者，即为感染，此类相关疾病称为感染病或感染性疾病。对于新近发生并引起相应急诊临床症状，需要急诊诊治的感染性疾病称为急性感染性疾病。急性感染性疾病不仅包括了传统的传染病和寄生虫病，而且还包括了一般情况下对健康人并无危害的条件致病菌的急性感染。

2. 急性感染情况的复杂性

急诊临床的感染非常复杂，其复杂性体现在很多方面：首先，大约 60%～70% 的急诊患者就诊的原因是源于感染，而重症感染往往是在急诊首诊。在大型医院就诊的急诊患者的感染除少数为社区获得性感染外，还有相当一部分患者是转自其他医院的院内感染，这些感染某种程度上属于真正意义上的"难治性感染"。当急诊的急性感染性疾病因致病微生物激发机体的过度应激反应(其中以 SIRS 反应为主)，造成器官系统功能损伤或致病微生物在机体没有受到免疫限制、清除，或由于机体自身体质较弱而造成致病微生物在体内播散、增殖、释放毒性产物而影响机体器官功能，即成为急性重症感染性疾病。由于这类患者涉及多脏器系统，难以收入专科病房，往往滞留在急诊。其次，急诊的急性感染性疾病和急诊临床诊断类似，缺少就诊前的临床资料，病情变化快，临床留给医生的反应时间不足，开始治疗前缺乏病原微生物的相应资料，所以急诊的抗感染策略以经验性抗生素的应用为主，在此基础之上治疗上还需要综合器官系统功能支持。再次，患者条件所限，体质状态较差，常合并营养不良、年老体衰、免疫功能低下及免疫抑制剂使用、脏器功能障碍及衰竭，使得急诊抗感染治疗失败机会多，这类感染属于"病灶不能去除的感染"。

在大型医院急诊科，复杂的感染除具有上述特点外，很多患者有复杂抗生素应用病史。由于一直接受相应的抗生素治疗，临床的细菌学及药敏临床指导意义有限。一方面患者体内含有一定量的抗生素，致病菌培养过程中对这些抗生素敏感的细菌往往不能培养出来，而培养出来的致病菌主要是非敏感菌，如果完全按照此结果调整抗生素就有可能使敏感致病菌不能彻底杀灭而死灰复燃；另一方面，如果感染存在而致病菌培养结果又是阴性的，这种情况不能排除感染是由于对该抗生素敏感的致病菌。因此，致病菌培养标本的留取一定要在抗生素使用之前进行，避免临床药敏结果出现假阴性或假阳性。由于抗生素的反复使用使这些复杂感染治疗过程中致病菌谱不断变化，机体条件差的患者出现混合感染机会也大大增多。

3. 疾病预后评价

急诊临床抗感染治疗的最终预后是由致病原、机体及抗生素三方面相互作用的结果来决定的。致病原的致病力主要与以下三方面因素有关：致病菌的毒力强弱、侵入宿主机体的数量和侵入部位是否合适。机体抵御致病原依赖于体内存在的免疫系统，这些系统由免疫器官、免疫细胞和免疫分子构成。免疫能力的获得有先天获得的天然免疫，同时也有后天在和致病原不断接触所具备的获得性免疫。不同致病原致病机制不同，机体所激活的免疫防护机制也有所不同。免疫功能正常与否与感染发生后体内病理生理学改变及最终预后直接相关。机体感染与机体免疫之间相互作用有以下三种情况。第一，机体免疫反应正常，感染的病变局限，最终致病原清除；第二，机体免疫反应亢进，造成过度免疫反应，从而引起免疫相关性器官功能损害，严重时可致死；第三，免疫反应低下，缺陷的免疫反应导致病原不能被局限从而在体内繁殖并播散至全身，导致机体器官组织功能障碍、衰竭，最终死亡。因此，机体对致病微生物激活的"过度反应"和"反应不足"都是重症感染发生的基础。

在致病原及机体免疫状态共同影响下，机体发生急性感染时有以下几种结局。

(1) 不感染。

(2) 隐性感染或称亚临床感染。

(3) 潜伏感染。

(4) 显性感染

①按照病程时间分类　可分为急性感染和慢性感染。

②按照感染病变部位分类　可分为局部感染和全身感染。

【诊断要点】

由于急性感染性疾病对每个个体产生的影响不同，即使是同一致病微生物，侵入不同机体产生的病理生理学变化也大不相同，因此，对疾病进行诊断时，仅对急性感染性疾病做出临床诊断还不够，其诊断的内容还应该包括病理生理学诊断。

由于急诊的特殊性，急诊科医生需要在最短的时间内判断急性感染性疾病患者的病情，进而做出更为详尽的病理生理学诊断。对于急性感染性疾病的诊断主要包括急性感染性疾病的诊断、病原微生物的诊断、患者的基础条件诊断及受累的器官功能状态评估。为保证患者能获得及时的治疗，急性感染性疾病尤其是急性重症感染性疾病的早期识别、及早恰当的治疗及干预对患者的预后有重要意义。

1. 诊断思维

急诊医师对急性感染性疾病的诊断需养成全面临床诊断思维，主要包括以下 3 个方面：①对急性感染性疾病的诊断，即判断患者是否为急性感染性疾病，感染的致病微生物诊断；②基础条件诊断，即诊断患者是在何种基础状态下感染的急性感染性疾病；③器官功能评价诊断，即从整体评估急性感染性疾病病情严重程度及对个体器官、系统功能的影响。

(1) 初始诊断　首先应根据患者临床表现和常规检查，进行急性感染性疾病临床诊断。第一步明确是否存在急性感染性疾病。初始诊断主要依靠临床表现(新近出现的局部或全身感染症状与体征等)、实验室检查［如血白细胞计数、C-反应蛋白、降钙素原(PCT)等］及影像学检查明确是否有感染病灶等来判断。此外，致病微生物的识别诊断也是急性感染性疾病的重中之重。

(2) 基础条件诊断　综合评价患者基础情况、临床特点，进一步进行急性感染临床诊断。综合评价应考虑患者的基础情况、临床特点进行相关诊断，此层面的诊断有助于判断急诊急性感染性疾病的发生、发展的趋势及预后。许多急诊患者的临床表现不典型，尤其是老年患者或存在合并症以及免疫缺陷等的患者，常常以纳差、消瘦、腹泻、意识障碍等临床表现前来就诊或以其他非感染性疾病［如心力衰竭、高(低)血糖、肾上腺皮质危象等］的临床表现为主，而感染的阳性体征如发热、感染所在部位的症状(咳嗽、腹泻、尿路刺激症状等)并不明显，同时这类患者感染相关的实验室检查可能为正常或以其他异常(如电解质紊乱、氮质血症等)为主，急性感染性疾病的表现被掩盖而常常造成漏诊或误诊。因此对于可疑患者(尤其是老年、伴有合并症、免疫功能低下的患者)应常规进行感染相关的化验检查及影像学筛查感染灶。

(3) 器官功能评价诊断　综合评价患者各器官功能。急性感染性疾病患者，部分会发展为急性重症感染性疾病，且一般病情进展快，可以迅速导致 MODS。此时准确地综合评估器官功能，对于评价病情严重度和判断预后则更有意义。采用序贯器官衰竭估计评分(SOFA)有助于描述器官功能不全或衰竭的发展状况。SOFA 评分标准主要从呼吸系统的 PaO_2/FiO_2、凝血系统的血小板计数、肝脏系统的总胆红素、心血管系统的平均动脉血压、中枢神经系统的格拉斯哥昏迷评分、肾脏的血清肌酐和尿量七个方面进行器官功能评价。此外，感染性疾病预后密切相关的免疫状态、营养状态、内分泌系统情况、年龄等也在诊断上至关重要。

最后，通过以上对急诊急性感染性疾病患者进行病情的三个阶段的整体诊断后，可按照急性感染性疾病的病情严重程度和不同的基础状况，对患者进行危险分层。掌握不同危险分层的患者的常见病原学特点及临床病理生理学特征，对后续选择患者的初始经验性抗菌治疗方案及其他综合治疗手段具有重要的临床价值。

2. 诊断流程

急性感染性疾病患者存在起病急骤、病情严重且复杂等特点，而急诊医师需要在极短的时间内做出正确的诊断。因此，建立清晰、快速、操作性强的诊断流程，对急诊医师诊断急性感染性疾病是十分必要的。

首先，根据患者的临床表现，怀疑患者可能存在急性感染性疾病；其次，根据X线、超声、CT、磁共振等影像学特征判断患者是否存在急性感染性疾病病变，若存在相关急性感染性疾病实质病变，则可结合病史或患者基础状况，高度怀疑或确诊患者罹患急性感染性疾病；再次，进行相关微生物学培养和实验室诊断或复查影像学对患者进行确诊；最后，应根据相关病情严重程度的评分判断病情严重程度，对患者分场所进行治疗。根据现有资料，结合急性感染性疾病患者自身特点及病情发展的特点对急性感染性疾病进行综合全面诊断。急性感染性疾病诊断流程如下（图7-4-1）。

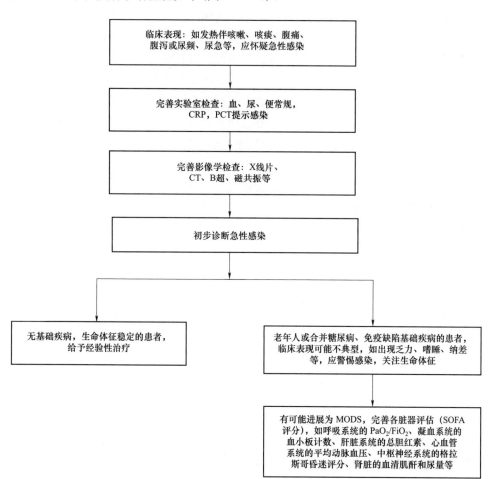

图7-4-1 急性感染性疾病诊断流程

3. 诊断标准

（1）重症急性感染性疾病的判定标准 当存在急性感染证据的同时，若出现由此次感染诱发的两个以上器官功能障碍不全时，要考虑存在重症急性感染性疾病的可能。

（2）器官功能障碍的诊断标准 器官功能评价除了前面所讲的SOFA评分，也可以用多器官功能障碍综合征(MODS)评分标准，也称为 Marshall 评分标准。主要通过对 6 个脏器系统，分别是心血管(循环)、肺(呼吸)、脑(中枢神经)、凝血、肝脏和肾脏进行评价。

4. 诊断内容

临床急诊急性感染性疾病的诊断内容主要包括以下 5 个方面：早期识别细菌和病毒感染、临床表现、影像学检查、病原学检查和实验室检查。

(1) 早期识别细菌和病毒或其他致病微生物感染　由于不同病原体感染患者的死亡率和治疗方法不同，因此在进行病原学诊断之前需早期识别细菌和其他病原体。目前尚无能够绝对区别细菌或病毒感染的指标，其他少见致病微生物感染因有其独特的临床病理生理学表现，在鉴别诊断时十分重要。

(2) 临床诊断　急性感染性疾病的临床表现是诊断的第一步。急性感染性疾病的临床症状变化较大，可轻可重，取决于病原体和宿主的状态，侵及的器官组织不同而有相应的组织、器官、系统的临床反应。以急性呼吸道感染为例，咳嗽、咳痰或原有的呼吸道症状加重，并出现脓性痰或血痰，伴或不伴胸痛。病变范围大者可有呼吸困难、呼吸窘迫，大多数患者有发热。早期肺部体征无明显异常，重症患者可有呼吸频率增快、鼻翼扇动和发绀等。出现肺实变时有典型的体征，如叩诊浊音、语颤增强和支气管呼吸音等，也可闻及湿啰音。并发胸腔积液者，患侧胸部叩诊浊音，语颤减弱，呼吸音减弱。特殊患者肺炎听诊的阳性体征如呼吸音改变等并不明显，同时这些患者的肺炎相关实验室检查可能为正常，肺炎的表现被掩盖，临床表现以其他异常(如电解质紊乱、氮质血症等)为主，常常造成漏诊或误诊。

既往健康的患者一般具有较典型的临床症状，但仍需要进行影像学检测和进一步病情评估。而对于特殊急诊急性感染性疾病的患者，尤其是老年患者或存在合并症或免疫缺陷等的患者，临床表现不典型，常常以纳差、消瘦、腹泻、意识障碍等症状来就诊，而以非感染部位的系统变化为突出临床表现［如心力衰竭、高(低)血糖、肾上腺皮质危象等的临床表现］。免疫功能低下的患者，如接受实体器官、骨髓、干细胞移植的患者、化疗或长期免疫抑制剂治疗或 HIV 感染的患者等，其导致急性感染性疾病的病原微生物与临床特征与一般人群也存在极大的差异。对于此部分患者应掌握患者既往病史和患者基础状况，并结合后续诊断综合判断。

虽然单靠临床体征评价无法建立确诊或排除标准，但可作为提示。对于可疑患者，尤其是老年、伴有合并症、免疫功能低下的患者，应常规进行胸部影像学检查，进行进一步诊断。

(3) 影像学诊断　是急诊诊断感染最重要的诊断方法。以肺部感染为例，通过胸片或其他影像技术确定患者出现肺内浸润阴影或符合感染表现的病灶是诊断必不可少的条件，在诊断中占有核心的地位。一般情况下，当胸片提示肺部存在渗出或浸润病灶的典型临床表现时，即使没有微生物检查数据，也可建立诊断依据。但值得注意是，炎症渗出的影像学改变的轻与重有时并不与患者病情严重性具有确定的相关性，如粒细胞缺乏症等免疫缺陷的患者肺部的渗出性改变就较轻或没有。大部分肺部浸润灶在出现症状 12 小时内就能被胸片检出，对于临床高度怀疑肺部感染而胸片正常者，可以选择 CT 扫描。胸部 CT 检查较胸片更为敏感。

对于胆管系统和泌尿系统以及其他实质脏器的感染还可以选择 B 超、磁共振等影像学检查，以明确诊断。

（4）病原学诊断　病原学检测结果对急性感染的患者意义重大。一般而言，病原学证据及致病菌的药敏结果是抗感染治疗成功的关键。常见的病原学监测有血培养、痰培养和尿培养。对于气管插管患者，需要将气管内吸出物留取做病原学检查；凡合并胸腔积液、腹腔积液并能够进行穿刺者，均应进行诊断性穿刺进行常规、生化及病原学检查；怀疑颅内感染的患者要进行脑脊液检查。

（5）实验室诊断　对于感染的患者，常用的实验室检查包括血常规、CRP、血沉、PCT等。重症感染的患者有时可见血小板进行性下降。

【急诊处理】

1. 整体治疗

急性感染治疗时应遵循"整体、平衡、个体化"原则。所谓整体治疗是指根据抗感染治疗的三要素"人、菌、药"制订抗感染治疗方案。患者是一个整体，抗菌治疗不是唯一的治疗方案，患者年龄等生理因素、免疫状况、营养情况、咳痰和引流是否通畅等对于整体治疗均十分重要。另外，不同患者间的个体差异很大，临床医生应该对每一个患者做出最适宜的个体化决策和病情分层，优先处理重症，充分考虑患者自身因素及抗菌药物的自身特点，遵循指南，依据药动学/药效学（PK/PD）原理，正确使用药物（包括足够的剂量、给药次数及静脉滴注持续时间等），优化整体的治疗方案。

2. 整体诊治方案

（1）急性重症感染的抗生素使用原则　目前对于重症感染推荐降阶梯抗感染治疗策略，最初采用广谱药物经验性治疗，一旦获得可靠的病原学培养结果，即可换用有针对性的窄谱抗感染药物。此外，针对急性重症感染性疾病临床治疗抗生素应选择起效快的"杀菌剂"，而非起效慢的"抑菌剂"。

（2）重症感染的免疫调节治疗方案　重症感染产生的全身炎症反应及进而导致的MODS是机体防御机制的过度激活而引起自身破坏的结果，而不是细菌、毒素等直接损伤的结果。因此对重症感染的治疗就不应局限在目前的控制感染和支持治疗方面。免疫调节主要改善免疫过度或免疫缺陷情况，调节机体免疫平衡状态。若患者发生严重感染并存在免疫抑制时，可采用相关的免疫支持治疗，可使用 γ-INF、α-胸腺素和重组人单核-巨噬细胞集落刺激因子等改善免疫抑制等情况。

临床主要通过应用糖皮质激素治疗严重感染及感染性休克。虽然临床应用糖皮质激素一直存在争议，但近年的研究显示，大剂量、短疗程糖皮质激素冲击治疗并不能改善感染性休克的预后，而应激剂量（中、小剂量）、较长疗程的治疗有利于休克的逆转，改善器官的功能损害，降低病死率。另一方面，糖皮质激素也能抑制机体的炎症防御机制，在感染未受到控制的情况下，可能导致感染加重，同时大剂量使用激素还可引发消化道出血、继发性真菌感染等严重并发症。

（3）急性重症感染的器官功能支持治疗方案

①呼吸支持治疗　重症感染的患者常发生呼吸衰竭，其特征为严重的低氧血症，往往需要进行呼吸支持。呼吸支持治疗可有效纠正缺氧和酸中毒。通常低氧血症或呼吸困难患者，可使用无创通气，即使是痰液较多的患者，也可以间断使用无创通气。严重病例及时使用体外膜肺氧合ECMO治疗，最大地减少因缺氧所造成的器官系统进一步损害。

②连续性肾脏替代治疗　重症感染合并休克或 MOF 的患者体内大量代谢产物堆积，中性粒细胞、白细胞介素、肿瘤坏死因子、黏附分子等细胞因子过度表达。为保持内环境平衡，不仅需要行血液净化，还应彻底纠正代谢紊乱及清除炎症介质。重症感染患者早期 CRRT 治疗既可以稳定机体内环境，保证液体平衡，亦可在血液净化实施过程中吸附一定的炎性介质，控制疾病的进展。

③重症感染的营养支持治疗　重症感染患者处于高分解代谢状态，合理的营养支持是机体恢复的物质基础，可提高机体免疫力，纠正电解质紊乱。加强全身支持治疗，尽可能经口摄食、经鼻饲进食，只有完全无法进食的患者，才考虑全胃肠道外营养，并尽可能缩短全胃肠道外营养时间，减轻脏器损伤，为进一步治疗争取时机。营养支持和治疗是治疗很多感染性疾病的基础。

3. 特殊患者抗感染的治疗方案

(1) 老年急性感染患者治疗方案　年龄超过 65 岁是急诊感染的独立危险因素。此外，老年感染患者还可能感染非典型病原体（单独感染或作为混合感染的病原体之一）。经验性治疗时应选择可广谱覆盖感染可能致病菌的药物，同时还应兼顾当地流行病学及耐药现状。此外，临床医生还可根据患者年龄、生活方式、居住状态、合并基础疾病和既往史等判断其可能的致病菌及耐药问题。

(2) 妊娠期和哺乳期患者的治疗方案　某些药物可通过胎盘屏障对胎儿产生直接的不良影响，也可通过影响妊娠过程，如引起子宫收缩致流产。抗微生物药物对妊娠的影响主要是前者，药物对妊娠的不同时期可产生不同的影响，但都有可能对胎儿产生不良影响。因此，如需加强抗菌效果，可联合用药，不建议增加单药剂量。急诊医师治疗妊娠期患者时，务必了解处方药物的使用分级，权衡利弊，医患双方充分沟通之后，参考妇产科专科医生建议，必要时请会诊协助。

美国 FDA 根据药物对胎儿的致畸情况，将药物对胎儿的危害等级分为 A、B、C、D、X 等 5 个级别。A 级：药物对孕妇安全，对胚胎、胎儿无危害；B 级：对孕妇比较安全，对胎儿基本无危害；C 级：药物仅在动物实验研究时证明对胎儿致畸或可杀死胚胎，未在人类研究证实，孕妇用药需权衡利弊，确认利大于弊时方能应用；D 级：药物对胎儿危害有确切证据，除非孕妇用药后有绝对效果，否则不考虑应用；X 级：药物可使胎儿异常，在妊娠期间禁止使用。在妊娠前 3 个月，以不用 C、D、X 级药物为好。至今尚无 A 类抗菌药物，妊娠和哺乳期推荐使用 B 类抗菌药物，慎用 C 类药物，不用 D 类和 X 类药物。

(3) 急性感染性疾病合并免疫功能异常患者的治疗方案　感染严重时，机体处于一种复杂的免疫紊乱和失衡状态。相应的免疫治疗也不应只强调一个方面，而在于重建严重感染患者的免疫平衡稳态。因此免疫调节主要上调或下调患者免疫水平，恢复患者机体免疫功能的平衡。①下调患者免疫水平：主要是针对过度炎症介质反应，给予糖皮质激素等治疗。②上调患者免疫水平：针对免疫功能低下或缺陷的患者早期给予免疫球蛋白（欧洲已有相应的浓缩免疫球蛋白制剂）、胸腺素、全血及新鲜血浆等，通过改善机体免疫状态促进重症肺炎对治疗的反应。

部分感染激活机体过度炎症介质反应，从而形成以 SIRS 反应为主，CARS 反应不足的免疫异常反应（如 H_7N_9 重症患者），临床上应早期、足量使用糖皮质激素治疗，同时注重改善组织器官灌注及内环境，防止继发的 SIRS 反应。对于急性感染合并原发或继发肾上腺皮质功能不全(也包含肾上腺皮质功能相对不足)的患者要注意及早使用小剂量糖皮质激素，提高应急能力，防止重症感染的发生。

合并恶性实体肿瘤或血液病、器官移植术后、长期应用免疫抑制剂或激素、获得性免疫缺陷综合征等四项基础疾病或相关因素的患者均应属于免疫抑制宿主肺炎。现就人类免疫缺陷病毒感染患者的诊治方案进行简要概括：通常人类免疫缺陷病毒感染患者易感染常见的病原菌有链球菌、肺炎双球菌和流感嗜血杆菌，一般起病急，常出现高热、胸痛、咳嗽等症状，肺部 X 线可见广泛性浸润或典型的局灶性、单叶或多叶性肺实变，部分中性粒细胞减少或缺乏的患者往往病灶不明显，已发生混合感染和血行播散。常规抗菌治疗效果不错，但易复发。临床治疗上以免疫支持为主，使用新鲜血浆、免疫球蛋白、胸腺肽等。发生感染性休克时应谨慎使用糖皮质激素。

4. 急诊感染的疗效评价

急诊感染患者初始经验性治疗 48～72 小时后应对患者治疗反应进行评估。评价内容包括患者临床症状、一般情况、生化指标(包括反应感染严重程度的生物标志物)、病原学及患者对治疗的耐受性，必要时应结合影像学变化。综合上述因素，可根据患者对初始治疗的反应确定为治疗有效或治疗失败，并进一步预估合适的疗程。

经初始治疗后，症状明显改善者可不参考病原学检查结果，继续原有治疗。对达到临床稳定且能接受口服药物治疗的患者，改用同类或抗菌谱相近、致病菌敏感的口服制剂序贯治疗。对于达到临床稳定、能接受口服且无意识障碍的患者，在序贯治疗当天可予以出院。

对于初始治疗失败的患者，应再次详细询问病史，评估患者情况，明确是否存在导致病程延长的宿主因素及病原菌因素。对于临床没有恶化的患者，监测影像学改变，常规开展非侵入性病原学检查以排除感染持续存在、出现耐药菌及新的院内交叉感染的可能，根据痰培养结果审慎调整药物。对于病情进展恶化的患者，除常规监测病原学及影像学改变外，尚需进行支气管镜检等有创检查。

生物标记物在急诊 CAP 疗效评价中应用开始逐渐增加，如 C‐反应蛋白(CRP)、降钙素原(PCT)等。

总之，对于急诊科医生而言，规范化诊断感染不仅需要熟悉患者的临床表现，同时需要掌握急诊感染的临床诊断流程和诊断标准，包括对不同严重程度的患者进行病情判定的标准及内容等，保证在最短时间内全面诊断患者病情，以便做出恰当的治疗方案。急性感染的临床诊治和其他急诊疾病一样可以用三个层面来作为总结：第一，明确导致机体产生急性病理生理学的原因诊断(如感染及致病微生物)；第二，综合评价这次急性疾病的局部及全身器官组织系统病理生理学变化；第三，去除和控制启动因素(致病微生物和感染灶)的同时对全身器官系统功能给予综合调整和支持。

(郭树彬)

第五节　水、电解质失衡

水和电解质是维持生命所必需的，人体总体液约占体重的 55%～66%。机体的调节机制可使细胞内、外水的容量、电解质浓度、渗透压等在一定范围内，并维持水与电解质平衡。这种平衡是细胞正常代谢所必需的条件,但受手术、创伤、感染等因素或不当治疗的影响,如果机体不能行调节或超过了机体代偿程度,将发生水、电解质紊乱。水、电解质紊乱并非疾病特征性的表现,常常是疾病的结果或伴随症状,纠正水与电解质平衡紊乱需处理原发病,使水、电解质平衡紊乱不至于成为威胁生命的因素,这对救治危重患者是十分重要的。

体液的渗透压,临床上以 $mOsm/(kg \cdot H_2O)$(重量)或 $mmol/L$(容积)为单位来表示。血浆中晶体溶质数目远远大于胶体数目,所以血浆渗透压主要由晶体渗透压构成。

晶体渗透压计算公式:$2(Na^+ + K^+) + $ 葡萄糖 + 尿素氮(单位均为 $mmol/L$)。正常值为 $280 \sim 310mmol/L$。

胶体渗透压主要由蛋白质分子构成,其中血浆白蛋白分子量较小,数目较多,决定胶体渗透压的大小(白蛋白>球蛋白>纤维蛋白原)。

一、水钠失衡

按体重计算,一般成人每日需水量 $30 \sim 40ml/kg$,儿童需水量相对要多,每日需水 $50 \sim 90ml/kg$。

正常人体钠总量约 $37 \sim 41mmol/kg$,其中大部分在细胞外液和骨骼中,只有约 10%存在于细胞内液中。其正常值平均为 $142mmol/L$($137 \sim 148mmol/L$)。一般正常成人每日需钠量为 $100 \sim 170mmol$($6 \sim 10g$)。

正常人每日水的摄入量=排出量

进:饮水约 $1200ml/d$。

食物水约 $1000ml/d$。

代谢水约 $300ml/d$。

出:呼吸蒸发约 $350ml/d$。

皮肤蒸发约 $500ml/d$。

粪便排出约 $150ml/d$。

尿约 $1500ml/d$。

(一)高渗性失水(浓缩性高钠血症)

1. 概念

失水多于失钠,细胞外液呈高渗。

2. 原因

①水摄入不足:昏迷、拒食、上消化道病变进水困难;②水丢失过多:肾失水、皮肤失水、消化道失水、呼吸道失水。

3. 表现

轻度失水(体重的 $2\% \sim 3\%$):口困渴,尿量少,饮水多。

中度失水(体重的 $4\% \sim 6\%$):口渴重,咽下困难,心率快,皮肤干。

重度失水(体重的 7%以上):烦躁、谵妄、幻觉,脱水,可昏迷休克、肾衰竭。

4. 实验室检查

尿钠升高,尿比重升高,RBC、HB、HCT 升高,血清钠升高>$145mmol/L$,血浆晶体渗透压>$310mmol/L$。

5. 治疗原则

（1）防治原发病。

（2）补水为主，补钠为辅，补液以 5%～10%葡萄糖为主，适量补 Na^+，先糖后盐，适当补 K^+。

（二）低渗性失水（缺钠性低钠血症）

1. 概念

失钠多于失水，细胞外液呈低渗。

2. 原因

呕吐、腹泻、胃肠引流、大量出汗、大面积烧伤、只补水分而忽视钠补充等。

3. 表现

轻度（血浆钠 130mmol/L 左右）：乏、渴、晕、尿钠低。

中度（血浆钠 120mmol/L 左右）：恶心、呕吐、肌肉痛、手足麻木、静脉凹陷、血压低、尿钠无。

重度（血浆钠 110mmol/L 左右）：休克、木僵、昏迷。

4. 实验室检查

血钠<130mmol/L，血浆晶体渗透压<280mmol/L，尿钠少，尿比重降低，RBC、HB、HCT 升高，BUN 升高，BUN/Cr>20:1（正常 10:1）。

5. 治疗原则

（1）防治原发病。

（2）合理补液，可补充等渗液，严重时补充高渗液（3%氯化钠）。

（3）严重时抢救休克。

（4）血钠不宜纠正过快，否则可导致中心性脑桥髓鞘破坏，以每小时升高 0.5mmol/L 的速度为宜。

（三）等渗性失水

1. 概念

血钠、血浆渗透压正常，尿量少，尿钠少或正常。

2. 原因

丢失等渗体液。

3. 表现

口渴、少尿、血容量减少的表现。

4. 实验室检查

血钠、血浆渗透压正常，尿比重升高，血液浓缩。

5. 治疗原则

（1）防治原发病。

（2）合理补液，补充等渗溶液为主，轻者口服等渗盐水，重者以静脉滴注生理盐水为主，适量输入 5%～10%的葡萄糖液（先盐后糖）。①途径：口服或鼻饲，中重度失水着静脉；②速度：先快后慢；③注意：监测出入量、电解质、酸碱度、生命体征。见尿补钾（尿量>30ml/h）纠正酸碱平衡。

（四）水过多和水中毒

1. 概念

水过多是指水在体内潴留超过正常体液量而言。若过多的水进入细胞内，导致细胞内水过多则称水中毒。从钠代谢失调角度，归属于稀释性低钠血症。

2. 原因

（1）水排出减少　心衰、肾衰竭、肝硬化、肾上腺功能减退症致肾小球滤过率下降。

（2）ADH 用量过多或分泌失调。

（3）渗透阈降低　正常情况下渗透压升高时 ADH 才分泌，病理情况渗透压未升高 ADH 也分泌。

3. 表现

血钠下降，血液稀释，脑细胞水肿导致患者嗜睡、躁动、脑疝。细胞内外液量均增加，渗透压均下降，水潴留的主要部位是细胞内，对机体危害最大的是脑水肿。

4. 鉴别诊断

水中毒（稀释性低钠血症）：限水、补钠。

低渗性失水（缺钠性低钠血症）：补水、补钠。

二者均有低钠血症，临床表现亦相似，但治疗原则有本质区别，故鉴别诊断很重要，主要依靠查尿钠，水过多时尿钠>20mmol/L，而缺钠性低钠血症尿钠明显减少或消失。

5. 防治

①治疗原发病；②限水；③排泄：利尿；④转移：小剂量高渗盐水减轻细胞水肿。

二、钾代谢失衡

正常人体内钾的总量为 34～45mmol/kg，其中 98% 在细胞内，正常人血浆钾含量 3.5～5.5mmol/L，细胞内含钾平均 146mmol/L。

人体从食物中摄取钾，经肠道吸收后，分布于细胞内、细胞外，80%～90% 由肾脏排泄。

钾的功能：参与细胞代谢、维持细胞膜静息电位、调节渗透压和酸碱平衡。

体内钾平衡的调节：跨细胞转移、肾调节。

影响钾在细胞内外转移的因素如下。①激素：胰岛素、儿茶酚胺；②细胞外液的钾离子浓度；③酸碱平衡：酸中毒——高钾，碱中毒——低钾。

影响肾排钾的因素如下。①醛固酮：Na^+-K^+ 泵活性增强。②细胞外液钾离子浓度。③酸碱平衡：H^+ 使 Na^+-K^+ 泵活性下降，远曲小管流速加快。

（一）低钾血症

1. 概念

低钾血症是指血清钾浓度降低，<3.5mmol/L。

2. 原因和机制

（1）摄入不足　长期禁食、厌食、少食，致钾的每日摄入量不足 3～4g，并持续 2～3 周以上。

（2）失钾过多　①消化液丢失：长期、大量的呕吐、腹泻、胃肠引流、造瘘等。②肾失钾：使用排钾性利尿药、渗透性利尿、皮质激素增多等。③其他途径失钾：大面积烧伤、放腹腔积液、腹腔引流、腹膜透析、不适当的血液透析等。

（3）钾向细胞内转移　胰岛素治疗、碱中毒、低钾性家族性周期性瘫痪。

3. 分类

低钾血症分为缺钾性低钾血症、转移性低钾血症、稀释性低钾血症。

4. 临床表现

一般取决于低钾的程度，但又不呈平行关系，与丢钾速度、细胞内外钾的分布比例、个体敏感性及伴随的其他内环境紊乱情况等有关。一般血清钾<3.0mmol/L 时出现症状，具体表现有精神萎靡、倦怠、嗜睡、四肢无力、呼吸肌麻痹、食欲不振、腹胀和麻痹性肠梗阻，心电图可有 T 波低平，出现 U 波，P-R 间期延长，QRS 波增宽，房性、室性期前收缩等表现，亦可出现多尿和碱中毒。

5. 防治

（1）治疗原发病，恢复饮食和肾功能。

（2）补钾

①轻者鼓励进食，口服补钾，氯化钾为首选。

②静脉补钾注意事项

a. 见尿补钾：尿量>700ml/d 或 30ml/h。

b. 限量、限速、限浓度补钾：10~20mmol/h，<120mmol/d，<40mmol/L 或<3g/L。

c. 治疗钾缺乏勿操之过急。细胞内缺钾恢复较慢，血钾达 3.5mmol/L 时仍表示体内缺钾达 10%左右。

（3）积极治疗并发症　如碱中毒、低镁血症和低钙血症。

（二）高钾血症

1. 概念

高钾血症是指血清钾浓度升高>5.5mmol/L。

2. 原因和机制

（1）排钾减少　少尿，醛固酮减少，应用保钾性利尿剂等。

（2）摄入钾过多。

（3）钾离子从细胞内溢出　细胞损伤、酸中毒、高钾性周期性瘫痪等。

（4）血液浓缩　重度失水、失血、休克等致有效循环容量减少，血液浓缩而钾浓度相对升高，但多同时伴有肾前性少尿，排钾减少；休克、酸中毒、缺氧等使钾从细胞内释放。

3. 分类

高钾血症分为钾过多性高钾血症、转移性高钾血症和浓缩性高钾血症。

4. 临床表现

常掩盖在复杂的原发病之中，主要临床表现是对心肌的抑制作用。

（1）对心脏的作用　心肌收缩力降低，心音低钝，心率减慢，传导延缓或阻滞，心室颤动，心跳停搏。心电图表现：当血清钾>6mmol/L 时，可出现 T 波高尖；当血清钾>7~8mmol/L 时，出现 P-R 间期延长，P 波消失，QRS 波群渐宽，R 波减低，S 波渐深，ST 段与 T 波融合；当血清钾>9~10mmol/L 时，出现正弦波，QRS 波群延长，T 波高尖，进而心室颤动、蠕动。

（2）对神经、肌肉的影响　轻度血钾增高，神经、肌肉兴奋性增加；严重高钾血症，肌张力减退，骨骼肌麻痹等症状，呈现淡漠、嗜睡和昏迷等现象。

（3）对酸碱平衡的影响　高钾血症时，可引起细胞内碱中毒和细胞外酸中毒。由于血钾增高，肾脏远曲小管 $K^+ - Na^+$ 交换大于 $H^+ - Na^+$ 交换（尿为碱性，即反常尿）以及 K^+ 进入细胞以换取 H^+ 和 Na^+ 出细胞，因而引起细胞内碱中毒和细胞外酸中毒。

5. 防治

迅速降低血钾，保护心脏。

总原则：

（1）对抗钾的毒性　钙剂、钠盐。

（2）减少血钾来源　低钾高糖饮食，清除体内积血，不用库存血，控制感染，减少细胞分解。

（3）促进钾移入细胞　注射葡萄糖和胰岛素。

（4）排钾　利尿剂、阳离子交换树脂、腹膜透析、血液透析。

（5）防治原发病。

三、酸碱平衡失常

机体每天都不断地摄入酸性和（或）碱性物质，代谢过程中也不断产生酸性和（或）碱性物质，在一系列的调节机制作用下，可使体液的 pH 保持在稳定状态，即细胞内 pH 6.9，血浆 pH 7.35～7.45。维持及调节酸碱平衡的因素主要有体液缓冲系统调节、肺调节、肾脏调节和离子交换调节，其中体液缓冲系统最敏感，几乎是即刻的，它包括碳酸氢盐系统、磷酸盐系统、血红蛋白及血浆蛋白系统，尤以碳酸氢盐系统最重要，正常时碳酸氢盐/碳酸为20:1。肺调节一般在 10～30 分钟发挥调节作用，主要以 CO_2 的形式排出挥发性酸，离子交换一般在 2～4 小时之后，肾脏调节开始最慢，多在数小时之后，但作用最强维持最久，几乎是非挥发性酸和碱性物质排出的唯一途径。缓冲系统和离子交换只是暂时的缓冲和中和，过多的酸和碱性物质还需依赖肺和肾的清除。

1. 反应酸碱平衡变化的指标及其意义

（1）pH

正常值：7.35～7.45　表示：①正常酸碱平衡。②有酸碱平衡失常，但处在代偿期。③混合型酸碱平衡失常，相互抵消。

pH＞7.45　失代偿性碱中毒。

pH＜7.35　失代偿性酸中毒。

生命耐受范围 pH 为 6.8～7.8，超越此范围有生命危险。

（2）动脉血 CO_2 分压（$PaCO_2$）为溶解的 CO_2 所产生的张力。

正常值：35～45mmHg，平均 40mmHg。

$PaCO_2＞45$mmHg：CO_2 潴留：原发性——呼酸，继发性——代偿后代碱。

$PaCO_2＜35$mmHg：CO_2 不足：原发性——呼碱，继发性——代偿后代酸。

（3）标准碳酸氢盐（SB）为标准条件（37℃，Hb 氧饱和度为 100%，$PaCO_2$ 为 40mmHg 的气体平衡）动脉血浆 HCO_3^- 含量。

正常值为 22～26（平均 24）mmol/L。表示基本排除呼吸性因素影响，反映代谢性因素。SB 升高见于代碱和代偿后的呼酸，SB 降低见于代酸和代偿后的呼碱。

（4）实际碳酸氢盐（AB）为实际条件下所测得的动脉血浆 HCO_3^- 含量。表示未排除 $PaCO_2$

因素，受呼吸+代谢影响。

正常人 AB=SB=22～26mmol/L。

AB=SB：正常。

AB>SB：CO_2 蓄积。

AB<SB：CO_2 排出过多。

（5）血浆 CO_2 结合力（CO_2CP）是指血液中 HCO_3^- 和 H_2CO_3 中 CO_2 含量的总和。

正常值为 22～29（平均 25）mmol/L。表示受代谢和呼吸双重因素影响。减少可为代谢性酸中毒或代偿后的呼吸性碱中毒，增多可为代谢性碱中毒或代偿后的呼吸性酸中毒。

（6）缓冲碱（BB）是指血液中一切具有缓冲作用的负离子碱的总和主要为 HCO_3^- 和 Hb^-。

正常值：45～52mmol/L，平均为 48mmol/L。表示反应代谢性因素。升高表示代碱，降低表示代酸。

（7）碱剩余（BE）或碱缺乏（BD）为标准条件下（$PaCO_2$ 为 40mmHg，体温为 37℃，Hb 的氧饱和度为 100%），用酸或碱滴定全血标本至 pH 7.40 时所需的酸量（称 BE）或碱量（称 BD，mmol/L）。BE 用正值表示，BD 用负值表示。

正常值：±3mmol/L。表示反应代谢性因素。代碱时，正值增加；代酸时，负值增加。

（8）阴离子间隙（AG）为正常时血浆中阴、阳离子数是相等的，但其中有一部分阴离子一般方法是检测不出来的，包括各种有机酸（乳酸、丙酮酸、乙酰乙酸等）、无机酸和蛋白质等，称为"未被检出的阴离子"。临床上常用可测定的阳离子减去可测定的阴离子的差数表示，简化公式为：阴离子间隙（mmol/L）=（Na^++K^+）−（HCO_3^-+Cl^-）或简化为 Na^+−（Cl^-+HCO_3^-）。

正常值：8～16mmol/L。

AG>16mmol/L 常表示有机酸增多的代谢性酸中毒；AG<8mmol/L 可能是低蛋白血症所致。

2. 酸碱失衡的判断

（1）酸碱平衡紊乱　是指在病理情况下，机体酸性或碱性物质的量发生变化（过多或过少）而超过机体的调节能力或调节功能发生障碍使血浆 pH 超越正常范围成为酸碱平衡紊乱。见表 7-5-1 和表 7-5-2。

（2）混合型酸碱平衡紊乱　分为单因素混合型酸碱平衡紊乱（致病因素为呼吸性或代谢性的）和双因素混合型酸碱平衡紊乱（指同时存在代谢和呼吸性的致病因素）。

a. 出现混合型酸碱平衡紊乱的原因

代偿：代酸伴呼碱　代碱伴呼酸。

叠加：代酸加呼碱　代碱加呼酸。

抵消：如代酸并呼碱时两种紊乱抵消。

b. 混合型酸碱平衡紊乱的判断方法　重点是判断原发失衡。

①HCO_3^-、$PaCO_2$ 代偿的同向性和极限性

同向性：机体通过缓冲系统、呼吸和肾调节以维持血液和组织液 pH 于 7.4±0.05（［HCO_3^-］/［H_2CO_3］ = 20/1）的生理目标。

极限性：HCO_3^- 原发变化，$PaCO_2$ 继发代偿极限为 10～55mmHg；$PaCO_2$ 原发变化，HCO_3^- 继发代偿极限为 12～45mmol/L。

②原发失衡的变化＞代偿变化。

③$HCO_3^-/PaCO_2$ 相反变化必有混合性酸碱失衡。

④超出代偿极限必有混合性酸碱失衡或 $[HCO_3^-]/[H_2CO_3]$ 明显异常而 pH 正常常有混合性酸碱失衡。

⑤原发失衡的变化决定 pH 偏向。

表 7-5-1　酸碱失衡的快速判断方法

	PH	$PaCO_2$	BE	
	<7.35	>45mmHg	$-3\sim+3$mmol/L	呼酸
	<7.35	>45mmHg	>3mmol/L	呼酸肾代偿
酸中毒	<7.35	>45mmHg	<-3mmol/L	呼酸合并代酸
	<7.35	35~45mmHg	<-3mmol/L	代酸
	<7.35	<35mmHg	<-3mmol/L	代酸呼吸代偿
	>7.45	<35mmHg	3~+3mmol/L	呼碱
	>7.45	<35mmHg	<-3mmol/L	呼碱肾代偿
碱中毒	>7.45	<35mmHg	>3mmol/L	呼碱合并代碱
	>7.45	35~45mmHg	>3mmol/L	代碱
	>7.45	>45mmHg	>3mmol/L	代碱呼吸代偿
	7.35~7.45	>45mmHg	>3mmol/L	呼酸合并代碱
pH 正常	7.35~7.45	<35mmHg	<-3mmol/L	呼碱合并代酸
	7.35~7.45	35~45mmHg	3~+3mmol/L	正常

表 7-5-2　各型酸碱平衡紊乱指标的变化

		pH	$PaCO_2$	AB	SB	BE
	代酸	↓—	↓	↓	↓	↓
呼酸	急性	↓	↑	↑	—	—
	慢性	↓—	↑	↑	↑	↑
	代碱	↑—	↑	↑	↑	↑
呼碱	急性	↑	↓	↓	—	—
	慢性	↑—	↓	↓	↓	↓

（一）代谢性酸中毒

1. 分型

代谢性酸中毒分为 AG 增大型代谢性酸中毒、AG 正常型代谢性酸中毒和混合型代谢性酸中毒。

（1）AG 增大型代酸

特点　血浆 HCO_3^- 减少；AG 增大(固定酸增加)；血 Cl^- 含量正常。

原因　入酸增多：如摄入水杨酸类药(固定酸)增多。

产酸增多：如乳酸酸中毒、酮症酸中毒等。

排酸减少：如急、慢性肾衰竭排泄固定酸减少。

（2）AG 正常型代酸

特点：血浆 HCO_3^- 减少；AG 正常；血 Cl^- 含量增加。

原因：乳酸增多：如摄入含氯酸性药过多。

HCO_3^- 丢失：如严重腹泻、小肠及胆管瘘管、肠吸引术等。

排酸减少：急、慢性肾衰竭分泌 H^+ 减少。

2. 临床表现

代谢性酸中毒的临床表现主要是针对心血管、中枢神经系统和呼吸的影响。

（1）心血管系统　心肌收缩力减弱，易发生室性心律失常，血管对儿茶酚胺反应性降低。

（2）中枢神经系统　中枢神经系统处于抑制状态，患者表现乏力、倦怠、嗜睡，重者出现意识障碍，昏迷甚至死亡。

（3）呼吸系统　代偿时兴奋，Kussmaul 呼吸；失代偿时抑制。

3. 诊断

临床表现＋血气分析。

4. 防治原则

（1）防治原发病。

（2）应用碱性药，可补充 $NaHCO_3$，一般口服即可，必要时可静脉输入。心衰者要防止输入过多、过快。

（3）维持电解质平衡，对低钾血症者及时补充钾制剂，以防纠酸过程中出现低钾血症加重。

（4）终末期肾衰患者透析纠正。但要防止过度纠正，以免引起脑脊液异常碱化。

（二）代谢性碱中毒

代谢性碱中毒临床较为少见。始动因素是体液 H^+ 丢失和（或）HCO_3^- 含量增加，但最终维持需存在肾脏 HCO_3^- 再吸收或再生障碍。

1. 临床表现

主要表现原发病症状。严重者可呼吸浅慢，由于蛋白结合钙增加、游离钙减少，碱中毒所导致的乙酰胆碱释放增加，神经、肌肉活动增强，常有面部及四肢肌肉抽动、手足搐搦（比呼碱轻），口周及手足麻木。血红蛋白对氧的亲和力加强，可致组织缺氧，出现头晕、躁动、谵妄乃至昏迷。伴低钾血症时，可有软瘫。

2. 防治原则

（1）轻中度者以治疗原发病为主　去除失酸、增碱因素，血容量不足者用生理盐水扩容，低钾血症者补充钾。

（2）低氯性碱中毒，给予等张或半张盐水或补充 $CaCl_2$。

（3）氯化铵、稀盐酸、精氨酸等也是可选药物。

（三）呼吸性酸中毒

呼吸性酸中毒为 $[H_2CO_3^-]$（$PaCO_2$）原发性升高所引起的酸碱平衡紊乱。

1. 原因和机制

基本机制为 CO_2 排出减少，吸入过多，使血浆 $[H_2CO_3^-]$ 升高。

（1）肺通气障碍　如 COPD、哮喘持续状态。

（2）CO_2 吸入过多　如农村的红薯窖内发病。

2. 临床表现

(1) 急性呼吸性酸中毒　常以急性缺氧窒息和 CO_2 潴留为主。呈呼吸加快加深、发绀、心率加快、早期血压上升；中枢神经受累，躁动、嗜睡、精神错乱、扑翼样震颤可致 CO_2 麻醉，呼吸不规则或潮式呼吸，呼吸浅慢，脑水肿、视乳头水肿、脑疝、甚至呼吸骤停；进一步缺氧，呈伴乳酸性酸中毒的混合型酸中毒，血钾增高、心律失常、心室纤颤、心脏停搏。

(2) 慢性呼吸性酸中毒　常见于各种慢性阻塞性肺疾病，症状与原发病混淆在一起，咳嗽、咳痰、呼吸困难、发绀；并发感染或手术、麻醉应激等可导致急性呼吸性酸中毒。长期慢性缺氧，CO_2 潴留，患者自感乏力、倦怠、头痛、头晕、红细胞增多；$PaCO_2 > 75mmHg$ 出现 CO_2 麻醉，也称肺性脑病；颅内压增高：头痛、呕吐、脑血管扩张、脑血流量加大，视乳头水肿；精神症状：兴奋、谵妄、嗜睡、昏迷或震颤、抽搐、瘫痪。

3. 诊断

病史＋临床表现＋实验室检查(主要是血气分析)。

4. 防治原则

(1) 急性呼吸性酸中毒　主要是使 CO_2 迅速有效地排出和有效地给氧。积极处理病因，保持呼吸道通畅，接触痉挛，必要时做气管切开或气管插管；确保给氧，必要时使用呼吸机；呼吸中枢抑制者可适当使用呼吸中枢兴奋剂；一般不主张使用碱性药物。伴高钾血症并累及心脏者，可使用 4%或 5%碳酸氢钠；因缺氧常伴乳酸性酸中毒故以不用乳酸钠为好。本症常伴水、电解质及其他酸碱平衡失常，故要兼顾调整。

(2) 慢性呼吸性酸中毒　强调的是病因治疗，包括控制感染，有效持久地改善肺的换气功能，一般不主张给碱性药。

(四) 呼吸性碱中毒

原发因素是过度换气，CO_2 排出速度超过产生速度，导致 CO_2 减少，$PaCO_2$ 下降。

1. 临床表现

基本同代碱。

(1) 口唇四肢发麻，手足抽搐，在急性呼碱时更易出现。

(2) 在碱性环境中，氧合血红蛋白解离降低，组织缺氧，表现为脑电图改变和肝功能异常。

2. 诊断

病史＋临床表现＋实验室检查。

3. 防治原则

(1) 本症预防很重要，如解除癔症患者的顾虑，注意给氧和呼吸机的管理，积极治疗原发病等。

(2) 具体解除 CO_2 减少的办法是有限的，可试用纸袋罩于口鼻外使患者呼回呼出的 CO_2；采取短暂强迫闭气法，含 5%CO_2 的氧气吸入法；乙酰唑胺每日 500mg 口服有利于通过利尿排出 HCO_3^-。

(3) 急危重患者，在有严格监视、抢救条件情况下，可用药物阻断自主呼吸，然后气管插管进行辅助呼吸，减慢呼吸速率和减少潮气量，但需对血 pH 和 $PaCO_2$ 进行密切监测。

(张雷　赵树凯)

第八章　急诊特殊技术及操作常规

第一节　目标温度管理

【概述】

近代心肺复苏临床研究为目标温度管理在高级生命支持中的实施提供了充分的临床证据。国际复苏联络委员会(ILCOR)相继发表了高级生命支援特别小组的建议(Resuscitation. 2003，2005)，对发生于医院外心脏停搏的成年患者进行低温治疗，体核温度应降至 32～34℃，持续时间应为 12～24 小时，扩大 CPR 低温治疗的临床适应证，并且得到美国心脏学会(AHA)和协调委员会的批准。AHA 心肺复苏与心血管急救指南(2005，2010)建议对心脏停搏后(院内和院外)表现为昏迷的患者快速进行亚低温治疗(32～34℃)，并界定了心脏停搏后患者进行低温治疗的准入标准；描述了诱导低体温治疗 24 小时的方法学；《AHA 心肺复苏与心血管急诊急救指南更新(2015)》认为，对心脏停搏患者恢复自主循环(ROSC)推荐使用目标温度管理，即通过某种方法使机体维持在 32～36℃，对脑保护和神志恢复均具有明确的作用。因此，将既往推荐的亚低温治疗修改为目标温度管理。

1. 心脏停搏后 ROSC 患者进行低温治疗适应证

(1) 单纯自主循环恢复(可能会包含非心脏原因)。

(2) 无反应或不能遵嘱。

(3) 有人见证的心脏自主停止工作时间小于 60 分钟。

(4) 血流动力学稳定，存在或不存在外界因素支持均可(如升压药或主动脉球囊反搏)。

2. 排除如下症状

(1) 妊娠。

(2) 年龄不是绝对排除标准，做成人复苏，选择年龄<18 岁或>85 岁为排除标准。

(3) 放弃复苏的患者。

(4) 疾病终末期。

(5) 慢性肾衰竭者。

(6) 严重的心动过缓并且无临时起搏器支持。

(7) 明确活动性内脏出血，排除颅内出血和创伤性出血。

(8) 心脏停搏之前存在昏迷状态或严重的神经系统功能障碍。

(9) 心脏停搏后苏醒并且对言语指令配合且无发热者。

(10) 血小板计数<50×10^9/L。

(11) 相对的排除标准　感染性休克。

(12) 严重的皮肤破溃或损伤。

【操作常规】

(一) 急诊医师评估

是否有适应证及禁忌证。

（二）重症监护室医师协商讨论

收住 ICU，在进入 ICU 之前可以考虑行脑部 CT 检查。

（三）患者进入监护室

准备开始目标温度管理时，确保以下设施到位，但需要注意不要因各种监测管路未安置好而延误启动低温治疗。

(1) 持续心电监测，包括连续监测血氧饱和度。

(2) 持续体温监测，建议选用有温度探头的导尿管。

(3) 冷却降温机，体表降温或者核心降温。如降温毯（冰毯），如 Arctic Sun 冷却降温机和合适的垫子以保证 40% 的身体表面被覆盖。肥胖的患者需要更大的垫子。辅助垫子备用。

(4) 在操作间的药品冷柜中应该储藏备用冰盐水（4℃）。

(5) 气管插管和机械通气（有条件应监测呼气末二氧化碳）。

(6) 留置中心静脉监测 CVP。

(7) 设置外周动脉导管用来进行侵入性的血压监测。

(8) FloTrac 或 PiCCO 导管来评估液体容量和血流动力学。

(9) 脑电双频指数监测（BIS）。

(10) "脑氧饱和度"和"多普勒脑血流监测"（TED）。

（四）在开始目标温度管理操作之前评估患者的临床状况

1. 评估患者的心脏节律并记录 Q-Tc（Q-T 间期/R-R 间期的平方根）。

2. 获得生命体征

(1) 通过直肠或者膀胱的温度探头持续监测中心体温。

(2) 获得 BP、HR、MAP，CVP，CO/CI，SVV，$ScvO_2$。

(3) 评估心脏节律包括每 4 小时记录一次心电图并且计算 Q-Tc，观察是否有"J"波（V_3 和 V_4 最明显），注意没有心电监测也不要延误降温冷却。

(4) 评估呼吸频率和通气功能。因为外周血管收缩，指氧监测氧和经常不可靠，需要行动脉血气来评估氧和。

3. 评估基础参数值，其中包括：动脉血气和乳酸、全血细胞计数、PT/APTT、INR、BMP、镁、磷、钙、钾、钠、氯、淀粉酶、心肌酶、甲功全套和 T 细胞亚群。小于 50 岁的女性要检查妊娠试验。

4. 评估意识状态和神经系统情况

(1) GCS（格拉斯哥）评分和脑干反射评分。

(2) 如果可能的话，在决定进行目标温度管理前通过其家人获得神经系统功能的信息，包括：CPC-OPC 评分、修正的 Rankin 评分和停搏前相关神经损伤。

(3) 评估情绪激动情况，应用 Richmond 激动镇静评分量表（RASS）。

5. 在应用冷却降温垫之前评估皮肤完整性。

6. 评估基础脑电双频指数读数（BIS）。

7. TED 和脑氧饱和度。

（五）开始目标温度管理

每支 25mg/ml 最好在心脏停搏之后越早进行越好。

1. 在 ROSC 后，如患者仍然昏迷，应立即评估低温治疗。

2. 咪达唑仑和冬眠合剂控制寒战　咪达唑仑(每支 5mg/5ml)原液 10 支泵入，维持剂量 0.04～0.2mg/(kg·h)；冬眠合剂：异丙嗪 2 支+氯丙嗪 2 支+哌替啶 2 支+盐水 44ml 泵入；异丙嗪(每支 25mg/ml)、氯丙嗪(每支 25mg/1ml)、哌替啶(每支 50mg/1ml)。

根据医嘱决定开始进行成分镇静，无需额外镇痛，如果需要可使用芬太尼，剂量须参见说明书，注意监测血压。

(1) 必要时可选择丙泊酚 10μg/(kg·min)静推，每 10 分钟增加 5μg 的剂量，目的是达到 RASS 镇静评分到 4。极量为 100μg/(kg·min)，用量大于 50μg/(kg·min)时要评估代谢性酸中毒的可能。

(2) 监测平均动脉压，平均动脉压的目标是 80～100mmHg。

①如果没有急性冠脉综合征(ACS)、慢性心力衰竭(CHF)或者休克的证据，可以采用 MAP 的上限值，如果存在 ACS 或 CHF，根据心肌缺血或心功能不全的程度来决定 MAP 的控制值。

②输注液体来保证血容量。GEF 或 CFI 正常情况下，使 SVV<10%，条件允许的情况下，监测舒张末期容积指数(GEDVI)在 680～800ml/m²。

③当血容量正常后应用升压药或血管活性药来升高 MAP。如果 CO 值是正常的，每搏变异量(SVV)<10%，可应用间羟胺或去甲肾上腺素升高 MAP；如果 CO 值减低，每搏变异量(SVV)<10%，应用多巴酚丁胺来达到目标 MAP，单用多巴酚丁胺 MAP 不能维持时，加用多巴胺或肾上腺素。

④如果中心静脉血氧饱和度(ScvO₂)<65% 可以考虑应用浓缩红细胞使血红蛋白>100g/L，并增加多巴酚丁胺的用量。

3. 放置持续体温监测探头(膀胱或直肠)，并且和冷却降温机连接。

4. 将机器的冷却垫连接在患者身上，应用自动模式，将降温垫与机器的软管连接。

(1) 设置预期目标温度 33℃，按自动按钮，开始降温。

(2) 按照机器上的指示进行冷却降温。

(3) 降温冷却开始时要在危重症特护单上记录时间。

5. 使用下列药物控制癫痫以及预防癫痫的发生，不常规应用肌松药(因为有加重肺部感染的风险)。

(1) 如果在开始冷却前证实患者有肌阵挛抽搐或者癫痫惊厥等症状，可以静脉注射丙戊酸钠持续泵入，给予一个负荷量，然后以 2ml 速度持续泵入，剂量参看说明书，需要监测血药浓度，使用期间不能与美罗培南联用，否则会导致失效。

①有条件的情况下监测苯妥英钠的浓度。

②根据具体情况持续或间断监测脑电图。

(2) 在开始诱导低温治疗之前，静脉注入肌松药物，罗库溴铵 0.6mg/kg 静脉维持静脉滴注，肌松药会降低诱导低温后寒战的发生率。如果有肝、肾功能损伤的话，应注意药物蓄积。

(3) 一旦达到目标体温后不再使用肌松药。

6. 在诱导低温治疗期间监测生命体征，血氧饱和度、呼气末二氧化碳和是否存在寒战，每隔 15 分钟心电图；然后每隔 30 分钟评估一次，持续 2 小时；然后每小时评估一次。

(1) 在诱导低温治疗期间每隔 30 分钟进行 RASS 评分一次，然后每小时评分一次。

(2) 持续监测降温机水温和患者的中心体温。

7. 要在 4~6 小时内达到目标体温 32~34℃，如果 6 小时内达不到目标体温要对患者进行评估，找寻原因。年轻的患者对于降温的反应要强于老年患者，寒战和血管收缩的比例也要高于老年患者。肥胖者降温要慢，降温过快会出现脂肪损伤。

8. 当患者达到目标中心温度时记录其时间。保持目标温度 18 小时或从诱导低温开始算起 24 个小时，如患者在 32~34℃时出现血流动力学不稳定，应查找原因，包括是否心率过慢、镇静镇痛药物用量过大等。无法排除原因，可考虑停止冷却开始复温。

9. 评估周围环境以利于降温。

(1) 关闭呼吸机管路内的加热装置。

(2) 拉上窗帘遮蔽阳光。

(3) 停用加热毯。

(4) 有条件可设置室内温度至 20℃。

10. 根据医嘱选择预防应激性溃疡用药。

11. 安置膝盖高位的连续按压仪器预防深静脉血栓。

12. 尽快做心脏超声。

13. 监测是否有心律失常。

14. 全身覆盖保温毯或使用棉被，以达到更好的保温效果。

(六) 评估难治性的寒战 (对最大剂量的丙泊酚都无反应)

1. 罗库溴铵 0.6mg/kg 静脉泵入 (如果有肝肾功能损伤的话，应注意药物蓄积)。

2. 哌替啶 25mg 静脉推入，然后每隔半小时推入 25mg，最大剂量是 500mg/24 小时。

3. 在应用肌松药物前确保患者已完全镇静。

4. 在应用肌松药物前行脑电图检查或持续脑电监测。

(七) 继续进行评估和监测

1. 如上所述的生命体征和体温。

2. 持续心电监测。

3. 评估是否有寒战的征象。如果存在，开始进行如上所述的干预措施。

4. 每隔 1 小时评估一次尿量。

5. 利用 RASS 量表来评估患者的躁动情况。

6. 每隔 4 小时进行一次全身评估。

7. 在低温治疗期间每隔 8 小时做一次 12 导联心电图，记录 Q-Tc。

8. 每隔 1 小时测一次血糖，用胰岛素将血糖控制在 8~10mmol/L 之间。

9. 在诱导患者降温并达到目标体温之前每隔 1 小时监测一次 BMP、钙、钠、氯、镁和磷；达到目标体温后每隔 4 小时监测一次；复温直至 37℃期间每隔 2 小时监测一次。

10. 全血细胞计数，PT/APTT 和乳酸在降温低温和复温期间都是每隔 6 小时监测一次。

11. 达到正常体温后，这些实验室数据均由监测医生记录完毕。

12. 心肌酶和动脉血气分析 6~8 小时监测一次。

13. 如果患者肾功能正常，在低温治疗开始时尿量会增加，会造成潜在的钠、钾、磷、镁和钙的丢失。

（1）低钾血症可能会导致或加重室性心律失常，严重的低钾血症可见于低温治疗的患者当中，多提示钾离子向细胞内移动而非真正意义上的低钾。

（2）低镁血症可能会导致室性心律失常（尖端扭转型室速），肌肉和神经系统过度兴奋。

（3）升高的乳酸水平提示代谢性酸中毒。如果血气分析提示代谢性酸中毒要重新评估丙泊酚的用量。

（4）低体温的并发症见表 8-1-1。

表 8-1-1　低体温的并发症

	低温治疗至 30～35℃后的影响	干预措施
躯体	寒战，外周血管收缩，肌肉活动增加	芬太尼，镇静剂，丙泊酚，哌替啶冬眠合剂
代谢	脂肪代谢致代谢性乳酸增加、代谢性酸中毒	低温治疗期间每隔 4 小时抽血查血气和电解质，监测是否有酸中毒情况，评估丙泊酚的使用情况，考虑给患者做培养检查
内分泌	胰岛素敏感度降低；皮质醇、肾上腺素和去甲肾上腺素增加，胰岛素分泌降低，这些都造成血糖水平升高	每小时监测血糖，保持血糖浓度在 110～140mg/dl 之间
心血管	心动过速（35～36℃），心动过缓（<35℃），CVP 升高，心排血量下降，$ScvO_2$ 上升，血压升高（血管收缩和后负荷增加），轻微的心律失常（<32℃），快速型心律失常的风险增加（开始表现为房颤 28～30℃）心电图变化，P-R 间期延长，QRS 波增宽，Q-T 间期延长，J 波	保证足够的心排血量和外周灌注，监测心律和心率。可以考虑应用抗心律失常药，保持温度在 33～34℃ 之间。如观察到 Q-T 间期延长，应立即呼叫心脏内科医生（Q-T 间期延长会导致心律失常）
肾脏	尿量增加会导致电解质和液体丢失	监测和补充电解质，监测血压、CVP，按需补充液体，可给予补充蛋白来维持胶体渗透压
消化道	活动受损，肠梗阻，肝损害，轻微胰腺炎（发生频繁）	监测肠梗阻，监测肝酶，监测淀粉酶和脂肪酶
凝血	血小板计数减低，白细胞功能受损，中性粒细胞和单核-巨噬细胞功能受损，促炎症介质释放受抑制	监测血小板计数，监测乳酸，监测感染血的微生物检查结果，监测是否发生肺炎、是否有伤口感染、是否有皮肤破溃及是否有尿路感染

14. 监测动脉血压和 EF、SVV，条件许可监测全心射血分数（GEF）或心功能指数（CFI）。

15. 如果可能的话，持续记录脑电图或 BIS 监测，如果条件不具备每隔 12 小时记录一次。

（八）复温

1. 在下述情况下开始复温

（1）达到目标体温后 24 小时开始复温。

（2）低温治疗流程被终止。

（3）血小板计数 $<5\times10^9$/L。

（4）排除了各种原因之后患者的血流动力学仍不稳定。

（5）不稳定的心律失常持续存在。

2. 应用降温机上的自动模式。

3. 设定预期温度至 37.0℃。

（1）设定温度升高速度为每小时增高 0.1℃，直至达到目标体温 37℃。

（2）复温过程中持续监测生命体征，血氧饱和度、呼气末二氧化碳，每隔 30 分钟监测心电图。一旦达到目标体温，继续监测中心温度(持续 48 小时)。

(3) 监测是否存在因血管扩张而导致的低血容量和 MAP/BP 降低的征象。

(4) 监测复温期间电解质的变化，复温期间每隔 2 小时评估基础代谢功能(BMP)，监测钠、钾、氯、镁、磷和钙。

4. 复温时每小时升高 0.1℃。

5. 警惕复温过程中的寒战。

6. 患者的中心体温达到 36℃，停镇静剂和神经－肌肉阻滞剂。

7. 评估是否存在反跳性高体温。

8. 继续应用降温机(降温毯)维持正常体温(37～37.5℃)12 小时。

附:

1. 脑干反射评分

项目	检查	
瞳孔光反射	□存在	□不存在
角膜反射	□存在	□不存在
窒息/咳嗽反射	□存在	□不存在
对疼痛的痛苦面容反射	□是	□否
自主呼吸情况	□是	□否

2. CPC－OPC 量表

功能分级	□
CPC 1　良好的脑部表现：意识清楚，机警，可以工作，可能有轻微的神经或心理缺陷	□
CPC 2　中度的脑部失能：意识清楚，脑部功能可提供日常生活的独立活动，能在有庇护的环境下工作	□
CPC 3　重度的脑部失能：意识清楚，因脑部功能损害日常生活需要他人的帮助。表现形式从可以自主活动到痴呆甚至瘫痪	□
CPC 4　昏迷或植物状态：任何程度的昏迷(只要不存在脑死亡的标准)。无意识，即使看起来似乎是清醒的(植物状态)，与环境之间没有互动，可能会有自主的睁眼或睡眠(觉醒)的周期。大脑无反应	□
CPC 5　脑死亡	□

3. 修订的 Rankin 评分

未　做	□
无任何症状	□
尽管有症状但没有明显的失能：可以胜任所有的日常生活和工作	□
轻微的失能：对于先前的活动都不能胜任，但是可以在没有帮助的情况下料理好自己的事物	□
中度的失能：需要一些帮助，但能够在没有帮助的情况下行走	□
中重度失能：在帮助下能够行走，没有帮助的情况下不能够照料自己	□
重度失能：卧床，大小便失禁，需要持续的护理和照料	□

4. 心脏停搏前相关神经损伤

成年患者：既往史	是	否	未知
缺血性脑卒中/脑血管意外	□	□	□
出血性脑卒中	□	□	□
癫痫/抽搐	□	□	□
言语障碍(失语)	□	□	□
脑部肿瘤(任何类型)	□	□	□
痴呆	□	□	□
精神障碍	□	□	□
轻度偏瘫/病灶处无力	□	□	□

5. RASS：Richmond 激惹镇静评分

分数	行为	描述
+4	好斗的	好斗的，狂暴的，对工作人员有危险的
+3	非常易激惹的	拔出自己身上的管路，有攻击性的
+2	激惹的	频繁的无目的的活动，人-机对抗
+1	焦躁不安的	焦虑，有认知力的，活动不具有攻击性
0	警觉和平静的	
-1	困倦的	并不是十分的警醒，但是能持续地被声音唤醒(睁眼，活动和沟通均>10秒)
-2	轻微的镇静的	能够短暂地被声音唤醒(睁眼和沟通<10秒)
-3	中度镇静	对声音刺激能够有反应或睁眼(但是没有眼睛的沟通)
-4	深度镇静	对声音无反应，但是对物理刺激有活动和睁眼
-5	不能唤醒的	对声音刺激和物理刺激均没有反应

（杨军　何新华）

第二节　急诊机械通气技术

【概述】

机械通气(MV)是指患者正常通气和(或)换气功能出现障碍时，运用机械装置(主要是通气机)使患者恢复有效通气和部分换气功能的一种呼吸支持方法。它不是一种病因治疗，而是一种功能替代疗法，为针对呼吸衰竭的各种病因治疗争取时间和创造条件。

临床上常使用的有两种：有创机械通气(IPPV)和无创机械通气(NIPPV 或 NIV)。前者需要借助于气管插管或气管切开套管等人工气道进行机械通气，后者需要借助于面罩完成机械通气的功能。有必要强调的是临床上经常将气管插管或气管切开与机械通气混为一谈，气管插管或气管切开适合于气道保护能力差、需要借助人工插管达到气道保护目的的患者，而有创机械通气是通过气管插管或气管切开来实现的一种机械通气方式。无创机械通气适合于以呼吸肌疲劳为主且具有气道保护能力的呼吸衰竭尤其是Ⅱ型呼吸衰竭的患者。

机械通气的应用指征如下。

1. 应用范围

(1)以通气泵衰竭为主的疾病　COPD、支气管哮喘、重症肌无力、吉兰-巴雷综合征、胸廓畸形、胸部外伤或胸部手术后等所致外周呼吸泵衰竭、肺部炎症、外伤、肿瘤、脑血管意外和药物中毒等所致中枢性呼吸衰竭。

(2) 以轻度的换气功能障碍为主的疾病 ARDS、肺炎、间质性肺病和肺栓塞等。

(3) 其他 使用呼吸抑制药时；各种外科手术常规麻醉和术后管理；体弱或患有心脏疾病者需要行手术治疗。

2. 机械通气时机

判断是否行机械通气可参考以下条件。

(1) 针对呼吸衰竭的一般治疗方法效果不明显，而病情有恶化趋势。

(2) 呼吸形式严重异常 呼吸频率大于 35～40 次/分或小于 8 次/分，或呼吸节律异常，或自主呼吸微弱或消失。

(3) 意识障碍。

(4) PaO_2 小于 50mmHg，尤其是吸氧后仍小于 50mmHg。

(5) $PaCO_2$ 持续升高并出现精神神经症状，pH 进行性下降。

判断是否行机械通气除参考以上因素外，还应注意：①动态观察病情变化，尤其是呼吸形式和神志的变化。若使用常规治疗方法仍不能防止病情进行性发展，应及早上机；②在出现致命性通气和氧合障碍时，机械通气无绝对禁忌证；③机械通气的可能性；④社会和经济因素。

一、有创机械通气技术

【概述】

有创机械通气(IPPV)是指经人工气道(气管插管或气管切开)进行的机械通气，是临床上应用治疗各型呼吸衰竭最主要的呼吸支持技术。

治疗目的：

1. 维持代谢所需的肺泡通气。

2. 纠正低氧血症和改善氧的运输，尤其是呼气末正压呼吸(PEEP)的应用，可使肺内气体分布均匀，通过减少肺内分流，纠正通气/血流比例失调，从而提高血氧分压。

3. 通过机械通气可减少呼吸肌的负担，降低氧耗，减少呼吸肌肉做功。

【适应证】

经过无创机械通气治疗后病情无改善或继续恶化者采用有创机械通气治疗。

1. 预防性通气治疗

适合于有发生呼吸衰竭高度危险性的患者。如长时间休克、严重的头部创伤、严重的慢性阻塞性肺部疾病(COPD)的患者腹部手术后、术后严重败血症、重大创伤后发生严重衰竭的患者；还可以应用于减轻心血管系统负荷如心脏术后或心脏贮备功能降低或冠状动脉供血不足的患者进行大手术后。

2. 治疗性通气治疗

属于急诊经常采用的治疗形式，适用于意识障碍、无正常的气道保护能力的患者；严重脏器功能不全(如上消化道大出血、血流动力学不稳定)；呼吸形式严重异常(如呼吸频>35 次/分或<8 次/分)，呼吸节律异常，自主呼吸微弱或消失等；严重的通气和(或)氧合障碍，尤其是 $PaO_2<50mmHg$，$PaCO_2>50mmHg$ 或进行性恶化者。

【禁忌证】

对于致命性的通气或换气障碍者并无绝对禁忌证。

相对禁忌证包括：

1. 气胸及纵隔气肿未行引流者。

2. 低血容量性休克未补充血容量。

3. 急性心肌梗死合并严重的心源性休克或心律失常者。

【操作常规】

1. 操作流程

(1) 确定是否存在相对禁忌证。

(2) 确定机械通气方式。

(3) 设置初始参数(完全控制模式)　潮气量(VT)为 5～12ml/kg，大多 6～8ml/kg；呼吸频率(RR)为 15～25 次/分；吸呼比为 1:(1.5～2.5)；吸氧浓度(FiO₂)100%，长时间吸氧最好将吸氧浓度降至 60%以下；PEEP 初始为 3～5cmH₂O，可以依据氧合及血压情况逐渐上调 PEEP 水平；触发敏感度(部分支持状态下使用)2～5L/min。

(4) 温度调节及湿化器的调节　加湿器上面温度一般为 32～35℃，相对湿度一般80%～90%。

(5) 根据血气情况调节机械通气的参数。

2. 撤机或脱机

(1) 导致机械通气的病因好转或去除。

(2) 氧合指标达到下列要求　氧合指数(PaO₂/FiO₂)＞150～200；PEEP≤5～8mmHg；FiO₂≤0.4；pH＞7.25。

(3) 血流动力学稳定。

(4) 没有心肌缺血的动态变化。

(5) 临床上没有显著的低血压［多巴胺或多巴酚丁胺≤5～10μg/(kg·min)］。

(6) 有自主呼吸能力。

3. 注意事项

(1) 需要密切观察患者的生命体征、血气分析情况并予以记录。

(2) 慎用镇静剂及肌松剂。

(3) 注意口腔、鼻腔护理。

(4) 抬高床头至 45°，注意气囊上滞留物的清除。

(5) 确保气道湿化到位，避免湿化过度。

(6) 注意病情变化，除原发病变化外，更应警惕机械通气相关的并发症如气压伤等。

(7) 撤机期间，注意各个脏器功能的准确评估，尤其是肺功能、心功能在撤机期间的变化，并在脱机前经过自主呼吸试验的证实。

(8) 拔管前 1 个小时给予糖皮质激素。

二、无创机械通气技术

【概述】

无创机械通气(NIPPV 或 NIV)。是指人–机连接界面相对无创，呼吸机通过鼻(面罩)

与患者相连，能够保留正常的吞咽、进食、咳嗽、说话功能和上气道的生理湿化、温化和免疫功能，无人工气道相关的并发症。

NIPPV 的方法相对简单，患者易于接受。随着对面罩、无创通气机内置自动漏气补偿系统、人－机同步性能以及机械通气模式等方面的不断改进与完善，其在临床应用日趋广泛。

1987 年开始最早应用于神经－肌肉疾病患者的夜间低通气治疗，1989 年应用于慢性阻塞性肺部疾病(COPD)急性发作，并成功用于避免气管插管。随即 NIV 用于 COPD 急性发作的研究进一步深入，目前应用越来越广泛并扩展到各种原因导致的急性呼吸衰竭(如哮喘急性发作、急性心力衰竭、慢性心力衰竭、肺性脑病、ARDS 等)和慢性呼吸衰竭(如 COPD 稳定期、呼吸睡眠暂停综合征)。NIV 用于 COPD 急性加重合并呼吸衰竭可以降低气管插管率，减少住院时间，已经列为 A 类证据。

【适应证】

1. 血流动力学稳定。

2. 有一定的咳嗽、咳痰能力。

3. 具备自主呼吸能力。

4. 意识状态良好。

5. 能配合无创治疗。

【禁忌证】

1. 无自主呼吸。

2. 气道分泌物过多。

3. 缺乏有效的气道保护　如咳嗽反射、会厌反射减弱者。

4. 血流动力学不稳定　不可控制的心律失常、需要使用大剂量血管收缩药物。

5. 面部畸形、外伤与面罩不匹配者。

6. 严重消化道症状，随时可能误吸者(如呕吐、肠梗阻、近期有消化道手术者)。

7. 危及生命的低氧血症。

8. 有幽闭恐惧者。

9. 无创通气治疗情况无改善者。

【操作常规】

1. 操作流程

大多急诊患者采用 BiPAP 方式，少数可以采用 CPAP。

(1) 进行患者的沟通与教育，以取得患者的配合。

(2) 摆好体位，一般保持患者体位在 45°左右为宜。

(3) 选择合适的鼻罩或鼻面罩，开动呼吸机并连接患者。

(4) 逐渐增加辅助通气机的压力及容量。

(5) 严密监测患者的各项指标及是否存在漏气、咳嗽等。

(6) 疗效判定。

(7) 决定治疗时机及疗程。

(8) 防治并发症和不良反应。

(9) 辅助治疗(湿化、排痰等)　如出现鼻部、口部和咽部干燥现象或打喷嚏、流鼻涕、鼻塞等现象，应考虑给予湿化治疗。

2. 注意事项

(1) 设置初始压力，应从低开始如 IPAP 为 $8\sim10cmH_2O$，EPAP 为 $3\sim5cmH_2O$，逐渐调整并注意患者的依从性。

(2) 观察患者的呼吸频率、潮气量和呼吸困难的程度。

(3) 调整吸氧浓度以维持 SpO_2 大于 90%，在应用无创治疗 2 小时复查动脉血气，需要强调的是无创治疗期间必须严密观察，尤其是最初的 2 小时内，如有病情不缓解或反而恶化应及时改为气管插管。

(4) 尽可能选择合适的鼻罩或鼻面罩，固定压力适当，避免额面部的皮肤压伤。

(5) 注意腹部情况，避免胃胀气或误吸，必要时可以配合胃肠减压。

3. 预测 NIPPV 成功的指标

(1) 气促改善。

(2) 呼吸频率降低。

(3) 患者感觉舒适。

(4) 血压、血氧、心率趋于平稳。

(5) 辅助呼吸肌动用减弱及反常呼吸消失。

4. 预测 NIPPV 失败的指标

(1) 意识不清或烦躁不安。

(2) 无法耐受无创治疗。

(3) 血流动力学不稳定。

(4) 氧合状态恶化。

(5) 二氧化碳水平无下降反而升高。

(6) 正规接受治疗 2 小时无改善反而恶化。

5. 治疗效果不好可能的原因

(1) 面罩周围严重漏气。

(2) 压力设置不合适。

(3) 分泌物过多难以清除。

(4) 基础疾病没有得到控制反而加重。

(5) 二氧化碳水平无下降反而升高。

(6) 出现并发症，如气胸、胸腔积液等。

311

(杨赓　米玉红)

第三节　急诊血液净化

【概述】

急诊血液净化是在急诊环境下，针对危重症患者的生命脏器(包括肾脏和肾脏以外脏器)所采取的重要支持治疗技术，是急诊危重症抢救中极其重要且不可或缺的治疗手段。是通过某种净化装置对体外循环中的患者血液进行净化，清除溶剂或(和)溶质成分(如水、体内代谢产物、异常血浆成分、药物、毒物、致病生物分子等），调节体液电解质及酸碱平衡，纠正内环境紊乱，以达到保护和支持器官功能的治疗方法。血液净化的基本原理主要有弥散、对流和吸附。急诊血液净化的基本技术主要包括血液透析、血液滤过、血液透析滤过、血液灌流、血浆置换和免疫吸附等。基于这些基本技术，应用于临床的技术可归纳为连续性肾脏替代治疗（CRRT）、间歇性肾脏替代治疗（IRRT）、杂合式肾脏替代治疗（HRRT）、血液灌流和血浆置换等，而穿戴式人工肾脏、肾小管辅助装置、选择性粒细胞吸附装置等技术是治疗的新前景。

【适应证】

1. 连续性肾脏替代治疗（CRRT）

CRRT 是利用弥散、对流、吸附等原理，连续、缓慢清除水分和溶质的治疗方式。一般采取每日连续 24 小时或接近 24 小时的治疗时间进行，有时也会根据临床具体情况对治疗时间做适当调整。由于具有良好的血流动力学稳定性、溶质清除效应、营养支持和体液平衡能力、电解质酸碱平衡能力、清除炎症介质能力、免疫重建能力以及不产生治疗诱导的颅内压升高等治疗方面的优势，同时具有设备要求相对简单、灵活机动以及操作界面友好等优点，使得 CRRT 更适合用于急诊环境，已经成为急诊血液净化治疗中最为常用的治疗技术之一。不仅应用于急性肾损伤，还应用于多种非肾脏危重疾病的支持治疗。CRRT 的常用模式包括连续性静脉－静脉血液滤过（CVVH）、连续性静脉－静脉血液透析（CVVHD）、连续性静脉－静脉血液透析滤过（CVVHDF）、缓慢持续超滤（SCUF）和高容量血液滤过（HVHF）等。适应证如下。

（1）肾脏疾病适应证　终末期肾病（急性肾损伤）伴以下表现之一：尿毒症相关脑病或心内膜炎或肌病、急性心力衰竭、无法控制的水肿包括肺水肿、无尿、其他方法不能纠正严重的代谢性酸中毒、严重的电解质紊乱。

（2）非肾脏疾病适应证　严重脓毒症、脓毒症休克、多器官功能障碍综合征、急性呼吸窘迫综合征、急性重症胰腺炎、慢性心力衰竭、急性心力衰竭、药物（毒物）中毒（可被 CRRT 清除）、挤压综合征、严重液体潴留、其他方法不能纠正严重的代谢性酸中毒、严重的电解质紊乱、其他方法不能控制的过高热、肿瘤溶解综合征和肝性脑病等。

治疗时机方面，急性肾损伤（KIDGO 标准）应该在 2 期还是 3 期开始肾替代治疗目前尚无定论。

2. 间歇性肾脏替代治疗（IRRT）

IRRT 也是利用弥散、对流、吸附等原理，间歇性清除水分和溶质的治疗方式。常见模式包括间歇性血液透析（IHD）、间歇性血液滤过（IHF）和间歇性血液透析滤过（IHDF）等。其中 IHD 是肾脏替代治疗最常用方法之一。相比于 CRRT，IHD 每日治疗时间明显短于 24 小时，首次透析患者经过诱导透析期后（一般每次 2～3 小时），逐渐延长至每次 4～5.5 小时，每周 2～3 次。IHD 适应证如下。

（1）慢性肾衰竭　非糖尿病肾病　eGFR＜10ml/（min·1.73m²），糖尿病肾病　eGFR＜15ml/（min·1.73m²）。

（2）急性肾损伤。

（3）严重水、电解质和酸碱平衡紊乱。

（4）药物或毒物中毒（可被 IHD 清除）。

（5）严重过高热。

3. 杂合式肾脏替代治疗（HRRT）

HRRT 也被称为杂合血液净化技术。

（1）狭义的 HRRT　是指介于 IHD 和 CRRT 之间的持续低效透析方式，是相对较新的肾脏替代治疗方式。常见模式包括缓慢持续低效透析（SLED）、延长每日透析（EDD）、缓慢连续透析（SCD）、连续低效每日透析滤过（SLEDD-f）等。主要应用传统透析技术，每日治疗时间 6～18 小时，血流量、透析液流量介于 IHD 与 CRRT 之间。综合了 IHD 和 CRRT 的一些优点，比如相对稳定的血流动力学特性、溶质清除率高、费用相对低廉、操作相对简单。主要以弥散原理清除小分子为主，而 SLEDD-f 加入对流清除物质的原理，提高了对中大分子的清除能力。由于临床研究相对较少，可能的适应证包括：

①急性肾损伤。

②药物或毒物中毒（可被 HRRT 清除）。

③心力衰竭。

④多器官功能障碍综合征。

对于重症急性肾损伤以及脓毒症休克、重症胰腺炎等所致的多器官功能障碍综合征，HRRT 不作为首选。

（2）广义的 HRRT　是指将血液透析（滤过）、血浆置换、血液灌流、免疫吸附等相结合的所形成的集成化的血液净化技术。常用模式包括：血浆吸附（PP）、血液灌流联合 CRRT、联合血浆滤过吸附（CPFA）以及分子吸附再循环系统（MARS）、成分血浆分离吸附技术（FPSA）、血浆滤过透析（PDF）等人工肝技术。PP 适应证与血浆置换基本相同。CPFA 适用于急性肾损伤、重症胰腺炎、严重脓毒症、多器官功能障碍综合征等。人工肝适应证：①早期、中期肝功能衰竭；②晚期肝功能衰竭慎用，但在肝移植术前等待供体、肝移植术后排异反应及移植肝无功能时可以应用；③其他治疗无效的高胆红素血症；④肝衰竭并发肝肾综合征、肝性脑病、严重电解质失衡以及合并脓毒症等。

4. 血浆置换

血浆置换（PE）分单重血浆置换和双重血浆置换（DFPP）。单重血浆置换是非选择性的通过离心式或膜式血浆分离技术，将体外循环中的患者血液进行分离，分离为血浆和细胞成分，丢弃异常血浆同时补充同等体积的置换液。置换液以新鲜冰冻血浆为主，可加部分替代物，如少量白蛋白、人工胶体和晶体液等。每次治疗时间 2 小时左右。DFPP 将非选择性血浆分离器滤出的血浆再经过膜孔径更小选择性血浆成分分离器，将分离出的相对分子量远大于白蛋白的血浆成分如免疫球蛋白、免疫复合物、脂蛋白等丢弃，之后将含有大量白蛋白的血浆成分连同血细胞回输患者体内。这种技术减少了大分子蛋白丢失和所需补充的置换血浆量。每次治疗时间 2～5 小时。适应证广泛，涉及多种免疫代谢相关疾病、药物中毒等。

（1）系统性红斑狼疮（尤其狼疮性脑病）、难治性类风湿关节炎、系统性硬化症、抗磷脂抗体综合征、重症肌无力、急性炎症性脱髓鞘性多发性神经病、肌无力综合征、多发性硬化病、慢性炎症性脱髓鞘性多发性神经病、大疱性皮肤病、天疱疮、类天疱疮、中毒性表皮坏死松解症、坏疽性脓皮病、浸润性凸眼、器官移植前去除抗体、器官移植后排斥反应、多发性骨髓瘤、高 γ-球蛋白血症、冷球蛋白血症、高黏滞综合征（巨球蛋白血症）、血栓性微血管病［血栓性血小板减少性紫癜/溶血性尿毒症综合征(TTP/HUS)］、白血病、淋巴瘤、自身免疫性甲型血友病、重度血型不合的妊娠、抗肾小球基底膜病、急进性肾小球肾炎、难治性局灶节段性肾小球硬化症、系统性小血管炎、重症狼疮性肾炎和纯合子型家族性高胆固醇血症。

(2) 重症肝炎、严重肝衰竭、胆汁淤积性肝病、高胆红素血症、肝性脑病。

(3) 药物(毒物)中毒。

(4) 多器官功能障碍综合征。

5. 血液灌流(HP)

HP 是通过灌流器将体外循环患者血液中的毒物、药物或代谢产物以吸附的原理进行清除，灌流器中主要包含活性炭或吸附树脂，每次治疗时间 2～3 小时左右，根据不同物质特性间隔一定时间后重复。适应证如下。

(1) 多种药物(毒物)中毒　如有机磷中毒、巴比妥类药物中毒等。

(2) 肾衰竭尿毒症期(特别是伴有顽固性瘙痒或难治性高血压)。

(3) 重症肝炎　特别是伴肝性脑病或高胆红素血症。

(4) 重症胰腺炎。

(5) 脓毒症。

(6) 自身免疫病　如银屑病等。

(7) 甲状腺危象和精神分裂症等。

【禁忌证】

无绝对禁忌证，相对禁忌证如下。

1. 不能建立适当的血管通路。

2. 精神疾病不能配合血液净化治疗。

3. 对血浆、白蛋白、肝素，血液透析器、血液滤过器、灌流器、血浆分离器、吸附器膜或相关管路等严重过敏。

4. 严重的活动性出血(特别是颅内出血)。

5. 严重的凝血功能障碍或 DIC。存在血栓栓塞疾病高风险。

6. 难以纠正的循环衰竭，严重休克或低血压。

7. 心肌或脑梗死急性期，重度脑水肿伴有脑疝。

8. 存在致命性心律失常。

【操作常规】

(一) 操作前准备

1. CRRT 操作前准备

(1) 确定满足 CRRT 适应证，治疗时机恰当。同时无禁忌证，如有相对禁忌证，权衡利弊后决定。

(2) 与患者和(或)家属谈话，获得 CRRT 和中心静脉置管知情同意单签字。

(3) 床旁超声引导下，建立临时双腔中心静脉导管。

(4) 确定 CRRT 治疗模式　CVVH 用于清除中、小分子毒物或代谢产物；CVVHD 用于清除小分子毒物或代谢产物；CVVHDF 用于清除中、小分子毒物或代谢产物，一般中分子清除能力弱于 CVVH，强于 CVVHD；SCUF 仅用于清除水分。

（5）确定抗凝方案

①抗凝剂及方式　一般分全身抗凝、局部抗凝和无抗凝。

a. 局部枸橼酸抗凝　枸橼酸盐与钙螯合，使血钙下降，从而既阻止凝血酶原转化为凝血酶，又阻止钙参与凝血过程的其他多个环节。在体外循环管路中，枸橼酸钠溶液由滤器前泵入，氯化钙/葡萄糖酸钙溶液由滤器后泵入。定时（2～4小时）监测滤器后（体外）及动脉端（体内）游离钙浓度。控制滤器后的游离钙离子浓度 0.25～0.40mmol/L，动脉端游离钙离子浓度 1.0～1.2mmol/L。根据滤器后及动脉端血游离钙离子浓度分别调整枸橼酸钠泵及氯化钙/葡萄糖酸钙的泵入速度。

b. 无抗凝剂　体外循环管路用 4mg/dl 的肝素生理盐水 1000ml 预冲 20 分钟以上，再给予生理盐水至少 1000ml 进行再预冲，以冲去先前的肝素预冲液；治疗过程每 30～60 分钟，给予 100～200ml 生理盐水冲洗管路和滤器，并采用置换液前稀释方式及高血流（200～300ml/min）减少凝血可能。

c. 全身普通肝素　采用前稀释者，首剂 15～20mg，追加剂量 5～10mg/h，肝素泵静脉泵入；采用后稀释者，剂量稍增加，首剂 20～30mg，追加剂量 8～15mg/h，肝素泵静脉泵入；治疗结束前 30 分钟停止泵入。需根据病情需要具体化调整，每 4～6 小时监测 APTT（或 ACT），维持 APTT 在正常值的 1.5～2 倍。

d. 全身低分子肝素　首剂量 60～80IU/kg，治疗前 20～30 分钟静脉注射；追加剂量 30～40IU/kg，每 4～6 小时静脉注射。需根据病情需要具体化调整，必要时监测血浆抗凝血因子 Xa 活性。

e. 全身阿加曲班　1～2μg/(kg·min)持续滤器前给药，也可给予首剂量（250μg/kg），应依据患者病情、凝血状态和监测的 APPTT 个体化调整。

②抗凝剂及方式选择

a. 凝血功能异常情况或基础疾病已行全身抗凝的，选择无抗凝剂抗凝。

b. 无凝血功能异常情况或基础疾病已行全身抗凝，但存在出血风险增加情况，首选局部枸橼酸盐抗凝，而如果有枸橼酸盐抗凝禁忌，行无肝素抗凝。

c. 无凝血功能异常情况或基础疾病已行全身抗凝，且不存在出血风险增加情况，首选局部枸橼酸盐抗凝，而如果有枸橼酸盐抗凝禁忌，行全身肝素或低分子肝素抗凝。肝素或低分子肝素在使用中出现或高度怀疑肝素诱导的血小板减少（HIT）时，选择阿加曲班或达那肝素或磺达肝素抗凝。

d. 凝血功能异常情况　基础疾病（肝衰竭或稀释性凝血病等）使凝血功能受损的情况（血小板减少、延长的凝血酶原时间 PT 或 APTT 等），原则上不需要抗凝，但有时也需要根据具体情况具体分析决定。

e. 基础疾病已行全身抗凝　基础疾病（房颤、人工心脏瓣膜、下肢静脉血栓形成等）已行全身抗凝。原则上不需要抗凝，然而有时也需要根据具体情况具体分析决定。

f. 出血风险增加的情况　最近（7 天内）或活动性出血、最近外伤或手术（特别是头部手术和神经外科手术）、最近有脑卒中、颅内动静脉畸形或血管瘤、未控制的严重高血压、视网膜出血、存在硬膜外导管。

g. 枸橼酸盐抗凝禁忌　严重肝功能障碍（TB＞正常值 2 倍）、组织严重低灌注（大剂量升压药物血压仍＜80/40mmHg）和严重低氧血症（PO₂＜60mmHg）。

h. 确定置换液　选择碳酸氢钠盐置换液。有成品制剂(如改良 Port 配方或 Kaplan 配方等)或自行配置。注意：钙剂、镁剂与碳酸氢钠一起会发生反应形成沉淀，需分开配置。

i. 确定治疗参数

血流速(血泵速度)：一般为 150～250ml/min 之间。SCUF 为 100～200ml/min。

前/后稀释比例：CVVH 模式需要考虑前后稀释比例。前稀释使滤器前的血液稀释，优点是减少了抗凝剂用量，但缺点是减低了溶质清除效率；后稀释的优点是溶质清除效率高，缺点是滤器管路凝血发生率高，抗凝剂用量相对多。前/后稀释比例可为 1:1、1:2、0:1 或 1:0 等。

脱水(净超滤)总量和速率：根据当日患者液体平衡要求(总体正平衡/负平衡/零平衡)和患者耐受情况，设定当日脱水总量。根据当日治疗时间计算速率，一般为 0～500ml/h。定时进行液体管理(以 1 小时为最佳)，根据血流动力学参数及出入量变化等情况及时调整脱水速率。

处方治疗剂量：治疗剂量是单位时间内单位体重的废液流出量。用单位 ml/(kg•h) 表示。CVVH 处方剂量(仅有后稀释时)=(置换液速率＋脱水速率)/体重；CVVHD 处方剂量=(透析液速率＋脱水速率)/体重；CVVHDF 处方剂量(仅有后稀释时)=(置换液速率＋透析液速率＋脱水速率)/体重。如 CVVH 或 CVVHDF 有前稀释，需矫正。矫正系数=滤器血浆流速/(滤器血浆流速＋前稀释液速)。滤器血浆流速=流经滤器的血流量×(1－血细胞比容)。KDIGO AKI 指南推荐的处方治疗剂量为 25～30ml/(kg•h)［以满足实际交付剂量 20～25ml/(kg•h)］。脓毒症休克、多器官功能障碍综合征和严重急性胰腺炎可适当增加剂量。

注意每日处方治疗剂量应根据患者病情变化及治疗目的而做出适当的调整。

滤过分数(FF)：设置适当参数，以保证 FF＜25%。 FF 为每小时从流经滤器的血浆中清除的液体量/每小时流经滤器的血浆流量。CVVH(后稀释时)=(置换液速率＋脱水速率)/血流速×(1－血细胞比容)×60；CVVH(前稀释时)=脱水速率/血流速×(1－血细胞比容)×60。

2．血液灌流操作前准备

(1) 确定满足血液灌流适应证，治疗时机恰当。同时无禁忌证，如有相对禁忌证，权衡利弊后决定。

(2) 与患者和(或)家属谈话，获得血液灌流和中心静脉置管知情同意单签字。

(3) 床旁超声引导下，建立临时双腔中心静脉导管。

(4) 确定抗凝方案

①预冲与再预冲　体外循环管路用 4mg/dl 的肝素生理盐水 1000ml 预冲 20 分钟以上，再给予生理盐水至少 1000ml 进行再预冲，以冲去先前的肝素预冲液。

②抗凝剂　由于灌流器易凝血，抗凝力度略强于 CRRT。肝素：首剂 0.5～1.0mg/kg，追加剂量 10～20mg/kg，间歇性静脉注射或持续性静脉泵入。低分子肝素 60～80IU/kg，治疗前 20～30 分钟静脉注射，无需追加剂量。注意根据凝血状态个体化调整。

(5) 确定治疗时间和频度　2～3 小时，因为灌流器溶质吸附此时已饱和，延长时间可能使血小板及白细胞破坏，引起炎症和凝血障碍。根据不同物质特性间隔一定时间后重复。

(6) 确定治疗参数　血流速：100～200ml/min。

3. 单重血浆置换流操作前准备

(1) 确定满足血浆置换适应证　治疗时机恰当，同时无禁忌证，如有相对禁忌证，权衡利弊后决定。

(2) 与患者和(或)家属谈话　获得血浆置换和血管通路置管知情同意单签字。

(3) 建立血管通路　膜式血浆分离使用大静脉插管或双腔深静脉插管，离心式血浆分离周围静脉如肘正中静脉即可。对于临时双腔中心静脉导管的建立，应在床旁超声引导下进行。

(4) 确定抗凝方案

①预冲与再预冲　体外循环管路用 4mg/dl 的肝素生理盐水 1000ml 预冲 20 分钟以上，再给予生理盐水至少 1000ml 进行再预冲，以冲去先前的肝素预冲液。

②抗凝剂　肝素及低分子肝素抗凝同血液灌流。出血风险高者，在监测 APTT 下，给予阿加曲班，注意根据凝血状态个体化调整。

(5) 确定置换液　外源性血浆 1500～2000ml，剩余以人白蛋白溶液或人工胶体(如羟乙基淀粉或凝胶等)替代。人工胶体体内半衰期只有半小时，总量不能超过总置换量的 20%，先输人工胶体，再输外源性血浆。

(6) 确定治疗时间和频度　每次 2 小时左右，每次置换 2000～3000ml 血浆并弃掉。一般间隔 1～2 天，5～7 天为 1 疗程。具体需根据疾病种类、病情、治疗效果、致病因子的分子量和血浆浓度决定。

(7) 确定治疗参数　血流速：膜式血浆分离 100～150ml/min；离心式血浆分离 40～60ml/min。置换速度：1000～1500ml/h。

(二) 操作流程

1. 物品准备　血液透析器、滤过器、灌流器、血浆分离器及相应管路，无菌治疗巾，生理盐水，置换液，抗凝用药，肝素封管液等；碘伏、棉签、一次性手套、帽子、口罩。

2. 开机自检。

3. 成人模式选择　CVVH/CVVHD/CVVHDF/SCUF/HP/PE(TPE)。

4. 根据机器显示屏提示，透析器、滤过器、灌流器、血浆分离器及各种管路安装，旁路夹闭。

5. 管路(包括抗凝管路)和透析器、滤器、灌流器、血浆分离器预冲和再预冲。

6. 压力及夹子测试。

7. 设置各种参数　血流速，抗凝药物速率，脱水速率，总脱水量，置换液前、后稀释速率，血浆流速等。

8. 建立体外循环　中心静脉留置管动脉端与管路动脉端连接，置管静脉端与管路静脉端连接，有单连接和双连接两种方式，体外循环建立后开始治疗。

9. 治疗过程中的监测

(1) 专人床旁监测　检查循环管路是否密闭，连接牢靠，未使用旁路加帽封闭并夹子关闭，有无漏血、漏液。

(2) 每 30 分钟或 1 小时监测　记录患者主诉、生命体征、管路凝血情况，核对、记录、调整各种治疗参数，记录实际治疗量，治疗结束后计算总治疗量。

(3) 及时更换置换液　废液袋及抗凝药物。及时消除各种报警，如伴有血泵停转的报警不能及时消除，立即手动回血。

10. 治疗结束　治疗完成回血后，断开连接，消毒留置管管口，生理盐水冲管后封管，夹闭夹子，包扎固定。

(三) 并发症

血液净化过程中，多种并发症可能发生，需注意监测并及时给予相关处理，包括恶心、呕吐、皮肤瘙痒、肌肉痉挛、头痛、胸痛、背痛、发热、溶血、透析中低血压、心律失常、过敏和变态反应、透析器反应、失衡综合征、空气栓塞、体循环凝血和凝血功能异常等。

（郭治国　郑亚安）

第四节　血流动力学监测

【概述】

血流动力学监测已广泛应用于临床，是危重患者抢救必备的方法之一。可分为有创监测、微创监测和无创监测。具体的监测方式随着时代的进步也变得多种多样，这里主要围绕几种常见的监测方法进行介绍。

【适应证】

危重患者通常由于低血容量、心脏功能障碍或血管收缩功能的改变，血流动力学不稳定（或处于不稳定的危险），导致器官功能障碍，如不能得到及时纠正会发展为多器官功能衰竭，而最终导致死亡。通过血流动力学监测，我们的目标是做到早期识别并指导我们及时地治疗管理，以预防或治疗器官衰竭，改善患者的预后。治疗措施可能包括液体复苏和应用血管活性药物等。复苏和复苏后阶段都可以用血流动力学监测来指导。

【禁忌证】

因不同的监测方法而异，有创监测（如漂浮导管）禁忌证较多，三尖瓣及肺动脉瓣狭窄及赘生物、心内膜炎、右心肿物（肿瘤或血肿）均为其禁忌证，而微创监测的禁忌证则与一般中心静脉及股动脉置管相似，无创监测的禁忌证则相对更少。应该依据患者的不同情况选择适合的方法。

【操作常规】

血流动力学监测的方法多种多样，这里主要着重介绍几种相对常见的方法。

(一) 肺动脉导管

Swan-Ganz 漂浮导管仍然是血流动力学监测的金标准。尤其当有右心室心脏衰竭或肺动脉高压时，肺动脉导管（PAC）的最佳适应证仍然存在，因为没有其他的监测装置能够直接测量右心和肺循环的压力。

1. 置管前准备工作

(1) 抢救药物及器械的准备。

(2) 物品的准备　无菌 Swan-Ganz 漂浮导管、导管鞘、无菌手套、静脉穿刺包、压力换能器、换能器支架、加压输液袋、0.01%肝素盐水、生理盐水、三通接头、注射器；测心排血量时，准备冰水。

(3) 将测压输液管插入肝素生理盐水瓶中并排尽管内气体。

（4）仪器的准备　将压力传感器连接于监护模块上，并固定于专用支架上，使之与患者右心房同高，然后校正零点。监护仪器屏幕面对操作者。

（5）患者的准备　与患者交谈，取得配合，根据拟选穿刺部位做好皮肤准备，插管前测量生命体征(身高、体重)。

表 8-4-1　Swan-Ganz 各导管前面颜色、开口位置及作用

导管名称	颜色	开口距顶端距离(cm)	功能
肺动脉导管	黄色	0	测量 PAP
中心静脉导管	蓝色	30	测量 RAP、CVP
球囊导管	红色	2	充气 1～1.5ml，测量 PCWP
热敏电阻导管	白色	3.5～4.5	测量 PCWP、CO

2. 操作步骤

（1）局部常规　消毒皮肤，铺无菌巾。

（2）检查导管　检查球囊完整性、导管是否通畅。导管使用前，用肝素生理盐水反复冲洗导管表面和各腔道。用 2ml 干燥空针吸 1～1.5ml 空气充盈气囊，以检查气囊是否漏气、偏移及其回缩性能等，然后抽空气体使其内成负压，备用。

（3）将导管与三通接头、换能器连接。

（4）Seldinger 法穿刺　将鞘管插入深静脉(常用静脉为颈内静脉、锁骨下静脉、颈外静脉、股静脉等)，插入 Swan-Ganz 导管，当导管进入约 20cm 左右时，可到达中心静脉的位置，充气 1～1.5ml 的空气，导管随着漂移前进，监护仪上依次可见到右房波形，深度为 30～35cm 左右可显示右室波形。50～55cm 深度时刻显示肺动脉及肺小动脉楔压特征性波形。右房压可经导管中心静脉压孔测得，正常值为 0.13～0.8kPa(1～6mmHg)。右心室压正常值为收缩压 2.0～3.7kPa(15～28mmHg)，舒张压 0～0.8kPa(0～6mmHg)。肺动脉压正常值为(2.0～3.7)kPa/(0.7～1.9)kPa [(15～28)mmHg/(5～14)mmHg]。肺毛细血管楔压正常值 1.07～1.60kPa(8～12mmHg)。肺动脉楔压波放松气显示肺动脉压，充气显示肺毛细血管嵌压。

（5）固定导管　包扎局部伤口以防导管脱出，进行胸部 X 线检查。

（6）在送入导管过程中需要密切监测心电图形及心率、呼吸、血压等生命体征。一旦出现异常心律，应及时给予处理。

（7）心排血量测定及正常值　心排血量常采用热稀法测定，向右房内快速均匀注入冰水 10ml，导管尖端热敏电阻可感知注射冰水前后导管顶端外周肺动脉内血流温度之差，通过心排血量测定仪的计算可直接显示心排血量，重复 3 次，取平均值。正常值为 4～6L/min。

（二）经肺热稀释法

PiCOO® 系统，也是血流动力学监测的准金标准。其使用中心静脉导管和动脉导管与热敏电阻相连来进行温度的监测。PiCOO® 提供间歇(校准)和连续的心排血量测量。间歇式心排血量是以经肺热稀释技术来进行测量，通过经中心静脉导管注冰盐水，使用斯图尔特汉密尔顿方程，然后使用热稀释法曲线下面积来计算心排血量，同时以动脉脉搏轮廓为基础进行计算可以持续监测心排血量和每搏量。另外，每搏量变异性(SVV)和脉压变化(PPV)

已经被提议作为在危重患者指导补液的参数，虽然这仅限于完全镇静机械通气和没有心律失常患者。此外，PiCOO®可以测量全心舒张末体积(GEDV)，胸腔内血容量(ITBV)和血管外肺水(EVLW)等参数。

PiCOO®相比 PAC 有几个优点：创伤较小，它提供了一个真正的连续心排血量，其快速响应，使其可以允许对补液响应进行评估。

它的缺点是需要放置一条动脉置管(通常放置在股动脉)或中心静脉置管(颈静脉或锁骨下静脉)并需要常规校准(每天 3~4 次)，并需要使用冷液体团注(额外的液体负荷)。容量的测量不是自动的，不是连续的。它在瓣膜病、腹主动脉瘤或扩大心房中不可靠，在心律失常或主动脉内气囊反搏中也不适用。

PiCOO®的置管方法详见中心静脉置管和股动脉置管。测量前先校准中心静脉压。测量时，通过中心静脉团注 5~15ml 冰生理盐水，之后通过监测设备进行监测，通常每次校准需重复 2~3 次，取平均值。每 6~8 小时需重新校准。

(三) 脉搏轮廓和脉搏压力分析(非校准)

一些设备使用脉搏压力分析技术来估计 CO。难点在于，通过脉压分析来估计 CO，不仅需要了解心率和血压的信息，还需要对主动脉的压力-体积关系进行估计。目前使用的大多数技术是基于三要素模型，包括主动脉特征阻抗、动脉顺应性和全身血管阻力。这一模型在稳定的患者中工作相对较好，但在不稳定的患者或使用血管活性药物时缺乏准确性。

FloTrac®/Vigileo®：一种广泛使用的方法，它使用 PPV 和血管张力来计算每搏量和心排血量，在血管张力较低时不太适用(如感染性休克)，其置管在外周动脉操作较为简便。

(四) 并发症及监护

Swan-Ganz 漂浮导管因所经路径较长相对并发症也会较多。

1. 局部血肿、静脉血栓

2. 导管打结

若在气囊充盈状态下拔出导管可损伤肺动脉瓣或三尖瓣，因此，在退出导管时应先放尽气囊中气体。插入导管时须在压力监测下充盈气囊，缓缓推进。如已送入较长部分导管，而压力监测仍为同一部位压力图形，则应怀疑导管是否在该部位打圈，此时应放尽气囊内气体，缓缓回撤导管即可避免导管打结。如已打结，则须在 X 线透视下操作使导管系结松解。

3. 导管折断

多由于导管质量问题加之操作过猛所致。术前应仔细检查导管性能，术中操作应轻柔准确。

4. 气囊破裂

导管气囊老化或由于反复使用气囊受损等是其主要原因。此外，注入过量气体使气囊过度膨胀也易造成破裂。术前应仔细检查气囊，误注量充气。

5. 心律失常

导管通过右心室时可发生心律失常，常见为室性期前收缩及室性心动过速等，这是由于导管尖端刺激室壁所致。此时，可将气囊内气体充足(约 1.5ml)以减少刺激室壁。除产生室性心律失常外，还可出现右束支传导阻滞，如原先有左束支阻滞者，则有出现完全性房传导阻滞的危险。此时，应立即退出导管或预置临时心脏起搏器备用。

6. 血栓形成和肺梗死

血栓形成可发生在导管周围并堵塞静脉，亦可发生在深静脉或上腔静脉内。当静脉栓子脱落进入肺循环或因导管持久地嵌入肺小动脉、插管时间过长以致管变软且随心搏向前推进等原因，均有可能堵塞肺动脉而发生肺梗死。监护中应严密观察肺动脉压图形，若发现图形改变，必要时应调整导管位置。

7. 肺出血

由于肺梗死或肺动脉损伤所致。严重者，可造成大咯血及肺动脉假性动脉瘤。

8. 心内膜炎

细菌性心内膜炎实属罕见，但可发生无菌性心内膜炎和血栓性心内膜生物。

9. 感染

漂浮导管置入后全身或局部感染均可能发生。

PiCOO®主要并发症与中心静脉置管和股动脉置管基本相同，而 FloTrac®/Vigileo®则为外周动脉置管，并发症相对较少。

（殷文朋）

第五节　心脏电复律与电除颤

【概述】

心脏电复律或电除颤是指在严重快速性心律失常时，用外加充足的脉冲电流通过心脏，使心肌各部分在瞬间同时除极，然后由心脏自律性最高的起搏点(通常是窦房结)重新主导心脏节律。心脏电复律与电除颤其本质上是属于同一性的，只是其在不同的语境下所采用不同的称谓而已。

快速性心律失常的发病机制以折返激动占大多数。心脏电复律(除颤)对折返机制的心律失常作用快、疗效高、安全性好，而且操作简便，在抢救心律失常相关的急危重症患者和心脏停搏患者中发挥了重要作用。

20世纪90年代以来，电复律(除颤)技术进展迅速。目前广泛应用的双相波技术在整个除颤过程中，电流在两个电极板之间双向流动，平均电流较高，而峰值电流相对较低，而单相波在低能量提高除颤功效的同时也最大限度地减少心肌损伤。

电复律与除颤的临床分类如下。

1. 经胸体外电复律与体内电复律

一般所说的电复律多是指经胸体外电复律。体内心脏电复律用于开胸心脏手术或急症开胸抢救的患者，所需电能较小。此外，也有经食管电极导管低能量电复律、经静脉电极导管心腔内电复律等。

2. 同步电复律与非同步电除颤

同步电复律是指由心电图上的 R 波所触发的同步放电，即电脉冲落在心室肌的绝对不应期内，从而避免在心室的易损期导致室速或室颤。主要应用于各种室上性和部分室性快速型心律失常。

非同步电除颤主要用于心室颤动或扑动和无脉性室速，此时心脏电活动已无心动周期可言，心电图上也已无法区分 R 波。

【适应证与禁忌证】

1. 适应证

任何形式的异位心动过速只要导致血流动力学不稳定都是电复律的适应证。

临床上，根据心律失常本身的严重程度如室颤以及心律失常所造成的血流动力学状态稳定与否，我们可以采取紧急电除颤(复律)或择期电复律。心室颤动(扑动)、无脉性室速应争分夺秒立即非同步电除颤，尤其是心脏停搏时，即使一时无法确认是否系室颤所致，也可迅速"盲目除颤"，因为心脏停搏不外乎室颤、心搏静止和无脉搏电活动三种类型，其中室颤占 80% 以上，即使心脏停搏的原因属后两者，及时电除颤也未发现给机体造成显著危害。伴有血流动力学不稳定的持续性室速可直接紧急同步电复律，若是出现血流动力学不稳定的快速房颤(房扑)，多先经药物控制，在短时间内药物治疗无效时方行同步电复律；预激综合征并房颤患者的心室率一般较快，易致室颤，即使尚未出现明显的血流动力学异常，也最好及早以电复律终止。血流动力学稳定的持续性房颤(房扑)，需经充分抗凝 3～4 周后择期电复律。

2. 禁忌证

心室颤动或扑动、无脉性室速应争分夺秒紧急电除颤，无所谓禁忌证。对于择期电复律的心律失常来讲，下述情况属相对禁忌。

(1) 洋地黄中毒。

(2) 室上性心律失常伴窦房结功能障碍或伴高度或完全房室传导阻滞(已植入起搏器者例外)。

(3) 不能耐受抗心律失常药物治疗。

(4) 房颤持续时间 >1 年，心脏(尤其左心房)显著扩大，或曾经发生过体循环栓塞者，或房颤经复律后药物不能维持又复发的。

(5) 引起心律失常的直接病因如甲亢或诱发因素(如风湿活动)、严重电解质紊乱尤其是低钾血症等未纠正者。

患者怀孕期间发生多种严重快速心律失常，已有报道表明孕妇接受电复律治疗是安全的，到达胎儿心脏的电能很小，引起胎儿室颤的概率甚低，分娩的婴儿正常。但应注意，孕妇需要电击除颤或复律时，最好监测胎儿心电图，并尽量选择低有效电量。

【操作常规】

(一) 操作流程

1. 准备

择期电复律之前，首先要向患者或其亲友告知电复律的必要性和可能出现的风险，并签署知情同意书。常规检查血电解质与肝、肾功能等，纠正电解质紊乱与酸碱失衡。术前禁食 6 小时，24～48 小时内停用洋地黄制剂。建立静脉通路，准备好吸氧、抢救药品、简易呼吸机或气管插管及心脏起搏器等。

2. 体位

患者仰卧于硬板床上，移走身上佩戴的项链等金属物品，充分暴露其前胸，且胸前皮肤必须干燥。过多的胸毛可影响电极的粘贴和电的传导，应刮除电极粘贴部位的胸毛。

3. 麻醉或镇静

若患者意识已丧失，可直接电复律或电除颤。若是患者意识清楚，则需要适当镇静使患者保持模糊状态或几乎接近无意识状态，睫毛反射消失，减少电击带来的不适感即达目的，没有必要过分强调"麻醉"。最常使用的是地西泮 10～30mg 静脉注射。

4. 电极准备及放置

电极板上均匀涂以导电糊或以湿盐水纱布包裹。电极板常用的位置：①胸前－心尖位。一般是在急救时用，将电极板分别置于胸骨右缘第 2 肋间以及心尖区，两个电极板间距离不小于 10cm。电极板要紧贴皮肤，并有一定压力。②前－后位。一般用于择期复律或是根据病情评估可能需多次放电的情况如"室速风暴"时用，两块粘贴式电极分别贴附于背部左侧肩胛下区和心尖区。此种电极位置通过心脏的电流较多，电能需减少 1/3～1/2，成功率也较高。

5. 能量选择

选用适当能量除考虑心律失常的类型外，还应注意以下因素：病种与病程、患者心肌的条件(如缺血、酸中毒、体温过低、电解质紊乱等影响除颤效果)、心脏大小(心脏越大，需要能量越大)和心功能等。一般情况下，房颤用单相波 100～150J 或双相波 75～100J；房扑用单相波 50～100J 或双相波 50～75J；室上性心动过速用单相波 50～100J 或双相波 50～75J；室性心动过速用单相波 150～200J 或双相波 100J；室颤时，单相波除颤选 360J，若为双相波除颤通常 150J。

6. 充电与放电

拨动旋钮设置所需能量，充电。准备放电时，再次核实同步或非同步，并确认操作人员及其他人员不再接触患者、病床及与患者相连接的仪器，患者的身体不接触金属床边，按下放电按钮，完成电复律。

7. 注意事项

室颤者电除颤后不管成功与否，均应立即胸外心脏按压 1～2 分钟，酌情应用肾上腺素、胺碘酮等。电复律后密切观察患者生命体征，积极处理可能出现的并发症，直至患者完全清醒、心律稳定。

(二) 电复律与除颤的并发症

偶有患者电复律后发生低血压、低心排血量或充血性心力衰竭，其原因与电击治疗的并发症如血栓栓塞、心律失常、心肌损伤和心肌顿抑等有关，亦或与心房正常电活动恢复而机械收缩功能尚未复原有关。此外，电极板按压不紧或导电耦合剂涂的太少或多次重复高能量电击会造成皮肤灼伤。

(三) 自动体外除颤器

自动体外除颤器(AED)是一种电装置，可自动分析患者的心脏节律，并可在必要时为心脏停搏患者进行电击除颤。

一旦确定需要使用 AED(患者无反应、无呼吸)，对于任何 1 岁以上的患者，不论何种类型 AED，其基本操作均遵循以下步骤。

1. 实施 CPR 直至 AED 到达。

2. AED 到位后，立即打开开关。有些 AED 通过按下开关键开机，而有些则是在打开 AED 盒盖的同时即自动开机。开机后，AED 将迅速进行内部自检，然后开始出现语音及屏幕提示。

3. 去除电极上的衬垫，按照电极上的图示将之牢固地粘贴于患者裸露的胸部皮肤上。

如患者为儿童，可能的话使用儿童用电极。

4. 确认导线连接完好，离开患者，分析患者心电活动情况，如需要电击除颤，AED会给出相应提示。

5. 确认无人接触患者之后给予一次电击。

6. 电击后立即开始CPR，共5个循环（2分钟），之后再次判断患者呼吸是否恢复，并再次分析心律情况。如有指征，给予一次电击。

7. 持续进行救治直至EMS人员到达并接管患者。

此外，定期检查AED可保证其电量充足、使用正常。AED具有自检功能，并有可视提示显示其准备完毕、功能正常。没有必要每天开机检查，这样做只会消耗电池。

（张新超）

第六节　临时人工心脏起搏

【概述】

人工心脏起搏是通过起搏器发放一定频率和节律的电脉冲，经电极刺激心房或心室的某一局部心肌使之兴奋，并通过细胞间缝隙或闰盘连接向周围心肌传导，最终引起整个心房或心室的兴奋及有规律地收缩，以维持心脏射血功能，是心律失常介入治疗的重要方法之一。临时心脏起搏是治疗严重心律失常的一种应急和有效的措施，主要用于可逆性原因引起的短暂性的严重缓慢心律失常的治疗，也是心肺复苏的急救手段。1973年Schnitzler首先报道应用漂浮电极导管进行床旁心脏临时起搏，之后此项技术在国外迅速得到推广应用，现已成为医院抢救必不可少的医疗技术之一。若可逆性原因消除而心律失常持续或反复发作，应植入永久性心脏起搏器。

临时人工心脏起搏包括经静脉心内膜电极、经体外电极、经食管左心房电极及经心外膜电极等途径起搏。起搏水平有心房和心室（急诊最为常用）。

1. 无创性胸壁起搏

电极为板状。阴极放置在心前区V_3处，女性应放在乳房之下，阳性置于左肩胛角与脊柱之间。参数设置一般为：脉宽20～40ms，输出电流50～100mA，起搏电压50～70V。起搏阈值视患者胸壁的厚薄而定，约40～80mA。适用于心脏停搏紧急复苏，可作为经静脉临时起搏和永久起搏前的过渡性起搏。其缺点是为"夺获"心室常需要较高能量，因较强的电刺激而感不适，并可有胸部肌肉抽动、呃逆和局部皮肤灼热性痛感。

2. 经食管左心房起搏

应用特制的双极专用电极（电极宽5mm，间距3～5cm）或普通的双极起搏电极，经鼻或口腔进食管，置于左心房水平部位（距门齿40cm左右，食管导联P波呈双向，振幅较大，心室R波较小），一般起搏脉宽为2～10ms，输出电流30mA，起搏电压在15～45V左右。对窦房结功能不全的心动过缓、窦性停搏或静止有效；通过超速抑制，对终止室上速和部分房扑也有显著疗效。食管内心电图也可用于鉴别诊断快速性心律失常［如阵发性室上性心动过速（PSVT）］。

3. 经静脉心内膜起搏

是目前最常用的人工心脏起搏方式。经颈内静脉或锁骨下静脉将双极临时起搏电极植入到相应心腔，该法效果稳定、创伤小、并发症少，也可选择股静脉途径，但并发感染与静脉炎的机会明显增加。在紧急情况下，可在没有 X 线指引下使用球囊漂浮导管电极，在心腔内心电图监测下进行紧急床旁操作，可迅速有效地起搏。心室起搏一般设置输出电流 2～5mA，电压 3～6V，心室感知灵敏度 1～3mV。

4. 经心外膜起搏

只限于开胸手术或开胸心脏按压者进行紧急起搏时应用。

临时心脏起搏属暂时性急救措施，通常使用双极起搏导管电极，采用单腔按需起搏，即 VVI，起搏器放置在体外，其中经心内膜起搏电极导线放置时间一般不超过 2 周，长者不超过 1 个月。待病情平稳渡过急性期至稳定后，尽早拔除电极导线，若仍需起搏治疗，则应植入永久性起搏器。

【适应证】

1. 治疗性起搏

（1）缓慢心律　各种原因引起的房室传导阻滞、严重窦性心动过缓、窦性停搏伴心源性脑缺氧综合征(阿－斯综合征)发作或近乎晕厥者。

（2）各种原因引起 Q－T 间期延长，并发尖端扭转型室性心动过速。

（3）阵发性室上性心动过速需行超速起搏抑制治疗。

2. 保护性起搏

（1）有慢性心脏传导系统功能障碍者进行大手术、妊娠分娩、心血管造影时。

（2）冠心病者行 PTCA 或瓣膜病患者行球囊扩张瓣膜成形术时。

（3）心肌病或疑有窦房结功能不全的心脏病患者行心房颤动、心房扑动或室上性心动过速电复律时。

（4）反复发作的阿－斯综合征患者在植入永久性起搏器之前以及起搏器依赖患者更换起搏器前的过渡性治疗。

3. 诊断性起搏

主要用于心脏临床电生理检查。

对于任何原因导致的症状性心动过缓、传导阻滞进而可能引起心脏停搏和(或)血流动力学异常的急症状况，为保障患者维持稳定的心脏节律和尽可能充足的心排血量，临时性人工心脏起搏往往是不可或缺的紧急治疗措施。在进行有效的临时起搏治疗的同时，务必注意纠正和去除引起这些症状的可逆因素，争取达到标本兼治。

【操作常规】

（一）操作流程

1. 术前准备

（1）向患者或其亲友告知临时心脏起搏的必要性和手术目的，术中、术后须与医生配合的事项以及可能出现的并发症，并签署知情同意书。

（2）普通心电图机或持续心电监护，建立静脉通路，准备好抢救药品及简易呼吸机、气管插管、除颤仪和消毒包等。

（3）备好临时起搏设备，包括临时起搏器、5F 心内膜电极导管和 6F 静脉穿刺导引鞘管等。

2. 操作方法

在一些紧急状况或不具备 X 线指引条件的情况下需床旁应用漂浮导管(双极电极)完成人工心脏起搏，本节主要以经锁骨下静脉–右心室心内膜起搏模式为例对此加以叙述。患者常规描记肢体导联和胸前导联心电图，去枕平卧，患者头部转向对侧，背部略垫高。取锁骨中点稍外侧、锁骨下缘约 1cm 处为穿刺点，常规消毒，戴无菌手套，铺洞巾，1%利多卡因局部浸润麻醉；16G 或 18G 穿刺针穿刺静脉，针尖指向胸骨上凹，穿刺针与胸壁平面约呈 20°～30° 角，压低针头进针，针头在锁骨与第一肋骨的间隙中进行，边进针，边抽吸，直到吸出静脉血(一般进针 4～6cm 即可)，固定针头，沿针腔插入导引钢丝，非紧急情况下可行 X 线透视，确保钢丝经锁骨下静脉进入上腔静脉，到达右心房，导引钢丝最好能够进入下腔静脉，以确保穿刺操作在静脉系统内。保留导引钢丝，退出穿刺针，沿导丝送入扩张管和外套管进锁骨下静脉，保留外套管，拔出导引钢丝和扩张管，迅速将起搏电极导管经鞘管推送入锁骨下静脉至上腔静脉，经左锁骨下静脉到达三尖瓣口的距离大约为 30cm，将起搏电极导线尾端与脉冲发生器相连，持续心电监护，向导管球囊内注入 1.0ml 空气，开启起搏器，预设起搏频率高于患者心率 20 次/分左右，随血流运动平稳送入电极导线。此过程中密切观察心电图变化，一旦显示肢体导联呈左束支阻滞图形且 QRS 波前可见有规律的起搏脉冲信号，表明起搏电极已抵右心室壁并成功"夺获"心室，此时抽净球囊内气体，使电极的两极与心室壁密切接触，在深呼吸和咳嗽时导管顶端位置应固定不变。右室心尖部是最稳固的部位，通常起搏与感知阈值较为满意，起搏电流 3～5mA，电压 3～6V，感知灵敏度值 1～3mV。电极导管安置到位后，将导管和鞘管缝合固定在穿刺部位的皮肤处。酒精消毒后局部覆盖无菌纱布包扎。

3. 注意事项

(1) 穿刺时宜将针头的斜面朝向心脏方向，插入导丝时其"J"型弯头也指向心脏方向，以利于其后的电极导线顺利进入上腔静脉，避免进入颈内静脉。

(2) 穿刺时如抽出血液呈鲜红色或去除注射器后有搏动性的血液从针孔流出，则提示误入锁骨下动脉，应即刻拔出穿刺针，局部按压数分钟；如吸出空气，提示穿入胸腔，更应立即拔出针头，并密切观察有无气胸及给予相应的处理。

(3) 整个穿刺过程中及起搏成功后，要安全放置起搏器，以免坠落和电极导管脱出。必须避免用任何金属物接触临时起搏电极的插头，以免微小的电流通过电极引起电击或心室颤动。密切监测患者的生命体征变化及一般情况，防治各种可能出现的并发症。

(4) 患者保持平卧位或略向左侧卧位 8～12 小时，避免右侧卧位，床头抬高 30°～60°。术侧肢体不宜过度活动，勿用力咳嗽，以防电极脱位。

(5) 常规持续心电监护，并定时做 12 导联心电图观其变化，及时发现有无电极导线移位，同时检测起搏器电池电量、起搏和感知功能，至少每日 1 次，如发现异常，应尽快查明原因，及时处理。

(6) 术后若有胸闷、胸痛、出冷汗和血压下降等症状，可能并发心肌穿孔，应及时与医生联系，以利抢救。

4. 并发症

经静脉临时心脏起搏的并发症包括静脉穿刺损伤(如气胸、血胸)、心腔内电极导线的机械刺激作用(如心律失常、心肌穿孔)、电极导线脱落或移位、感染、血栓形成和起搏器失灵等。

(马先林)

第七节　血管穿刺置管技术

一、中心静脉穿刺置管技术

【概述】

中心静脉穿刺置管术是经体表穿刺至相应的静脉,插入各种导管至大血管腔或心腔内。中心静脉置管有其特定的适应证,目前被越来越广泛地应用于急、危、重症患者的抢救治疗过程中、静脉高能营养的支持、血容量的监测、快速输血补液、血液净化治疗和长期输液治疗等方面。中心静脉置管术具有损伤小、感染机会少、患者容易接受等优点,临床医师可以选择他们最为熟悉的途径进行操作,只要操作熟练、仔细、解剖定位准确,成功率极高,并可降低并发症。

【适应证】

根据医疗机构和操作者的经验选择不同的置管途径,以满足不同的适应证要求(表8-7-1)。

表8-7-1　中心静脉置管的适应证

适应证	部位选择		
	第一选择	第二选择	第三选择
肺动脉置管伴肺功能障碍或高水平PEEP	右侧颈内静脉、颈外静脉	左侧锁骨下静脉、颈内静脉	左侧颈内静脉、股静脉、颈外静脉
全胃肠外营养长期	锁骨下静脉	颈内静脉 PICC	
急性血液透析或血浆置换	右侧颈内静脉	股静脉	锁骨下静脉
心脏呼吸骤停	股静脉	锁骨下静脉	颈内静脉
紧急经静脉起搏器置入	右侧颈内静脉	锁骨下静脉	
血容量不足而难以行外周静脉置管	锁骨下静脉或股静脉	颈内静脉	
使用血管活性药物	锁骨下静脉股静脉	颈内静脉或颈外静脉	股静脉或颈内静脉
长时间化疗的患者	PICC		
紧急气道管理	股静脉	锁骨下静脉	颈内静脉
不能平卧的患者	股静脉	颈外静脉	
中心静脉血氧饱和度监测	锁骨下静脉	颈内静脉	颈外静脉
液体管理(监测 CVP)	颈内静脉	颈外静脉	锁骨下静脉

【禁忌证】

中心静脉穿刺置管的禁忌证为穿刺部位局部皮肤破损、感染或血栓形成,相对禁忌证为凝血功能障碍,但在严密监护下也可选择合适的易于压迫的穿刺点进行。

【操作常规】

（一）操作流程

1. 肘前入路

肘前静脉如贵要静脉（首选）和肘正中静脉常作为 PICC（经外周静脉行中心静脉置管）的穿刺血管。初次尝试可选择右侧贵要静脉。置管准备时，将患者上置臂于身体一侧，测量定位需要插入导管的长度，暴露肘窝，铺单，严格遵守无菌操作原则。近心端扎止血带暴露静脉，若体表未见合适的静脉，可使用血管超声定位。局部麻醉后，用穿刺针于肘部皮肤皱褶近端进行静脉穿刺。确认回血通畅后，松开止血带，插入导丝 15～20cm，保持导丝不动，拔除穿刺针。用解剖刀片切开穿刺点周围皮肤，插入鞘管，拔出导丝。保持鞘管不动，去除扩张器，即可经鞘管插入 PICC 管。经鞘管插入合适长度的 PICC 支撑器后，先撕除鞘管，后拔出支撑器，PICC 管即可安全留置。X 线检查确定导管尖端位置。

2. 颈内静脉入路

根据穿刺点和进针方向不同，可将颈内静脉入路分为前路、中路和后路。初次尝试者建议采用中路方法，皮肤穿刺点位于由胸锁乳突肌的两个肌腹和锁骨围成的三角顶点，环状软骨水平，左手示指定点，右手持针。局部浸润麻醉颈动脉外侧皮肤及深部组织后，用麻醉针试穿刺，确定穿刺方向及深度。进针方向指向同侧乳头，针干与皮肤冠状面呈 30°～45°角，紧靠胸锁乳突肌锁骨头内侧缘进针，保持注射器内负压缓慢进穿刺针，静脉穿刺针进针深度一般不超过 5cm，针尖不宜超过锁骨，若首次穿刺不成功，应保持负压，缓慢退针。静脉穿刺成功后，应用手堵塞注射器插孔以预防空气栓塞或过多失血，再拔除注射器。顺利插入导丝，撤出穿刺针。使用解剖刀片于穿刺点切开皮肤，以利于扩张器通过，但应注意扩张器不应插入血管内。撤回扩张器，沿导丝送入三腔管后撤出导丝，缝合固定导管。

3. 颈外静脉入路

患者保持去枕垂头仰卧位，双上肢置于身体两侧，头转向对侧，肩下垫一软枕，充分暴露颈外静脉。颈外静脉显露不充分时，可以让患者做 Valsalva 动作或者让助手指压锁骨中点上方颈外静脉入胸处。颈外静脉走行于胸锁乳突肌的锁骨侧肌腹前表面，穿刺点为下颌角与锁骨上缘中点连线的 1/3 处。常规消毒铺巾后，用左手拇指和示指固定静脉，穿刺针与额面成 20°角进针，见到回血后，应将套管针继续推进 1～2mm，套管应进入皮下 3～5cm 以确保静脉通路安全，然后拔除穿刺针，沿套管置入导丝，再撤回套管。使用解剖刀片切开穿刺点皮肤，插入扩张器扩张至合适深度，再顺着导丝置入三腔管，撤出导丝，固定导管。

4. 锁骨下静脉入路

患者仰卧，最好取头低足高位，床脚抬高 15°～25°，头转向对侧；右锁骨下静脉穿刺，穿刺点为锁骨与第 1 肋骨相交处，即锁骨中 1/3 与外 1/3 交界处，锁骨下缘 1～2cm；左锁骨下静脉穿刺，穿刺点较右侧稍偏内。局部皮肤消毒和浸润麻醉后，沿锁骨下缘进针，穿刺针与胸壁平面约呈 20°～30°角，针头指向胸骨上窝方向进针。穿刺时针尖应斜面向上平行进针，直至触及锁骨，然后将穿刺针紧贴锁骨下绕过锁骨。为避免发生气胸，应保持针尖与床面平行，而非向下刺向胸部。在见到回血后，应将穿刺针斜面旋转朝向心脏，再置入导丝，拔除穿刺针。使用扩张器扩皮后沿导丝置入三腔管，撤出导丝，固定导管。插管深度：左侧一般不宜超过 15cm，右侧一般不宜超过 12cm，以能进入上腔静脉为宜。

5. 股静脉入路

股静脉在大腿根部腹股沟韧带下方与股动脉同行于股血管鞘内，位于股动脉的内侧，在腹股沟韧带下 1.5～2cm 处有大隐静脉汇入。患者仰卧，下肢伸直并轻度外展。剃去过多的体毛后进行腹股沟韧带上、下部皮肤消毒、铺巾。逐层浸润麻醉后于股动脉搏动点内侧 1～1.5cm 处进行负压穿刺，其后穿刺过程同锁骨下静脉穿刺。

（二）注意事项

1. 颅内高压或充血性心力衰竭患者慎用头低足高体位。

2. 锁骨下静脉穿刺进针过程中应保持针尖紧贴于锁骨后缘以避免气胸。

3. 股静脉穿刺时，不可盲目用穿刺针向腹部方向反复多次地进针，以免将穿刺针穿入腹腔，引起并发症。

4. 插管过程中需注意回血的颜色及观察穿刺针的针柄处是否有血液搏动。误穿动脉则退针压迫 5～15 分钟，若系导管损伤动脉应予加压包扎或请血管外科协助处理。

5. "J"形导引导丝的弯曲方向必须和预计的导管走向一致，并保证导引导丝置入过程顺畅，否则会出现导引导丝打折、导管异位甚至导丝退出困难的情况。

6. 置入导管时必须首先将导引导丝自导管的尾端拉出，以防导引导丝随导管一起被送入血管腔内引起严重后果。

7. 置管后各导管尾部均要回抽见血以证实导管开口在血管腔内。

（三）并发症

局部感染、心律失常、出血、血肿、气胸、血胸或乳糜胸（颈内或锁骨下静脉穿刺）、胸腔积液、心包压塞、气体栓塞、血栓形成和栓塞、血管和心脏穿孔等。

二、动脉穿刺与置管

【适应证】

1. 血流动力学监测（包括脉搏波形分析以监测心排血量等）。

2. 需要频繁的取血行血气分析检查。

3. 需要经动脉给药，如溶栓剂等。

4. 需要使用主动脉内球囊。

5. 需要经动脉途径的介入治疗，如冠脉造影、射频消融等。

【禁忌证】

与静脉穿刺相同，穿刺部位局部皮肤破损、感染和血栓形成是动脉穿刺的禁忌证。Allen试验阴性者为桡动脉穿刺置管的禁忌证。

【操作常规】

（一）操作流程

成人最常用的动脉置管部位是桡动脉和股动脉，其他可选部位包括尺动脉、胫后动脉、腋动脉、足背动脉和肱动脉。

1. 桡动脉入路

仰卧位，手臂自然外伸外展，腕部垫纱布或袋装盐水使腕部呈过伸位状态。Allen 试验阳性者方可行桡动脉穿刺置管。常规消毒腕部皮肤至肘上 10cm 范围，穿刺点一般选在桡骨茎突近心端 1cm 搏动最强处，定位时用指尖触摸动脉寻找穿刺点。1%利多卡因局部麻醉，麻药量不宜过多，以免影响桡动脉触摸定位，空心钢针或套管穿刺针与皮肤成 30°～60°角进针，见满意回血后，无阻力送入导丝，撤出穿刺针。使用解剖刀片于穿刺点切开皮肤，沿导引导丝送入扩张管及鞘管，置入鞘管后一同撤出扩张管及导丝，保留鞘管。若经鞘管侧管顺利回抽出动脉血，则鞘管位于血管真腔，桡动脉穿刺成功，用肝素盐水冲洗鞘管。

2. 股动脉入路

术前准备及体位同股静脉穿刺置管术。选择搏动最强侧的股动脉作为血管入路，左手三个手指保持一条直线置于穿刺点上方股动脉搏动最明显处，1%的利多卡因局部分层浸润麻醉，穿刺针与皮肤成 30°～45°角，中空穿刺针斜面向上进针，当持针手感觉到明显的动脉搏动时，刺破血管，搏动性血流从穿刺针喷出，缓慢送入导引钢丝，退出穿刺针，沿导引钢丝送入动脉鞘管后，一并撤出扩张管及导丝，保留鞘管，用肝素盐水冲洗鞘管。

（二）并发症

动脉痉挛、血管迷走神经反应、血栓或栓塞、血肿、出血、感染、动静脉瘘、局部假性动脉瘤、动脉夹层和血管闭塞等。

（马先林）

第八节　紧急人工气道建立技术

【概述】

在急诊工作中，建立充分的气体交换和保证氧合状态对挽救患者生命至关重要。快速建立人工气道是挽救患者生命最基本的技术，也是最重要的技术之一。

【适应证】

在仔细地评估患者状态后，如果存在以下三个方面的指征，应尽快建立人工气道。

（1）患者呼吸道不能维持或需要保护，如患者气道梗阻、意识障碍或反复呕吐时。

（2）通气或氧合不能维持，如在吸氧情况下患者氧合不能维持时。

（3）在预期存在可能导致病情恶化的因素时，如抗抑郁药过量或有机磷中毒的患者，虽然患者在初始治疗时意识清醒，但病情有突发恶化可能，包括昏迷、抽搐、心律失常或呕吐等。

【操作常规】

1. 急诊气道管理

患者在昏迷、嗜睡状态下，若存在气道梗阻的情况，应在进行气管插管等操作之前给予急诊气道管理，以建立充分的换气和改善氧合。

（1）解除气道梗阻　在存在口腔异物的情况下首先应该清除异物，反应迟钝或昏迷的患者，口咽部软组织会变松弛而阻塞上气道，应使用抬头举颏法或推举下颌法打开气道。实行抬头举颏法时，将一手掌置于患者前额下推，使得头部以寰枕关节为轴过伸，用另一只手指置于患者颏下并抬起下颌骨，必须谨防对颏下软组织用力过大而引起气道梗阻。如果患者疑有颈椎损伤，应使用推举下颌法以尽可能地减少颈椎的活动，在不倾斜头部的情况下，将拇指置于上颌骨，示指置于下颌骨升支下方，示指用力将下颌骨向前推以减轻梗阻，这一方法可将软组织向前推，通常可减轻上气道梗阻。

（2）简易呼吸器　在建立有效的气道后，如果患者没有自主呼吸，可使用简易呼吸器进行供氧。简易呼吸器的面罩应大小、松紧适当，覆盖患者的口和鼻。操作时双手将面罩先扣向鼻梁，再下拉罩住口部。双手固定面罩的手法同推举下颌法类似。单手固定面罩常采用 EC 手法，抢救人员站于患者头端，将左手拇指置于面罩鼻部，示指置于面罩下缘，其余各指展开置于患者下颌骨左缘以推动其少量前移，右手掌握气囊予以加压、放松，应使用最小的有效吹气量以减少气体吹入胃内引起误吸的发生概率。

（3）口咽通气道和鼻咽通气道　如果患者口、鼻腔内异物和分泌物已清除干净，但尚不能进行气管插管建立有效的人工气道时，可选择口咽通气道或鼻咽通气道。口咽通气道为半圆形，插入口腔时将开口端朝向腭部，并将其向前推送使其前端到达舌后部时转动口咽通气道使其达到合适部位，需要时可使用压舌板压住舌体或将舌体推向一侧以利于口咽通气道置入。插入口咽通气道会导致恶心甚至呕吐，所以仅适用于意识不清的患者。鼻咽通气道置入前应予以胶体润滑，并向鼻腔内喷入血管收缩剂，再经过鼻孔插管至下咽部。严重的面部创伤和脑脊液鼻漏的患者不宜用鼻咽通气道，因为它有穿过筛板达到脑部的可能。

2. 环甲膜切开术

环甲膜切开术可作为经口或经鼻气管插管不成功或禁忌时开放气道的主要方法。在紧急情况下，如口腔或鼻腔反复出血或反流、上呼吸道结构畸形、肌肉痉挛或牙关紧闭及上呼吸道梗阻时，可选择该术式。尤其在患者存在颈部扭伤怀疑颈椎损伤时最具有使用价值，因为在这种情况下，经鼻或经口气管插管都极为困难和危险。

（1）在患有原发喉部创伤或疾病(如肿瘤或炎症)的情况下，不宜使用环甲膜切开术。气管内插管拔管后造成的呼吸道梗阻，因该梗阻出现平面可能在喉以下，所以环甲膜切开术不适宜使用。10～12 岁以下的儿童应禁用使用环甲膜切开术，可使用经皮经气管通气作为临时气道。

（2）患者在情况许可时宜取仰卧位，垫高肩部，头后仰，保持气管在颈前正中线上。予以切开部位消毒，并予以局部浸润麻醉，如果情况紧急，可不施行麻醉。左手示指摸清位于甲状软骨下缘和环状软骨上缘的环甲间隙，中指和拇指固定甲状软骨板。在左手示指引导下于环甲间隙中间做 3～4cm 长的横切口，切开皮肤和皮下组织，使用中指和拇指向上下分开切口，示指摸清环甲间隙，并引导右手将环甲膜横行切开至喉腔，切口长度 1～1.5cm。用刀柄或止血钳插入环甲膜切口内，横行钝性分离，并顺势将气管导管插入气管。充分止血后，固定气管导管。环甲膜切开术时间不宜超过 48 小时，若患者脱离危险，应及时行正式气管切开术，以防止喉狭窄。

（3）微创气管切开术　目前有多种微创气管切开套装，可以进行微创气管切开术。

3. 气管插管

急诊气管插管的适应证可分为四类。

（1）急性气道梗阻。

（2）口腔或肺部分泌物过多或不易清除。

（3）各种原因引起的保护性反射丧失，如头外伤、药物过量或脑血管意外。

（4）呼吸衰竭。

气管插管无绝对禁忌证，但在存在喉头急性炎症时，由于插管可以使炎症扩散，故应谨慎；喉头严重水肿者，不宜行经喉人工气道术；巨大动脉瘤，尤其是位于主动脉弓部位的主动脉瘤，插管有可能是动脉瘤破裂，宜慎重，如需插管，则操作要轻柔、熟练，患者要安静，避免咳嗽和躁动。

气管插管前的准备工作包括：①检查患者上气道、头、颈的解剖结构，常用的评估方法是 LEMON 方法，即外观、评估(evaluate)、Mallampati 分级(Mallampati class)、梗阻(obstruction)和颈部活动度(neck mobility)；②对患者口腔的检查是必需的，应注意有无松动、缺失、碎裂的牙齿和永久的义齿，活动的义齿应被取出；③器械的准备包括选择合适管径的气管插管、检查气囊的完整性、选择合适的喉镜叶片和检查喉镜光源的亮度。

经口气管插管时，用右手打开患者的口腔，左手掌握喉镜手柄，将喉镜叶片由右侧口角插入舌根部，将其左移。如果是直式叶片，应伸至会厌下方，如果使用弯式叶片，则应插入会厌谷。叶片达到相应部位后，术者应将其由水平面提起至 45° 平面以暴露声带。然后右手持气管插管由患者右侧口角插入，在声门水平与喉镜叶片相交，以避免插管遮挡声带。将插管通过声门裂继续向前送直至看不见套囊，给套囊充气后使用简易易呼吸器通气，听诊双肺呼吸音对称存在后取出喉镜，并固定气管插管。尽快完善胸片检查以确定气管插管末端位置，其末端应位于气管隆突(第四胸椎水平)上方数厘米。

(马丽　朱继红)

第九节　各种体腔穿刺技术

一、胸腔穿刺术

【概述】

胸膜腔穿刺术，简称胸穿，是指对有胸腔积液(气胸)的患者，为了诊断和治疗疾病的需要而通过胸腔穿刺抽取积液或气体的一种技术。

【适应证】

1. 诊断性穿刺

对原因未明的胸腔积液，做胸腔积液涂片、培养、细胞及生化学检查，从而确定胸腔积液的性质，以进一步明确疾病的诊断。

2. 治疗

包括：①减轻胸腔大量积液、张力性气胸引起的压迫症状；②抽取脓液治疗脓胸；③向胸腔内注射药物。

【禁忌证】

绝对禁忌证包括患者不能耐受或配合手术、不能确定经皮穿刺点下方的肋骨上缘以及患者存在未能纠正的凝血功能障碍。相对禁忌证包括穿刺部位下方存在肺大疱、使用呼气末正压通气的患者、仅有单侧肺有"功能"的患者(另一侧肺行手术切除或因为严重疾病导致其气体交换功能受限)。

【操作常规】

1. 操作前应向患者说明穿刺目的，消除患者顾虑，并询问有无药物过敏史，尤其是局部麻醉药物过敏史；穿刺前清洁穿刺部位，嘱患者排尿；对精神紧张者，可于术前半小时给予地西泮10mg肌内注射缓解紧张情绪。嘱咐患者在操作过程中，避免深呼吸和咳嗽，如有任何不适应及时提出。

2. 患者坐位，面向椅背，两前臂置于椅背上，前额伏于手臂上。一般选择肩胛下角线或腋后线 7～8 肋间作为穿刺点(必要时结合 X 线及超声波检查确定，并用龙胆紫在皮肤上做标志)。常规消毒，戴无菌手套，覆盖消毒洞巾。检查器械，注意穿刺针是否通畅，胶管是否漏气及破损。局部逐层浸润麻醉(注意穿刺点应选在下一肋骨的上缘)，左手固定穿刺部位皮肤，右手持穿刺针沿麻醉部位经肋骨上缘垂直缓慢刺入，当有突破感时停止。穿刺过程中应用血管钳夹住穿刺针后面的胶管，使之无漏气。接上注射器后，再松开止血钳(此时助手用止血钳固定穿刺针防止针摆动及刺入肺脏)。注射器抽满后再次用血管钳夹闭胶管才能取下注射器。将抽出液注入弯盘及专门准备的容器中。抽完液后拔出穿刺针，覆盖无菌纱布。稍用力压迫片刻，用胶布固定。将抽出液送化验、计量。术后嘱患者静卧，并告诉患者有不适感觉应立即通知医务人员。

3. 一次抽液不应过多、过快，诊断性抽液 50～100ml 即可；减压抽液时首次不超过 600ml，以后每次不超过 1000ml；如为脓胸则每次应尽量抽尽。疑为化脓性感染时，助手用无菌试管留取标本，行涂片革兰染色镜检、细菌培养及药敏试验。若怀疑肿瘤性胸腔积液，应至少留取 100ml 胸腔积液离心后镜检沉淀物观察有无肿瘤细胞，并在留取标本后立即送检，以免细胞自溶。

4. 胸腔穿刺常见的并发症包括气胸、血气胸、出血、低血压、复张性肺水肿和皮下血肿。

二、心包穿刺术

【适应证】

1. 大量心包积液出现心包压塞症状者，穿刺抽液以解除压迫症状。

2. 需要抽取心包积液协助诊断，确定病因。

3. 需要心包腔内给药治疗。

【禁忌证】

1. 出血性疾病、严重血小板减少症及正在接受抗凝治疗者为相对禁忌证。

2. 拟穿刺部位有感染者或合并菌血症或败血症者。

3. 不能很好配合手术操作的患者。

【操作常规】

1. 在心包穿刺前，除了向患者说明手术的目的以消除其紧张情绪，并完善各项穿刺器械的准备外，还应该开放静脉通路，并准备好心脏监护仪、除颤器。并对患者行超声心动图检查协助确定部位、进针方向与深度。同时测量从穿刺部位至心包的距离，以决定进针的深度。

2. 患者一般采取舒适的仰卧位，床头抬高与水平面成 45°角，暴露前胸、上腹部。仔细叩出心浊音界，选好穿刺点。选择积液量多的位置，但应尽可能地使穿刺部位离心包最近，同时尽量远离、避免损伤周围脏器。必要时可由超声心动图来确定穿刺方向。常用的部位有胸骨左缘、胸骨右缘、心尖部及剑突下。以剑突下和心尖部最常用。消毒局部皮肤，覆盖消毒洞巾，在穿刺点自皮肤至心包壁层做局部麻醉。将连于穿刺针的橡胶皮管夹闭，穿刺针在选定且局麻后的部位进针，具体方法如下。

(1) 剑突下穿刺　在剑突与左肋弓夹角处进针，穿刺针与腹壁成 30°～45°角，向上、向后并稍向左侧进入心包腔后下部。

(2) 心尖部穿刺　在左侧第 5 肋间或第 6 肋间浊音界内 2cm 左右的部位进针，沿肋骨上缘向背部并稍向正中线进入心包腔。

(3) 超声定位穿刺　沿超声确定的部位、方向及深度进针。缓慢进针，待针锋抵抗感突然消失时，提示穿刺针已进入心包腔，感到心脏搏动撞击针尖时，应稍退针少许，以免划伤心脏，同时固定针体；若达到测量的深度，仍无液体流出可退针至皮下，略改变穿刺方向后再试。进入心包腔后，助手将注射器接于橡皮管上，放开钳夹处，缓慢抽液，当针管吸满后，取下针管前，应先用止血钳夹闭橡皮管，以防空气进入。记录抽液量，留标本送检。如果使用的是套管针，在确认有心包积液流出后，一边退出针芯，一边送进套管。固定套管，接注射器，缓慢抽取积液。记录抽液量，留标本送检。抽液完毕，拔出针头或套管，覆盖消毒纱布，压迫数分钟，并以胶布固定。

(4) 穿刺过程中如出现期前收缩，提示可能碰到了心肌，要及时外撤穿刺针。引流液有血时，要注意是否凝固，血性心包积液是不凝固的，如果抽出的液体很快凝固，则提示损伤了心肌或动脉，应立即停止抽液，严密观察有无心包压塞症状出现，并采取相应的抢救措施。

(5) 常见的并发症　包括：周围脏器的损伤(如肺、肝及胃肠道)、心肌损伤及冠状动脉损伤引起出血、心律失常、感染以及瘘管形成。

三、腹腔穿刺术

【适应证】

1. 明确腹腔积液的性质，找出病原，协助诊断。

2. 适量的抽出腹腔积液，以减轻患者腹腔内的压力，缓解腹胀、胸闷、气急、呼吸困难等症状，减少静脉回流阻力，改善血液循环。

3. 需要向腹膜腔内注入药物。

4. 需要施行腹腔积液浓缩回输术。

5. 需要进行诊断性(如腹部创伤时)或治疗性(如重症急性胰腺炎时)腹腔灌洗。

【禁忌证】

1. 广泛腹膜粘连者。

2. 有肝性脑病前驱症状、肝棘球蚴病等原因导致肝脏增大、巨脾及巨大卵巢囊肿者。

3. 大量腹腔积液伴有严重电解质紊乱者禁忌大量放腹腔积液。

4. 精神异常或不能配合者。

5. 妊娠。

【操作常规】

1. 常用的腹腔穿刺部位包括：①脐与耻骨联合上缘间连线的中点上方 1cm、偏左或右 1~2cm，此处无重要脏器且容易愈合，穿刺较安全；②脐与髂前上棘连线的中 1/3 与外 1/3 交界处，此处可避免损伤腹壁下动脉，肠管较游离不易损伤，放腹腔积液时通常选用左侧穿刺点，此处不易损伤腹壁动脉；③脐平面与腋前线或腋中线交点处，此处穿刺多适于腹膜腔内少量积液的诊断性穿刺。

2. 根据病情和需要可取坐位、半卧位、平卧位，并尽量使患者舒服，以便能够耐受较长的操作时间。对疑为腹腔内出血或腹腔积液量少者行诊断性穿刺时，取侧卧位为宜。常规消毒铺巾后，使用2%利多卡因逐层浸润麻醉，

3. 术者左手固定穿刺部皮肤，右手持针经麻醉处垂直刺入腹壁，待针锋抵抗感突然消失时，示针尖已穿过腹膜壁层，助手戴手套后，用消毒血管钳协助固定针头，术者抽取腹腔积液，并留样送检。诊断性穿刺时，可直接用20ml或50ml注射器及适当针头进行。大量放液时，可用8号或9号针头，并于针座接一橡皮管，以输液夹子调整速度，将腹腔积液引入容器中计量并送化验检查。对诊断性穿刺及腹膜腔内药物注射，选好穿刺点后，穿刺针垂直刺入即可。但对腹腔积液量多者的放液，穿刺针自穿刺点斜行方向刺入皮下，然后再使穿刺针与腹壁呈垂直方向刺入腹膜腔，以防腹腔积液自穿刺点外漏。放腹腔积液速度不宜过快，量不宜过大。初次放腹腔积液者，一般不要超过3000ml(但有腹腔积液浓缩回输设备者不限此量)，并在2小时以上的时间内缓慢放出，放液中逐渐紧缩已置于腹部的多头腹带。整个操作过程中应注意观察患者的面色、呼吸、脉搏及血压变化，必要时停止放液并及时处理。术后卧床休息24小时，以免引起穿刺伤口腹腔积液外渗。

四、腰椎穿刺术

【概述】

腰椎穿刺术是临床上常用的检查方法之一，对神经系统疾病的诊断和治疗有重要价值，简便易行，亦比较安全。

【适应证】

1. 中枢神经系统炎症性疾病的诊断与鉴别诊断，包括化脓性脑膜炎、结核性脑膜炎、病毒性脑膜炎、真菌性脑膜炎和乙型脑炎等。

2. 肿瘤性疾病的诊断与治疗，用于诊断中枢系统白血病，并可通过腰椎穿刺鞘内注射化疗药物进行治疗。

3. 测定颅内压力和了解蛛网膜下隙是否阻塞等。

4. 椎管内给药。

【禁忌证】

1. 可疑颅内高压、脑疝。

2. 可疑颅内占位病变。

3. 休克等血流动力学不稳定的危重患者。

4. 穿刺点周围有炎症。

【操作常规】

1. 患者采取侧膝胸位，常选择自腰2～骶1(以腰3～腰4为主)椎间隙为穿刺点局部常规消毒及麻醉后，用20号穿刺针(小儿用21～22号)沿棘突方向缓慢刺入，进针过程中针尖遇到骨质时，应将针退至皮下待纠正角度后再进行穿刺。成人进针约4～6cm(小儿约3～4cm)时，即可穿破硬脊膜而达蛛膜网下隙，抽出针芯流出脑脊液，测压和缓慢放液后，再放入针芯拔出穿刺针。若初压超过2.94kPa(300mmH$_2$O)时则不宜放液，仅取测压管内的脑脊液送细胞计数及蛋白定量即可。术毕，将针芯插入后一起拔出穿刺针，覆盖消毒纱布，用胶布固定。术后患者去枕俯卧(如有困难则平卧)6小时，以减少术后低颅压头痛的发生。

2. 腰椎穿刺常见的并发症包括低颅压综合征，脑疝形成，原有脊髓、脊神经根症状的

突然加重以及因穿刺不当发生颅内感染和马尾部的神经根损伤等。

（张爱新）

第十节 急诊床旁超声

【概述】

在现代医学的发展进程中，影像学辅助检查是其不可分割的重要内容，大大拓宽了人们对疾病认识的深度和广度，而超声技术的诞生和发展无疑是影像史上浓墨重彩的一笔。超声设备最早在 20 世纪 50 年代早期出现，到了 20 世纪 70 年代，超声逐渐被多个医学专业开始用于各种疾病和情况的诊断。此后超声技术进一步发展，出现了腔内探头、多频探头和彩色多普勒等新技术，新一代超声的成像速度更快，设备变得更小巧、更便携，图像也变得更加清晰和更易辨识，这种显著进步促进了其成为通用的医学工具从而在临床各科室得以广泛应用。特别是床旁超声的出现，由于超声检查涵盖全身各部位，具有实时成像、无射线、无创的优点，不但能诊断还能引导各种介入操作，尤其是无须搬动患者、可避免辐射风险而有较高的安全性，对危重患者更具价值。其中重要的进展之一就是出现由临床医师亲自对急危重患者进行超声检查，因此也被定义为"急危重症超声"。

1990 年美国急诊医师学院（ACEP）开设了第一个关于超声在急诊应用的专门课程。1991年 ACEP 和美国急诊医学会（SAEM）发布重要文件，认可由急诊医师对患者进行超声检查。这些文件促进了临床医师超声检查的应用、研究和教育的发展。2001 年 ACEP 发布急诊超声指南，确定了急诊超声的临床指征和实践范围。2005 年急危重病医学领域的专家Lichtenstein 等建立急危重症超声国际协作网络，将急危重症床旁超声在临床医师中进一步推广和普及，产生了深远的影响。

临床医师针对急危重患者完成的床旁超声检查与超声专科医师的检查有者明显的区别，急危重病超声是重点的有范围限制的检查，是目标导向性的，与超声医生通常进行的全面扫查不同，它们通常局限在判断某一重要征象存在与否。因此，急危重症超声的特点就是必须可在短时间内完成，超声征象一般简单明确且容易学习上手。

【急诊床旁超声在常见急危重症中的应用】

1. 床旁超声在创伤中的临床应用

（1）概述 外伤患者病情危重且复杂，部分患者外伤后昏迷或被动体位，不能有效配合检查，而各种危重外伤患者的救治都有一个"黄金时段"，因此需要找到一种快速、科学的检查方法，从而最大限度地降低外伤患者的病死率。20 世纪 80 年代末，国外提出针对创伤的超声快速评估法，即 FAST（focused assessment with sonography for trauma）技术，目前已成为急、重症医师快速床旁评估急性胸腹部闭合性损伤患者病情最重要的工具。传统 FAST检查主要利用超声快速判断腹腔有无游离积液，扩展的 FAST 检查（EFAST）内容扩展到包括胸腔、心包检测。FAST 通过对胸腔、心包、腹腔以及骨盆等部位检查，判断是否存在积液（图 8-10-1）。FAST 可识别由于脏器损伤而溢出的游离液体及气体，而游离液体（气体）往往是器官损伤的标志。

（2）创伤床旁超声检查部位 创伤患者床旁超声检查至少 5 个部位：①右上腹，也叫肝周切面、莫里森窝切面或右上四分之一切面(图 8-10-2)。如出现无回声区提示腹腔内出血(图 8-10-3)。②左上腹脾肾间隙(图 8-10-4),如出现无回声区亦提示腹腔内出血(图 8-10-5);③耻骨上/盆腔切面(图 8-10-6),如显示膀胱后或子宫后无回声区,提示盆腔出血可能(图 8-10-7);④剑突下切面,常用于探查心包有无无回声区(图 8-10-8)。⑤肺部超声,主要用于探查有无血气胸、肋骨骨折。

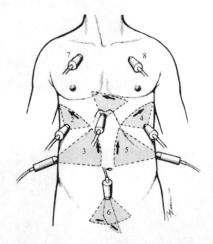

图 8-10-1　EFAST 探头检查部位

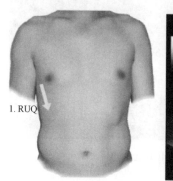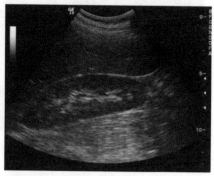

图 8-10-2　肝肾隐窝部位及正常超声影像

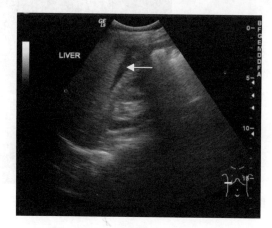

图 8-10-3　肝肾隐窝出现无回声区

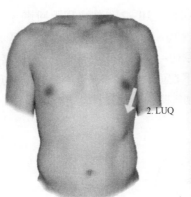
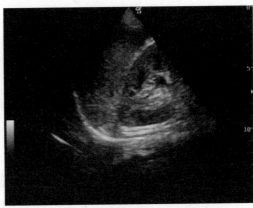

图 8-10-4　脾肾间隙部位及正常超声影像

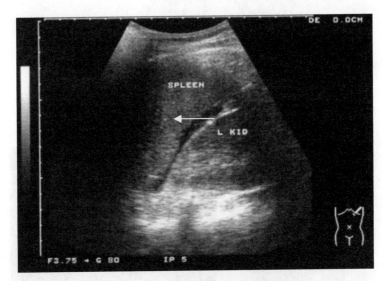

图 8-10-5　脾肾间隙出现无回声区

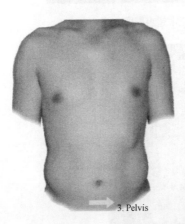
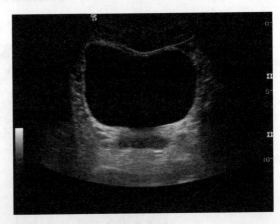

图 8-10-6　耻骨上或盆腔探查部位及正常超声影像

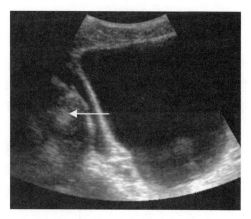
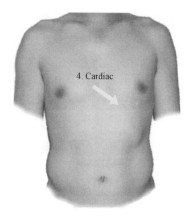

图 8-10-7　盆腔出现无回声区　　　　图 8-10-8　剑突下切面探查部位

（3）创伤的床旁超声诊断流程

诊断流程如图 8-10-9 所示。

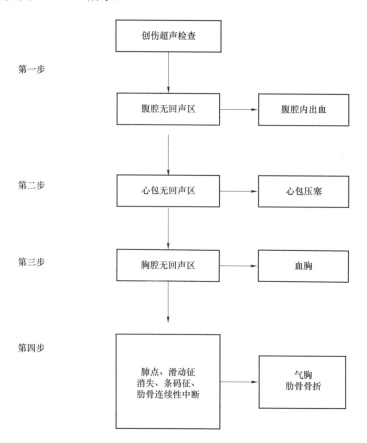

图 8-10-9　创伤的床旁超声诊断流程

FAST 方案能够快速明确有无严重的腹腔、胸腔、心脏损伤出血及气胸，指导进行抢救性手术，其对于诊断腹腔内脏器损伤和积血的敏感性可达 79%～87%，特异性达 95%～100%。与超声医师完成的检查不同，临床医师的应用集中于某个需要紧急判断和处理的具体问题，要求快速、简单。急诊床旁超声在未来有望成为创伤初步评估的首选方法。

（4）其他　虽然超声不及 CT 敏感，但对于严重创伤患者，在不易搬动或无 CT 检查条件时，超声或可进行有效的全身筛查。针对颅脑创伤患者，可通过视神经鞘直径筛查有无颅高压；通过颅脑二维超声筛查有无颅内血肿、中线偏移；通过多普勒超声筛查颅内循环是否衰竭；对眼部损伤尤其是昏迷的患者，床旁超声可快速筛查有无眼球破裂、出血、异物，有无视网膜脱离、水肿等情况；超声可以探查血管，明确有无血管损伤和血栓形成等。

超声还可以引导各种有创操作，包括动、静脉穿刺置管，可提高操作的成功率和速度，尤其适合于紧急抢救的情况；对胸腹腔和心包腔的积液，超声能够精确地引导穿刺引流，增加操作的安全性，也可以用于软组织中异物的定位和取出，协助气管导管和鼻饲管的定位等。

2. 床旁超声在急性呼吸困难中的临床应用

（1）概述　呼吸困难是急诊科常见的急危重症之一，有研究显示在美国每年约有 1.15 亿急诊者，主诉为呼吸困难的急诊就诊患者占所有急诊患者的 3.5%。呼吸困难的病因复杂，其中心肺疾患所致的呼吸困难占到了绝大多数。随着超声影像技术的发展，特别是肺部超声的研究，使床旁超声作为急性呼吸困难的诊断工具成为可能。

（2）急性呼吸困难常见病因的超声影像特点

①肺水肿　急性肺水肿时可见多条与胸膜表面垂直的大 B 线及火箭征，为双侧对称性（图 8 - 10 - 10）。

②肺炎　可出现肺实变征象即肝样变、碎片征（图 8 - 10 - 11）、胸腔无回声区，还可出现胸膜改变和胸膜下结节。有研究认为，炎症性肺实变在不同阶段，肺超声上表现不同，初期表现累及胸膜和胸膜下结节，合并融合 B 线征象，进展期可出现碎片征，在实变区内，可以看到高回声点状影像，具有吸气增强的特点，叫做"支气管气像"，也称"空气支气管征"，进而出现肝样变肺组织（图 8 - 10 - 12）。

③气胸　1987 年 Wernecke 等最早描述气胸的超声征象，气胸时由于脏层胸膜和壁层胸膜之间的气体阻碍超声波的进入，无法观察到活动的肺组织即"肺滑行"和"彗尾样伪影"消失，应用这 2 个指标的阴性预测值都达 100%。Lichtenstein 等发现气胸患者的胸壁上存在特定的部位，该部位气胸征象（"肺滑行"消失合并出现"水平伪影"）与排除气胸的征象（"肺滑行"或"彗尾样伪影"）交替出现，称为"肺点（lung point）"。其诊断的特异性为 100%（图 8 - 10 - 13），其研究结果发表在 Chest 杂志。我国急诊医师张茂等 2011 年发表于 CHEST 杂志的文章通过 meta 分析进一步充分肯定了肺部超声在气胸诊治的临床应用价值。综上所述，气胸超声征象可概括为肺滑动征及肺搏动消失伴 A 线，M 型超声下可见条码征，肺点则为局灶性气胸的特异性征象。

④肺栓塞　急性肺栓塞常用的影像学方法有通气 - 灌注放射性核差显像和螺旋 CT 等，但肺血管造影仍是诊断的"金标准"，而对于一些表现为顽固性低氧血症、低血压休克的危重患者往往不能耐受转运，而限制了肺血管造影检查。床旁超声检查避免了患者的搬运，在这类疑似患者的初筛中显示出巨大的作用。床旁心脏彩超诊断肺栓塞主要依赖间接征象，主要包括右室增大、肺动脉增宽和肺动脉压升高，且能早期对肺栓塞进行干预的影像信息。肺栓塞右室压力增加时，右室室壁向外突出导致右室体积看起来和左室相当或大于左室。因此，在特定临床状态下，探及扩张、僵硬的右室并通过三尖瓣反流估测肺动脉压大于

60mmHg 时，可以提供肺栓塞进行溶栓治疗的证据。具体超声影像为右室扩大、室间隔左移、肺动脉压升高、胸膜下结节。在已有的一些研究中，虽然超声诊断肺栓塞的特异性、敏感性因操作者经验及手法不同有较大的差异，但总体而言，超声对肺栓塞的诊断价值已得到了越来越多的急重症医生的关注。

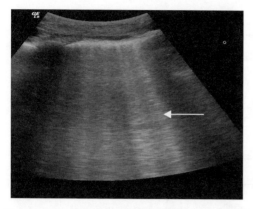

图 8-10-10 肺水肿火箭征超声图像——B 线代替 A 线，起于胸膜与胸膜垂直呈激光状高回声延伸至远场

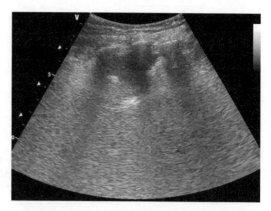

图 8-10-11 小片肺实变：箭头示肺组织呈碎片样改变

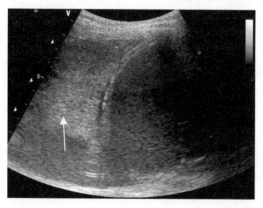

图 8-10-12 大片肺实变：箭头示肺组织呈软组织回声改变

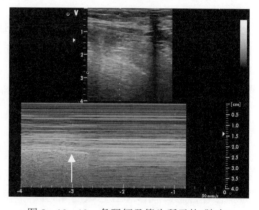

图 8-10-13 条码征及箭头所示的"肺点"

（3）简化呼吸困难超声诊断流程 目前国外流行的三种针对呼吸困难患者的超声诊断草案主要以超声影像思维为特点，以一个影像特征推断一种或多种疾病，步骤较为繁琐，且对超声操作手法要求相对较高，难以在床旁超声尚在起步阶段的国内急诊领域广泛开展。因此如何制订能在国内推广的急性呼吸困难超声诊断流程就显得尤为重要。近年来国内学者针对国外呼吸困难流程的优劣，结合急诊临床思维，分析一种疾病的多个超声影像，根据超声影像特点分层评估和诊断，制订了优化的急性呼吸困难超声诊断流程（图 8-10-14），首先明确有无压塞性的呼吸困难（液、气胸，心包积液）；其次区别心源性和肺源性呼吸困难，最后再进一步明确肺源性呼吸困难的原因。与国外的流程相比，该流程更加简洁、快速明确危及生命的病因且简单易学，适合急诊医师的工作性质及环境。

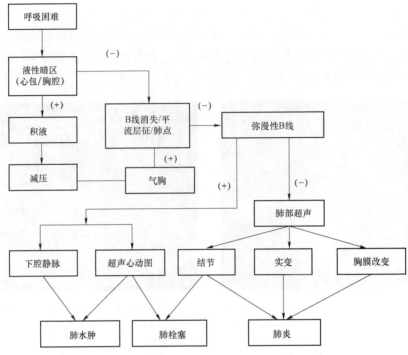

图 8-10-14 改良呼吸困难诊断流程

综上所述，利用床旁超声对急性呼吸困难进行快速并逐步流程化已得到国外多数专家的认可，已初步在临床中应用，并具有较好的敏感性和特异性。有研究显示超声可以很好地检测 ICU 患者厚度大于 20mm 的肺实变，其总体敏感性 90%、特异性 98%。对于急性肺栓塞诊断的敏感性可达 85%，特异性达 83%。床旁超声对急性呼吸困难诊断的总体准确率可达 85%，而胸部 X 光的准确率仅有 52%。

3. 床旁超声在急性胸痛中的临床应用

（1）概述　胸痛是一种常见的临床症状，更是急诊科常见就诊原因之一。胸痛患者占急诊就诊总人数的 5%～20%，位居美国急诊就诊原因的第二位。北京地区的横断面研究显示，胸痛患者占急诊就诊患者总数的 4.7%。英国全科医生研究数据库纳入 13740 例胸痛患者进行为期 1 年的观察，结果显示缺血性心脏病是胸痛患者最主要致死原因。胸痛病因繁杂，常涉及多个系统及器官，并且程度轻重不一，与之相关的致命性疾病包括急性冠状动脉综合征、肺栓塞、主动脉夹层和气胸等。目前临床应用的诊断手段主要为心电图、生物学标志物和影像学检查等。常规确诊检查多无法实现实时性。床旁超声的应用为急性胸痛患者及急诊医师带来了福音，其无创、实时、相对准确的特点已成为急诊科医生的助手。目前国内外虽无急性胸痛的超声诊断流程，但针对不同病因的鉴别方法已广为应用。本流程制订基于国内外前沿急诊超声诊断方法，结合国内急诊特点拟定，为急性胸痛的诊治提供了无创、实时、相对准确的检查。

（2）胸痛的超声诊断步骤　第一步，应用超声心动观察左室壁运动，若存在节段性运动障碍则高度提示急性心肌梗死，但要除外感染性休克导致的心肌顿抑。若无节段性运动障碍，第二步观察心包腔有无积液，若观察到心包积液：①伴主动脉扩张、内膜撕脱，提示主动脉夹层（图 8-10-15）；②伴右心塌陷，提示心包压塞（图 8-10-16）；③心脏大小、形态及运动正常，结合临床鉴别急性心包炎。若无心包积液，按顺序逐步排查：①若有右心负荷增加及肺动脉高压表现，提示急性肺栓塞(图8-10-17)；②行肺部超声检查观察肺滑动，若存在肺滑动并可探及胸腔积液和(或)肺实变，提示急性胸膜炎或肺炎；若肺滑动消失，可探及肺点者提示气胸；未探及肺点但可观察到肺实变或 B+线者提示肺炎伴胸膜粘连；③观察肋骨皮质连续性，排除肋骨骨折。此外急性胸痛病因还包括带状疱疹、肋间神经炎、肋软骨炎、食管裂孔疝和神经官能症等，需根据病史、临床表现及其他辅助检查综合判断。

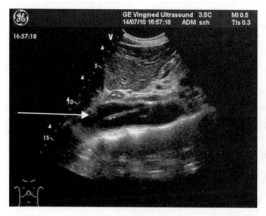

图 8-10-15 箭头所示为撕脱的腹主动脉内膜

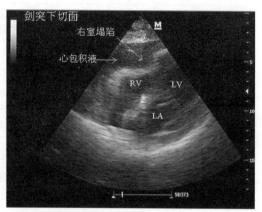

图 8-10-16 心包压塞征象

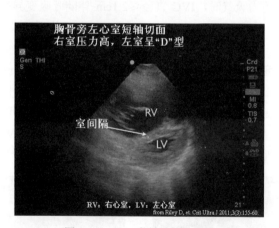

图 8-10-17 急性肺栓塞征象

(3) 胸痛的超声诊断流程 超声诊断现已广泛应用于胸痛病因的鉴别诊断，但国内外尚无统一的急性胸痛超声诊断流程。本流程基于国内外急诊超声诊断前沿方法并结合国内急诊特点制订，为急性胸痛的早期诊断和干预提供新的方法(图8-10-18)，其临床应用价值有待进一步验证。

4. 床旁超声在休克容量评估中的临床应用

(1) 概述 休克通常分为四种，①低血容量性休克：各种原因出血或体液丢失导致血容量减少。②分布性休克：外周血管扩张导致血管内容量不足，最常见病因是脓毒症休克。③心源性休克：心脏泵衰竭导致心排血量下降，不能维持重要脏器血供，常见病因有心肌

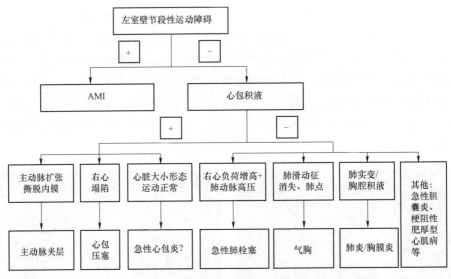

図 8－10－18　胸痛超声诊断流程

梗死、心肌病或瓣膜病急性加重。④梗阻性休克：常见病因为心包压塞、大面积肺栓塞或张力性气胸。急诊医师需立刻准确地判断出休克类型并给予相应处理。

（2）下腔静脉（IVC）超声影像　超声检查 IVC 内径及其随呼吸的变异率不但能提供患者容量状态的信息，有时还能评估液体反应性（图 8－10－19、图 8－10－20）。ASE（美国心超协会）指南的建议：用力吸气时，IVC 直径≤2.1cm 伴随呼吸变异率＞50%，对应的中心静脉压（CVP）值为 3mmHg（0～5mmHg），IVC 直径＞2.1cm 伴随呼吸变异率＜50%，对应的 CVP 值为 15mmHg（10～20mmHg）；如 IVC 直径≤2.1cm，伴随呼吸变异率＜50%或 IVC 直径＞2.1cm，伴随呼吸变异率＞50%，提示对应的 CVP 值可能为 8mmHg（5～10mmHg），此时应考虑采用其他指标来估测 CVP。其他文献报道数值略有不同，平静呼吸时，IVC 直径≤2cm 伴随呼吸变异率＞50%，对应于 CVP 值≤10mmHg，可见于低血容量和分布性休克患者；IVC 直径＞2cm 伴随呼吸变异率＜50%，对应的 CVP 值大于 10mmHg，可见于心源性和梗阻性休克患者。

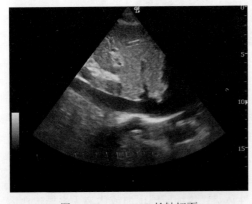

图 8－10－19　IVC 长轴切面

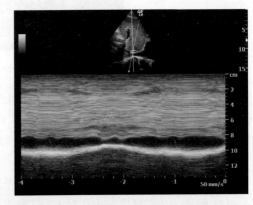

图 8－10－20　M 超显示 IVC 随呼吸直径发生变化

但 IVC 的超声成像有时比较困难，特别是肥胖、腹胀和肠胀气明显的患者；而且 IVC 大小还受机械通气患者呼气末正压（PEEP）的影响，用来估计 CVP 有一定的缺陷。在完全控制通气模式下(无自主呼吸触发)时,吸气相 IVC 扩张超过 12%~18%,可较好地预测容量反应性。IVC 管径随着 PEEP 水平的增加而升高,呼吸变异率随 PEEP 的增加而变小,但目前 PEEP 对 IVC 容量评估的影响尚无定论,有待进一步临床研究。

(3) 改良休克超声检查流程 结合国外的流程草案,简化休克诊断处理流程如图 8-10-21。

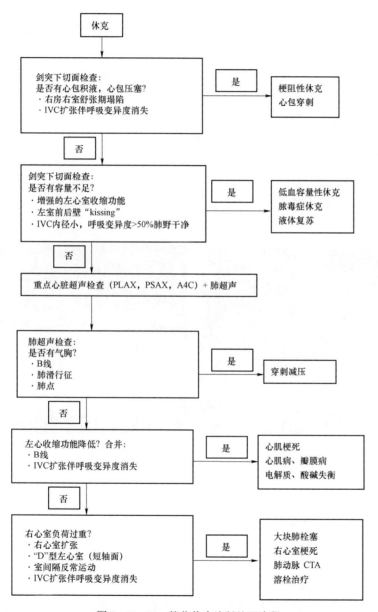

图 8-10-21 简化休克诊断处理流程

近年来出现的床旁超声技术正在逐渐改变我们诊治休克患者的策略,已成为急诊科医师手中的利器。也有很多学者提出床旁超声草案用于休克(UHP、RUSH、FALLS 草案等)的诊断和评估。尽管目前还没有证据证明哪个草案更好,但床旁超声还是有助于快速处理不明原因的休克患者。

5. 床旁超声在心肺复苏中的临床应用

(1) 概述　心脏停搏已成为世界范围内的最主要的公共健康问题，全球每年约有 400 万～500 万人死于心脏停搏，美国约 18 万～25 万。我国心脏停搏的发生率为 41.84/10 万，若以 13 亿人口推算，我国每年约有 54.4 万人死于心脏停搏。随着超声技术进步以及该技术在急诊的普及，床旁超声技术也逐渐开始应用于心肺复苏的临床实践，超声不仅可探及心脏运动，还能探测导致无脉电活动的常见原因，为心肺复苏的救治提供有力帮助。

(2) 心脏停搏常见病因超声影像特点　床旁超声在心肺复苏中临床应用不仅可以评估心肺复苏的效果和预后，更重要的是鉴别导致心脏停搏的可逆性病因 6H6T。6H 分别为低血容量，缺氧，酸中毒，低(高)钾血症，低体温，低(高)血糖；6T 分别为毒物(药物)中毒，心包压塞，气胸，冠状动脉栓塞，肺栓塞，创伤。床旁超声可识别的心脏停搏的五大病因为低血容量、心包压塞、气胸、肺栓塞、创伤，其超声影像特点见相关章节。

(3) 心肺复苏中超声诊断步骤及流程　在心肺复苏中，为了避免超声检查对胸外按压的干扰，在心脏按压过程中实施心脏扫描，剑突下四腔心脏切面是最为理想的视窗。首先心脏超声可探及心脏运动(图 8-10-22)，研究表明心脏停搏的患者被超声确认为心肌运动缺失的心脏停搏时，其生存的希望极其渺茫；其次，超声检查还可以帮助寻找导致心脏停搏的可逆性病因。

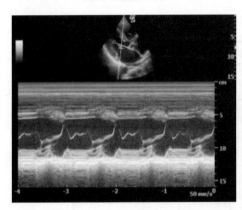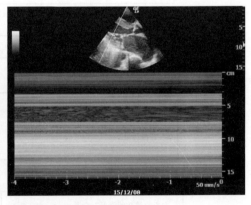

图 8-10-22　M 超判断心肌运动缺失情况

(该图片由华中科技大学同济医学院附属协和医院重症医学科采集)

(4) 具体超声诊断流程(图 8-10-23)　主要聚焦超声在心肺复苏过程自主循环恢复的识别、心脏功能的评估以及导致心脏停搏的可逆因素的鉴别。床旁超声不仅可为临床评估心肺复苏的预后提供帮助，更重要的是可以早期识别引起心脏停搏的可逆性原因，为早期纠正这些病因争取时机。

6. 床旁超声在介入操作中的临床应用

(1) 概述　动静脉穿刺置管和浆膜腔穿刺是危重症的常见技术。超声能够清晰地显示人体深部组织结构，并能对目标进行准确定位，同时还能实时观察目标的动态变化，避免严重并发症，这使得超声引导穿刺技术应运而生。目前超声引导下穿刺技术已经广泛运用于临床，成为各种临床有创操作的安全保障。

(2) 介入操作的超声应用步骤及方法　床旁超声引导下的介入操作基本原则包括穿刺前常规进行超声检查、设计穿刺路径、测量穿刺深度等；选择合适的进针途径和最佳穿刺

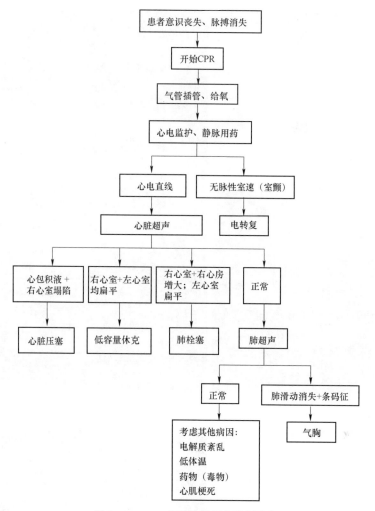

图 8-10-23 心脏停搏超声诊断流程

点，有效避免并发症。超声引导下穿刺，应选择评估合适的进针位置、深度；穿刺时超声引导，应降低显示深度，将穿刺针及针尖显示在屏幕上。

（3）超声引导血管穿刺　穿刺前首先应该在超声下识别目标血管，超声引导下血管穿刺有平面内（纵断面）和平面外（横断面）两种方法，它们各有特点，在实际操作中应该综合利用，互相补充。

平面内穿刺法（纵断面法，图 8-10-24）：是指超声探头长轴、血管长轴、穿刺针均位于同一平面内的超声引导穿刺方法。此种方法最大的优点是整个穿刺过程中穿刺针的全长及行进途径均始终显示在超声影像中，非常直观，全程可见，并发症少；其缺点主要是穿刺过程中容易丢失目标血管而误穿伴行的其他血管。

平面外穿刺法（横断面法，图 8-10-25）：是指超声探头长轴与血管长轴及穿刺针垂直的穿刺方法。此种方法穿刺的优点是容易从血管壁正中穿入血管，减少血管侧壁损伤可能；穿刺过程中能始终监测伴行血管情况，避免误穿。其缺点是穿刺过程中仅能看见穿刺针的针尖（超声影像上表现为一后方伴有明显混响伪影的高回声亮点），无法看见穿刺针全程；针尖位置不易被识别，容易造成穿刺过深、穿透血管甚至损伤深层组织器。

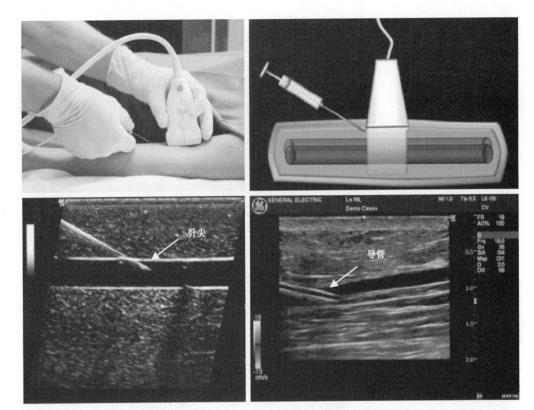

图 8-10-24 平面内穿刺法

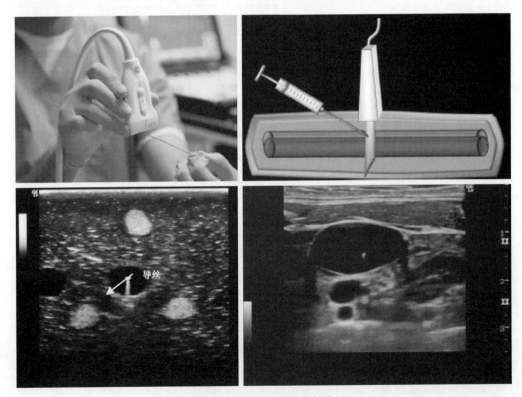

图 8-10-25 平面外穿刺法

（4）超声引导下胸腔穿刺术　胸腔积液是急诊常见的临床情况，可以作为各类疾病的伴发状态，包括肿瘤性疾病、感染性疾病、炎症疾病和器官功能不全等。胸腔积液穿刺抽吸或置管引流可诊断和（或）缓解患者的呼吸系统症状，也可进行胸腔冲洗、注射药物治疗等。

选择 3.5～5.0MHz 腹部超声探头，全面检查胸腔积液情况及分布，穿刺应选无回声区较深，并远离心、肺等重要器官的部位。

（5）超声引导下心包穿刺术　心包压塞是临床常见的危重症之一，多继发于外伤或心脏术后、急性心包炎症和恶性肿瘤等基础疾病，需积极地穿刺引流。精准的床旁超声定位下穿刺，对急诊引流心包积液，起着必不可少的作用。临床上床旁心超选择穿刺路径多为剑突下或心尖区途径。剑突下途径是在剑突下与左肋弓下缘之间，朝向左肩方向，与皮肤呈15°～30°角将穿刺针刺入心包腔内。心尖区穿刺位点是在左乳头外侧肋间隙、心尖搏动最明显处。具体路径须根据操作者的习惯、手法和心包积液的分布来综合考虑。床旁超声与胸部 CT 等其他影像学检查相互印证，对于穿刺困难者合理选择体位和穿刺路径尤为重要。

（6）超声引导下腹腔穿刺术　大量腹腔积液引起腹部不适，如伴发腹腔积液感染或影响呼吸或静脉回流，则危及生命。床旁超声指导穿刺抽液，可减少医源性损伤。

超声探头多选择腹部探头。超声定位并标记腹腔穿刺点，一般选择"反麦氏点"或腹腔积液最深处，且避开腹内脏器，如漂浮的肠管、膀胱、肝、脾等。整个操作过程中都在超声引导下进行。针尖及导丝一旦进入无回声的液体区时就可表现为强回声影。

7. 结语

急诊床旁超声不是超声科传统超声的低级模仿，而是急诊医师运用其独有的临床思维模式，借助超声影像技术，选择性地针对急危重症的快速评估，指导早期诊断和干预，是传统超声的补充和延伸。本节聚焦在目前国内外比较关注且相对成熟的部分危重症的超声影像，而传统超声所涉及的如急腹症等不再赘述，期望本节能有助于急诊床旁超声在急危重症的临床实践。

（张国强　练睿）

附录

附录一 临床常用评分

附表 1–1 MEWS 预警评分表

评分	3	2	1	0	1	2	3
体温(℃)		≤35.0	35.1～36	36.1～38	38.1～38.5	≥38.6	
呼吸(次/分)		≤8		9～14	15～20	21～29	≥30
脉搏(次/分)		≤40	41～50	51～100	101～110	111～129	≥130
收缩压(mmHg)	≤70	71～80	81～100	101～199		≥200	
清醒程度				完全清醒	对声音有反应	对疼痛有反应	无反应
排尿(ml/h)	无	<30					

备注: 每项参数的范围均为 0～3 分，总分 15～18 分。

分数越高，病情越危重，预后越差。

本表适用于院前急救、急诊患者、普通病区病危患者，每班至少评估 2 次，有病情变化随时评估、记录。MEWS≥4 分，报告上级护士、护士长或主管医生并记录。

附表 1–2 MEWS 预警评分与干预

分值	患者情况	护理处理措施
<4 分	病情稳定	按护理级别巡视观察
4 分	病情可能恶化	报告、交接班、白板标识、建议提升护理级别、增加巡视观察次数
5～7 分	病情重、潜在危险大	建立静脉通路、高年资护士负责、制订护理计划、入住 ICU
≥8 分	病情危重	至少 2 条静脉通路、24 小时专人守护、急诊科就地救治

附表 1–3 MEWS 预警评分与医疗干预

分数	处理流程	时间
4～5 分	值班医生评估患者情况，按病情需要做相应处理	30 分钟内
≥6 分	1. 由科内有经验的医生作初步评估(二线)并做相应处理 2. 必要时，请其他临床部门(包括 ICU)会诊	15 分钟内

附表 1–4 危重患者 APACHE II 评分表

A.年龄	≤44□0; 45～54□2; 55～64□3; 65～74□≥5			A 记分	
B. 有严重器官系统功能不全或免疫损害	非手术或择期手术后□2 不能手术或急诊手术后□5 无上述情况□0			B 记分	

GCS 评分	6	5	4	3	2	1
1. 睁眼反应			□自动睁眼	□呼唤睁眼	□刺疼睁眼	□不能睁眼
2. 语言反应		□回答切题	□回答不切题	□答非所问	□只能发音	□不能言语
3. 运动反应	□按吩咐动作	□刺疼能定位	□刺疼能躲避	□刺疼肢体屈曲	□刺疼肢体伸展	□不能活动
GCS 积分=1+2+3				C.积分=15–GCS		

D.生理指标	分 值									D 记分
	+4	+3	+2	+1	0	+1	+2	+3	+4	
1. 体温(腋下℃)	≥41	39～40.9		38.5～38.9	36～38.4	34～35.9	32～33.9	30～31.9	≤29.9	
2. 平均血压(mmHg)	≥160	130～159	110～129		70～109		50～69		≤49	
3. 心率(次/分)	≥180	140～179	110～139		70～109		55～69	40～54	≤39	
4. 呼吸频率(次/分)	≥50	35～49		25～34	12～24	10～11	6～9		≤5	
5. PaO_2(mmHg) (FiO_2<50%) $A-aDO_2$(FiO_2>50%)	≥500	350～499	200～349		>70 <200	61～70	....	55～60	<55	
6. 动脉血 pH 血清 HCO_3(mmol/L) (无血气时用)	≥7.7 ...... ≥52	7.6～7.69 ...... 41～51.9	......	7.5～7.59 ...... 32～40.9	7.33～7.49 ...... 23～31.9	......	7.25～7.32 ...... 18～21.9	7.15～7.24 ...... 15～17.9	<7.15 <15	
7. 血清 Na^+(mmol/L)	≥180	160～179	155～159	150～154	130～149		120～129	111～119	≤110	
8. 血清 K^+(mmol/L)	≥7	6～6.9		5.5～5.9	3.5～5.4	3～3.4	2.5～2.9		<2.5	
9. 血清肌酐(mg/dl)	≥3.5	2～3.4	1.5～1.9		0.6～1.4		<0.6			
10. 血细胞压积(%)	≥60		50～59.9	46～49.9	30～45.9		20～29.9		<20	
11. WBC(×1000)	≥40		20～39.9	15～19.9	3～14.9		1～2.9		<1	
D 积分										
APACHE Ⅱ总积分=A+B+C+D										

注：1. 数据采集应为患者入 ICU 或抢救开始后 24 小时内最差值。

2. B 项中"不能手术"应理解为由于患者病情危重而不能接受手术治疗者。

3. 严重器官功能不全指：①心，心功能Ⅳ级；②肺，慢性缺氧、阻塞性或限制性通气障碍、运动耐力差；③肾，慢性透析者；④肝，肝硬化、门脉高压，有上消化道出血史、肝性脑病、肝功能衰竭史。

4. 免疫损害：如接受放疗、化疗、长期或大量激素治疗，有白血病、淋巴瘤、艾滋病等。

5. D 项中的血压值应为平均动脉压=(收缩压+2×舒张压)/3，若有直接动脉压监测则记直接动脉压。

6. 呼吸频率应记录患者的自主呼吸频率。

7. 如果患者是急性肾衰竭，则血清肌酐一项分值应在原基础上加倍(×2)

8. 血清肌酐的单位是 μmol/L 时，与 mg/dl 的对应值如下：

mg/dl	3.5	2～3.4	1.5～1.9	0.6～1.4	0.6
μmol/L	305	172～304	128～171	53～127	53

附表 1-5 多器官功能障碍(MODS)

器官系统	评分				
	0	1	2	3	4
呼吸(PaO_2/FiO_2)	>300	226～300	151～225	76～150	≤75
肾脏(血清肌酐)	≤100	101～200	201～350	351～500	>240
肝脏(血清胆红素)	≤20	21～60	61～120	121～240	>300
心血管系统(PAR)	≤10.0	10.1～15.0	15.1～20.2	20.1～30.0	>30.0
血液系统(血小板计数)	>120	81～120	51～80	21～50	≤20
神经系统(GCS)	15	13～14	10～12	7～9	≤6

附表 1-6　SCS 简单临床评分

变量	得分
年龄(岁)	
＜50 岁的男性或者＜55 岁的女性	0
≥50 岁的男性或者≥55 岁的女性但≤75 岁	2
＞75 岁	4
收缩压(mmHg)	
＞100	0
＞80 和≤100	2
≥70 和≤80	3
＜70	4
脉搏＞收缩压	2
体温＜35℃或者≥39℃	2
呼吸率(每分钟)	
≤20	0
＞20 但≤30	1
＞30	2
血氧饱和度	
≥95%	0
≥90%但＜95%	1
＜90%	2
喘不过气来回答	1
心电图有异常	2
糖尿病(类型 1 或 2)	1
没有中毒或药物过量的昏迷	4
精神状态改变，无昏迷，中毒或过量(≥50 岁)	2
新近脑卒中	3
无法独自站立，或需要人护理	2
存在某些并发的疾病	2

简单临床评分：

仅适用于急诊患者。

临床意义：预测急诊患者 30 天内死亡率。

SCS 与病死率对应关系：8～11 分高危；12 分以上极高危，死亡率达 29%以上。

附表 1-7　创伤指数(TRUANMA INDEX，TI)

计分	1	3	5	6
受伤部位	四肢	躯干背部	胸腹部	头颈部
受伤类型	撕裂伤	刺伤	钝挫伤	弹道伤
循环状态	正常	SBP＜100mmHg P＞100 次/分	SBP＜60mmHg P＞140 次/分	SBP＜0mmHg P＜55 次/分
呼吸情况	胸痛	呼吸困难	发绀	无呼吸
意识	倦怠	嗜睡	浅昏迷	深昏迷

5～9 分为轻伤；10～16 分为中度伤；＞17 分为重伤；TI 值＞10 分得伤者送至创伤中心或大医院。

附表 1-8　创伤 CRMAS(五功能)评分方法

指标	2	1	0
循环 C (circulation)	毛细血管充盈正常 SBP＞100mmHg	毛细血管充盈迟缓 SBP＞85～99mmHg	无毛细血管充盈 SBP＜85mmHg
呼吸 R (respiration)	正常	费力、浅或＞35 次/分	无自主呼吸

指标	2	1	0
胸腹 A (abdomen - thorax)	无压痛	有压痛	连枷胸 腹肌抵抗 胸腹贯通伤
运动 M (movement)	正常	只对疼痛刺激有反应	无反应
言语 S (speech)	正常	言语错乱	说话听不懂或不能发音

9～10 分为轻伤；7～8 分为重伤；6 分为特重伤。

附表 1-9 修订创伤评分（Revised trauma score RTS）

分值	GCS	收缩压(mmHg)	呼吸(次/分)
4	13～15	>89	10～29
3	9～12	76～89	>29
2	6～8	50～75	6～9
1	4～5	1～49	1～5
0	3	0	0

RTS 分值范围：0～12 分，分值愈低伤情越重。RTS>11 分 轻伤；RTS<11 分 重伤；RTS<12 分 送到创伤中心。

附表 1-10 Ramsay 镇静评分

临床状态 clinical Status	Score
焦虑，激动或不安	1
合作，服从及安静	2
入睡，仅对命令反应	3
入睡，对轻度摇晃或大的声音刺激反应	4
入睡，对伤害性刺激如用力压迫甲床反应	5
入睡，对上述刺激无反应	6

1：镇静不足；2～4：恰当；5 或 6：镇静过度。

附表 1-11 机械通气患者的 Brussels 镇静评分

状态	水平
无法唤醒	1
对疼痛反应但对声音无反应	2
对声音无反应	3
清醒，安静	4
激动	5

评分	镇静
1 或 2	镇静过度
3 或 4	镇静适当
5	镇静不足

镇静水平每 4 小时评测一次。

附表 1-12 DIC 积分诊断标准

	参数	失代偿期 DIC(显性)诊断标准	代偿性 DIC(非显性)诊断标准
原发病	存在	2 分	2 分
	不存在	0 分	0 分
血小板(×10⁹/L)	>100	0 分	0 分
	<100	1 分	1 分
	<50	2 分	动态观察,升-1分,稳定0分,降+1分
SMFC/FDP	不升	0 分	0 分
	中度升高	2 分	1 分
	高度升高	3 分	动态观察,降-1分,稳定0分,升+1分
凝血酶原时间	未延长或延长<3s	0 分	0 分
	延长 3~6s	1 分	延长>3 者 1 分
	延长>6s	2 分	动态观察,缩短-1分,稳定0分,延长+1分
纤维蛋白原	≥1g/L	0 分	特殊检查:AT 正常-1分,下降+1分;血小板正常-1分,下降+1分;TAT 正常-1分,下降+1分;PAP 正常-1分,下降+1分;TAFI 正常-1分,下降+1分
	<1g/L	1 分	

1. 判断标准:>5 分,符合显性 DIC 诊断标准,每天重复测定并积分,动态观察。2~5 分,提示非显性 DIC,每天重复测定并积分,动态观察。

2. SFMC:可溶性纤维蛋白单体复合物;AT:抗凝血酶复合物;TAT:凝血酶-抗凝血酶复合物;PAP:纤溶酶激活纤维蛋白溶解抑制因子。

附表 1-13 肝硬化患者 Child-Pugh 分级

临床生化指标	1	2	3
肝性脑病	无	1~2	3~4
腹腔积液	无	轻度	中重度
SB(μmmol/L)	<34	34~51	>51
白蛋白(g/L)	>35	28~35	<28
凝血酶原时间(INR)	<1.3	1.3~1.5	>1.5
凝血酶原时间较正常延长(s)	1~3	4~6	>6
总分	5~6 分	7~9 分	>10 分(包括 10 分)
分级	A 级	B 级	C 级

如果是 PBC(原发性胆汁性肝硬化)或 PSC(原发性硬化性胆管炎):总胆红素(μmol/L) 17~68 为 1 分,68~170 为 2 分,>170 为 3 分。

附表 1-14 急性上消化道出血 Rockall 评分

变量	评分			
	0	1	2	3
年龄(岁)	<60	60~79	≥80	
休克状况	无休克(收缩压>100mmHg,心率<100 次/分)	心动过速(收缩压>100mmHg,心率>100 次/分)	低血压(收缩压<100mmHg)	

变量	评分			
	0	1	2	3
伴发疾病	无		心力衰竭、冠脉疾病和其他严重伴发疾病	肝(肾)衰竭和肿瘤播散
内镜诊断	Mallory–Weiss 综合征或无病变及出血征象	溃疡等其他病变	上消化道恶性肿瘤	
有无近期出血征象	无或仅有黑斑		上消化道血液潴留，黏附血凝块，血管显露或喷血	

注：总分≥5 分为高危，3～4 分为中危，0～2 分为低危。

附表 1–15 急性上消化道出血 Blatchford 评分

项目	检查结果	评分
收缩压(mmHg)	100～109	1
	90～99	2
	<90	3
血尿素氮(mmol/L)	6.5～7.9	2
	8.0～9.9	3
	10.0～24.9	4
	≥25.0	6
血红蛋白(g/L)	男性 120～129	1
	100～119	3
	<100	6
	女性 100～119	1
	<100	6
其他表现	脉搏≥100 次/分	1
	黑便	1
	晕厥	2
	肝脏疾病	2
	心力衰竭	2

评分：用于在内镜检查前预判那些患者需要接受输血、内镜检查或手术等后续干预措施，取值范围 0～23 分。评分≥6 分为中高危，<6 分为低危。

附表 1–16 急性胰腺炎评分 Ranson

要求	项目	分值
入院时	年龄>55 岁	1
	血糖>11mmol/L	1
	白细胞>16×10⁹/L	1
	AST>250U/L	1
	LDH>350U/L	1

要求	项目	分值
入院 48 小时后	血细胞比容下降＞10%	1
	尿素氮上升＞1mmol/L	1
	PaO₂＜60mmHg	1
	血钙＜2mmol/L	1
	碱缺乏＞4mmol/L	1
	体液丢失＞6L	1
总分		

注：每项 1 分，共 11 分，总分大于等于 3 分需考虑中度急性胰腺炎(MSAP)，伴有持续性(＞48h)器官功能衰竭(单器官或多器官)需考虑为重度急性胰腺炎(SAP)。

附表 1-17　肺栓塞评分

	变量	分值
Wells 评分	DVT 的症状和体征(肿瘤、下肢深静脉系统的触痛)	3
	肺栓塞较其他的诊断更可能	3
	心率大于 100 次/分	1.5
	4 周内制动或外科手术	1.5
	DVT 或 PE 史	1.5
	活动性恶性肿瘤	1
Wells 评分(简化)	DVT 的症状和体征(肿瘤、下肢深静脉系统的触痛)	1
	肺栓塞较其他的诊断更可能	1
	心率大于 100 次/分	1
	4 周内制动或外科手术	1
	DVT 或 PE 史	1
	活动性恶性肿瘤	1
Geneva 评分		
年龄	60～79 岁	1
	大于 80 岁	2
	DVT 或 PE 史	2
	4 周内制动或外科手术	3
	心率大于 100 次/分	1
PaCO₂	小于 35mmHg	2
	35～39mmHg	1
PaO₂	小于 49mmHg	4
	49～60mmHg	3
	61～71mmHg	2
	71～82mmHg	1

变量		分值
胸部 X 线	盘状肺不张	1
	单侧膈肌抬高	1
修正后 Geneva 评分		
危险因素	年龄大约 65 岁	1
	DVT 或 PE 史	3
	1 月内外科手术或骨折(下肢)	2
	活动性恶性肿瘤	2
	单侧下肢疼痛	3
	咯血	2
心率	75～95 次/分	2
	大于 95 次/分	5
	下肢深静脉系统触痛和单侧下肢水肿	4

注:DVT 为深静脉血栓形成;PE 为肺栓塞。

三级评分			
评分系统	低度可能	中度可能	高度可能
Wells 评分	<2	2～6	>6
Geneva 评分	<5	5～8	>8
修正后 Geneva 评分	<4	4～10	>10
两级评分			
Wells 评分(简化)	可能性低 0～1	可能性高≥2	
Wells 评分	可能性低 0～4	可能性高≥5	

附表 1-18 肺栓塞 PESI 评分

	PESI	sPESI
年龄	以年龄为分数	1 分(若年龄>80 岁)
男性	+10 分	—
肿瘤	+30 分	1 分
慢性心力衰竭	+10 分	1 分
慢性肺部疾病	+10 分	1 分
脉搏≥110 次/分	+20 分	1 分
收缩压<100mmHg	+30 分	1 分
呼吸频率>30 次/分	+20 分	—
体温<36℃	+20 分	—
精神状态改变	+60 分	—
动脉血氧饱和度<90%	+20 分	1 分

注:PESI 分级方法:≤65 分为Ⅰ级,66～85 分为Ⅱ级,86～105 分为Ⅲ级,106～125 分为Ⅳ级,>125 分为Ⅴ级。

附表 1-19 CAP CURB-65 评分

意识障碍(confusion，新出现的对人、地点、时间的定向力障碍)	1
氮质血症(uremia，尿素氮≥7mmol/L)	1
呼吸频率(respiratory rate，≥30 次/分)	1
低血压(blood pressure，收缩压<90mmHg，舒张压<60mmHg)	1
年龄(≥65 岁)	1

0～1 分患者可以在门诊治疗，2 分以上的患者需要住院，而对于 3 分以上的患者需要 ICU 治疗。

附表 1-20 CAP-PSI 评分

	因素	分值
1. 人口学因素	年龄	
	男	岁
	女	岁－10
	护理之家居住	+10
2. 合并症	肿瘤	+30
	肝病	+20
	充血性心力衰竭	+10
	肾脏病	+10
	脑血管病	+10
3. 体检发现	神志改变	+20
	呼吸频率≥30 次/分	+20
	收缩压<90mmHg	+20
	体温<35℃或≥40℃	+15
	脉搏>125 次/分	+10
4. 实验室和 X 线	pH<7.35	+30
	BUN≥30mg/dl(11mmol/L)	+20
	Na^+<130mmol/L	+10
	Glu≥250mg/dl(14mmol/L)	+10
	PaO_2<60mmHg	+10
	胸腔积液	+10

总分	等级	如何治疗
≤70	Ⅰ～Ⅱ	门诊治疗
71～90	Ⅲ	短暂的住院观察
91～130	Ⅳ	住院治疗
≥130	Ⅴ	ICU 治疗

附表 1-21 急性肺损伤评分

	项目	评分		项目	评分
1. 评分胸片	无肺泡浸润	0	3PEEP 评分（机械通气时）	PEEP≤5cmH$_2$O	0
	肺泡浸润限于 1 个象限	1		6～10cmH$_2$O	1
	肺泡浸润限于 2 个象限	2		9～11cmH$_2$O	2
	肺泡浸润限于 3 个象限	3		12～14cmH$_2$O	3
	肺泡浸润限于 4 个象限	4		≥15cmH$_2$O	4

	项目	评分	项目	评分
2. 低氧血症 评分 (PaO_2/FiO_2)	≥300	0	4 呼吸系统 顺应性评分	≥80ml/cmH$_2$O	0

	项目	评分		项目	评分
2. 低氧血症 评分 (PaO_2/FiO_2)	≥300	0	4 呼吸系统 顺应性评分	≥80ml/cmH$_2$O	0
	225～299	1		60～79ml/cmH$_2$O	1
	175～224	2		40～59ml/cmH$_2$O	2
	100～174	3		20～39ml/cmH$_2$O	3
	<100	4		≤19ml/cmH$_2$O	4

评分	
无肺损伤	0
轻度至中度肺损伤	0.1～2.5
重度肺损伤(ARDS)	>2.5

附表 1-22 临床肺部感染评分 - CPIS

体温℃	≥36.5 且≤38.4	0 分
	≥38.5 且≤38.9	1 分
	≥39.0 或≤36.0	2 分
血白细胞计数	≥4000 且≤11000	0 分
	>4000 或>11000=1 分+杆状核≥500	+1 分
气道分泌物	气道分泌物<14+	0 分
	气道分泌物≥14+	1 分
	脓性分泌物	+1 分
氧合情况	PaO_2/FiO_2, mmHg>240 或 ARDS	0 分
	≤240 且无 ARDS 证据	2 分
胸像	无浸润影	0 分
	弥漫性(或斑片状)浸润	1 分
	局限性浸润	2 分
气道吸取标本的培养(半定量: 0-1-2 或 3+)	培养致病菌≤1+或未生长	0 分
	培养致病菌>1+	1 分
	革兰染色发现相同致病菌 >1+	+1 分

注：总分为 12 分，CPIS>6 分提示存在医院获得性肺炎。

附表 1-23 急性肾损伤(AKI)的 RIFLE 分级标准

	GFR 或 Sct	尿量
危险	Sct 增加 1.5 倍或 GFR 下降>25%	<0.5ml/(kg·h)，持续 6 小时
损伤	Sct 增加 2 倍或 GFR 下降>50%	<0.5ml/(kg·h)，持续 12 小时
	Sct 增加 3 倍或 GFR 下降>75%	
衰竭	Sct≥335μmol/L	<0.5ml/(kg·h)，持续 12 小时
	Sct 升高>44.2μmol/L	
丢失	持续肾功能完全丢失>4 周	
终末期肾病	持续肾功能完全丢失>3 个月	

Killp 分级	得分	收缩压(mmHg)	得分	心率(次/分)	得分	年龄(岁)	得分	CK(μmol/L)	得分	危险因素	得分
I	0	<80	58	<50	0	<30	0	0～34	1	院前心脏停搏	39
II	20	80～99	53	50～69	3	30～39	8	35～69	4	ST 段下移	28
III	39	100～119	43	70～89	9	40～49	25	70～104	7	心肌损伤标记物升高	14
IV	59	120～139	34	90～109	15	50～59	41	105～139	10		
		140～159	24	110～149	24	60～69	58	140～174	13		
		160～199	10	150～199	38	70～79	75	175～349	21	总分	
		>200	0	>200	46	>80	91	>350	28		

　*具体评分办法：根据各项危险因素进行评分。将各积分相加，99 分以下为低危，100～200 分为高危，201 分以上为极高危。

附表 1-25　GRACE 评分临床价值

危险级别	Grace 评分	院内死亡风险(%)
低危	≤108	<1
中危	109～140	1～3
高危	>140	>3
危险级别	Grace 评分	出院后 6 个月死亡风险(%)
低危	≤88	<3
中危	89～118	3～8
高危	>118	>8

附表 1-26　UA/NSTEMI 患者 TIMI 评分表

项　目	分值
1. 年龄(≥65 岁)	1 分
2. ≥3 个冠心危险因子(家族史、高血压、高胆固醇、糖尿病、吸烟等)	1 分
3. 已知冠心病(狭窄≥50%)	1 分
4. 1 周内使用阿司匹林	1 分
5. 近期(≤24 小时)严重心绞痛(2 次以上 AP 或静息 AP)	1 分
6. 心肌损伤指标升高	1 分
7. ST 段偏移≥0.05mm	1 分

　0～2 低危　　　3～4 中危　　　5～7 高危

附表 1-27　STEMI 患者 TIMI 评分表

病史	分值
年龄≥75 岁	3
年龄 65～74 岁	2
糖尿病或高血压或心绞痛	1
检查	

病史	分值
收缩压<100mmHg	3
心率>100 次/分	2
Killp Ⅱ～Ⅳ	2
体重<67kg	1
前壁 ST 段抬高或左束支传导阻滞	1
距离就诊时间>4h	1

0～3 低危　　　　4～6 中危　　　　7～14 高危

附表 1-28　非瓣膜性房颤患者卒中一级预防风险评估方法——CHADS2 评分

危险因素	评分
充血性心衰	1
高血压	1
年龄>75 岁	1
糖尿病	1
既往卒中或 TIA	2
总分	6

CHADS 评分≥2 分是抗凝治疗的强适应证,而对于低危(1 分)或者不能接受抗凝治疗的患者,可考虑应用阿司匹林。

附表 1-29　房颤血栓危险度评分——CHA2DS2VASc 评分

危险因素	评分
心力衰竭/LVEF<40%	1
高血压	1
年龄>75 岁	2
糖尿病	1
脑卒中或血栓形成	2
血管性疾病	1
年龄 65～74 岁	1
女性	1
总分	9

附表 1-30　HAS-BLED 评分——出血风险评估

字母代号	临床疾病	评分
H(hypertension)	高血压	1
A(abnormal renal and liver function)	肝肾功能不全	各 1 分
S(stroke)	卒中	1
B(bleeding)	出血	1
L(labile INRs)	异常 INR 值	1
E(elderly)	年龄>65 岁	1
D(drugs or alcohol)	药物或饮酒	各 1 分

积分≥3 分时提示出血"高危"。

附表 1-31 CRUSADE 出血评分系统

基线血细胞比容(%)	得分	收缩压(mmHg)	得分	肌酐清除率(ml/min)	得分	心率(次/分)	得分	其他危险因素	得分
<31	9	≤90	10	≤15	39	≤70	0	女性	8
31~33.9	7	91~100	8	>15~30	35	71~80	1	有心衰体征	7
34~36.9	3	101~120	5	>30~60	28	81~90	3	糖尿病患者	6
37~39.9	2	121~180	1	>60~90	17	91~100	6	有血管疾病或卒中病史	6
≥40	0	181~200	3	>90~120	7	101~110	8		
		≥201	5	>120	0	111~120	10	总分	
						≥121	11		

*具体评分办法：根据各项进行评分。将各积分相加，极低危(≤20分)、低危(21~30分)、中危(31~40分)、高危(41~50分)和极高危(>50分)。

*根据 CG 公式计算：eGFR=(140-年龄)×体重(kg)×(0.85 女性) [×(1 男性)] / [0.814×血清肌酐(μmol/L)]。

附表 1-32 CRUSADE 评分临床价值

危险级别	Crusade 评分	出血风险%
极低危	1~20	3.1
低危	21~30	5.5
中危	31~40	8.6
高危	41~50	11.9
极高危	51~91	19.5

附表 1-33 急性左心衰病情评估——Killip 分级

分级	症状与体征
Ⅰ级	无心衰
Ⅱ级	有心衰，两肺中下部有湿啰音，占肺野下 1/2，可闻及奔马律，X 线胸片有肺淤血
Ⅲ级	严重心衰，有肺水肿，细湿啰音遍布两肺(超过肺野下 1/2)
Ⅳ级	心源性休克、低血压(收缩压≤90mmHg)、发绀、出汗、少尿

附表 1-34 急性左心衰病情评估——Forrester 分级

分级	PCWP (mmHg)	CI (ml·s^{-1}·m^{-2})	组织灌注状态
Ⅰ级	≤18	>36.7	无肺淤血，无组织灌注不良
Ⅱ级	>18	>36.7	有肺淤血
Ⅲ级	<18	≤36.7	无肺淤血，有组织灌注不良
Ⅳ级	>18	≤36.7	有肺淤血，有组织灌注不良

附表 1-35 急性左心衰病情评估——临床分级

分级	皮肤	肺部啰音
Ⅰ级	干、暖	无
Ⅱ级	湿、暖	有
Ⅲ级	干、冷	无或有
Ⅳ级	湿、冷	有

附表 1-36 美国纽约心脏病学会(NYHA)心功能分级

Ⅰ级	患者患有心脏病但活动量不受限制,平时一般活动不引起疲乏、心悸、呼吸困难或心绞痛
Ⅱ级	心脏病患者的体力活动受到轻度的限制,休息时无自觉症状,但平时一般活动下可出现疲乏、心悸、呼吸困难或心绞痛
Ⅲ级	心脏病患者体力活动明显限制,小于平时一般活动即引起上述的症状。心脏病患者不能从事任何体力活动
Ⅳ级	休息状态下也出现心衰的症状,体力活动后加重

A级	无心血管病的客观证据,患者为心衰高危患者,但未发展到心脏结构改变也无症状
B级	有轻度心血管病的客观证据,指已发展到心脏结构改变,但尚未引起症状
C级	有中度心血管病的客观证据,指过去或现在有心衰症状并伴有心脏结构损害
D级	有重度心血管病的客观证据,终末期心衰,需要特殊的治疗措施

(秦俭)

附录二　临床常用公式

1. 平均动脉压（MAP）计算公式

$$MAP＝舒张压（DBP）＋1/3（收缩压SBP＋舒张压DBP）$$

正常值：10.67～13.3kPa（80～100mmHg）。

2. 血压指数

$$血压指数＝踝部血压/上臂血压$$

正常值：1～1.3。

临床意义：间歇性跛行者平均为0.7；休息下肢痛者一般在0.3以下；坏疽者为0。

3. 周围总阻力公式

$$周围总阻力＝平均动脉压（mmHg）/心排血量（L/min）×79.92$$

正常值约：$（600～2000）dyn \cdot s \cdot cm^{-5}$。

4. 氧消耗量计算公式

$$氧消耗量（ml/min）＝209×基础热量×体表面积（m^2）/60$$

注：209为每卡热量需氧毫升数；60为小时换算为分钟；基础热量或体表面积可根据公式计算或查相关表得出。

5. 心排血量计算（行右心导管检查）

心排血量（L/min）＝氧消耗量（ml/min）/［动脉血氧含量（Vol%）－混合静脉氧含量（Vol%）］×0.1

正常参考值：＞3.5L/min。

6. 体循环血流量计算（行右心导管检查）

体循环血流量（L/min）＝氧消耗量（ml/min）/［周围动脉血氧含量（Vol%）－混合静脉血氧含量（Vol%）］×0.1

7. 肺循环血流量计算（行右心导管检查）

肺循环血流量（L/min）＝氧消耗量（ml/min）/［肺静脉血氧含量（Vol%）－肺动脉血氧含量（Vol%）］×0.1

8. 估计休克程度指标公式

（1）休克指数＝心率（次/分）/收缩压（mmHg）

指数为0.5：血容量正常。

指数为1：丢失20%～30%血容量。

指数＞1：丢失30%～50%血容量。

（2）休克度＝心率（次/分）/脉压（mmHg）

正常参考值为2.4～2.6，值越大，表示休克程度越重。

9. 心胸比计算公式

$$心胸比例＝两侧心缘到正中线的两条最长垂线之和（T_1＋T_2）/胸廓最小横位$$

正常值小于0.5。

10. 心排血量公式

$$心排血量(ml/min)=每搏量(毫升/次) \times 心率(次/分)$$

正常值 4.5～6L/min（静息时）。

11. 正常人心排血量与体、肺循环血量的关系

$$心排血量(L/min)=体循环血流量(L/min) - 肺循环血流量(L/min)$$

12. 肾衰指数（RFI）

$$肾衰指数=尿钠 \times 血肌酐/尿肌酐$$

正常值：1。

临床意义：肾前性肾功能不全 < 1，肾性肾功能不全 > 1，肾后性肾功能不全急性期 < 1，慢性期 > 1。

13. 肾功能障碍时延长给药间期计算

$$患者给药间期=正常给药间期 \times 患者血肌酐值(mg/dl)$$

本法不减量，只延长给药间期，严重感染者，不宜用此法，因给药间期延长，很难使血药浓度保持在有效浓度。

14. 肌酐身高指数计算

$$肌酐身高指数=24 小时尿肌酐(mg/dl)/标准身高肌酐 \times 100\%$$

表示瘦体组织的空虚程度，正常值为 1.09，营养不良时为 0.5。

15. 血浆晶体渗透压计算公式

血浆渗透压(毫渗量)$=2 \times$ ［血钠(mmol/L) + 血钾(mmol/L)］ + 血糖(mg/dl)/18 + 非蛋白氮(mg/dl)/6(或尿素氮/2.8)。

注：严格说血浆渗透压应为：晶体 + 胶体渗透压之和，但血浆胶渗压值很小，常忽略不计。

正常值：280～310 毫渗量。

临床意义：高于正常见于高渗脱水、高渗非酮症糖尿病昏迷、尿毒症；低于正常见于水中毒、肺源性心脏病、低渗血症等。

16. 每人每天总热卡需要大致估计公式

(1) 总热卡的需要量=1000 + (100×年龄)(cal)

(2) Harris－Benedict 计算公式

女性：REE(kcal/d)=655 + 9.6W + 1.7H － 4.7A

男性：REE(kcal/d)=66 + 13.7W + 5.0H － 6.8A

［W=体重(kg)；H=身高(cm)；A=年龄(岁)］

17. 成人蛋白质需要量计算

蛋白质提供的热能应占总热能的 10%～15%

每日蛋白质需求量(g)=体重(kg) × (1～1.5)

18. 成人每日脂肪需求量

脂肪提供的热能应占总热能的 15%～20%

每日脂肪需求量(g)=每日总热量 － ［蛋白质(g) ×4 + 碳水化合物(g) ×4］ /9

19. 肺活量(VC)预计公式

(1) 以年龄、身高预计肺活量

男：VC(ml)＝［27.63－0.112×年龄（岁）］×身高（cm）

女：VC(ml)＝［21.78－0.101×年龄（岁）］×身高（cm）

(2) 以身高预计肺活量

男：VC(ml)＝25×身高（cm）

女：VC(ml)＝20×身高（cm）

(3) 以体表面积预计肺活量

男：VC(ml)＝2310×体表面积（m²）

女：VC(ml)＝1800×体表面积（m²）

正常值　男：2500～5170ml，平均 3000ml。

　　　　女：1700～3000ml，平均 2000ml。

20. 实际肺活量占预计肺活量的百分比公式

实际肺活量占预计肺活量的百分率（%）＝实测得肺活量/预计肺活量

正常值：不低于预计值的 80%

21. 每分钟通气量计算公式

(1) 每分钟静息通气量(ml)＝潮气量(ml)×呼吸频率(t/min)

正常值：男　200ml，女　166ml。

意义：超过 10000ml 为通气过度，低于 3000 为通气不足。

(2) 每分钟肺泡通气量(ml)＝［潮气量(ml)－无效死腔气量(ml)］×呼吸频率(t/min)

亦可用下式：肺泡通气量＝呼气中二氧化碳容积/肺泡气中二氧化碳气量（%）×100

　　　　　　肺泡通气量＝0.863×每分钟二氧化碳产生量/PaCO₂

22. 生理死腔气量计算

　　　　生理死腔(ml)＝［PaCO₂－呼出气平均 PCO₂］/PaCO₂×潮气量(ml)

23. 解剖死腔气时计算

　　　　解剖死腔＝［呼气末 PCO₂－呼出气平均 PCO₂］×潮气量(ml)/呼气中 PCO₂

正常值：150ml。

24. 预计最大通气(MVV)量计算

(1) 以年龄、体表面积求预计最大通气量

男：MVV＝［97－年龄（岁）/2］×体表面积（m²）

女：MVV＝［83－年龄（岁）/2］×体表面积（m²）

(2) 以时间肺活量推算预计最大通气量（严重肺源性心脏病身体差者）

MVV＝0.0302×第一秒时间肺活量(ml)＋10.85

正常值：男：70～170L/min

　　　　女：40～100L/min

意义：＞120L/min 无肺气肿，＜40L/min 有肺气肿。

25. 儿童(5～14 岁)通气功能计算公式

肺活量(ml) 男：（70.7×年龄＋1106）×体表面积

　　　　　 女：（73.47×年龄＋945.6）×体表面积

每秒时间肺活量(ml) 男：（64×年龄＋815）×体表面积

　　　　　　　　　 女：（44×年龄＋908）×体表面积

最大通气量(L/min) 男：(2.37×年龄＋24.88)×体表面积

女：(1.61×年龄＋28.42)×体表面积

26. 小儿血压计算公式

4 岁以后： 收缩压(mmHg)＝2×周岁数＋80

舒张压为收缩压的 2/3～3/5。

婴幼儿血压与 4 岁小儿大致相同。

27. 血压测量用袖带的尺寸不同部位 尺寸(cm)

上臂：宽 14cm，长 25(标准体格)～28cm(肥胖体格)。

下肢(大腿部)：宽 18cm，长 50cm。

28. 脉压

参考值 成人平均为 4.0～5.3kPa(30～40mmHg)

脉压＝收缩压－舒张压

脉压增大 ＞5.3kPa(40mmHg)；脉压缩小 ＜3.3～4.0kPa(25～30mmHg)

29. 静脉补钾的有关数据

(1) 见尿补钾 尿量大于 500ml/24h，30～40ml/h。

(2) 补钾总量 全天总量不宜超过 2～3mEq/kg(体重)。

(3) 补钾浓度 40～60mEq/L，相当于 0.3%～0.45%的 KCl。

(4) 补钾速度 一般速度：如果给 0.3%KCl，成人不超过 60 滴/分，小儿不超过 10～12 滴/分。最大速度：1～1.85g/h。如果病情需要而输入速度在每小时 20～40mEq/h，最好心电监护。严禁静脉推注。

30. 补碱的速度参考

无脱水时给高张碱液(2.5%～5%$NaHCO_3$)，每小时不超过 100～200ml。

有脱水时给等张碱液(1.4% $NaHCO_3$)，每小时不超过 1000ml。

31. 代酸中毒治疗有关计算公式

先给下列计算值的半量：

5% $NaHCO_3$(ml)＝［60－二氧化碳结合力(容积%)］×体重(kg)×0.5/2.24

11.2%乳酸钠(ml)＝［60－二氧化碳结合力(容积%)］×体重(kg)×0.3/2.24

乳酸钠在组织缺氧、心脏停搏、呼吸骤停和肝功能不良时不宜使用。

32. 补钠计算

男性可选用下列公式：

应补钠总量(mmol)＝［142－患者血 Na^+(mmol/L)］×体重(kg)×0.6

应补氯化钠总量(g)＝［142－患者血 Na^+(mmol/L)］×体重(kg)×0.035

应补生理盐水(ml)＝［142－患者血 Na^+(mmol/L)］×体重(kg)×3.888

应补 3%氯化钠(ml)＝［142－患者血 Na^+(mmol/L)］×体重(kg)×1.1666

应补 5%氯化钠(ml)＝［142－患者血 Na^+(mmol/L)］×体重(kg)×0.7

女性可选用下列公式：

应补钠总量(mmol)＝［142－患者血 Na^+(mmol/L)］×体重(kg)×0.5

应补氯化钠总量(g)＝［142－患者血 Na^+(mmol/L)］×体重(kg)×0.03

应补生理盐水(ml)＝［142－患者血 Na^+(mmol/L)］×体重(kg)×3.311

应补 3%氯化钠(ml) = ［142−患者血 Na⁺(mmol/L)］×体重(kg)×3.311

应补 5%氯化钠(ml) = ［142−患者血 Na⁺(mmol/L)］×体重(kg)×0.596

注：①上述式中 142 为正常血 Na⁺值(以 mmol/L 计)。

②按公式求得的结果，一般可先总量的 1/2～1/3，然后再根据临床情况及检验结果调整下一步治疗方案。

③单位换算

钠：$mEq/L \times 2.299 = mg/dl \times 0.435 = mEq/L$

$mEq/L \times 1/$化合价$= mmol/L$

氯化钠：$g \times 17 = mmol$ 或 mEq，$(mmol) \times 0.0585 = g/L$

33. 补液计算

(1) 根据血清钠判断脱水性质

脱水性质血 Na⁺(mmol/L)

低渗性脱水＞130

等渗性脱水 130～150

高渗性脱水＞150

(2) 根据血细胞比积判断输液量

输液量=正常血容量×(正常血细胞比容/患者血细胞比容)

(3) 根据体表面积计算补液量　休克早期 800～1200ml/(m²·d)；休克晚期 1000～1400ml(m²·d)；休克纠正后补生理需要量的 50%～70%。

(4) 一般补液公式

补液量=1/2 累计损失量+当天额外损失量+每天正常需要量

34. 补铁计算

总缺铁量［mg］=体重［kg］×(Hb 目标值−Hb 实际值)［g/L］×0.238+贮存铁量［mg］

贮存铁量=10mg/kg 体重(＜700mg)

如果总需要量超过了最大单次给药剂量，则应分次给药。如果给药后 1～2 周观察到血液学参数无变化，则应重新考虑最初的诊断。

计算失血和支持自体捐血的患者铁补充的剂量

需补充的铁量［mg］=失血单位量×200

35. 电解质补充计算

某种电解质缺少的总量：

$$mmol/L = (正常\ mmol/L − 测得\ mmol/L) \times 体重(kg) \times 0.6$$

$$克数 = \frac{(正常\ mmol/L − 测得\ mmol/L) \times 体重(kg) \times 0.6}{1g\ 电解质所含\ mmol\ 数}$$

36. 肌酐清除率计算

(1) Cockcroft 公式

$$Ccr = (140−年龄) \times 体重(kg) / ［72 \times Scr(mg/dl)］\ 或$$

$$Ccr = ［(140−年龄) \times 体重(kg)］ / ［0.818 \times Scr(\mu mol/L)］$$

注意肌酐的单位，女性计算结果×0.85

（2）简化 MDRD 公式

$$GFR\left[ml/(min\cdot1.73m^2)\right]=186\times(Sc)-1.154\times(年龄)-0.203\times(0.742\ 女性)$$

注：Ccr 为肌酐清除率；GFR 为肾小球滤过率；Scr 为血清肌酐（mg/dl）；年龄以岁为单位；体重以 kg 为单位。

（贺明轶　秦俭）